U0243366

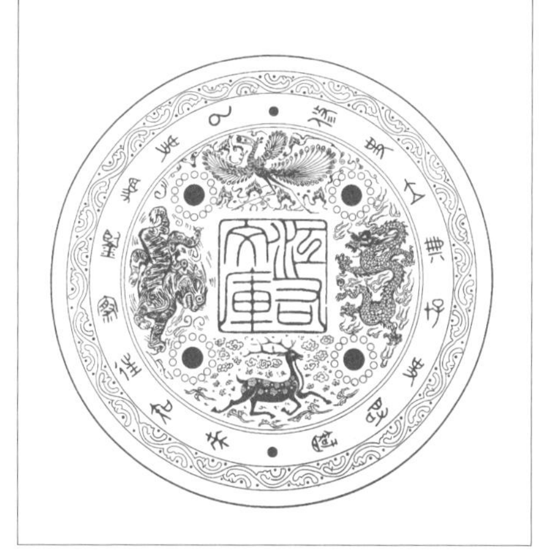

《江右文庫》編纂委員會

精華編

喻嘉言醫學全書

［清］喻昌 著

蔣力生 葉明花 點校

下 册

江西科學技術出版社

醫門法律

葉明花　蔣力生　點校

目録

醫門法律卷三

醫門法律卷四

醫門法律卷五

醫門法律卷六

點校説明

《醫門法律》，清喻昌撰。

《醫門法律》六卷，《四庫全書》編爲十二卷，《清史稿·藝文志》及《八千卷樓書目》等諸家書目均載録爲六卷。

《醫門法律》撰於清順治十五年戊戌（一六五八），是清初以來頗有影響的綜合性醫書。所謂「法」，即臨床辨證論治的法則；所謂「律」，即針對一般醫生辨證治療易犯之錯誤揭示禁例，故書名《醫門法律》。卷一闡論望色、聞聲、問病、切脈等四診之法則，申明《黄帝内經》及《傷寒論》治病之律例，末附先哲格言六十七條。卷二至卷六討論中寒、中風、熱濕暑三氣、傷燥等六氣爲病及瘧證、痢疾、痰飲、咳嗽、關格、消渴、虚勞、水腫、黄疸、肺癰等雜病的證治，每病首述病因、病理，次論各種律例，最後載録常用方劑，體例嚴謹，析理透徹。《四庫全書總目提要》謂「此書乃專爲庸醫誤人而作，其分别疑似，既深明毫釐千里之謬，使臨證者不敢輕嘗。其抉摘瑕疵，並使執不寒不熱、不補不瀉之方、苟且依違、遷延致變者，皆無所遁其情狀，亦可謂思患預防，深得利人之術者矣」。

此書初刊於清順治、康熙年間，現存葵錦堂刻本，可能是初刻本。初刻不久即傳入日本，今存日本寬文五年（一六六五）翻刻葵錦堂本。此後坊間刻印不輟，既知有五六十種版本。此次整理，以胡思敬《豫章叢書》本爲底本，以江西中醫藥大學藏清乾隆二十八年（一七六三）陳守誠刻《喻氏三書》本（簡稱乾隆本）爲主校本，參校本有清乾隆六十年（一七九五）博古堂本、清光緒三十一年（一九〇五）新化三味書局本（簡稱三味書局本）等。部分内容還作了旁校，旁校本有《素問》《外台秘要》《金匱要略》等本書所徵引古籍。原書目録錯亂，各級標題頗不劃一，各門方目有的有序號，有的無序號，此次點校重訂目録，校正標題，並將原列在卷前或卷中的各門方目一律移至書前目録中，删去其序號，使之眉清目朗，便於查檢。

需要説明的是，錢謙益《牧齋有學集》有《醫門法律》序一篇，《豫章叢書》本未收，今據以補入本書。另外，日本寬文五年（一六六五）翻刻葵錦堂本，前有《讀尚論法律二書敬賦》一篇，後有跋文二篇，是喻昌學術傳承的重要史料，今一並附録於書後。

葉明花　蔣力生

四庫全書總目提要

《醫門法律》十二卷，附《寓意草》四卷（江西巡撫採進本），國朝喻昌撰。昌既著《尚論篇》發明傷寒之理，又取風寒暑濕燥火六氣及諸雜證，分門別類，以成是編。每門先冠以論，次爲法，次爲律。法者，治療之術，運用之機；律者，明著醫之所以失，而判定其罪，如折獄然。蓋古來醫書惟著病源、治法，而多不及施治之失，即有辨明舛誤者，亦僅偶然附論，而不能條條備摘其咎。昌此書乃專爲庸醫誤人而作，其分別疑似，既深明毫釐千里之謬，使臨證者不敢輕嘗。其抉摘瑕疵，並使執不寒、不熱、不補、不瀉之方，苟且依違遷延致變者，皆無所遁其情狀，亦可謂思患預防，深得利人之術者矣。後附《寓意草》四卷，皆其所治醫案。首冠論二篇，一曰先議病、後用藥，一曰與門人定議病證。次爲治驗六十二條，皆反復推論，務闡明審證用藥之所以然，較各家醫案，但泛言某病用某藥愈者，亦極有發明，足資開悟焉。

醫門法律序

[清]錢謙益

新建俞徵君嘉言，發揮軒、岐、仲景不傳之秘，著《尚論篇》，余爲序其指要，推本巫醫之道術，比於通天地人之儒。世之人河漢其言，驚而相告者多矣。越二載，徵君年七十，始出其《尚論後篇》及《醫門法律》教授學者，而復求正於余。

余讀《天台止觀書》，論四大五臟，增損得病，因起非一，病相衆多。識因治病，舉要言之，則有《瑜伽》四種善巧，《雜阿含》七十二種秘法。其言精深奥妙，殊非世典醫經、經方兩家所可幾及。當知我如來出世爲大醫王、五地菩薩，方便度生，以善方藥療治諸病，非積劫誓願，用醍醐上藥供養諸佛，教化衆生，不能現藥王身説法，豈特通天地人之儒也哉！徵君外服儒行，内閟心宗，由曹洞《五位君臣旨訣》妙悟醫理，用以判斷君臣佐使之法。陰病一論，原本四大，廣引三界台宗地論之微言，一往參合，所謂如藥樹王徧體愈病者也。世人規規焉量藥於寸匕，程方於點墨，牛羊之眼，但别方隅，其驚而相告也，不亦宜乎？

然吾觀如來之論醫，蓋莫精於《大涅槃經》舊醫客醫之説。夫舊醫之治病，不别風熱寒温，悉令服乳，客醫之厲禁之者宜也。厲禁行而王病愈，國無横死，禁乳之效，可見於前矣。迨王之熱病作也，非乳不起，而客醫之所以除病者，即所禁舊醫之乳藥而已。捨舊醫之乳藥，而求客醫之乳藥，雖謁大自在天而請之，豈可得哉？由此觀之，病因弘多，病相頗異。古方新病，有不相能。察傳變，判死生，在乎三指之間，一息之内。譬如兩軍相對，決勝負於呼吸，必欲學古兵法，按圖列陣而後從事，良將所不與也。曹洞之宗曰：動成窠臼，著落顧佇，背觸俱非，如大火聚。徵君之著書，其殆有得於此者乎？佛言舊醫别藥，如蟲食木，知者終不唱言，是蟲解字。今《尚論》諸書具在，皆客醫之乳藥也。學者神而明之，無若蟲之解字，爲智人所笑，庶不負徵君方便苦心矣。

（《牧齋有學集》卷十五）

自序

醫之爲道大矣，醫之爲任重矣。中上之醫，千里百年，目未易覯；最上之醫，天下古今，指未易屈。世之言醫者何夥耶！恃聰明者師心傲物，擇焉不精，雖曰屢中，其失亦屢多；守門庭者畫焉不入，自室當機，縱未敗事，已咎在誤時；工邪僻者心粗識劣，鶩險絶根，偶墮其術，已慘同嬰刃。病者苦醫之聚訟盈庭，具曰予聖，淺者售，僞者售，圓滑者售，而以其身命爲嘗試；醫者苦病之毫釐千里，動罹顛躓，方難憑，脈難憑，師傳難憑，而以人之身命爲嘗試。所以人之有生，水火、刀兵、禽獸、王法所傷殘，不若疾厄之廣；人之有死，天魔、外道、餓鬼、畜類之苦趣，不若地獄之慘。醫以心之不明，術之不明，習爲格套，牢籠病者，遂至舉世共成一大格套，遮天蔽日，造出地獄，遍滿鐵圍山界，其因其果，彰彰如也。經以無明爲地獄種子，重重黑暗，無繇脱度，豈不哀哉！昌也閉目茫然，惟見其暗，然見暗不可謂非明也。野岸漁燈，荒村螢照，一隙微明，舉以點綴醫門千年黯汶，擬定法律，爲率由坦道，聊以行其佛事耳。然微明而洗，發黄、岐、仲景之大明，明眼得此，閉門造車，出門合轍，自能立於無過。即淺見寡聞，苟知因果不昧，敬慎存心，日引月伸，以此炤其膽，破其昏，而漸充其識，本地風光，參前倚衡，亦何愚而不朗澈也耶？先聖張仲景生當漢末，著《傷寒雜證方論》，維時佛法初傳中土，無一華五葉之盛，而性光所攝，蚤與三世聖神、諸佛諸祖把手同行，真醫門之藥王菩薩、藥上菩薩也。第其福緣不及我佛如來億萬分之一分，閱百年再世，寖失其傳，後人莫繇仰遡淵源，然且競相彼揣此摩，各呈識大識小之量，亦性光所攝，無窮極之一斑矣。我佛如來，累劫中爲大醫王，因病立方，隨機施藥，普度衆生，最後一生重補其充足圓滿之性，量八萬四千法門，門門朗澈底裏。諸有情微逗隙光者，咸得隨機一門深入，成其佛道，與過去未來現在盡虚空法界無量億諸佛諸菩薩光光相盪，於諸佛諸菩薩本願本行經咒偈言，歷劫宣揚不盡者，光中莫不彰示微妙，具足滅度，後阿難尊者證其無學，與我佛如來知見無二無别，乃得結集三藏十二部經典，永作人天眼目，濟度津梁。夫諸佛菩薩真實了義從如來金口所宣，如來口宣又從阿難手集。昌苟性地光明，流之筆墨，足以昭示學人，胡不自澈鬚眉，臟腑中陰，優游几席，充滿烜天赫地耀古輝今之量。直與黄岐、仲景兩光攝合，宣揚妙義，頃刻無欠無餘，乃日弄精靈，向棘栗蓬中、葛藤窠裏，與昔賢校短論長，爲五十步百步之走，路頭差别，莫此爲甚。發刻之稿凡十易，已刻之板凡四更，惟恐以凡人知見雜糅聖神知見，敗絮補葺美錦，然終不能免也。其於風、寒、暑、濕、燥、火六氣及雜證多門，殫一生力補之不能盡補，即殫千生力補之不能盡補，從可推也。途窮思返，斬絶意識，直截皈禪，通身汗下，險矣！險矣！尚敢漫言殊途同歸也哉？此重公案，俟可補乃補之耳。

順治十五年上元吉旦，南昌喻昌嘉言老人，時年七十有四序。

醫門法律卷一

一明望色之法

望色論附律一條

喻昌曰：人之五官百骸，賅而存者，神居之耳。色者，神之旗也。神旺則色旺，神衰則色衰，神藏則色藏，神露則色露。帝王之色，龍文鳳彩；神仙之色，嶽翠山光；榮華之色，珠明玉潤；壽耇之色，柏古松蒼；乃至貧夭之色，重濁晦滯，枯索堊黧，莫不顯呈於面。而病成於內者，其色之著見，又當何如？《內經》舉面目爲望色之要，謂面黃目青、面黃目赤、面黃目白、面黃目黑者，皆不死；面青目赤、面赤目白、面青目黑、面黑目白、面赤目青，皆死。蓋以黃爲中土之色，病人面目顯黃色，而不受他色所侵則吉；面目無黃色，而惟受他色所侵則凶。雖目色之黃，濕深熱熾，要未可論於死生之際也。然五臟善惡之色見於面者，額、頰、鼻、頤，各有分部。刺熱篇謂：肝熱病者，左頰先赤；心熱病者，額先赤；脾熱病者，鼻先赤；肺熱病者，右頰先赤；腎熱病者，頤先赤。病雖未發，見赤色者，刺之，名曰治未病。是則五臟分部見於面者，在所加察，不獨熱病爲然矣。然更有進焉，則目下之精明，鼻間之明堂是也。《經》謂精明五色者，氣之華也。是五臟之精華，上見爲五色，變化於精明之間，某色爲善，某色爲惡，可先知也。謂容色見上下左右，各在其要，是明堂上下左右，可分別其色之逆從，並可分別男女色之逆從，故爲要也。察色之妙，無以加矣。仲景更出精微一法，其要則在中央鼻準。毋亦以鼻準在天爲鎮星，在地爲中嶽，木、金、水、火，四臟病氣，必歸並於中土耶。其謂鼻頭色青，腹中苦冷痛者死。此一語獨刊千古。後人每恨卒病論亡，莫繇仰溯淵源，不知此語，正其大旨也。蓋厥陰肝木之青色，挾腎水之寒威，上徵於鼻，下徵於腹，是爲暴病，頃之亡陽而卒死耳。其謂鼻頭色微黑者有水氣，又互上句之意。見黑雖爲腎陰之色，微黑且無腹痛，但主水氣，而非暴病也。謂色黄者胸上有寒，寒字，《傷寒論》中多指爲痰，言胸有積痰也。謂色白者亡血，白者肺之色。肺主上焦，以行營衛，營不充，則鼻色白，故知亡血也。謂設微赤非時者死。火之色歸於土，何遽主死？然非其時，而有其氣，則火非生土之火，乃尅金之火，又主臟燥而死矣。次補察目一法，謂其目正圓者痓，不治。次補察面五法，謂色青爲痛，色黑爲勞，色赤爲風，色黄者便難，色鮮明者有留飲。黄色鮮明，爲留飲，又即色黄者，胸上有寒之互辭。語語皆表章《内經》，補其未備，故可法可傳也。色之善者，青如翠羽，赤如鷄冠，黄如蟹腹，白如豕膏，黑如烏羽。色之惡者，青如草兹，赤如衃血，黄如枳實，黑如炲，白如枯骨。五臟有精華則色善，無精華則色惡，初非以青黑爲大忌也。未病先見惡色，病必惡。《靈樞》謂赤色出於兩顴，大如拇指，病雖小愈，必卒死；黑色出於天庭，大如拇指，必不病而卒死。義與容色見明堂上下左右同，而此爲暴病耳。若夫久病之色，必有受病之應。肺熱病者，色白而毛敗應之；心熱病者，色赤而絡脈溢應之；肝熱病者，色蒼而爪枯應之；脾熱病者，色黄而肉蠕動應之；腎熱病者，色黑而齒槁應之。夫病應其色，庸工亦多見之。然冀噓枯澤槁於無益之日，較之治未病者，不啻倍蓰無算矣。更有久見病色，其人原不病者，庸工且心炫而竊疑之，殊不知此絡脈之色，不足畏也。蓋陰絡之色，隨其經而不變；色之變動無常者，皆陽絡之色也。寒多則凝泣，凝泣則青黑；熱多則淖澤，淖澤則黄赤。《内經》謂此皆無病，何反怪之耶？然而察色之法，亦有其傳。岐伯謂：生於心，如以縞裹朱；生於肺，如以縞裹紅；生於肝，如以縞裹紺；生於脾，如以縞裹栝蔞實；生於腎，如以縞裹紫。縞，素白也[一]。加於朱、紅、紺、黄、紫之上，其内色耀映於外，若隱若見，面色由肌内而透於外，何以異此？所以察色之妙，全在察神。血以養氣，氣以養神，病則交病。失睡之人，神有飢色；喪亡之子，神有呆色，氣索自神失所養耳。小兒布痘，壯火内動，兩目先現水晶光，不俟痘發，大劑壯水以製陽光，俾毒火一綫而出，不致燎原，可免劫厄。古今罕及此者，因並志之。

律一條

凡診病不知察色之要，如舟子不識風汛，動罹覆溺，鹵莽粗疏，醫之過也。

一 明聞聲之法

聞聲論附律二條

喻昌曰：聲者，氣之從喉舌而宣於口者也。新病之人，聲不變；小病之人，聲不變；惟久病苛病，其聲乃變。迨聲變，其病機顯呈而莫逃，所可聞而知之者矣。《經》云聞而知之謂之神，果何脩而若是？古人聞隔垣之呻吟叫哀，未見其形，先得其情，若精心體驗，積久誠通。如瞽者之耳偏聰，豈非不分其心於目耶？然必問津於《内經》《金匱》，以求生心變化，乃始稱爲神耳。《内經》本宫、商、角、徵、羽五音，呼、笑、歌、哭、呻五聲，以參求五臟表裏虚實之病、五氣之邪。其謂肝木在音爲角，在聲爲呼，在變動爲握；心火在音爲徵，在聲爲笑，在變動爲憂；脾土在音爲宫，在聲爲歌，在變動爲噦；肺金在音爲商，在聲爲

[一]白　三味書局本爲「帛」。

哭，在變動爲欬；腎水在音爲羽，在聲爲呻，在變動爲慄。變動者，遷改其常志也。以一聲之微，分別五臟，並及五臟變動，以求病之善惡，法非不詳。然人之所以主持一身者，尤在於氣與神焉。經謂中盛藏滿，氣勝傷恐者，聲如從室中言，是中氣之濕也。謂言而微，終日乃復言者，此奪氣也。謂言語善惡不避親疏者，此神明之亂也。是聽聲中，並可得其神氣之變動，義更精矣。《金匱》復以病聲内合病情，謂病人語聲寂寂然喜驚呼者，骨節間病；語聲喑喑然不徹者，心膈間病；語聲啾啾然細而長者，頭中病。祇此三語，而下、中、上三焦受病，莫不有變動可徵，妙義天開，直可隔垣洞晰。語聲寂寂然者，不欲語而欲嘿也。靜嘿統屬三陰，此則顓係厥陰所主。何以知之？厥陰在志爲驚，在聲爲呼，病本緘默，而有時驚呼，故知之耳。惟在厥陰病，必深入下焦骨屬筋節間也。喑喑然聲出不徹者，聲出不揚也。胸中大氣不轉，出入升降之機，艱而且遲，是可知其病在中焦胸膈間也。啾啾然細而長者，謂其聲自下焦陰分而上，緣足太陽主氣，與足少陰爲表裏，所以腎邪不劑頸而還，得從太陽部分達於巔頂。腎之聲本爲呻，今腎氣從太陽經脈直攻於上，則腎之呻，並從太陽變動，而啾唧細長，爲頭中病也。得仲景此段，更張其説，而聽聲察病，愈推愈廣，所以書不盡言，學者當自求無盡之藏矣。

律二條

凡聞聲不能分呼、笑、歌、哭、呻，以求五臟善惡，五邪所干，及神氣所主之病者，醫之過也。

凡聞聲不别雌雄長短，出於三焦何部者，醫之過也。

一明辨息之法

辯息論附律一條

喻昌曰：息出於鼻，其氣布於膻中。膻中宗氣，主上焦息道，恒與肺胃關通，或清而徐，或短而促，咸足以占宗氣之盛衰〔一〕。所以經云：乳之下，其動應衣，宗氣泄也。人顧可奔迫無度，令宗氣盛喘數急，有餘反成不足耶？此指呼出爲息之一端也。其謂起居如故而息有音，此肺之絡脈逆也；不得臥而息有音者，是陽明之逆也。益見布息之氣關通肺胃，又指呼出爲息之一端也。呼出心肺主之，吸入腎肝主之，呼吸之中，脾胃主之，故惟脾胃所主中焦爲呼吸之總持。設氣積賁門不散，兩阻其出入，則危急存亡，非常之候。善養生者，俾賁門之氣，傳入幽門，幽門之氣，傳二陰之竅而出，乃不爲害。其上焦下焦，各分呼出吸入，未可以「息」之一字統言其病矣。此義惟仲景知之，謂息摇肩者，心中堅；息引胸中上氣者，欬；息張口短氣者，肺痿唾沫。分其息顓主乎呼，而不與吸並言，似乎創説，不知仲景以述爲作，無不本之《内經》。昌前所擬呼出爲息二端，不足盡之。蓋心火乘肺，呼氣奔促，勢有必至，呼出爲心肺之陽，自不得以肝腎之陰混之耳。息摇肩者，肩隨息動，惟火故動也。息引胸中上氣欬者，肺金收降之令不行，上逆而欬，惟火故欬也。張口短氣，肺痿唾沫，又金受火刑，不治之證，均以出氣之粗，名爲息耳。然則曷不徑以呼名之耶？曰：呼中有吸，吸中有呼，剖而中分，聖神所不出也。但以息之出者，主呼之病；而息之入者，主吸之病，不待言矣。經謂乳子中風熱，喘鳴肩息，以及息有音者，不一而足。惟其不與吸並言，而吸之

〔一〕咸足　三味書局本無「咸」字。

病，轉易辨識。然尚恐後人未悉，復補其義云：吸而微數，其病在中焦，實也，當下之即愈，虛者不治。在上焦者其吸促，在下焦者其吸遲，此皆難治。呼吸動摇振振者不治。見吸微且數，吸氣之往返於中焦者速，此必實者下之，通其中焦之壅而即愈。若虛則肝腎之本不固，其氣輕浮，脱之於陽，不可治矣。昌前所指賁門，幽門不下通，爲危急存亡非常之候者此也。在上焦者其吸促，以心肺之道近，其真陰之虛者，則從陽火而升，不入於下，故吸促，是上焦未嘗不可候其吸也。下焦者其吸遲，肝腎之道遠，其元陽之衰者，則困於陰邪所伏，卒難升上，故吸遲。此真陰元陽受病，故皆難治。若呼吸往來，振振動摇，則營衛往返之氣已索，所存呼吸一綫耳，尚可爲哉？學者先分息之出入，以求病情，既得其情，合之愈益不爽，若但統論呼吸，其何以分上、中、下三焦所主乎？噫，微矣！

律一條

凡辨息不分呼出吸入，以求病情，毫釐千里，醫之過也。

一明胸中大氣之法

大氣論附律一條

喻昌曰：天，積氣耳；地，積形耳；人，氣以成形耳。惟氣以成形，氣聚則形存，氣散則形亡。氣之關於形也，豈不鉅哉？然而身形之中，有營氣、有衛氣、有宗氣、有臟腑之氣、有經絡之氣，各爲區分。其所以統攝營衛、臟腑、經絡而令充周無間，環流不息，通體節節皆靈者，全賴胸中大氣爲之主持。大氣之説，《内經》嘗一言之。黄帝問：地之爲下否乎？岐伯曰：地爲人之下，太虚之中者也。曰：馮乎？曰：

大氣舉之也。可見太虛寥廓，而其氣充周磅礴，足以包舉地之積形，而四虛無着，然後寒暑燥濕風火之氣，六入地中而生其化。設非大氣足以苞地於無外，地之震崩墜陷，且不可言，胡以巍然中處，而永生其化耶？人身亦然，五臟六腑，大經小絡，晝夜循環不息，必賴胸中大氣斡旋其間。大氣一衰，則出入廢，升降息，神機化滅，氣立孤危矣，如之何其可哉！《金匱》亦嘗一言之曰：營衛相得，其氣乃行；大氣一轉，其氣乃散。見營衛兩不和諧，氣即痹而難通，必先令營衛相得，其氣並行不悖，後乃俟胸中大氣一轉，其久病駁劣之氣始散。然則大氣之關於病機若此，後人不一表章，非缺典乎？或謂大氣即膻中之氣，所以膻中爲心主，宣布政令臣使之官。然而參之天運，膻中臣使，但可盡寒、暑、燥、濕、風、火六入之職，必如太虛中空洞沕穆，無可名象，苞舉地形，永奠厥中，始爲大氣。膻中既爲臣使之官，有其職位矣，是未可言大氣也。或謂大氣即宗氣之別名，宗者尊也，主也，十二經脈奉之爲尊主也。詎知宗氣與營氣、衛氣分爲三隧，既有隧之可言，即同六入地中之氣，而非空洞無着之比矣。膻中之診即心包絡，宗氣之診在左乳下，原不與大氣混診也。然則大氣於何而診之？《内經》明明指出，而讀者不察耳。其謂上附上右，外以候肺，内以候胸中者，正其診也。肺主一身之氣，而治節行焉，胸中苞舉肺氣於無外，故分其診於右寸，主氣之天部耳。《金匱》獨窺其微，舉胸痹、心痛、短氣，總發其義於一門，有謂氣分心下，堅大如盤，邊如旋杯，水飲所作。形容水飲久積胸中不散，傷其絪縕之氣，乃至心下堅大如盤，遮蔽大氣不得透過，祇從旁邊輾轉，如旋杯之狀，正舉空洞之位，水飲占據爲言。其用桂枝去芍藥加麻黄、附子，以通胸中陽氣者，陽主開，陽盛則有開無塞，而水飲之陰可見晛耳。其治胸痹心痛諸方，率以薤白、白酒爲君，亦通陽之義也。若胸中之陽不虧，可損其有餘，則用枳朮湯足矣。用枳必與朮各半，可過損乎？識此以治胸中之病，寧不思過半乎？人身神臟五、形臟四，合爲九臟，而胸中居一焉。胸中雖不藏神，反爲五神之主。孟子之善養浩然，原思之歌聲若出金石，其得全於天，不受人損爲何如？今人多暴其氣而不顧，迨病成，復損其氣以求理。如《本草》云，枳殼損胸中至高之氣，亦有明言，何乃恣行無忌耶？總由未識胸中爲生死第一關耳，特於辨息之餘，補大氣論以明之。

律一條

凡治病傷其胸中正氣，致令痞塞痹痛者，此爲醫咎，雖自昔通弊，限於不知，今特著爲戒律，不可獲罪於冥冥矣。

一明問病之法

問病論附律一條

喻昌曰：醫，仁術也。仁人君子必篤於情，篤於情，則視人猶己，問其所苦，自無不到之處。古人閉戶塞牖，繫之病者，數問其情，以從其意，誠以得其歡心，則問者不覺煩，病者不覺厭，庶可詳求本末，而治無誤也。如嘗貴後賤，病名脱營；嘗富後貧，病名失精。以及形志苦樂，病同治異。飲食起居，失時過節；憂愁恐懼，蕩志離魂；所喜所惡，氣味偏殊；所宜所忌，禀性迥異，不問何以相體裁方耶？所以入國問俗，入家問諱，上堂問禮，臨病人問所便。便者，問其居處動靜，陰陽寒熱，性情之宜。如問其爲病熱，則便於用寒；問其爲病寒，則便於用熱之類，所謂順而施之也。人多偏執己見，逆之則拂其意，順之則加其病，莫如之何。然苟設誠致問，明告以如此則善，如彼則敗，誰甘死亡而不降心以從耶？至於受病情形，百端難盡。如初病口大渴，久病口中和，若不問而概以常法治之，寗不傷人乎？如未病素脾約，纔病忽便利，若不問而計日以施治，寧不傷人乎？如未病先有錮疾，已病重添新患，若不問而概守成法治之，寧不傷人乎？如疑難證，着意對問，不得其情，他事間言，反呈真面，若不細問而急遽妄投，寧不傷人乎？病形篇謂問其病，知其處，命曰工。今之稱爲工者，問非所問，諛佞其間，病者欣然樂從。及病增，更醫亦復如是。乃至徬徨醫藥，偶遇明者，仍復不投，此宜委曲開導，如對君父，未可飄然自外也。更可怪者，無知戚友探問，忘其愚陋，强逞明能，言虚道實，指火稱痰，抑孰知其無責而易言耶？坐令依傍迎合，釀成末流，無所底止，良足悼矣。吾徒其明以律己，誠以動人，共砥狂瀾乎？

律一條

凡治病，不問病人所便。不得其情，草草診過，用藥無據，多所傷殘，醫之過也。

一明切脈之法

切脈論附律一條

喻昌曰：脈者，開天闢地，生人之總司，有常而不間斷者也。是故天有三垣九道，而七政並行於其間，若運璇璣者，天之脈也。地有九州四海，而經脈會通於其間，若施八索者，地之脈也。人有九臟六腑、十二經、十五絡，而營衛充灌於其間，若環轉者，人之脈也。上古聖神，首重切脈，雖精微要渺，莫不顯傳。然以其精微要渺也，後人轉摹轉失，竟成不傳之絶學。有志於切脈者，必先凝神不分，如學射者，先學不瞬，自爲深造，庶乎得心應手，通於神明，夫豈一蹴可幾然？必下指部位分明，盡破紛紜，坦然由之無疑，乃有豁然貫通之日。否則童而習之，白首不得，徒以三指一按，虚應故事，可鄙孰甚？且如心與小腸同診，肺與大腸同診，有識者咸共非之，祇以指授無人，未免姑仍其陋。毋亦謂心之脈絡小腸，小腸之脈絡心，肺之脈絡大腸，大腸之脈絡肺，較他腑之不相絡者，此爲近之耶？不知此可以論病機，如心移熱於小腸，肺移熱於大腸之類，不可以定部位也。部位之分，當求詳於《素問》，而參合於《靈樞》。部位一定，胸中茅塞頓開，指下精微畢透，何快如之！《素問》謂：尺内兩傍，則季脅也。尺外以候腎，尺裏以候腹。中附上，左外以候肝，内以候鬲；右外以候胃，内以候脾。上附上，右外以候肺，内以候胸中；左外以候心，内以候膻中。前以候前，後以候後。上竟上者，胸喉中事也；下竟下者，少腹、腰、股、膝、脛、足中事也。又謂下部之天以候肝，地以候胃，人以候脾胃之氣；中部之天以候肺，地以候胸中之氣，人以候心；上部之天以候頭角之氣，地以候口齒之氣，人以候耳目之氣。後人誰不讀之？祇以六腑茫無所屬，不如叔和之脈經顯明。是以有晉至今，幾千年江河不返也。不知「尺外以候腎，尺裏以候腹」二語已盡其義，何自昔相傳之誤耶？參之靈樞，面部所主，五臟六腑，兼統無遺，更何疑哉？黄帝授雷公察色之訣，謂庭者，首面也庭者，顔也；額也，天庭也。位最高。色見於此者，上應首面之疾。闕上者，咽喉也闕在眉心，眉心之上，其位亦高，故應咽喉。闕中者，肺也眉心中部之最高者，故應肺。下極者，心也山根也，兩目之間，心居肺之下，故下極應心。直下者，肝也下極之下爲鼻柱，即年壽也。肝在心之下，故直下應肝。肝左者，膽也膽附於肝之短葉，故肝左應膽，在年壽左右。下者，脾也年壽之下準頭，是爲面王，亦曰明堂。準頭屬土，居面之中央，故以應脾。方上者，胃也準頭兩傍，迎香之上，鼻隧是也。脾與胃爲表裏，脾居中而胃居外，故方上應胃。中央者，大腸也面肉之中央，迎香之外，顴骨之下，大腸之應也。挾大腸者，腎也挾大腸者，頰之上也。四臟皆一，惟腎有兩，四臟居腹，惟腎附脊，故四臟次於中央，而腎獨應於兩頰。當腎者，臍也腎與臍對，故當腎之下應臍。面王以上者，小腸也面王，鼻準也。小腸爲腑，應挾兩顴，故面王之上，兩顴之内，小腸之應也。面王以下者，膀胱、子處也面王以下者，人中也。是爲膀胱、子處之應。觀面色，五臟六腑之應；迎香外顴骨下，爲大腸之應；

面王以上，爲小腸之應；面王以下，爲膀胱、子戶之應。合於尺外以候腎，尺裏以候腹中，推論其位置，一一可得指明之矣。左尺爲天一所生之水，水生肝木，木生君火。君火生右尺相火，相火生脾土，脾土生肺金。五臟定位原不殊，但小腸當候，之於右尺，以火從火也。大腸當候之於左尺，以金從水也。三焦屬火，亦候於右腎；膀胱屬水，亦候於左腎。一尺而水火兩分，一臟而四腑兼屬，乃天然不易之至道。蓋胸中屬陽，腹中屬陰，大腸小腸，膀胱三焦，所傳渣滓水液濁氣皆陰。惟腹中可以位置，非若胃爲水穀之海，清氣在上，膽爲決斷之官，靜藏於肝，可得位之於中焦也。至於上焦，重重鬲膜，遮蔽清虛之宇，蓮花之臟，惟心肺得以居之，而諸腑不預焉。所謂鬲肓之上，中有父母者是也。心爲陽，父也；肺爲陰，母也。心主血，肺主氣，共營衛於周身，非父母而何？然心君無爲而治，肺爲相傳，華蓋而覆於心上，以布胸中之氣，而燮理其陰陽。膻中爲臣使，包裹而絡於心下，以寄喉舌之司，而宣布其政令，是心包爲包裹心君之膜，而非腑矣。第心火寂然不動，動而傳之心包，即合相火，設君火不動，不過爲相火之虛位而已。三焦之火，傳入心胞，即爲相火，設三焦之火不上，亦不過爲相火之虛位而已。《素問》謂手少陽與心主爲表裏。《靈樞》謂手厥陰之脈出屬心包絡，下鬲歷絡三焦。手少陽之脈，散絡心包合心主，正見心包相火與手少陽相火爲表裏，故歷絡於上下而兩相輸應也。心君太甯，則相火安然不動，而膻中喜樂出焉；心君擾亂，則相火翕然從之，而百度改其常焉。心包所主二火之出入關係之重如此，是以亦得分手經之一，而可稱爲腑耳。夫豈六腑之外，更添一腑哉？至若大腸小腸，濁陰之最者，乃與心肺同列，混地獄於天堂，安乎？不安乎？豈有濁氣上干，三焦交亂，尚可稱爲平人乎？敢著之爲法，一洗從前之陋。

律一條

凡診脈，不求明師傳授，徒遵往法，圖一弋獲，以病試手，醫之過也。

一明合色脈之法

合色脈論附律一條附辨脈十法

喻昌曰：合色脈之法，聖神所首重，治病之權輿也。色者，目之所見；脈者，手之所持。而合之於非目非手之間，總以靈心爲質。《内經》云：上古使《僦貸季》理色脈而通神明，合之金、木、水、火、土，四時、八風、六合，不離其常。是則色脈之要，可通神明。直以之下合五行休王，上副四時往來，六合之間，八風鼓坼，不離常候，咸可推其變化而前知，况人身病機乎？又云色之變化，以應四時之脈，此上帝之所貴，以合於神明也。所以遠死而近生，是色之變化於精明之間者，合之四時之脈，辨其臧否，蚤已得生死之徵兆，故能常遠於死而近於生也。常遠於死而近於生，甯不足貴乎？其謂善診者，察色按脈，先別陰陽，審清濁而知部分；視喘息，聽音聲，而知所苦；觀權衡規矩，按尺寸，觀浮沉滑濇，而知病所生。是由色脈以參合於視息聽聲，相時而求病所生之高下中外矣。精矣，微矣！要未可爲中人以下者道也。是以有取於上工、中工、下工三等。上工十全九，中工十全七，下工十全六。故云：善調尺者，不待於寸；善調脈者，不待於色，又根本枝葉之分矣。然必能參合三者而兼行之，更爲本末皆得之上工也。合之維何？五臟之色在王時見者，春蒼、夏赤、長夏黄、秋白、冬黑。五臟所主外榮之常，白當肺當皮，赤當心當脈，黄當脾當肉，青當肝當筋，黑當腎當骨。五臟之脈，春弦、夏鈎、秋毛、冬石，强則爲太過，弱則爲不及。四時有胃曰平，胃少曰病，無胃曰死。有胃而反見所勝之脈，甚者今病，微者至其所勝之時而病。合其色脈而互推之，此非顯明易遵者乎？仲景亦出方便法門，謂寸口脈動者，因其王時而動。假令肝色青而返白〔一〕，非其時色脈見，皆當病。蓋兩手太陰經之脈，總稱寸口，因其王時而動者，肝王色青，其脈之動當微弦，設反見赤色，反得毛脈，至其所不勝之時而死矣。惟木王之色，脈青而且弦，爲得春令之正。此外不但白色毛脈爲鬼賊，即見赤、黄、黑之色，得鈎、代、石之脈，皆當主病，特有輕重之分耳。《内經》言法已詳，仲景復以金鍼度之，學者可不明哉！

律一條

凡治病不合色脈，參互考驗，得此失彼，得偏遺全，祇名粗工。臨證模糊，未具手眼，醫之罪也。

一明營衛之法

營衛論附律二條

喻昌曰：營衛之義，聖神所首重也。《靈樞》謂宗氣積於上焦，營氣出於中焦，衛氣出於下焦，謂其所從出之根柢也。衛氣根於下焦，陰中之微陽，行至中焦，從中焦之有陰有陽者，升於上焦，以獨生陽氣，是衛氣本清陽之氣，以其出於下焦之濁陰，故謂濁者爲衛也。人身至平旦，陰盡而陽獨治，目開則其氣上行於頭，出於足太陽膀胱經之睛明穴，故衛氣晝日外行於足手六陽經。所謂陽氣者，一日而主外，循太陽之經穴，上出爲行次，又謂太陽主外也。衛氣慓悍，不隨上焦之宗氣同行經隧，而自行各經皮膚分肉之間。

〔一〕返　三味書局本爲「反」。

故衛行脈外，温肌肉而充皮膚〔一〕，肥腠理而司開闔也。營氣根於中焦，陽中之陰，行至上焦，隨上焦之宗氣降於下焦，以生陰氣。是營氣本濁陰之氣，以其出於上焦之清陽，故謂清者爲營也。營氣静專，必隨上焦之宗氣同行經隧，始於手太陰肺經太淵穴，而行手陽明大腸經，足太陽膀胱經，足少陰腎經，手厥陰心胞絡〔二〕，手少陽三焦經，足少陽膽經，足厥陰肝經，而又始於手太陰肺經，故謂太陰主内，營行脈中也。衛氣晝行於陽二十五度，當其王，即自外而入交於營；營氣夜行於陰二十五度，當其王，即自内而出交於衛。其往來貫注，並行不悖，無時或息，營中有衛，衛中有營。設分之爲二，安所語同條共貫之妙耶？營衛一有偏勝，其患即不可勝言。衛偏勝則身熱，熱則腠理閉，喘粗爲之俛仰，汗不出，齒乾煩冤；營偏勝則身寒，寒則汗出，身常清，數慄而厥。衛偏衰則身寒，營偏衰則身熱，雖亦如之，然必有間矣。若夫營衛之氣不行，則水漿不入，形體不仁；營衛之氣泣除，則精氣弛壞，神去而不可復收。是以聖人陳陰陽，筋脈和同，骨髓堅固，氣血皆從，如是則内外調和，邪不能害，耳目聰明，氣立如故。可見調營衛之義，爲人身之先務矣。深維其機，覺衛氣尤在所先焉。《經》謂陽氣破散，陰氣乃消亡。是衛氣者，保護營氣之金湯也。謂審察衛氣，爲百病母，是衛氣者，出納病邪之喉舌也。《易》云：一陰一陽之謂道。迺其扶陽抑陰，無所不至，仙道亦然。噫嘻！鼻氣通於天者也，口氣通於地者也。人但知以口之氣養營，惟知道者，以鼻之氣養衛。養營者，不免縱口傷生；養衛者，服天氣而通神明，兩者之月異而歲不同也，豈顧問哉？

〔一〕肌肉　三味書局本爲「分肉」。

〔二〕心包絡　三味書局本「絡」爲「經」。

附答營衛五問

問：衛氣晝行陽二十五度，豈至夜而伏耶？營氣夜行陰二十五度，豈至晝而伏耶？曰：人身晝夜循環不息，祇一氣耳。從陰陽而分言二氣，晝爲陽，則衛氣主之；夜爲陰，則營氣主之。衛氣夜行於陰，營氣晝行於陽，不當其王，則不得而主之耳。譬如日月之行，原無分於晝夜，而其經天之度，則各有分矣。

問：營行脈中，衛行脈外，果孰爲之分限耶？曰：此義前論中已明之矣。更推其説，天包地，陽包陰，氣包血，自然之理也。營衛同行經脈中，陰自在内，爲陽之守，陽自在外，爲陰之護，所謂並行不悖也。兵家安營，將帥自然居中，士卒自然衛外；男女居室，男自正位乎外，女自正位乎内，聖神亦祇道其常耳。

問：二十二難謂：經言脈有是動，有所生病。一脈變爲二病，其義至今未解。曰：此正論營衛主病先後也。一脈變爲二病者，同一經脈，病則變爲二，淺深不同也。邪入之淺，氣流而不行，所以衛先病也。及邪入漸深，而血壅不濡，其營乃病，則營病在衛病後矣。使衛不先爲是動，而營何自後所生耶？至仲景《傷寒論》太陽經，一日而主外，分風傷衛，寒傷營，風寒兩傷營衛，而出脈證，及治百種之變，精義入神，功在軒岐之上。

問：居常調衛之法若何？曰：每至日西，身中陽氣之門乃閉，即當加意謹護，勿反開之。經謂暮而收拒，毋擾筋骨，毋見霧露，隱括調衛之義已悉。收者，收藏神氣於内也；拒者，捍拒邪氣於外也。如晨門者，昏閉明啓，尚何暴客之虞哉？即使逢年之虚，遇月之空，身中之氣自固，虚邪亦何能中人耶？

問：奇經之病，亦關營衛否？曰：奇經所主，雖不同正經之病，其關於營衛，則一也。其陰不能維於陰，悵然自失志者，營氣弱也；陽不能維於陽，溶溶不能自收持者，衛氣衰也。陽維爲病，苦寒熱者，邪入衛而主氣也；陰維爲病，苦心痛者，邪入營而主血也。《經》所謂肺衛心營者是也。陰蹻爲病，陽緩而陰急，陽病而陰不病也；陽蹻爲病，陰緩而陽急，陰病而陽不病也。此等病，多於正病中兼見之，惟識其爲營衛之所受也，則了無疑惑矣。蓋人身一氣周流，無往不貫，十二經脈有營衛，奇經八脈亦有營衛，奇經附屬於正經界中者，得以同時並注也。繇陽維、陰維、陽蹻、陰蹻推之，衝脈之縱行也，帶脈之横行也，任脈之前行也，督脈之後行也，孰非一氣所流行耶？一氣流行，即得分陰分陽矣，營衛之義，亦何往而不貫哉？

律二條

凡營病治衛，衛病治營，與夫真邪不别，輕病重治，重病輕治，顛倒誤人，醫之罪也。

凡醫不能察識營衛受病淺深、虚實、寒熱、先後之變，白首有如童稚，不足數也。

一明絡脈之法

絡脈論附律一條

喻昌曰：十二經脈，前賢論之詳矣，而絡脈則未之及，亦缺典也。經有十二，絡亦有十二。絡者，兜絡之義，即十二經之外城也。復有胃之大絡，脾之大絡，及奇經之大絡，則又外城之通界，皇華出入之總途也，故又曰絡有十五焉。十二經生十二絡，十二絡生一百八十系絡，系絡生一百八十纏絡，纏絡生三萬四千孫絡。自内而生出者，愈多則愈小，稍大者在俞穴肌肉間，營氣所主，外廓繇是出諸皮毛，方爲小絡，方爲衛氣所主。故外邪從衛而入，不遽入於營，亦以絡脈纏絆之也。至絡中邪盛，則入於營矣。故曰絡盛則入於經，以營行經脈之中故也。然風寒六淫外邪，無形易入，絡脈不能禁止，而盛則入於經矣。若營氣自内所生諸病，爲血、爲氣、爲痰飲、爲積聚，種種有形，勢不能出於絡外，故經盛入絡，絡盛返經，留連不已，是以有取於砭射，以決出其絡中之邪。今醫不用砭射，已不足與言至巧，而用藥之際，不加引經透絡，功效羈遲，安得稱爲良工耶？至若三部九侯，《内經》原有定位，王叔和以相絡之，故大小二腸，侯之於上，心主之脈，侯之於下，而不知絡脈所主者外，所關者小。雖是系絡，表裏相通，未可定其診象。況水穀變化濁穢之腑，去膈上父母清陽之臟，重重脂膜遮蔽，其氣迴不相通，豈可因外絡連屬，反謂右寸之清陽上浮者爲大腸脈、沉者爲肺脈？《經》所謂藏真高於肺者，乃藏真高於大腸矣。周身之治節，渾是大腸主之矣。左寸之浮者爲小腸脈，沉者爲心脈，水中污泥，反浮於蓮花之上，有是理乎？夫心包之脈，裏擷乎心〔一〕，代君主行事，正如宰相統攝政府，即當從左寸侯之。若分屬右尺，與三焦同位，忽焉入閤辦事，忽焉遠竄遐荒，一日萬幾，捨樽俎而從事道路乎？切脈論中，已定其診，今再論及，恐安常者不加深察耳。惟是經有十二，絡有十五，《難經》以陽蹻、陰蹻，脾之大絡，共爲十五絡，遂爲後世定名，反遺《内經》胃之大絡，名曰虚里，貫膈絡肺，喫緊一段。後人不敢翻越人之案，遂謂當增爲十六絡，是十二經有四大絡矣，豈不冤乎？昌謂陽蹻、陰蹻二絡之名原誤，當是共指奇經，爲一大絡也。蓋十二經各有一絡，共十二絡矣。此外有胃之一大絡，繇胃下直貫膈肓，統絡諸絡脈於上。復有脾之一大絡，繇脾外横貫脅腹，統絡諸絡脈於中。復有奇經之一大絡，繇奇經環貫諸經之絡於周身上下。蓋十二絡以絡其經，三大絡以絡其絡也。《難經》原有絡脈滿溢，諸經不能復拘之文，是則八奇經出於十二經脈之外，經脈不能拘之，不待言

〔一〕裏　三味書局本爲「裹」。

矣。昌嘗推奇經之義，督脈督諸陽而行於背，任脈任諸陰而行於前，不相絡也。衝脈直衝於胸中，帶脈横束於腰際，不相絡也。陽蹻、陰蹻，同起於足跟，一循外踝，一循内踝，並行而鬬其捷，全無相絡之意。陽維、陰維，一起於諸陽之會，一起於諸陰之交，名雖曰維，乃是陽自維其陽，陰自維其陰，非交相維絡也。設陽蹻、陰蹻，可言二絡，則陽維、陰維，更可言二絡矣。督、任、衝、帶，俱可共言八絡矣。《難經》又云奇經之脈如溝渠滿溢，流於深湖。故聖人不能圖，是則奇經明等之絡〔一〕。夫豈有江河大經之水，擬諸溝渠者哉？《難經》又云人脈隆盛，入於八脈而不環周，故十二經亦不能拘之，溢蓄不能環流灌溉諸經者也。全是經盛入絡，故溢蓄止在於絡，不能環溉諸經也。然則奇經共爲一大絡，夫復何疑？

律一條

凡治病，不明臟腑經絡，開口動手便錯，不學無術，急於求售，醫之過也。甚有文過飾非，欺人欺天，甘與下鬼同趣者，此宵人之尤，不足罪也。

附答《内經》十問

問：逆春氣則傷肝，夏爲寒變，此何病也？曰：寒變者，夏月得病之總名也。緣肝木弗榮，不能生其心火，至夏心火當旺反衰，北方腎水得以上陵。其候掩抑而不光明，收引而不發露，得食則飽悶，遇事則狐疑，下利奔迫，慘然不樂，甚者戰慄如喪神守，證與啓玄子「益火之源，以消陰翳」似同而實大異。蓋彼所謂益火之源者，主君相二火而言，非用黄連，即用桂、附。而此所謂益火之源者，全在發舒肝木之鬱

〔一〕明等　三味書局本爲「相等」。

遏，與黄連、桂、附絶不相干也。

問：逆秋氣則傷肺，冬爲飡泄，與春傷於風、夏生飧泄有别否？曰：傷風而飡泄，以風爲主，風者東方木也；傷肺而飡泄，以肺爲主，肺者西方金也，其候各異，安得比而同之？風邪傷人，必入空竅，而空竅惟腸胃爲最。風既居於腸胃，其導引之機，如順風揚帆，不俟脾之運化，食入即出，以故飡已即泄也。不知者，以爲脾虚，完穀不化，如長夏洞泄寒中，及冬月飡泄之泄，反以補脾剛燥之藥，助風性之勁，有泄無已，每至束手無策。倘知從春令治之，用桂枝領風，從肌表而出，一、二劑而可愈也。而秋月之傷肺，傷於肺之燥也，與秋傷於燥冬生咳嗽同是一病。但在肺則爲咳嗽，在大腸則爲飡泄，所謂肺移熱於大腸，久爲腸澼者，即此病也。但使肺熱不傳於大腸，則飡泄自止。不知者惟務止泄，以燥益燥，吾目中所見諸大老之誤，歷歷可指也，冤哉！

問：逆冬氣則傷腎，春爲痿厥，同一病乎？曰：痿自痿，厥自厥，本是二病。然痿者必至於厥，厥者必至於痿，究竟是一病也。但肝氣可持，則痿病先見；筋脈未損，則厥病先見耳。肝主筋，肝病則筋失所養，加以夙有筋患，不覺忽然而痿矣。肝氣以條達爲順，素多鬱怒，其氣不條達而横格，漸至下虚上盛，氣高不返，眩暈不知人而厥矣，厥必氣通始甦也。此皆冬時失養藏之道，正氣不足之病，與治痰治風，絶不相干。治痰與風，虚者益虚矣。一味培補腎水、生津養血，聽其筋自柔和，肝自條達可也。若精枯氣削，亦難爲矣。

問：秋傷於濕，上逆而咳，發爲痿厥，與逆冬氣則傷腎，春爲痿厥有别否？曰：此痿厥與春月之痿厥大異。秋傷於濕，吾已力辨其爲傷燥矣。傷於燥則肺先病也。咳者肺之本病，其候不一。上逆而咳，燥之徵也。至發而爲痿，則肺金摧乎肝木；發而爲厥，則肺氣逆而不行，燥之極矣。此蓋燥火内燔，金不寒，水不冷，秋冬不能收藏，與春月不能發生之故，相去不亦遠乎？

問：逆春氣則少陽不生，肝氣内變，逆夏氣則太陽不長，心氣内洞；逆秋氣則太陰不收，肺氣焦滿；逆冬氣則少陰不藏，腎氣獨沉；與前寒變等病，又不同者，何也？曰：前言逆春氣而夏始病，此言逆春氣而春即病也。春氣屬少陽木，主生；夏氣屬太陽火，主長；秋氣屬太陰金，主收；冬氣屬少陰水，主藏。春未至而木生芽，夏未至而火先朗〔一〕，此爲休徵；春已至而木不生，夏已至而火不長，此爲咎徵。若春已過而不生，夏已過而不長，則死期迫矣。收藏亦然。肝氣内變，即所謂不條達而横格也。心氣内洞，洞，開也，心虚則洞然而開。有人覺心大於身，大於室，少頃方定者，正此病也。惟心洞開，北方寒水得乘機竊入，爲寒變之病，非心氣内洞，别爲一病也。

問：寒變與煎厥，皆屬夏月之病，究竟何别？曰：寒變者，南方心火無權，爲北方寒水所變也。煎厥者，北方腎水無權，而南方心火亢甚無製也。兩者天淵，不可同論。煎者，火性之内燔；厥者，火氣之上逆。即經文陽氣者，煩勞則張，精絶，辟積於夏之説。可見陽根於陰，深藏腎水之中，惟煩勞無度，則陽張於外，精絶於内，延至夏月火王而煎厥之病生矣。

問：「逆冬氣則少陰不藏，腎氣獨沉。又云味過於甘，心氣喘滿，色黑，腎氣不衡。」此何解也？曰：此未經闡發之義。蓋少陰主藏者也，冬月水旺，腎藏甚富，源泉混混，盈科而進。若冬無所藏，新舊不相承接，有獨沉而已。《太素》不解其指，至謂獨沉爲沉濁，何況後人耶？味過於甘，腎氣不衡，注作「不平」，亦屬膚淺。蓋人身心腎相交，水火相濟者，其恒也。味過於甘，腎氣爲土掩，而不上交於心，則心氣亦不

〔一〕朗　三味書局本爲「明」。

得下交於腎，所以鬱抑而喘滿也。「腎氣不衡」，即「腎氣獨沉」之變文，見心腎交，則腎脈一高一下，猶權衡然，知「獨沉」爲有權無衡也，則「不衡」二字恍然矣。夫腎間之氣，升灌於上，則爲榮華；獨沉於下，則爲枯謝。《難經》謂五臟脈平而死者，生氣獨絶於内；不滿五十動一止者，腎氣先盡[一]。故知腎氣獨沉，非細故也。

問：「味過於酸，肝氣以津，脾氣乃絶」，此何解也？曰：此人身消息之所在，王注牽强不合乎道。夫人天真之氣，全在於胃。津液之多寡，即關真氣之盛衰。而胃復賴脾以運行其津液，一臟一腑，相得益彰，所以胃不至於過濕，脾不至於過燥也。觀下文味過於苦，脾氣不儒，胃氣乃厚，其爲脾過燥、胃過濕可知。然終是相連臟腑，嘿相灌滲，所以脾氣但言不濡，病反在胃，且未甚也。至以過酸之故[二]，助其曲直，將胃中津液，日漸吸引，注之於肝，轉覺肝氣津潤有餘矣。肝木有餘，勢必尅土，其脾氣坐困，不至於絶不已耳。若胃中津液尚充，縱脾氣不濡，有濡之者在也，亦安得坐斃哉？

問：「味過於苦，胃氣乃厚，味過於辛，精神乃央。」注謂：厚爲强厚，央爲久長。豈五味中酸、咸、甘多所損，苦與辛多所益乎？曰：二義原不作此解，王注與經文全相背謬。觀於胃氣乃厚，繇於脾氣不濡，明系脾困，不爲胃行津液，胃氣積而至厚也。胃氣一厚，容納遂少，反以有餘，成其不足，更難施治。今人守東垣一家之學，遇胃病者，咸用補法，其有愈補愈脹者，正坐此弊。如西北之人，喜食生硬面酪，迨至受病，投以牽牛、巴豆，乃始暢適，即香、砂、橘、半，用且不應，况用參朮之補乎？《内經》有言，胃氣實

〔一〕腎氣　原作「脾氣」，据三味書局本改。

〔二〕至以　三味書局本爲「至於」。

則脹，虚則泄，蓋可知矣。至精神乃央，上文既云筋脈沮弛，明是筋脈得辛，而緩散不收也。况人之精神，全貴收藏，不當耗散，甯有辛散既久，而不爲殃害者耶？曰央則其爲病，且有卒暴之虞矣。相傳多食辛令人夭，豈不然哉？

問：「味過於鹹，大骨氣勞」，從前無解，請一明之。曰：身中消息，有謂心未有不正，腎未有不邪者，以腎爲作强之官也。有謂腎未有不正，心未有不邪者，以心爲情慾之腑也。大骨氣勞，心腎兩有所涉，而實有不盡然者。嘗見高僧高道，棲真習定，忽焉氣動精傾，乃知味過於鹹，大骨氣勞之説，不盡關於情慾耳。蓋食鹹過多，峻補其腎，腰骨高大之所，其氣忽積，喜於作勞，氣既勃勃，内動則精關勃勃欲開，雖不見可欲，而不覺關開莫製矣。經謂强力入房，腎氣乃傷，高骨乃壞。此固嗜慾無節者之本病，奈何清修卓練之士，每於蔬菜間多食鹹，藏厚味以虧道體，無有以《内經》之理一陳其前者。及病已成，而食淡齋，長年累月自苦，亦足補偏救敝，然不如當日味勿過鹹之超矣，因並及之。

申明《内經》法律

一申治病不明標本之律律一條　發明《内經》二條

凡病有標本，更有似標之本，似本之標。若不明辨陰陽逆從，指標爲本，指本爲標，指似標者爲標，似本者爲本，迷亂經常，倒施鍼藥，醫之罪也。

治病必求其本。

萬事萬變，皆本陰陽，而病機藥性，脈息論治，則莫切於此。故凡治病者，在必求其本。或本於陰，或本於陽，知病所繇生，而直取之，乃爲善治。若不知求本，則茫如望洋，無可問津矣。今世不察聖神重本之意，治標者常七八，治本者無二三。且動稱急則治標，緩則治本，究其所爲緩急，顛倒錯認，舉手誤人，失於不從明師講究耳。所以凡因病而致逆，因逆而致變，因寒熱而生病，因病而生寒熱者，但治其所生之本原，則後生諸病，不治自愈。所以得陰脈而見陽證者，本陰標陽也；得陽脈而見陰證者，本陽標陰也。若更治其標，不治其本，則死矣，爲醫而可不知求本哉。

知標與本，用之不殆；明知逆順，正行無間；不知是者，不足以言診，足以亂經。故《大要》曰：粗工嘻嘻，以爲可知，言熱未已，寒病復始，同氣異形，迷診亂經。此之謂也。

中道而行，無所疑問，不有真見，安能及此？粗工妄謂道之易知，故見標之陽，輒從火治，假熱未除，真寒復起。雖陰陽之氣若同，而變見之形迥異，粗工昧此，未有不迷亂者矣。

百病之起，多生於本，六氣之用，則有生於標者，有生於中氣者。太陽寒水，本寒標熱；少陰君火，本熱標寒。其治或從本，或從標，審寒熱而異施也。少陽相火，從火化爲本；太陰濕土，從濕化爲本。其治但從火濕之本，不從少陽太陰之標也。陽明燥金，金從燥化，燥爲本，陽明爲標；厥陰風木，木從風化，風爲本，厥陰爲標，其治不從標本，而從乎中，中者，中見之氣也。蓋陽明與太陰爲表裏，其氣互通於中，是以燥金從濕土之中氣爲治。厥陰與少陽爲表裏，其氣互通於中，是以風木從相火之中氣爲治。亦以二經標本之氣不合，故從中見之氣以定治耳。若夫太陽少陰，亦互爲中見之氣者，然其或寒或熱，標本甚明，可以不求之於中耳。至於諸病皆治其本，惟中滿及大小二便不利，治其標。蓋中滿則胃滿，胃滿則藥食之氣不能行，而臟腑皆失所稟，故無暇治其本，先治其標，更爲本之本也。二便不通乃危急之候，諸病之急，無急於此，故亦先治之，捨此則無有治標者矣。至於病氣之標本，又自不同。病發而有餘，必累及他臟、他氣，先治其本，不使得入他臟、他氣爲善。病發而不足，必受他臟、他氣之累，先治其標，不使累及本臟本氣爲善。又如病爲本，工爲標，工不量病之淺深、病不擇工之臧否，亦是標本不得也。緣標本之説，錯出難明，故此述其大略云。

一申治病不本四時之律律一條　發明《内經》五條

凡治病而逆四時生、長、化、收、藏之氣所謂違天者不祥，醫之罪也。

治不本四時。

不本四時者，不知四時之氣各有所本而逆其氣也。春生本於冬氣之藏，夏長本於春氣之生，長夏之化本於夏氣之長，秋收本於長夏之化，冬藏本於秋氣之收。如冬氣不藏，無以奉春生，春氣不生，無以奉夏長。不明天時，則不知養藏、養生之道，從何補救？

逆春氣，則少陽不生，肝氣内變。又夏爲寒變。

陽氣不能鼓動而生出，内鬱於肝，則肝氣混揉，變而傷矣。

肝傷，則心火失其所生。故當夏令，而火有不足，寒水侮之，變熱爲寒也。

逆夏氣，則太陽不長，心氣内洞。又秋爲痎瘧。

陽氣不能條暢而外茂，内薄於心，燠熱内消，故心中洞然而空也。心虚内洞，則諸陽之病作矣。心傷，則暑氣乘之，至秋而金氣收斂，暑邪内鬱，於是陰欲入而陽拒之，故爲寒；火欲出而陰束之，故爲熱；金火相争，故寒熱往來，而爲痎瘧。

逆秋氣，則太陰不收，肺氣焦滿。又冬爲飡泄。

肺熱葉焦爲脹滿也。

肺傷，則腎水失其所生，故當冬令，而爲腎虚飡泄。飡泄者，水穀不分，而寒泄也。

逆冬氣，則少陰不藏，腎氣獨沉，又春爲痿厥。

少陰主藏，少陰之氣不伏藏，而至腎氣獨沉，則有權無衡，如冷灶無煙，而注泄沉寒等病作矣。

腎傷，則肝木失其所生，肝主筋，故當春令而筋病爲痿，陽貴深藏，故冬不能藏，則陽虚爲厥。此可見春夏生長之令，不可以秋冬收藏之氣逆之；秋冬收藏之令，不可以春夏生長之氣逆之。醫者而可悖春夏養陽，秋冬養陰之旨乎？

一申治病不審地宜之律律一條　發明《内經》六條

凡治病，不察五方風氣、服食居處各不相同，一概施治，藥不中窾，醫之過也。

治不法天之紀、地之理，則災害至矣。

天時見上，地之寒温燥濕剛柔，五方不同，人病因之。故《内經》以「異法方宜」名篇，可見聖神隨五方風氣而異其法，以宜民也。

東方之民，食魚而嗜鹹，魚者使人熱中，鹽者勝血。故其民皆黑色疏理，其病皆爲癰瘍，其治宜砭石。故砭石者，亦從東方來。

魚發瘡，鹽發渴，血弱而熱，易爲癰瘍。

西方之民，陵居而多風，水土剛强。其民不衣而褐薦，華食而脂肥，故邪不能傷其形體。其病生於内，其治宜毒藥。故毒藥者，亦從西方來。

水土剛强，飲食脂肥，膚腠閉封，血氣充實，外邪不能傷。病生於喜、怒、思、憂、恐，及飲食男女之過甚也。

北方其地高陵居，風寒冰冽。其民樂野處而乳食，臟寒生滿病，其治宜灸焫，故灸焫者，亦從北方來。

水寒冰冽，故生病於臟寒也。

南方其地下，水土弱，霧露之所聚也。其民嗜酸而食胕，緻理而赤色，其病攣痹，其治宜微鍼。故九鍼者，亦從南方來。

食胕，所食不芬香也，酸味收斂，故人皆肉理密緻；陽盛之處，故色赤；濕熱内淫，故筋攣脈痹也。

中央地平以濕，民食雜而不勞，故其病多痿厥寒熱，其治宜導引按蹻。故導引按蹻者，亦從中央出也。

東方海，南方下，西方北方高，中央之地平以濕，地氣異，生病殊焉。

聖人雜合以治，各得其所宜，故治所以異，而病皆愈者，得病之情，知治之大體也。

隨五方用法，各得其宜，惟聖人能達其性懷耳〔一〕。

春氣西行，夏氣北行，秋氣東行，冬氣南行。故春氣始於下，秋氣始於上，夏氣始於中，冬氣始於標。春氣始於左，秋氣始於右，冬氣始於後，夏氣始於前，此四時正化之常。故至高之地，冬氣常在；至下之地，春氣常在。必謹察之。

地有高下，氣有温凉。高者氣寒，下者氣熱，故失寒凉者脹〔二〕，失温熱者瘡〔三〕，下之則脹已，汗之則瘡已，此腠理開閉之常，大小之異耳〔四〕。

西北之氣，散而收之〔五〕，東南之氣，收而温之，所謂同病異治也。故曰：氣寒氣凉，治以寒凉，行水漬之；氣温氣熱，治以温熱，强其内守。必同其氣，可使平也。假者反之，崇高則陰氣治之，污下則陽氣治之。高者其人壽，下者其人夭。

一申治病不審逆從之律律一條　發明《内經》二條

凡治病，有當逆其勢而正治者，有當從其勢而反治者。若不懸鑒對照而隨手泛應，醫之罪也。

〔一〕性懷　三味書局本爲「性情」。
〔二〕失　《素問·五常政大論》爲「適」。
〔三〕失　《素問·五常政大論》爲「之」。
〔四〕大小　《素問·五常政大論》爲「太少」。
〔五〕收之　《素問·五常政大論》爲「寒之」。

不審逆從。

不審量其病可治與不可治也。

逆從倒行。

反順爲逆也。

逆從者，以寒治熱，以熱治寒，是逆其病而治之；以寒治寒，以熱治熱，是從其病而治之。從治即反治也。逆者正治，辨之無難；從者反治，辨之最難。蓋寒有真寒假寒，熱有真熱假熱。真寒真熱，以正治之即愈；假寒假熱，以正治之則死矣。假寒者，外雖寒，而内則熱；脈數而有力，或沉而鼓擊，或身寒惡衣，或便熱秘結，或煩滿引飲，或腸垢臭穢。此則明是熱極，反兼寒化，即陽盛格陰也。假熱者，外雖熱，而内則寒，脈微而弱，或數而虚，或浮大無根，或弦芤斷續；身雖熾熱而神則靜；語雖譫妄而聲則微；或虚狂起倒而禁之則止；或蚊跡假癍而淺紅細碎；或喜冷水而所用不多；或舌胎面赤而衣被不撤；或小水多利；或大便不結。此則明是寒極，反兼熱化，即陰盛格陽也。假寒者，清其内熱，内清則浮陰退捨矣；假熱者，温其真陽，中温則虚火歸元矣，是當從治者也。

凡用奇偶七方而藥不應，則當反佐以入之。如以熱治寒，而寒格熱，反佐以寒，則入矣。如以寒治熱，而熱格寒，反佐以熱，則入矣。又如寒藥熱服，借熱以行寒；熱藥寒服，借寒以行熱。皆反佐變通之法，因勢利導，故易爲力，亦小小從治之意也。

一申治病不辨脈證相反之律律一條　發明《内經》九條

凡治病，不辨脈與證之相反，懵然治之，醫之罪也。或不得已，明告而勉圖其難，則無不可。

氣虚身熱，此謂反也。

陽氣虚，則不當身熱而反熱。身熱，則脈氣當盛，而反虚，是病氣與證不符，故謂反也，反則胡可妄治？

穀入多而氣少，此謂反也。

穀入於胃，助其胃氣散布經絡，常充然有餘。今穀入多，而氣少，是胃氣不布也。

穀不入而氣多，此謂反也。

胃氣外散，脈並之也。

脈盛血少，此謂反也。脈少血多，此謂反也。

經脈行氣，絡脈受血，經氣入絡，絡受經氣，候不相合，故皆反常。

穀入多而血少者，得之有所脱血，濕居下也。

脱血則血虚，血虚則氣盛，盛氣内鬱，逼迫津液流入下焦，故云濕居下也。

穀入少而氣多者，邪在胃及與肺也。

胃氣不足，肺氣下流於胃中，故邪在胃。然肺氣入胃，則肺氣不自守，氣不自守，則邪氣從之，故云邪在胃及與肺也。

脈小血多者，飲中熱也。

飲留脾胃，則脾氣溢；脾氣溢，則發熱中。

脈大血少者，肺有風氣，水漿不入。

風氣盛滿，則水漿不入於脈。

形盛脈細，少氣不足以息者危；形瘦脈大，胸中多氣者死。

合此一條觀之，前四條皆危證。然脈細少氣者危，脈大多氣者死，又與損至之脈同推矣。

一申治病不察四易四難之律律一條　發明《内經》二條

凡治病，參合於望色、切脈、審證三者，則難易若視諸掌，粗工難易不辨，甚且有易無難，醫之罪也。

凡治病，察其形氣、色澤，脈之盛衰，病之新故，乃治之，無後其時。形氣相得，謂之可治；色澤以浮，謂之易已；脈從四時，謂之可治；脈弱以滑，是有胃氣，命曰易治。

氣盛形盛，氣虚形虚，是相得也，故可治；氣色明潤，血氣相營，故易已；春弦夏鉤，秋浮冬沉，順從四時，故可治；弱而且滑，胃氣適中，無過不及，故易治。

形氣相失，謂之難治，色夭不澤，謂之難已；脈實以堅，謂之益甚；脈逆四時，爲不可治。必察四難，而明告之。

形與氣兩不相得，色夭枯而不明潤，脈實堅而無胃氣，逆四時而脈反常，此四者，工之所難爲，故必明告之。粗工所易治，曾不加察也。

一申治病不察新久之律律一條　發明《内經》六條

凡治病，不辨新病邪實，久病正虛，緩急、先后失序，而實實虛虛，醫之罪也。

徵其脈小色不奪者，新病也。

氣乏而神猶强也。

徵其脈不奪，其色奪者，此久病也。

神雖持，而邪則淩正也。

徵其脈與五色俱奪者，此久病也。

神與氣俱衰也。

徵其脈與五色俱不奪者，新病也。

神與氣俱强也。

新病可急治，久病宜緩調。

五臟已敗，其色必夭，夭必死矣。

色者，神之旗；臟者，神之舍。神去則臟敗，臟敗則色見夭惡。

故病久則傳化，上下不並，良醫弗爲。

病之深久者，變化相傳，上下氣不交通，雖醫良法妙，亦何以爲之？

一申治病不先歲氣之律律一條　發明《内經》四條

凡治病，不明歲氣盛衰，人氣虚實，而釋邪攻正，實實虚虚，醫之罪也。

不知年之所加，氣之盛衰，虚實之所起，不可以爲工矣。

不知歲運之盛衰，自不知人氣之虚實。

失時反候，五治不分，邪僻内生，工不能禁也。

不知氣之至與不至，而失其時，反其候，則五運之治，盛衰不分。其有邪僻内生，病及於人者，雖醫工莫能禁之，繇其不知時氣也。

不知合之四時、五行，因加相勝，釋邪攻正，絶人長命。

不知邪正虚實，而妄施攻擊，奪人真元，殺人於冥冥之中，故爲切戒。

必先歲氣，無伐天和。無盛盛，無虚虚，而遺人天殃；無致邪，無失正，絶人長命。

《内經》諄諄示戒學者，可不求師講明？蓋歲有六氣，分主有南面、北面之政，先知此六氣所在，人脈至尺寸應之。太陰所在，其脈沉；少陰所在，其脈鈎；厥陰所在，其脈弦；太陽所在，其脈大而長；陽明所在，其脈短而澀；少陽所在，其脈大而浮。如是六脈，則謂天和。不識者，呼爲病脈，攻寒令熱，脈不變而熱疾已生；製熱令寒，脈如故而寒病又起，欲求其適，安可得乎？夭枉之來，率繇於此。不察虛實，但用攻擊，盛盛虛虛，致邪失正，遺人夭殃，絶人長命也。

北政之歲，少陰在泉，則寸口不應；厥陰在泉，則右不應；太陰在泉，則左不應。南政之歲，少陰司天，則寸口不應；厥陰司天，則右不應；太陰司天，則左不應。諸不應者，反其診則應矣。北政之歲，三陰在下，則寸不應；三陰在上，則尺不應。南政之歲，三陰在天，則寸不應；三陰在泉，則尺不應，左右同。

一申用藥不遠寒熱之律律一條　發明《内經》一條

凡治病，用寒遠寒，用熱遠熱，其常也；不遠寒熱，其變也。若不知常變，一概施治，釀患無窮，醫之罪也。

發表不遠熱，攻裏不遠寒。不發不攻，而犯寒犯熱，寒熱内賊，其病益甚。故不遠熱則熱至，不遠寒則寒至，寒至則堅否腹滿，痛急下利之病生矣。熱至則身熱，吐下霍亂，癰疽瘡瘍，瞀鬱，注下，瞤瘛，腫脹，嘔、鼽衄，骨節變，肉痛，血溢，血泄，淋閟之病生矣。

治病惟發表不遠熱，非發表則必遠熱矣；惟攻裏不遠寒，非攻裏則必遠寒矣。不當遠而遠，當遠而不遠，其害俱不可勝言。

一申治病不知約方之律律一條　發明《内經》二條

凡治方〔一〕，不分君臣佐使，頭緒紛雜，率意妄施，藥與病迥不相當，醫之罪也。

約方猶約囊也，囊滿弗約則輸泄，方成弗約則神與弗居。業醫者，當約治病之方，而約之以求精也。《易》曰：精義入神，以致用也。不得其精，焉能入神？有方無約，即無神也。故曰：神與弗居。

臟位有高下，腑氣有遠近，病證有表裏，用藥有輕重。調其多少，和其緊慢，令藥氣至病所爲效，勿太過與不及，乃爲能約。

未滿而知約之可爲工，不可以爲天下師。

未滿而知約，何約之有？是以言約者，非滿不可。故未滿而知約，必不學無術之下材耳。然較諸全不知約者，失必稍輕。嘗見用峻劑、重劑之醫，屢獲奇中，及徵其冥報，比用平劑、輕劑者轉厲，豈非功以倖邀，不敵罪耶？噫，安得正行無間之哲，履險皆平，從權皆經也哉！

一申治病不知約藥之律律一條　發明《内經》二條

凡用藥太過、不及，皆非適中，而不及尚可加治，太過則病去藥存，爲害更烈，醫之過也。

帝曰：有毒無毒，服有約乎？岐伯曰：病有久新，方有大小，有毒無毒，固宜常製矣。大毒治病，十

〔一〕治方　三味書局本爲「用方」。

去其六；常毒治病，十去其七；中毒治病，十去其八；無毒治病，十去其九。穀肉果菜，食養盡之，無使過之，傷其正也。

下品烈毒之藥，治病十去其六，即止藥。中品藥毒，次於下品，治病十去其七，即止藥。上品藥毒，毒之小者，病去其八，即止藥。上下中品，悉有無毒平藥，病去其九，即當止藥，此常製也。

有毒無毒，所治爲主，適大小爲製也。

但能破積愈疾，解急脱死，則爲良方。非必以先毒爲是，後毒爲非；無毒爲非，有毒爲是。必量病輕重、大小而製其方也。

周禮令醫人採毒藥以供醫事，以無毒之藥可以養生，不可以勝病耳。今世醫人通弊，擇用幾十種無毒之藥，求免過愆，病之二三且不能去，操養癰之術，坐誤時日，遷延斃人者比比，而欲己身長享，子孫長年，其可得乎？

一申治病不疏五過之律 律一條　釋經文五條

凡診病，不問三嘗，不知比類，不察神志，不遵聖訓，故犯無忌，醫之過也。

凡未診病者，必問嘗貴後賤，雖不中邪，病從内生，名曰脱營。嘗富後貧，名曰失精。五氣留連，病有所並。粗工診之，不在臟腑，不變形軀，診之而疑，不知病名。身體日減，氣虚無精。病深無氣，灑灑然時驚。病深者，以其外耗於衛，内奪於營。良工所失，不知病情。此亦治之一過也。

過在不問病情之所始也。

凡欲診病者，必問飲食居處。暴樂暴苦，始樂後苦，皆傷精氣，精氣竭絶，形體毁沮。暴怒傷陰，暴喜傷陽，厥氣上行，滿脈去形。愚醫治之，不知補瀉，不知病情，精華日奪，邪氣乃並，此治之二過也。

過在不知病人七情所受，各不同也。

善爲脈者，必以比類奇恒，從容知之，爲工而不知道，此診之不足貴，此治之三過也。

比類之法，醫之所貴。如老吏判案，律所不載者，比例斷之，纖悉莫逃也。奇恒者，審其病之奇異平常也。從容者，凡用比類之法，分别病能，必從容參酌，惡粗疏簡略也。

診有三常，必問貴賤，封君傷敗，及欲侯王，故貴脱勢，雖不中邪，精神内傷，身必敗亡。始富後貧，雖不中邪，皮焦筋屈，痿躄爲攣。醫不能嚴，不能動神，外示柔弱，亂至失常，病不能服，則醫事不行，此治之四過也。

此過繇於不能戒嚴病者，令之悚然神動，蠲除憂患，徒外示柔弱，委曲從人也。

凡診者，必知終始，有知餘緒，切脈問名，當合男女。離絶菀結，憂恐喜怒，五臟空虚，血氣離守，工不能知何術之語？

察氣色之終始，知病發之餘緒，辨男女之順脈，與七情内傷。故離間親愛者，魂游；絶念所懷者，意喪；菀積所慮者，神勞；結固餘怨者，志苦；憂愁者，閉塞而不行；恐懼者，蕩憚而失守；盛怒者，迷惑而不治；喜樂者，憚散而不藏。由是八者，故五臟空虚，血氣離守，工不思曉，又何言醫？

嘗富大傷，斬筋絶脈，身體復行，令澤不息，故傷敗結。留薄歸陽，膿積寒熱[一]。粗工治之，亟奪陰陽，身體解散，四肢轉筋，死日有期。醫不能明，不問所發，惟言死日，亦爲粗工。此治之五過也。

非分過損，身體雖復，津液不滋，血氣内結，留而不去，薄於陽脈，則化爲膿，久積腹中，則外爲寒熱也。不但不學無術者爲粗工，即使備盡三世經法，而診不辨三嘗，療不慎五過，亦爲粗略之醫也。

凡此五者，受術不通，人事不明也。

一申治病不徵四失之律 律一條　明録經文

凡治病，不問證辨脈，而以無師之術籠人，此最可賤，不足罪也。

夫經脈十二，絡脈三百六十五，此皆人之所明知，工之所循用也。所以不十全者，精神不顓，志意不理，外内相失，故時疑殆。

精神不顓，不能吉凶同患；志意不理，不能應變無窮；内外相失，不能參合色脈。安得不疑而且殆？

診不辨陰陽，此治之一失也。

受師不卒，妄作雜術，謬言爲道，更名自功，妄用砭石，後遺身殃[二]。此治之二失也。

不適貧富貴賤之居，坐之厚薄，形之寒温，不適飲食之宜，不別人之勇怯，不知比類，足以自亂，不足

[一] 寒熱　《素問·疏五過論》爲「寒炅」。

[二] 身殃　《素問·征四失論》爲「身咎」。

以自明。此治之三失也。

診病不問其始，憂患飲食之失節，起居之過度，或傷於毒。不先言此，卒持寸口，何病能中？妄言作名，爲粗所窮。此治之四失也。

申明仲景律書 附傷寒三陽經禁一條　附雜證時病藥禁一條

原文允爲定律，兹特申明十義，不更擬律。

一申治風温不可發汗之律

傷寒有五，皆熱病之類也。同病異名，同脈異經，病雖俱傷於風，其人素有錮疾，則不得同法。其人素傷於風，因復傷於熱，風熱相薄，則發風温。四肢不收，頭痛身熱，常汗出不解，治在少陰厥陰，不可發汗。汗出譫語、獨語，内煩躁擾，不得卧，善驚，目亂無精，治之復發其汗，如此死者，醫殺之也。

傷寒有五，即傷寒、中風、風温、濕温、疫瘧也。寒、風、温、熱、凉各别，素有錮疾，不得同法，即動氣在上下左右，不可汗下之類。傷風重復傷熱，兩邪相搏於内，本屬少陰裏證，如温瘧之病，而厥陰風木則兼受之，熱邪充斥兩臟，尚可用辛温發散，助其虐乎？誤發其汗，死證四出，不可復救矣。復發其汗，即申上文不可發汗者。復發其汗，非是死證已出，復發其汗也。

一申治濕温不可發汗之律

傷寒濕温，其人常傷於濕，因而中暍。濕熱相薄，則發濕温。病苦兩脛逆冷，腹滿，叉胸，頭目痛苦，妄言，治在足太陰。不可發汗，汗出必不能言，耳聾不知痛所在，身青面色變，名曰重暍，如此者死，醫殺之也。

濕温，即暑與濕交合之温病。素傷於濕，因復傷暑，兩邪相搏，深入太陰，以太陰主濕，召暑而入其中也。兩脛逆冷，腹滿，濕得暑而彰其寒，叉胸，頭目痛苦，妄言，暑得濕而彰其熱，此但當分解熱濕之邪而息其焰，寧可發汗，令兩邪混合爲一耶？發汗則口不能言，耳不能聞，心不知苦，但身青面色變，顯露於肌肉之外耳。暍病而至重暍，又非虚虚實實之比，直爲醫之所殺矣。

二律出《脈經》，王叔和集《醫律》之文，然則《醫律》古有之矣，何以後世無傳耶？詳考仲景以前，冬月之傷寒尚未備，况春月之風温，夏月之濕温乎！是則《醫律》爲仲景之書無疑矣。蓋《傷寒論》全書皆律，其書中不及載之證，另作《律書》以緯之。傳至晉代，《傷寒》書且得之搜採之餘，而《律書》更可知矣。所以叔和雖採二條入《脈經》，究竟不知爲何時何人之言也。再按《律書》雖亡，而三百九十七法具在，其法中之律，原可引伸觸類，於以神而明之，如曰此醫吐之過也，此醫下之所致也。與夫不可汗、不可下、不可火、不可用前藥，此爲小逆，此爲大逆，此爲一逆再逆，此爲難治，此爲不治。條例森森，隨證細心較勘，自能立於無過。兹將脈法中大戒發明數則，俾察脈之時，預知凜焉。

一申治傷寒病令人亡血之律

病人脈微而澀者，此爲醫所病也。大發其汗，又數大下之，其人亡血，病當惡寒，後乃發熱，無休止時。夏月盛熱，欲着複衣，冬月盛寒，欲裸其體。陽微則惡寒，陰弱則發熱，此醫發其汗，令陽氣微，又大下之〔一〕，令陰氣弱。五月之時，陽氣在表，胃中虚冷，以陽氣内微，不能勝冷，故欲着複衣。十一月之時，陽氣在裏，胃中煩熱，以陰氣内弱，不能勝熱，故欲裸其身，又陰脈遲澀，故知亡血也。

人身之脈，陰陽相抱，營衛如環。傷寒病起之後，脈見陰微陰澀，知爲醫之所累，大汗大下，兩傷其營衛，以故惡寒發熱，無休止時。乃至夏月反毗於陰，冬月反毗於陽，各造其偏，經年不復，其爲累也大矣。即陽脈之微，以久持而稍復，而但陰脈遲澀，亦爲亡血，以陰血更易虧難復耳。設其人平素脈微且澀，醫誤大汗大下，死不終日矣。此論病時汗下兩傷，所以經年不復之脈也。

一申治傷寒病令人發噎之律

寸口脈浮大，醫反下之，此爲大逆。浮爲無血，大即爲寒，寒氣相搏，即爲腸鳴。醫乃不知而飲水，令大汗出，水得寒氣，冷必相搏，其人即噎。

寸口脈浮大，病全在表，醫反下之，則在表之陽邪下陷，而胃中之真陽不治，遂成結胸等證，故爲大逆。浮主氣，故曰無血，即浮爲在表，未入於陰之互辭。大即爲寒，見外感之邪，全未外解也。中有一證，下陷之邪，與臟氣相搏，而爲腸鳴者，此必未嘗痞結至極，蓋痞結即不復轉氣也。醫不知其人邪已内陷，當將差就錯，内和其氣，反飲水令大汗出。是下之，一損其胃中之陽；飲水，再損其胃中之陽。腹中之邪，隨汗出還返於胃，與水氣相搏，且夾帶濁氣，上干清氣，其人即噎。噎者，胃氣垂絶之象，傷寒之危候也。然其死與不死，尚未可定。蓋脈之浮大，本非微弱之比，而邪之内陷當大逆者，止成腸鳴小逆，倘發噎已

〔一〕大　原作「太」，據三味書局本改。

後，陽氣漸回，水寒漸散，仍可得生。觀後條，仲景謂寒聚心下，當奈何也？此則聚而不散，無可奈何，仁人之望絶矣！

一申治傷寒病致人胃寒之律

寸口脈濡而弱，濡即惡寒，弱即發熱，濡弱相搏，臟氣衰微，胸中苦煩，此非結熱，而反薄居。水漬布冷銚貼之，陽氣遂微，諸腑無所依，陰脈凝聚，結在心下而不肯移。胃中虛冷，水穀不化，小便縱通，復不能多。微則可救，聚寒不散，當奈何也？

此見寸口陽脈濡、陰脈弱，乃臟氣素衰之徵。陽濡則惡寒，陰弱則發熱〔一〕。其人胸中苦煩，即爲虛煩，不當認爲結熱，而以水漬布冷貼，重傷其胸中之陽也。蓋胸中之陽，爲諸腑之所依藉，陽氣一微，陰氣即凝結心下，如重陰蔽晛，胃中水穀無陽以化，而水寒下流，小便必縱通〔二〕，然陽不化氣，復不能多，履霜堅冰，可奈何耶？亦因平素脈之濡弱，知其胸中之陽，不能復辟耳。

一申治傷寒病遇壯盛人發汗過輕之律

寸口脈洪而大，數而滑。洪大則榮氣長，滑數則衛氣實。營長則陽盛怫鬱，不得出身；衛實則堅難，大便則乾燥，三焦閉塞，津液不通。醫發其汗，陽氣不週，重復下之，胃燥乾畜，大便遂擯，小便不利，榮衛

〔一〕則　原作「即」，據三味書局本改。
〔二〕必　三味書局本無此字。

相搏，心煩發熱，兩眼如火，鼻乾面赤，舌燥齒黄焦，故大渴。過經成壞病，鍼藥所不能製，與水灌枯槁，陽氣微散〔一〕，身寒温衣覆汗出，表裏通。然其病即除，形脈多不同，此愈非法治，但醫所當慎，妄犯傷營衛。

此見營衛强盛、三焦堅實之人，雖發其汗，未必周到，必須更汗，通其怫鬱。若誤下之，則熱證百出，遂至過經而成壞證，鍼藥所不能製，勢亦危矣。與水灌令陽散汗出，因而病愈，以其人營衛素盛，故倖全耳。然人之形脈，多有不同。設營衛素弱，將奈之何？故叮嚀云：此愈非法治，醫當謹持於汗下之先，勿使太過、不及，乃爲盡善。若不辨形脈之强弱，而憑臆汗下，必犯太過、不及之戒，而傷人之營衛矣。

一申治傷寒病不審營衛素虚之律

脈濡而緊。濡則陽氣微，緊則營中寒。陽微衛中風，發熱而惡寒。營緊胃氣冷，微嘔心内煩。醫以爲大熱，解肌而發汗。亡陽虚煩躁，心下苦痞堅。表裏俱虚竭，卒起而頭眩。客熱在皮膚，悵快不得眠。不知胃氣冷，緊寒在關元。技巧無所施，汲水灌其身。客熱應時罷，慄慄而振寒。重被而覆之，汗出而冒顛。體惕而又振，小便爲微難。寒氣因水發，清穀不容間。嘔變反腸出，顛倒不得安。手足爲微逆，身冷而内煩。遲欲從後救，安可復追還。

此見脈之濡而緊者，爲陽氣微，營中寒。陽微衛中風，外則發熱惡寒；榮緊胃中冷，内則微嘔心煩。醫不知其外熱内冷，以爲大熱而從汗解之，則表裏俱虚〔二〕，客熱淺在皮膚，緊寒深在關元，猶汲水灌其客

〔一〕散　三味書局本爲「衰」。

〔二〕俱虚　原作「但虚」，據三味書局本改。

熱，致寒證四出，不可復救也。

前壞證，汗下兩誤，鍼藥莫製，與之以水而倖痊，以其營衛素盛也。此一證，營衛素虧，雖不經下，但祇誤汗、誤與之水，即屬不救。然則證同脈異，不察其脈，但驗其證，徒法不能行矣，過慫其可免乎？

一申治傷寒病不審陽盛陰虛之律

脈浮而大，浮爲氣實，大爲血虛。血虛爲無陰，孤陽獨下陰部，小便難，胸中虛。今反小便利而大汗出，法當衛家微，今反更實，津液四射，營竭血盡，乾煩不眠，血薄肉消，而成暴液，醫復以毒藥攻其胃，此爲重虛，客陽去有期，必下污泥而死。

脈浮而大，氣實血虛，雖偏之爲害，亦人所常有也。若此者，陰部當見不足，今反小便利，大汗出，外示有餘，殊非細故矣。設衛氣之實者，因得汗利而脈轉微弱，藉是與營無忤，庶可安全〔一〕。若衛分之脈，較前更加堅實，則陽强於外，陰必消亡於内。所爲小便利、大汗出者，乃津液四射之徵，勢必營竭血盡，乾煩不眠，血薄肉消，而成暴液下注之證。此際安其胃，固其液，調和强陽，收拾殘陰，发岌不及。況復以毒藥攻其胃，增奔迫之勢，而蹈重虛之戒，令客陽亦去，嘔血如泥而死哉？傷寒病陽强於外，陰亡於内之證最多，醫不知脈，其操刃可勝數耶？

〔一〕安全　三味書局本爲「免危」。

一申治傷寒病不診足脈强汗動其經血之律

趺陽脈浮，浮則爲虚，浮虚相搏，故令氣噎，言胃氣虚竭也。脈滑則爲噦，此爲醫咎，責虚取實，守空迫血，脈浮，鼻中燥者，必衄也。

寸口脈浮，宜發其汗，謂邪在太陽營衛間，未深入也。若至陽明，即在經之邪，以汗爲大禁矣。設其人胃氣充實，亦何必禁之？故邪入陽明，必診趺陽足脈。趺陽脈浮，即是胃氣虚餒，不可發汗，所以有建中之法，建中立氣，然後汗之，以汗即胃之津液也。津液不充，强發其汗，則邪與虚搏，其人必噎。若脈見浮而且滑，則其搏虚者，且轉爲噦，深於噎矣。此皆醫者不察足脈之咎，强責胃氣之虚，劫汗以取其實邪，致令胃中之守空，而逼其血外出。蓋陰在内，爲陽之守，胃中津液爲陽，其不外泄者，賴陰血以守之，故强逼其津液爲汗，斯動其所守之血矣。其外邪勝，而鼻中燥者，必衄。斯不衄者，亦瘀畜胃中而生他患也。此爲誤發少陰汗者，同科而減等。少陰少血，動其血，則下厥上竭而難治，陽明多血，但釀患未已耳。

一申治傷寒病不診足脈誤下傷其脾胃之律

趺陽脈遲而緩，胃氣如經也。趺陽脈浮而數，浮則傷胃，數則動脾，此非本病，特醫下之所爲也。營衛内陷，其數先微，脈反大浮，其人大便鞕，氣噫而除，何以知之？本以數脈動脾，其數先微，故知脾氣不治，大便鞕，氣噫而除。今脈反浮，其數改微，邪氣獨留，心中則飢，邪熱不殺穀，潮熱發渴。數脈當遲緩，脈因前後度數如法，病者則飢，數脈不時，則生惡瘡也。

趺陽足脈，以遲緩爲經常，不當浮數，若見浮數，知醫誤下，而傷胃動脾也。營衛環轉之氣，以誤下而内陷，其數脈必先改爲微，而脾氣不治，大便鞕，氣噫而除，此皆邪客於脾所致。即《鍼經》脾病者，善噫，得後出餘氣，則快然如衰之謂也。邪熱獨留心下，雖飢復不殺穀，抑且潮熱發渴，未有愈期。必數脈之先微者，仍遲緩如其經常，始飢而消穀也。若數脈從前不改爲微，則邪熱未陷於脾，但鬱於營衛，主生惡瘡而已。

附申治傷寒不可犯六經之禁

足太陽膀胱經，禁下，若下之太早，必變證百出。足陽明胃經，禁發汗，禁利小便，犯之則重損津液，脈必代結。足少陽膽經，禁汗，禁下，禁利小便。汗則犯陽明，下則犯太陽，利小便則使生發之氣陷入陰中。太陽經一禁，陽明經二禁，少陽經三禁，此定禁也。至三陰經，則無定禁，但非胃實，仍禁下耳。

附申治雜證不可犯時禁病禁藥禁

時禁者，春夏禁下，秋冬禁汗。春夏而下，秋冬而汗，是失天信，伐天和也。然病有不得已，而從權汗下者，病去速改，若瀆用之，是故意違天，自取不祥也。

病禁者，病人陽氣不足，陰氣有餘，則禁助陰瀉陽。病人陰氣不足，陽氣有餘，則禁助陽瀉陰。以及老少不同，新久異治之類。

藥禁者，津液內亡作渴，禁用淡滲五苓；汗多，禁利小便；小便多，禁發汗；咽痛，禁發汗利小便；大便快利，禁服梔子；大便秘澀，禁用燥藥；吐多不得復吐，吐而上氣壅滯，大便不通，止可宣散；上氣禁利大便；脈弦，禁服平胃而虛虛；脈緩，禁服建中而實實。

治天下有帝王之律，治仙神有上天之律。至於釋門，其律尤嚴，三藏教典，儀律居三之一，由五戒而五百戒，由五百戒直造自性清淨，無戒可言，而道成矣。醫爲人之司命，先奉大戒爲入門，後乃盡破微細諸惑，始具活人手眼，而成其爲大醫，何可妄作聰明，草菅人命哉？嘗羨釋門犯戒之僧，即不得與衆僧共住，其不退心者，自執糞穢，雜役三年，乃懇律僧二十衆佛前保舉，始得復爲佛子。當今世，而有自訟之醫乎？昌望之以勝醫任矣。

先哲格言

大凡物理，有常有變。運氣所主者，常也；異於所主者，皆變也。常則如本氣，變則無所不至，而各有所占。故其候有從逆，淫鬱勝復，太過不及之變，其法皆不同。若厥陰用事多風，而草木榮茂，此之謂從；天氣明潔，燥而無風，此之謂逆；太虛埃昏，流水不冰，此之謂淫；大風折木，雲物混擾，此之謂鬱；山澤焦枯，草木凋落，此之謂勝；大暑燔燎，螟蝗爲災，此之謂復；山崩地震，埃昏時作，此之謂太過；陰森無時，重雲晝昏，此之謂不及。隨其所變，疾厲應之，皆視當時當處之候，雖數里之間，但氣候不同，而所應全異，豈可膠於一也？

歲運有主氣、有客氣，常者爲主，外至者爲客。初之氣厥陰，以至終之氣太陽者，四時之常序也，故謂之主氣。惟客氣本書不載其目，故説者多端。或以甲子之歲，天數始於水下一刻；乙丑之歲，始於二十六刻；丙寅歲，始於五十一刻；丁卯歲，始於七十六刻者，謂之客氣。此乃四分曆法。求大寒之氣，何與歲運？又有相火之下，水氣乘之；土位之下，風氣乘之，謂之客氣。此亦主氣也，與六節相須，不得爲客。凡所謂客者，歲半以前，天政主之；歲半以後，地政主之。四時常氣爲之主，天地之政爲之客，逆

主之氣爲害暴，逆客之氣爲害徐。調其主客，無使傷沴，此治氣之法也。　沈存中

少角之運，歲木不及，侮而乘之者金也。金不務德，故以燥勝風，時則有白露早降，收氣率行，其變爲肅殺，其災爲蒼隕，名爲少角，而實與大商之歲同。少徵之運，歲火不及，侮而乘之者水也。水不務德，故以寒勝熱，時則有寒雰凝慘，地積堅冰，其變爲凛冽，其災爲霜雹，名爲少徵，而實與大羽之歲同。少宫之運，歲土不及，侮而乘之者木也。木不務德，故以風勝濕，時則有大風飄暴，草偃沙飛，其變爲張發，其災爲散落，名爲少宫，而實與大角之歲同。少商之運，歲金不及，侮而乘之者火也。火不務德，故以熱勝燥，時則有火延焦槁，炎赫沸騰，其變爲銷鑠，其災爲燔焫，名爲少商，而實與大徵之歲同。少羽之運，歲水不及，侮而乘之者土也。土不務德，故以濕勝寒，時則有泉涌河衍，涸澤生魚，其變爲驟注，其災爲霖潰，名爲少羽，而實與大宫之歲同。通乎此，則知歲在涸流之紀，而河决大水，固可以類而推之也。　劉温舒

天地之間，氣有偏勝，而無以救之，則萬物之所存者幾希矣。是故風、熱、燥、濕、寒五者，各司一氣；生、長、化、收、藏五者，各司一時。以順相乘，然後能循環以相生；以逆相勝，然後能循環以相救。故曰五氣之運，猶權衡也。高者抑之，下者視之，化者應之，勝者復之。化者應之，氣之平也，五氣之相得也。勝者復之，氣之不平也，五氣之相賊也。氣平而相得者，所以通其常；氣不平而相賊者，所以觀其變。古之明乎此，而善攝生者，何嘗不消息盈虚，以道御神耶？　劉温舒

太陽司天之政，歲宜以苦，燥之、温之。陽明司天之政，歲宜以苦辛，汗之、清之、散之，又宜以鹹。少陽司天之政，歲宜以鹹，宜辛宜酸，滲之、泄之、漬之、發之，觀氣寒温，以調其氣。太陰司天之政，歲宜以

苦，燥之、温之，甚者發之、泄之。不發不泄，則濕氣外溢，肉潰皮坼而水血交流。少陰司天之政，歲宜鹹，以耎之而調其上，甚則以苦發之；以酸收之而安其下，甚則以苦泄之。厥陰司天之政，歲宜以辛調之，以酸潤之。《纂經旨》

歲以陽爲首。正，正也。寅，引也。少陽之氣，始於泉下，引陽升而在天地人之上，即天之分，五穀草木，皆甲拆於此時也。至立夏，少陰之火熾於太虚，則草木盛茂，垂枝布葉，乃陽之用，陰之體，此所謂天以陽生陰長。《經》言歲半以前，天氣主之，在乎升浮也。至秋而太陰之運，初自天而下逐，陰降而徹地，則金振燥令，風厲霜飛，品物咸殞，其枝獨在，若乎毫毛。至冬則少陰之氣復伏於泉下，水冰地坼，萬物周密，陰之用，陽之體也，此所謂地以陽殺陰藏。《經》言歲半以後，地氣主之，在乎降沉也。

飲食入胃，而精氣先輸脾歸肺，上行春夏之令，以滋養周身，乃清氣爲天者也。升已而輸膀胱，行秋冬之令，爲傳化糟粕，轉味而出，乃濁陰爲地者也。若夫順四時之氣，起居有時，以避寒暑，飲食有節，及不暴喜怒，以頤神志，常欲四時均平，而無偏勝則安。不然損傷脾胃，真氣下溜，或下泄而久不能升，是有秋冬而無春夏。乃生長之用，陷於隕殺之氣，而百病皆起。或久升不降，亦病焉。

王安道

《天元紀大論》等篇，以年歲之支干，分管六氣，蓋已失先聖之旨矣。年歲之支干，天下皆同，且通四時不變也。天氣之温、暑、寒、凉，民病之虚、實、衰、旺，東、西、南、北之殊方，春、夏、秋、冬之異候，豈有皆同之理？此其妄誕，蓋不待深論而可知也。近世傷寒鈐法，則以得病日之干支爲主，其源亦出於此，決不可用。蓋金、木、水、火、土之氣各主一時，當時則爲主氣，爲司天，非其時而有其氣，則爲客氣。與時正相反者，則謂在泉，爲其氣伏於黄泉之下而不見也。治療之法，用熱遠熱，用寒遠寒，所謂必先歲氣，毋伐天和也。春時木氣司天，則四方皆溫；夏時火氣司天，則四方皆熱；夏秋之交，土氣司天，則四方皆濕；秋則皆涼，冬則皆寒，民病往往因之。此則理之易見者也。其有氣與時相反者，則所謂客氣者也。故治療之法，亦有假者反之之說，觀此則運氣之說，思過半矣。　何柏齋

足相火屬膽，配肝，主血者也；手相火屬三焦，配腎之命門，主精者也。肝與命門，皆屬風木，木中有火，則皆精血之中有熱氣也。然精血體潤，水也，火與水相守，故不發。至發而爲熱，則皆精血將枯之所致也。譬木枯則火易焚耳，故相火發者難治。今虛勞骨蒸之病，皆相火發熱之證也，小水不能滅大火〔一〕，法當補陰，則熱自退。　**何柏齋論丹溪相火主動等誤**

人之臟腑以脾胃爲土〔二〕，蓋人之飲食，皆入於胃，而運以脾，猶地之土也。然脾胃能化物與否，實由於水火二氣，非脾胃所能也。火盛而脾胃燥，水盛則脾胃濕，皆不能化物，乃生諸病。水腫之證，蓋水盛而火不能化也。火衰而不能化水，故水之入於脾胃，皆滲入血脈骨肉，血亦化水，肉發腫脹，皆自然之理也。導其水，使水氣少減，復補其火，使二氣平和，斯病去矣。丹溪謂：脾失運化，由肝木侮脾，乃欲清心經之火，使肺金得令以製肝木，則脾土全運化之職，水自順道，乃不爲腫。其詞迂而不切。　何柏齋

夫陽常有餘，陰常不足者，在天地則該乎萬物而言，在人身則該乎一體而言，非直指氣爲陽而血爲陰也。《經》曰：陽中有陰，陰中有陽。正所謂獨陽不生，獨陰不長是也。姑以治法兼證論之：曰氣虛者，

〔一〕滅　三味書局本爲「減」。

〔二〕土　三味書局本爲「主」。

氣中之陰虛也，治法用四君子湯，以補氣中之陰。曰血虛者，血中之陰虛也，治法用四物湯，以補血中之陰。曰陽虛者，心經之元陽虛也，其病多惡寒，責其無火，治法以補氣藥中加烏、附等藥，甚者，三建湯、正陽散之類。曰陰虛者，腎經之真陰虛也，其病多壯熱，責其無水，治法以補血藥中加知母、黄柏等藥，或大補陰丸、滋陰大補丸之類。夫真水衰極之候，切不可服烏、附等補陽之藥，恐反助火邪而爍真陰。元陽虛甚之軀，亦不可投芎、苓等辛散淡滲之劑，恐反開腠理而泄真氣。昧者謂：氣虛即陽虛，止可用四君子，斷不可用芎、辛之屬；血虛即陰虛，止可用四物，決不可用參、芪之類。殊不知血脱益氣，古聖人之法也。血虛者須以參、芪補之，陽生陰長之理也。惟真陰虛者，將爲勞極，參、芪固不可用，恐其不能抵當，而反益其病耳，非血虛者之所忌也。如《明醫雜著》謂：血病治氣，則血愈虛耗。又曰：血虛誤服參、芪等甘温之藥，則病日增，服之過多，則死不治。何其不達理耶？　虞天民

西、北二方，在人爲腎水、肺金所居之地，二臟常恐其不足。東、南二方，在人爲肝木、心火所居之位，二臟常恐其有餘。《難經》曰東方實，西方虛，瀉南方，補北方，即此之義也。夫腎水既實，則陰精時上奉於心肺，故東方之木氣不實，而西方之金氣不虛，此子能令母實，使金得以平木也。是故水日以盛，而火日以虧，此陰精所奉於上，而令人壽延也。若夫腎水一虛，則無以製南方之心火，故東方實而西方虛。其命門與胞絡之相火，皆挾心火之勢，而來侮所不勝之水，使水日虧而火日盛，此陽精所降於下，故令人壽折也。　虞天民

蔡西山《脈經》有論三焦一篇，後引《禮運記》曰：上焦若竅，中焦若編，下焦若瀆。然未曾發明其義。新安孫景思氏因推其義而解之曰：上焦若竅，竅者，竅漏之義，可以通達之物，必是胃之上脘，

《經》曰上焦在胃之上口，主納而不出是也。中焦若編，編者，編絡之義，如有物編包之象，胃之外有脂如綱，包羅在胃之上，以其能磨化飲食，故《脈訣》云膏凝散半斤者，此也。是必脾之大絡，此爲中焦，《經》曰主腐熟水穀是也。下焦若瀆，瀆者，溝瀆之義，可以決瀆，可以傳導，乃是小腸之下，曰闌門，泌别水穀，自此而分清濁之所，此爲下焦。《經》曰在膀胱上口，主瀉而不藏。又曰主出而不納。又曰下焦爲傳化之腑。又曰三焦爲水穀之道路，氣之所終始也。蓋水穀之所入，自上而中，自中而下，至於糟粕轉輸傳道而下，一無底滯，如此尤可表其爲有形明矣。所謂形者，非謂臟腑外别生一物，不過指其所而爲形耳。按蔡西山據《禮運記》而言，《白虎通·性情篇》，漚亦作編，二説安得俱誤？恐「樞」與「編」，殆相似而訛之耳。　俞子容

近時醫者，多執前人肝常有餘、腎常不足之説，往往舉手便用平肝之劑。按《聖濟經》云，原四時之所化，始於木；究十二經之所養，始於肝。女子受娠一月，是厥陰肝經養之。肝者，乃春陽發動之始，萬物生長之源，故戒怒養陽，使先天之氣相生於無窮，所以肝主色，氣和則體澤，氣傷則枯槁。故養肝戒忿，是攝生之切要也，不可泥前説。　俞子容

《甲乙經》曰：丈夫以右爲命門，左爲腎；女子以左爲命門，右爲腎。無求子曰：男子先生右腎，女子先生左腎，是以命門爲子宫，左腎爲血海。張潔古云：男女皆左爲腎，右爲命門，男子主藏精者，氣海也；女子主繫胞者，血海也。所主者異，受病則一也。此説當爲定論。　俞子容《辨衝爲血海》

虚者補之，實者瀉之，雖三尺童子，皆知之矣。至於五實、五虚，豈可與泛泛虚實同藥哉？夫一身，猶

一國也。如尋、邑百萬圍昆陽，此五實證也，故蕭王親犯中堅而督戰。如河内饑而又經火災，此五虚證也，故汲黯不避矯詔而發倉。此可與達權通變者論，不可與貪常嗜瑣者説也。夫五實爲五臟俱太過，五虚爲五臟俱不及。《内經》言此二證皆死，非謂必死也，謂不救則死，救之不得其道亦死也。其下復言漿粥入胃，則虚者活；身汗後利，則實者活。此兩言，自是前二證之治法也。後人祇以之斷驗死生，見虚者漿粥不入，實者汗利俱閉，便委之死地，豈不謬哉？夫漿粥入胃而不注泄，則胃氣和，胃氣和則五虚皆實也，是以生也。汗以泄其表，利以泄其裏，並泄則上下通，上下通則五實皆啓矣，是以生也。　張子和

虚損之微者，真火尚存，服寒凉藥猶可；虚損之甚者，真火已虧，藥以寒凉，豈能使之化爲精血，以補其虚乎？

虚損之證，皆下寒上熱，蓋所謂水火不交者也。其重感於寒者，則下焦作痛，不感寒者則不痛，至於上焦燥熱則一也。上焦方苦煩熱，得寒凉之藥則暫快，遂以爲藥之功，故喜服之。不知寒凉之藥，不久下注，則下元愈寒，火熱爲寒所逼上行，則上焦復熱愈甚，展轉反覆，遂至沉錮而不可救。是則以寒凉補陰，非徒無益，而且有損。士夫蓋陰受其害而不知也〔一〕。治之補以寒凉，佐以温熱，補三佐二，空心凉服，所謂熱因寒用者也，久則精生熱退而病愈矣。　何柏齋

《經》云陰虚生内熱，奈何〔二〕？曰：有所勞倦，形氣衰少，穀氣不盛，上焦不行，下脘不通，胃氣熱，

〔一〕士夫　三味書局本無此二字。
〔二〕奈何　三味書局本爲「果何」。

熱氣薰胸中，故内熱。嗟夫！此内傷之説之原乎？夫人身之陰陽，有以表裏言者，有以上下之分言者，有以氣血言者，有以身前身後言者，有以臟腑言者，有以升降呼吸之氣言者。餘如動静、語默、起居之類甚多[一]，不必悉舉。此所謂陰虚之陰，其所指與數者皆不同。蓋勞動之過，則陽和之氣皆亢極而化爲火矣。况水穀之氣又少入，是故陽愈甚而陰愈衰矣，此陰虚之陰，蓋指身中之陰氣，與水穀之味耳。或以下焦陰陽爲言，或以腎水真陰爲言，皆非也。夫有所勞役者，過動屬火也；形氣衰少者，壯火食氣也；穀氣不盛者，勞傷元氣，則少食而氣衰也；上焦不行者，清陽不升也；下脘不通者，濁陰不降也。夫胃受水穀，故清陽升而濁陰降，以傳化出入，滋榮一身也。今胃不能納，而穀氣衰少，則清無升而濁無降矣。故曰：上焦不行，下脘不通。然非謂絶不行不通也，但比之平常無病時，則謂之不行不通耳。上不行下不通則鬱矣，鬱則少火皆成壯火，而胃居上焦下脘兩者之間，故胃氣熱則上炎，薰胸中而爲内熱也。東垣所言，正與《經》旨相合，固宜引此段經文，於内外傷辨以爲之主，乃反不引此，卻謂火乘土位，此不能無疑者也。又《經》曰勞者温之。温者養也，東垣以爲温凉之温，謂宜温藥，以補元氣而瀉火邪。又改損者益之爲損者温之，又以温能除大熱爲《内經》所云，而偏考《内經》，並無此語，亦不能無疑者也。然温藥之補元氣、瀉火邪者，亦惟氣温而味甘者斯可矣。蓋温能益氣，甘能助脾而緩火，故元氣復而火邪息也。夫宜用温藥，以爲「内傷不足」之治則可，以爲「勞者温之」之注則不可。苟以補之、除之、抑之、舉之、散之等語，比類而觀焉，則其義自著矣。　王安道

[一] 起居　三味書局本無此二字。

婦人之於血也，經水蓄則爲胞胎，則蓄者自蓄，生者自生。及其産育爲惡露，則去者自去，生者自生。其醖而爲乳，則無復下滿而爲月矣。失血爲血家妄逆，産乳爲婦人常事，其去其生，則一同也。失血家須用下劑破血，蓋施之於妄逆之初；亡血虚家不可下，蓋戒之於亡失之後。

人之登溷，辟辟有聲，勃勃如蟹沫狀者，咸以爲寒。非寒也，由腸胃中濁氣不得宣行也。滯下之裏急後重，及膀胱不利而癃者，下焦之火鬱而不伸也。二者頗關衝、任、督三經。常見裏急後重者，多連尾骶長彊如錐刺狀。膀胱癃閉者，臍下小腹逼迫而痛，是皆下焦火鬱，而六腑濁氣相與糾鬱於衝任之分故也。腸胃陽明燥金也，下焦少陽相火也。後重之用木香、檳榔，行燥金之鬱也。癃閉之用知母、黄柏，散相火之熾也。

凡傷寒家服藥後，身熱煩躁，發渴冒瞀，脈兩手忽伏而不見，惡寒戰慄，此皆陰陽氤氲，正邪相争，作汗之徵也。姑宜静以待之，不可因而倉皇，及至錯誤。

厥陰是六經中一經之名，厥自是諸證中一症之目也。酒之氣暴，如人身虚氣逆氣之暴。酒得肉食，則其氣相纏綿而不暴。如人之虚氣逆氣，得金石之劑沉墜，則其氣亦纏綿而不暴。所以然者，在相纏綿也。故金石之纏綿，在氣不在質，惟其氣相得而纏綿，故其勢亦不得不與之纏綿也。世人但知金石藥墜氣，而不知所以墜氣之義也。東垣家則用質陰味厚，以沉降之。蓋氣陽質陰，陰陽相遇，則自然相得而不升走，亦金石纏綿之義歟？

凡數一爲奇，二爲偶，三爲參，五爲伍，如是則有統紀而無錯亂。醫書論脈云：參伍不調。蓋謂參不成參，伍不成伍，大小不均，疏數不等，錯亂而無紀也。黄發有陰陽，天五之土爲火所焚，陽黄也；地二之火爲水所溺，陰黄也。

劉河間爲補瀉脾胃之本者，蓋以脾胃中和之氣也，燥其濕則爲瀉，潤其燥則爲補。

火多水少，爲陽實陰虚，其病爲熱；水多火少，爲陰實陽虚，其病爲寒也。

心肺爲臟，陰也，以通行陽氣而居上，陰體而陽用也。大腸、小腸爲腑，陽也，以傳陽氣而居下，陽體而陰用也。

肥人濕多，瘦人火多。濕多肌理縱，外邪易入。火多肌理緻，外邪難侵。濕多中緩少内傷，火多中燥喜内傷。

人首尊而足卑，天地定位也。脾肺相爲母子，山澤通氣也。肝膽主怒與動，雷風之相薄也。心高腎下，水火不相射也。八卦相錯，而人亦肖之，妙哉《易》也！

鬱者，結聚而不得發越，當升者不得升，當降者不得降，當變化者不得變化，所以傳化失常，而六鬱之病見矣。氣鬱者，胸脅痛；濕鬱者，周身疼，或關節痛，遇陰寒則發；痰鬱者，動則氣喘，寸口脈沉滑；熱鬱者，昏瞀，小便赤，脈沉數；血鬱者，四肢無力，能食；食鬱者，噯酸腹飽，不能食，左寸脈和平，右寸脈緊盛。　俱滑伯仁

設有人焉，正已奪而邪方盛者，將顧其正而補之乎？抑先其邪而攻之乎？見有不的，則死生繫之，此其所以宜慎也。夫正者本也，邪者標也。若正氣既虚，則邪氣雖盛，亦不可攻，蓋恐邪未去而正先脱，呼吸變生，則措手無及。故治虚邪者，當先顧正氣，正氣存則不致於害，且補中自有攻意。蓋補陰即所以攻熱，補陽即所以攻寒，世未有正氣復而邪不退者，亦未有正氣竭而命不傾者。如必不得已，亦當酌量緩急，暫從權宜，從少從多，寓戰於守，斯可矣，此治虚之道也。若正氣無損者，邪氣雖微，自不宜補，蓋補之則

正無興，而邪反盛，適足以藉寇兵而資盜糧。故治實證者，當直去其邪，邪去則身安。但法貴精專，便臻速效，此治實之道也。要之能勝攻者，方是實證，實者可攻，何慮之有？不能勝攻者，便是虛證，氣去不返，可不寒心？此邪正之本末，有不可不知也。惟是假虛之證不多見，而假實之證最多也；假寒之證不難治，而假熱之治多誤也。然實者多熱，虛者多寒。如丹溪曰氣有餘便是火，故實能受寒。而余續之曰氣不足便是寒，故虛能受熱。世有不明真假本末而曰知醫者，則未敢許也。

治其王氣者，謂病有陰陽，氣有衰王，不明衰王，則治之反甚。如陽盛陰衰者，陰虛火王也〔一〕。治之者，不知補陰以配陽，而專用苦寒治火之王，豈知苦寒皆沉降，沉降則亡陰，陰愈亡則火愈盛，故服寒反熱者，陰虛不宜降也。又如陽衰陰盛者，氣弱生寒也，治之者不知補陽以消陰，而專用辛溫治陰之王，豈知辛溫能耗散，耗散則亡陽，陽愈亡則寒愈盛，故服熱反寒者，陽虛不宜耗。此無他，皆以專治王氣，故其病反如此。又如夏令本熱，而伏陰在內，故每多中寒；冬令本寒，而伏陽在內，故每多內熱。設不知此，而必欲用寒於夏，治火之王，用熱於冬，治寒之王，則有中寒隔陽者，服寒反熱，中熱隔陰者，服熱反寒矣。是皆治王之謂，而病之所以反也。

氣有外氣，天地之六氣也；有內氣，人身之元氣也。氣失其和，則爲邪氣；氣得其和，則爲正氣，亦爲真氣。但真氣所在，其義有三，曰上、中、下也。上者所受於天，以通呼吸者也；中者生於水穀，以養營衛者也；下者氣化於精，藏於命門，以爲三焦之根本者也。故上有氣海，曰膻中也，其治在肺；中有水穀氣血之海，曰中氣也，其治在脾胃；下有氣海，曰丹田也，其治在腎。人之所賴，惟此氣耳。氣聚則生，氣

〔一〕陰　原作「陽」，據三味書局本改。

散則死。故帝曰氣内爲寶。此誠最重之辭，醫家最切之旨也。即如本篇始末所言，及終始等篇，皆惓惓以精氣重虚爲念。先聖惜人元氣至意，於此可見。奈何今之醫家，但知見病治病，初不識人根本。凡天下之理，亦焉有根本受傷而能無敗者，伐絶生機，其誰之咎？

諸風掉眩，皆屬於肝矣。若木勝則四肢强直而爲掉，風動於上而爲眩。脾土受邪，肝之實也。若木衰，則血不養筋而爲掉，氣虚於上而爲眩。金邪乘木，肝之虚也。又諸痛癢瘡瘍，皆屬於心。若火盛則熾熱爲癰，心之實也；陽衰則陰勝爲疽，心之虚也。五臟六腑，虚實皆然。故本篇首言盛者寫之，虚者補之，末言有者求之，無者求之，盛者責之，虚者責之，蓋既以氣宜言病機矣，又特以盛、虚、有、無四字，貫一篇之首尾，以盡其義，此正先聖心傳，精妙所在最爲吃緊綱領。奈何劉完素未之詳審，略其顛末，獨取其中一十九條，演爲《原病式》，皆偏言盛氣實邪。且於十九條中，凡歸重於火者，十之七八。至於不及虚邪，則全不相顧。又曰其爲治者，但當寫其過甚之氣，以爲病本，不可反誤治其兼化也。立言若此，虚者何堪？故樓氏指其治法之偏，誠非過也。

如太陰雨化，施於太陽；太陽寒化，施於少陰；少陰熱化，施於陽明；陽明燥化，施於厥陰；厥陰風化，施於太陰。凡淫勝在我者，我之實也，實者真邪也；反勝在彼者，我之虚也，虚者假邪也。此六氣之虚實，即所謂有無也。然天地運氣，雖分五六，而陰陽之用，水火而已。故陽勝則陰病，陰勝則陽病。寫其盛氣，責其有也；培其衰氣，責其無也；求得所本，而直探其賾，則排難解紛，如拾芥也。設不明逆順盈虚之道，立言之意，而鑿執不移，所謂面東者不見西牆，面南者不覩北方，察一曲者不可與言化；察一時者，不可與言天〔一〕，未免實實虚虚，遺人害矣。

《十一難》曰：《經》言脈不滿五十動而一止，一臟無氣者，何臟也？然人吸者隨陰入，呼者因陽出，今吸不能至腎，至肝而還，故知一臟無氣者，腎氣先盡也。然則五臟和者，氣脈長；五臟病者，氣脈短。觀此一臟無氣，必先乎腎。如下文所謂二臟、三臟、四臟、五臟者，當自遠而近，以次而短，則由腎及肝，由肝及脾，由脾及心，由心及肺。故凡病將危者，必氣促似喘，僅呼吸於胸中數寸之間，蓋其真陰絶於下，孤陽浮於上，此氣短之極也。醫於此際而尚欲平之、散之，未有不隨撲而滅者，良可哀也。夫人之生死由乎氣，氣之聚散由乎陰。而殘喘得以尚延者，賴一綫之氣未絶耳，此臟氣不可不察也。

浮、沉、遲、數、滑、澀，即此六者之中，而復有大相懸絶之要，則人多不能識也。夫浮爲表矣，而凡陰虚者，脈必浮而無力，是浮不可以概言表，可升散乎？沉爲裏矣，而凡表邪初感之甚者，陰寒束於皮毛，陽氣不能外達，則脈必先見坐緊，是沉不可概言裏，可攻内乎？遲爲寒矣，而傷寒初退，餘熱未清，脈多遲滑，是遲不可以概言寒，可温中乎？數爲熱矣，而凡虚損之候，陰陽俱虧，氣血敗亂者，脈必急數，愈數者愈虚，愈虚者愈數，是數不可以概言熱，可寒凉乎？微細類虚矣，而痛極壅閉者，脈多伏匿，是伏不可以概言虚，可驟補乎？洪、弦類實矣，而真陰大虧者，必關格倍常，是弦不可以概言實，可消伐乎？夫如是者，是於綱領之中，而復有大綱領者存焉。設不能以四診相參而欲孟浪任意，則未有不覆人於反掌間者。此脈道之所以難言，毫釐不可不辨也。

陰陽形氣俱不足者，調以甘藥。「甘」之一字，聖人用意深矣。蓋藥食之入，必先脾胃，而後五臟得

〔一〕天　三味書局本爲「大」。

稟其氣。胃氣强則五臟俱盛，胃氣弱則五臟俱衰。胃屬土而喜甘，故中氣不足者，非甘温不可。土强則金王，金王則水充，此所以土爲萬物之母，而陰陽俱虚者，必調以甘藥也。雖《至真要》等論，所列五味各有補瀉，但彼以五行生克之理推衍而言。然用之者，但當微兼五味，而以甘爲主，庶足補中。如四氣無土氣不可，五臟無胃氣不可，而春但微弦，夏但微鈎之義皆是也。觀《陰陽應象大論》曰：形不足者，温之以氣；精不足者，補之以味。故氣味之相宜於人者，謂之爲補則可，若用苦劣難堪之味，而求其能補，無是理也。氣味攻補之學，倘不善於調和，則動手便錯，此醫家第一著要義。

滑伯仁曰：察脈須識「上、下、來、去、至、止」六字，不明此六字，則陰陽虚實不別也。上者爲陽，來者爲陽，至者爲陽；下者爲陰，去者爲陰，止者爲陰。上者自尺部上於寸口，陽生於陰也；下者自寸口下於尺部，陰生於陽也；來者自骨肉之分，而出於皮膚之際，氣之升也；去者自皮膚之際，而還於骨肉之分，氣之降也。應曰至，息曰止也。

人迎候陽，故一盛在少陽膽與三焦也，二盛在太陽膀胱小腸也，三盛在陽明胃與大腸也，四盛已上者，以陽脈盛極，而陰無以通，故曰格陽。寸口候陰，故一盛在厥陰肝與心主也，二盛在少陰心與腎也，三盛在太陰脾與肺也，四盛已上者，以陰脈盛極，而陽無以交，故曰關陰。

二陽之病發心脾。二陽，陽明也，胃與大腸之脈也。腸胃有病，心脾受之。發心脾，猶言延及於心脾也。雖然脾胃爲合，胃病而及脾，理固宜矣。大腸與心，本非合也，今大腸而及心何哉？蓋胃爲受納之腑，大腸爲傳化之腑，食入於胃，濁氣歸心，飲入於胃，輸精於脾者，以胃之能納、大腸之能化耳。腸胃既病，則不能受不能化〔一〕，心脾何所資乎？心脾既無所資，則無以運化而生精血矣。故腸胃有病，心脾受之，則男爲少精，女爲不月矣。心脾當總言，男女不當分别，至隱曲不月，方可分説耳。　王安道

咳嗽，外感六淫，鬱而成火，必六淫相合，内傷五臟相勝，必五邪相並。有此不同，而中間又有斂、散二法。斂者謂收斂肺氣也，散者謂解散寒邪也。宜散而斂，則肺寒邪一時斂住，爲害非輕；宜斂而散，則肺氣弱，一時發散，而走泄正氣，害亦非小。且如感風咳嗽，已經散之後，其表虚復感寒邪，虚邪相乘，又爲喘嗽。若欲散風，則愈重而虚其肺，若收斂則愈又滯其邪。當先輕解，漸次斂之，肺不致虚，邪不致滯，喘嗽自止矣。　徐叔拱

《内經》曰：一陰一陽結，謂之喉痹。王太僕注云：一陰者，手少陰君火，心主之脈氣也。一陽者，手少陽相火，三焦之脈氣也。二火皆主脈，並絡於喉，氣熱則内結，結甚則腫脹，腫脹甚則痹，痹甚而不通則死矣。蓋手少陰少陽，君、相二火獨盛，則熱結正絡，故病且速也。十二經中，言嗌乾、嗌痛、咽腫、頷腫、舌本强，皆君火爲之也。惟喉痹急速，相火之所爲也。夫君火者，猶人火也；相火者，猶龍火也。人火焚木其勢緩〔二〕，龍火焚木其勢速。《内經》之言喉痹，則咽與舌在其間耳，以其病同是火，故不分也。治喉痹之火，與救火同，不容少待。《内經》「火鬱發之」。「發」謂發汗。然咽喉中豈能發汗？故出血者，乃發汗之一端也。

〔一〕則　三味書局本爲「必」。
〔二〕勢　原作「熱」，據三味書局本改。

酸者肝木之味，由火盛製金，不能平木，則肝木自盛，故爲酸也。如飲熱則酸矣，或言吐酸爲寒者，誤也。是以肝熱則口酸，心熱則口苦，脾熱則口甘，肺熱則口辛，腎熱則口鹹。或口淡者，胃熱也。胃屬土，土爲物之母，故胃爲一身之本，淡爲五味之本。然則吐酸豈爲寒者歟？凡中酸，法宜温藥散之者，亦猶解表之義，以使腸胃結滯開通，怫鬱散而和也。若久酸不已，則不宜温之，宜以寒藥下之，後以凉藥調之，結散熱去，則氣和也。　劉河間論吐酸

仲景論少陰病熱極曰：溲便遺失，狂言，目反視者，腎先絶也。《靈樞經》曰：腎主二陰。然本衰虚，而怫熱客其部分，二陰鬱結則痿痹而神無所用，故溲便遺失而不能止，然則熱證明矣。　劉河間論淋

衝、任、督三脈，以帶脈束之。因餘經上下往來，遺熱於帶脈之間，血積不流，火從金化而爲白乘。少腹冤熱，白物滿溢，隨溲而下，綿綿不絶，多不痛也。或有痛者則壅礙，因壅而成痛也。《内經》曰：少腹冤熱，溲出白液。冤者屈滯也，病非本經，爲他經冤鬱而成此疾也。治瀉利與治帶下，皆不可驟用峻熱之藥燥之，燥之則内水涸，内水涸則必煩渴，煩渴則小溲不利，小溲不利則足腫面浮，漸至不治。

赤白痢者，是邪熱傳於大腸，下廣腸出赤白也。帶下者傳於小腸，入脬經下赤白也。據此二證，皆可同治濕法治之，以導水、禹功丸瀉訖。次以淡劑降心火，益腎水，下小溲，分水道，則自愈矣。　子和論帶下

木鬱達之，達者通暢之也。如肝性急，怒氣逆，胠脅或脹，火時上炎，治以苦寒辛散而不愈者，則用升發之藥，加以厥陰報使而從治之。又如久風入中爲飡泄，及不因外風之入，而清氣在下爲飡泄，則以輕揚之劑舉而散之。凡此之類，皆達之之法也。雖然木鬱固有吐之之理，今以吐字總該達字，則是凡木鬱，皆

當用吐矣，其可乎哉？東垣謂：食塞肺分，爲金與土旺於上而尅木，吐去其物，以伸木氣，正高者因而越之之義，恐不勞引木鬱之説以汨之也〔一〕。

火鬱發之，發者汗之也，升舉之也。如腠理外閉，邪惡拂鬱，則解表取汗以散之。又如龍火鬱甚於内，非苦寒降沉之劑可治，則用升浮之藥，佐以甘温，順其性而從治之，使勢窮則止，如東垣升陽散火湯是也。

土鬱奪之，奪者攻下也，劫而衰之也。如邪熱入胃，用鹹寒之劑以攻去之。又如中滿腹脹，濕熱内甚，其人壯氣實者，則攻下之。其或勢甚而不能頓除者，則劫奪其勢而使之衰。又如濕熱爲痢，有非力輕之劑可治者，則或攻或奪，以致其平。凡此之類，皆奪之之法也。

金鬱泄之，泄者滲泄而利小便也，疏通其壅也。如肺金爲腎水上源，金受火爍，其令不行，原鬱而滲道閉矣，宜肅清金化，滋以利之。又如肺氣膹滿，胸憑仰息，非利肺氣之劑，不足以疏通之。凡此之類，皆泄之之法也。王注解、表二字，於理未當。

水鬱折之，折者禦也，伐而挫之也，漸殺其勢也。如腫脹之病，水氣淫溢而滲道以塞。夫水之所不勝者土也，今土氣衰弱，不能製之，故反受其侮，治當實其脾土，資其運化，俾可製水而不敢犯，則滲道達而後愈。或病勢既旺，非上法所能遽製，則用泄水之藥以伐而挫之。或去菀陳莝，開鬼門，潔浄府，三治備舉迭用，以漸平之。王氏所謂抑之製其衝逆，正欲折挫其泛濫之勢也。夫實土者守也，泄水者攻也，兼三治者，廣略而決勝也。雖俱爲治水之法，然不審病者之虚、實、久、近、淺、深，雜焉而妄施治之，其不傾踣者寡矣。

〔一〕汨　原作「婦」，據三味書局本改。

邪氣久客，正氣必損。今邪氣雖去，苟不平調正氣，使各安其位，復其常，猶未足以盡其妙，故又曰然調其氣。苟調之而其氣猶或過而未服，則當益其所不勝以製之。如木過者當益金，金能製木，則木斯服矣。所不勝者，所畏者也，故曰過者折之，以其畏也。夫製物者，物之所欲也；製於物者，物之所不欲也。順其欲則喜，逆其欲則惡。今逆之以所惡，故曰所謂瀉之。王氏以鹹瀉腎，酸瀉肝之類爲説，未盡厥旨。王安道論五鬱

「三焦」取火能腐物之義，火之性自下而上，三焦者始於原氣，由於中脘，散於膻中，皆相火之自下而上也。其曰上焦主納而不出，下焦主出而不納，其納其出，皆繫乎中焦之腐熟，焦之爲義可見矣。

厥陰、太陽少氣多血，太陰少陰少血多氣，陽明氣血俱多，少陽氣多血少，男子婦人均有此氣血也。男子多用氣，故常氣不足；女子多用血，故常血不足。所以男子病多在氣分，婦人病多在血分，世俗乃謂男子多氣，女子多血，豈不謬哉！

邪氣盛則實，精氣奪則虛，二句爲病治之大綱。其辭似顯，其義甚微，最當詳辨，而辨之有最難者何也？蓋實言邪氣實，宜瀉也；虛言正氣虛，宜補也。凡邪正相薄而爲病，則邪實正虛，皆可言也。故主瀉者，則曰邪盛則實當瀉也；主補者，則曰精奪則虛當補也。各執一句，茫無確見，藉口文飾，孰得言非？是以至精之訓，反釀莫大之害，不知理之所在，有必不可移易者，奈時醫不能察耳。余請析此爲四：曰孰緩、孰急、其有、其無也。所謂緩急者，察虛實之緩急也。無虛者，急在邪氣去之不速，留則生變也；多虛者，急在正氣培之不早，臨期無濟也；微虛、微實者，亦治其實，可一掃而除也；甚虛、甚實者，所畏在虛，但固守根本，以先爲已之不可，勝則邪無不退也；二虛一實者，兼其實開其一面也；二實一虛者，兼其虛

防生不測也。總之，實而誤補，固必增邪，猶可解救，其禍小；虚而誤攻，真氣忽去，莫可挽回，其禍大。此虚實之緩急，不可不察也。所謂有無者，察邪氣之有無也。凡風、寒、暑、濕、火、燥，皆能增邪，邪之在表在裏，在腑在臟，必有所居，求得其本則直取之，此所謂有，有則邪之實也。若無六氣之邪，而病出三陰，則皆情欲以傷内，勞倦以傷外，非邪似邪，非實似實，此所謂無，無則病在元氣也。不明虚實有無之義，必至以逆爲從，以標爲本，絶人長命，損德多矣，可不懼且慎哉？

損分五臟，而五臟所藏，則無非精與氣耳。夫精爲陰，人之水也。氣爲陽，人之火也。水火得其正，則爲精作氣；水火失其和，則爲熱爲寒。此因偏損所以致有偏勝，故水中不可無火，無火則陰勝而寒病生；火中不可無水，無水則陽勝而熱病起。但當詳辨陰陽，則虚損之治無餘義矣。如水虧者，陰虚也，祇宜大補真陰，切不可再伐陽氣；火虚者，陽虚也，祇宜大補元陽，切不可再傷陰氣。蓋陽氣不足而復伐其陰，陰亦損矣；陰已不足而再傷其陽，陽亦亡矣。夫治虚治實，本自不同。實者，陰陽因有餘，但去所餘則得其平；虚者，陰陽有不足，再去所有則兩者俱敗，其能生乎？故治虚之要，凡陰虚多熱者，最嫌辛燥，恐助陽邪也，尤忌苦寒，恐伐生氣也。惟喜純甘壯水之劑，補陰以配陽，則剛爲柔製，虚火自降，而陽歸乎陰矣。陽虚多寒者，最嫌凉潤，恐助陰邪也，尤忌辛散，恐傷陰氣也。祇宜甘温益火之品，補陽以配陰，則柔得其主，沉寒自斂，而陰從乎陽矣。是以氣虚者宜補其上，精虚者宜補其下，陽虚者宜補而兼煖，陰虚者宜補而兼清，此固陰陽之治辨也。其有氣因精而虚者，自當補精以化氣；精因氣而虚者，自當補氣以生精。又如陽失陰而離者，非補陰何以收散亡之氣？水失火而敗者，非補火何以甦隨絶之陰？此又陰陽相濟之妙用也。故善補陽者，必於陰中求陽，則陽得陰助而生化無窮；善補陰者，必於陽中求陰，則陰得陽升而泉源不竭。故以精氣分陰陽，則陰陽不可離；以寒熱分陰陽，則陰陽不可混。此又陰陽邪正之離合也。知陰陽邪正之治，則陰陽和而生道得矣。

《本神篇》曰：心怵惕思慮則傷神，傷神則恐懼自失。《邪氣臟腑病形篇》曰：憂愁恐懼則傷心。《口問篇》曰：悲哀憂愁則心動，心動則五臟六腑皆摇。可見心爲五臟六腑之大主，而總統魂魄，兼該志意。故憂動於心則肺應，思動於心則脾應，怒動於心則肝應，恐動於心則腎應，此所以五志惟心所使也。設能善養此心，而居處安静，無爲懼懼，無爲欣欣，婉然從物而不争，與時變化而無我，則志意和，精神定，悔怒不起，魂魄不散，五臟俱甯，邪亦安從奈我何哉？

人知陰虚惟一，而不知陰虚有二。如陰中之水虚，則病在精血；陰中之火虚，則病在神氣。蓋陽衰則氣去，故神志爲之昏亂，非火虚乎？陰虧則形壞，故肢體爲之廢弛，非水虚乎？今以神離形壞之證，乃不救水火之源[一]，而猶以風治，鮮不危矣。試以天道言之，其象亦然。凡旱則多燥，燥則多風，是風木之化從乎燥，燥則陰虚之候也。故凡治類風者，專宜培補真陰以救根本，使陰氣復，則風燥自除矣。然外感者，非曰絶無虚證，氣虚則虚也。内傷者，非曰必無實證，有滯則實也。治虚者，當察其在陰在陽而直補之；治實者，但察其因痰因氣而暫開之[二]。此於内傷外感及虚實攻補之間，最當察其有無微甚而酌其治也。甚至有元氣素虧，猝然仆倒，上無痰，下失禁，瞑目昏沉，此厥竭之證，尤與風邪無涉，使非大劑參附，或七年之艾，破格挽回，又安望其復真氣於將絶之頃哉？倘不能察其表裏，又不能辨其虚實，但以風之爲名，多用風藥，不知風藥皆燥，燥復傷陰，風藥皆散，散復傷氣，以内傷作外感，以不足爲有餘，

[一] 救　三味書局本作「求」。

[二] 但　三味書局本爲「當」。

是促人之死也。

五臟失治，皆爲心痛，刺治分經，理甚明悉。至若捨針用藥，尤宜察此詳義。蓋腎心痛者，多由陰邪上衝，故善瘈，如從後觸其心；胃心痛者，多由停滯，故胸腹脹滿；脾心痛者，多由寒逆中焦，故其病甚；肝心痛者，多出木火之鬱〔一〕，病在血分，故色蒼蒼如死狀；肺心痛者，多由上焦不清，病在氣分，故動作則病益甚。若知其在氣則順之，在血則行之；鬱則開之，滯則逐之；火多實則或散或清之，寒多虛則或温或補之。必真心痛者，乃不可治。否則但得其本，則必隨手而應，其易如探囊也。

天之六氣，惟火有二，君者上也，相者下也。陽在上者，即君火也；陽在下者，即相火也。上者應離，陽在外也，故君火以明；下者應坎，陽在內也，故相火以位。火一也，而上下幽顯，其象不同，此其所以有辨也。然以凡火觀之，則其氣質上下，亦自有君相明位之辨。蓋明者光也，火之氣也；位者形也，火之質也。如一寸之燈，光被滿室，此氣之爲然也。盈爐之炭，有熱無焰，此質之爲然也。夫焰之與炭，皆火也，然焰明而質暗，焰虛而質實，焰動而質靜，焰上而質下。以此証之，則其氣之與質，固自有上下之分，亦豈非君相之辨乎？是以君火居上，爲日之明，以昭天道，故於人也，屬心而神明出焉；相火居下，爲原泉之温，以生養萬物，故於人也，屬腎而元陽蓄焉。所以六氣之序，君火在前，相火在後，前者肇物之生，後者成物之實，而三百六十日中，前後二火所主者，止四、五、六、七月，共一百二十日，以成一歲化育之功，此君相二火之爲用也。

六氣之分，屬陰者三，濕、燥、寒是也。屬陽者二，風、熱而已。使火無君相之化，則陰勝於陽，而殺甚

〔一〕出　三味書局本爲「由」。

於生矣，此二火之所以必不可無也。若因惟火有二，便謂陽常有餘，而專意抑之，則伐天之和，伐生之本，莫此爲甚。此等大義，學者最當詳察。

三陽所在，其脈無不應者，氣之盈也。三陽所在，其脈有不應者，以陽氣有不及，氣之虚也。然三陰之列，又惟少陰獨居乎中，此又陰中之陰也。所以少陰所在爲不應，蓋亦應天地之虚耳，豈君不主事之謂乎？

五行勝復之理，不期然而然。天地萬物，固無往而非五行，而亢害承製，又安往而不然哉？故求之於人，則五臟更相平也，五志更相勝也，五氣更相移也，五病更相變也。故火極則寒生，寒極則濕生，濕極則風生，風極則燥生，燥極則熱生，皆其化也。第承製之在天地者，出乎氣化之自然，而在人亦爲有之，則在挽回運用之得失耳。使能知其微，得其道，則把握在我，何害之有？設承製之盛衰不明，似是之真假不辨，則敗亂可立而待也。

故凡以太陽之人，而遇流衍之紀，以太陰之人，而逢赫曦之紀，强者有製，弱者遇扶，氣得其平，何病之有？或以强陽遇火，則炎烈生矣；陰寒遇水，則冰霜及矣。天有天符，歲有歲會，人得無人和哉？

王荆公解痛、利二字曰：治法云諸痛爲實，痛隨利减，世俗以利爲下也。假令痛在表者，實也；痛在裏者，實也；痛在血氣者，亦實也。故在表者，汗之則愈；在裏者，下之則愈；在血氣者，散之行之則愈。豈可以利爲下乎？宜作「通」字訓則可。此説甚善，已得治實之法矣。然痛證亦有虚實，治法亦有補瀉，其辨之之法，不可不詳。凡痛而脹閉者多實，不脹不閉者多虚；痛而拒按者爲實，可按者爲虚；喜寒者多實，愛熱者多虚；飽而甚者多實，飢而甚者多虚；脈實氣粗者多實，脈虚氣虚者多虚；新病壯年者多實，愈攻愈劇者多虚。病在經者脈多弦大，痛在臟者脈多沉微。必兼脈證而察之，則虚實自有明辨。實者可利，虚者亦可利乎？不當利而利之，則爲害不淺。故凡治表虚而痛者，陽不足也，非温經不可；裏虚而痛者，陰不足也，非養營不可；上虚而痛者，心脾受傷也，非補中不可；下虚而痛者，脱泄亡陰也，非速救脾胃、温補命門不可。夫以温補而治痛者，古人非不多也，惟近代薛立齋、汪石山輩尤得之。奈何明似丹溪，而亦曰諸痛不可補氣。局人意見，豈良法哉？

崆峒子云：脾土上應乎天，亦屬濕化，所以水穀津液，不行即停聚而爲痰飲也。夫人之病痰火者，十之八九。老人不宜速降其火，虚人不宜盡去其痰，攻之太甚則病轉劇而致危殆，須以固元氣爲本。凡病推類而行之，亦思過半矣。昌按藥以勝病，乃致脾胃不能勝藥，猶不加察，元氣一壞，變症多端。如脾虚而氣短不能以續，變而似喘促，尚用降氣定喘之藥；如脾虚衛氣不行，變而爲浮腫，尚用耗氣利水之藥；如脾虚鬱滯，變而作寒熱，尚謂外感用發散之藥。虚而益虚，直令氣盡身亡，全不悔禍，復以此法施之他人，展轉戕生，可勝誅哉？

《小學》有虚實分治之法，謂疾病之生也，皆因外感、内傷、生火生濕、濕熱生痰四者而已。審其少壯新病，是濕則燥之，是火則瀉之。濕而生熱，則燥濕而兼清熱；火而生痰，則瀉火而兼豁痰，無餘藴矣。審其衰老久病，又當攻補兼施。如氣虚而有濕熱痰火，則以四君子湯補氣，而兼燥濕清熱，豁痰瀉火。如血虚而有痰火濕熱，則以四物湯補血，而兼瀉火豁痰，清熱燥濕。如此則攻補合宜，庶乎可也。故曰少壯新病，攻邪可審；老衰久病，補益爲先。若夫陰虚火動，脾胃衰弱，真陰者木也[一]，脾胃者土也。土雖喜燥，然太燥則草木枯槁；木雖喜潤[二]，然太潤則草木濕爛。是以補脾滋腎之劑，務在燥濕得宜，隨證加減

〔一〕木　三味書局本爲「水」。

〔二〕木　原作「水」，據三味書局本改。

焉耳。

《小學》有火濕分治之法。謂肥人氣虚生寒，寒生濕，濕生痰；瘦人血虚生熱，熱生火，火生燥。故肥人多寒濕，瘦人多熱燥也。

治病分初、中、末三法。初治之道，法當猛峻，緣病得之新暴，當以疾利猛峻之藥急去之，不使病邪久居身中爲害也。中治之道，法當寬猛相濟，爲病得之非新非久，當以緩疾得中，養正去邪，相濟而兼治之。末治之道，法當寬緩，廣服平善無毒，用其安中養血氣，俾邪自去。

治病有和、取、從、折、屬五法。一治曰和，假令小熱之氣，當以凉藥和之；二治曰取，爲熱勢稍大，當以寒藥取之；三治曰從，爲熱勢既甚，當以温藥從之，或寒因熱用，或寒以温用，或以汗發之；四治曰折，謂病熱極甚[一]，當以逆製之，或以下奪之；五治曰屬，爲求其屬以衰之，緣熱深陷在骨髓，無法可出，鍼藥所不能及，故求其屬以衰之。

昌按求屬之法，《内經》明謂諸寒之而熱者，取之陰；熱之而寒者，取之陽，所謂求其屬也。又謂大寒而甚，熱之不熱，是無火也，當助其心；大熱而甚，寒之不寒，是無水也，當助其腎。又謂取心者，不必齊以熱；取腎者，不必齊以寒。但益心之陽，寒亦通行；强腎之陰，熱之猶可。妙義精切若此。本文插入不通無着之語，火衰於戌，金衰於辰，盲瞽後人，今特正之。

治病有八要。八要不審，病不能去，非病不去，醫無可去之術也。故須辨審八要，庶不有誤。其一曰虚，五虚是也。脈細、皮寒、氣少、泄瀉前後、飲食不進，此爲五虚。二曰實，五實是也。脈盛、皮熱、腹脹、

[一] 病熱　三味書局本爲「病勢」。

前後不通、悶瞀，此五實也。三曰冷，臟腑受其積冷是也。四曰熱，臟腑受其積熱是也。五曰邪，非臟腑正病也。六曰正，非外邪所中也。七曰内病不在外也。八曰外病不在内也。審此八要，參以脈候、病機，乃不至於有誤。

學士商輅云：醫者意也。如對敵之將，操舟之工，貴乎臨機應變。方固難於盡用，然非方則古人之心弗傳，茫如望洋、如捕風，必有率意而失之者矣！方果可以不用乎？雖然，方固良矣，然必熟之《素問》以求其本，熟之《本草》以究其用，熟之診視以察其證，熟之治療以通其變，始於用方，而終至於無俟於方，夫然後醫之道成矣。此論學醫用方最爲精切。

《柏齋三書》云：藥之治病，各有所主。主治者君也，輔治者臣也，與君相反而相助者佐也，引經及引治病之藥至於病所者使也。如治寒病用熱藥，則熱藥君也；凡温熱之藥，皆輔君者也，臣也；然或熱藥之過甚而有害也，須少用寒凉藥以監製之，使熱藥不至爲害，此則所謂佐也；至於五臟六腑及病之所在，各須有引導之藥，使藥與病相遇，此則所謂使也。餘病推此。按，柏齋此論，乃用藥之權，最爲精切。舊謂一君二臣三佐四使爲定法，此未可泥。《藥性論》又以衆藥之和厚者定爲君，其次爲臣、爲佐，有毒者多爲使，此説殊謬。設若削堅破積，大黄、巴豆輩，豈得不爲君耶？

晉時才人，欲刊正《周易》及諸藥方，先與祖訥共論。訥曰：辨釋經典，縱有異同，不足以傷風教。至於湯藥，小小不達，便致壽夭所由，則後人受弊不少，何可輕以裁斷？祖訥之言，可謂仁矣。今天下才士，勵志醫藥〔一〕，正可入理深譚，乃效齊人惟知《管》《晏》，以《陶氏六書》竄入仲景成法，後人受弊，更

〔一〕藥　三味書局本爲「學」。

當何如？

夫醫者，非仁愛之士不可託也，非聰明達理不可任也，非廉潔淳良不可信也。是以古之用醫，必選明良，其德能仁恕博愛，其智能宣暢曲解，能知天地神祇之次，能明性命吉凶之數，處虛實之分，定順逆之節，原疾病之輕重，而量藥劑之多少，貫微洞幽，不失細少。如此乃謂良醫，豈區區俗學能之哉？　初學記

醫以活人爲務，與吾儒道最切近。自《唐書》列之技藝，而吾儒不屑爲之。世之習醫者，不過誦一家之成說，守一定之方，以幸病之偶中，不復深爲探索，上求聖賢之意，以明夫陰陽造化之會歸，又不能博極羣書，採擇衆議，以資論治之權變，甚者至於盡棄古方，附會臆見，展轉以相迷，而其爲患不少矣。是豈聖賢慈惠生民之盛意哉？昌按，春秋時，左氏譚醫理甚悉，漢儒已不習醫，太史公作倉公等列傳，鮮所發明，況其他乎？其後如《華元化傳》，寖涉妖妄，醫脈之斷，實儒者先斷之也。有唐列之方技，無足怪矣。《九靈山房文集》所論醫者，當博極羣書，求聖賢之意旨，明造化之會歸，其屬望顧不大歟？　戴叔明

醫之爲道，非精不能明其理，非博不能至其約。是故前人立教，必使之先讀儒書，明《易》理，《素》《難》《本草》《脈經》而不少略者何？蓋非四書，無以通義理之精微，非《易》無以知陰陽之消長，非《素問》無以識病，非《本草》無以識藥，非《脈經》無從診候而知寒熱虛實之證。聖賢示人，略舉其端而已，後學必須會羣書之長，參所見而施治之，然後爲可。　《醫學集成》

正五音者，必法師曠之律呂；成方圓者，必法公輸之規矩。五音、方圓特末技耳，尚取精於其事者，況醫爲人之司命，不精則殺人。今之患者不達此理，委命於時醫，與自暴自棄、甘於溝瀆何異？故病有六

失：失於不審，失於不信，失於過時，失於不擇醫，失於不知病，失於不知藥。又《史記》云：驕恣不倫於理，一不治；輕身重財，二不治；衣食不能適，三不治；陰陽並，臟氣不定，四不治；形羸不能服藥，五不治；信巫不信醫，六不治。今時病家，此其通弊矣。本集

世間多有病人親友故舊交游來問疾，其人曾不經事，未讀方書，自騁了了，詐作明能，譚說異端，或言是虛，或道是實，或云是風，或云是氣，紛紛謬說，種種不同，破壞病人心意，不知孰是，遷延未就，時不待人，欻然至禍，此段情態，今時尤甚。孫思邈

醫門法律卷二

中寒門 論一首，法十三條，律三條，比類法六十九條

風、寒、暑、濕、燥、火六氣，分配手足各六經，百病之生，莫不繇之。軒、岐論列，要在於此。然原始上古經文，先師僦貸季所傳〔一〕。每思洪荒初闢，結繩紀事，書從何來？豈光音天化生世界，蚤有天醫降下乎？抑仰求大自在天而得之乎？然則醫藥者，上天之載也，窮理盡性至命，首推醫學矣。去古漸遠，無階可升，日取《内經》讀之，其端緒或有或無，有者可求，無者將何求耶？君、相二火及燥氣，未曾深及，即寒之一氣，賴先聖張仲景，推演傷寒、中寒爲二論，不知《中寒論》，何以不入《金匱》之藏？至晉初即無可搜求，並其弟子衛沈《四逆三部厥經》亦亡，從未有老醫宿學記載一語，晉人之淺於譚醫，豈待問哉？設使晉代仙醫許旌陽、葛稚川之流，仰遡丹臺紫府大自在天之藏，得其原論，亦未必爲當世之所好矣。昌既尚論《傷寒論》，不揣凡鴑，竊欲擬議仲景傳世之文，以窺見不傳之一班。後及《内經》之風、熱、暑、濕，並燥火缺略，百病傳訛，綿力任重，老而不休，志非不苦。但以從不見聞之説，定爲率由坦道，按劍而詫不祥，在所不免。然十百中〔二〕，豈無一二知己，取其大關，略其小失乎？見爲是者，因其是，暢發奥旨；見爲非者，因其非，另竪偉議。總不肯安上世至今相沿之黯汶，而必欲耀之光明，有仲景表章《内經》於前，有

〔一〕僦貸季　原誤作「僦季貸」，據《素問》改。
〔二〕十　三味書局本爲「千」。

諸君子表章《内經》《金匱》於後。昌於後輩中，如雜劇登場，漫引其端，要不謂非箇中人物也。且昌數十載寤寐誠求，纔脱凡身，必承提命，此番公案，尚有待於再來云。

陰病論

喻昌曰：太極動而生陽，靜而生陰，陽動而不息，陰靜而有常。二氣交而人生，二氣分而人死，二氣偏而病起，二氣乖而病篤。聖神憂之，設爲醫藥，調其偏駁，使歸和平，而民壽已永。觀於《生氣通天論》中，論人身陽氣，如天之與日，失其所則折壽而不彰。是雖不言陰病，而陰病之機宛然可識，但三皇之世，如春陽和，司令陰靜不擾，所以《内經》凡言陰病，但啓其端，弗竟其説。厥後國政乖訛，陽舒變爲陰慘，天之陽氣閉塞，地之陰氣冒明。冒明者，以陰濁而冒蔽陽明也。百川沸騰，山塚崒崩，高岸爲谷，深谷爲陵，《詩》言之矣。民病因之，横夭宏多，究莫識其所以横夭之故。漢末張仲景著《傷寒論》十卷，治傳經陽病；著《卒病論》六卷，治暴卒陰病。生民不幸，卒病論當世即已失傳，豈非其時賢士大夫莫能深維其義，《金匱玉函》置而弗收，其流布民間者，悉罹兵火之厄耶？仲景已後，英賢輩出，從未有闡揚其烈者，惟韓祗和於中寒一門，微有發明。誨人以用附子、乾薑爲急，亦可謂仲景之徒矣。然自有醫藥以來，祗道其常，仲景兼言其變，吒而按劍，勢所必至，越千百年，祗和草澤一家之言，已不似仲景登高之呼。况有丹溪、節齋諸縉紳先生，多主貴陰賤陽立説，曰陽道饒，陰道乏；曰陽常有餘，陰常不足；曰陰氣難成易虧故早衰，製爲補陰等丸，畸重乎陰，疇非至理。第於此道，依樣葫蘆，未具隻眼。然世醫莫不奉以爲宗。即使《卒病論》傳之至今，亦與《傷寒論》同其悠悠汶汶也已。嗟乎！化日舒長，太平有象，亂離愁慘，殺運繁興。救時者儻以貴陰賤陽爲政教，必國非其國；治病者儻以貴陰賤陽爲藥石，必治乖其治矣，豈通論哉？昌尚論仲景《傷寒論》，於凡陰病見端，當以回陽爲急者，一一表之，吾門已駸駸知所先矣。今欲並度金鍼，暢言底裏。《易》云：「通乎晝夜之道而知。」夫晝爲陽，羣陰莫不潛伏；夜爲陰，羣陰得以現形，諸鬼爲之夜食，一切山精水怪，揚氛吐焰，伎倆無窮，比鷄鳴則盡隱矣。蓋鷄鳴夜雖未央，而時則爲天之陽也。天之陽開，故長夜不至漫漫而將旦也。陰病之不可方物，此見一斑，而誰爲燃犀之照也哉？佛說四百四病，地、水、火、風，各居百一，是則四百四病皆爲陰病矣。夫水、火、木、金、土，在天成象，在地成形，原不獨畸於陰。然而五形皆附地而起，水附於地，而水中有火，火中有風。人所以假合成身，身所以相因致病，率稟四者。金性堅剛，不受和合，故四大惟金不與，證無生者，必修西方佛土，有繇然也。世人但知地氣靜而不擾，偶見地動，便駭爲異，不知地氣小動則爲災眚，大動則爲劫厄。劫厄之來，天地萬物，凡屬有形，同歸於壞。然地氣有時大動，而世界得不速壞者，則以玄天真武，坐鎮北方，攝伏龍蛇，不使起陸，以故地動而水不動，水不動而水中之火，火中之風，自不動也。仲景於陰盛亡陽之證，必用真武湯以救逆者，非以此乎？至於戌亥混茫，亦非天翻地覆，互相混也。天原不混於地，迺地氣加天而混之耳。蓋地、水、火、風四輪，同時轟轉，雷磤衝射之威，千百億道，震盪於五天之中，頃之攬毁太空，混爲一區。而父母所生血肉之軀，其陰病之慘烈，又當何如？禪宗有「白浪滔天」、「劫火洞然」、「大千俱壞」等語，豈非四大解散之時，實有此象乎？究竟地氣之加於天者，止加於欲界、色界等天，不能加於無色界天。所以上八景中，忉利天宮，萬聖朝真，兜率內院，諸天聽法，各各身除中陰，頂現圓光，由此直接非想非非想天，而入佛界法界，覩大千世界若掌中一果矣。更何劫運可加之耶？劫運所加之天，至子而開陰氣下，而高覆始露；至丑而陰氣盡返於地，而太空始廓。兩儀分奠，厥位日月星辰麗乎天，華嶽河海附乎地，五天之氣散布於列曜，九地之氣會通乎山澤，以清以寧，曰大曰廣，庶類以漸萌生。而天界隙中，所餘暴悍濁陰，動輒綿亙千萬丈，排空直墜，摧殘所生，靡有孑遺。天開地闢以後，陰慘餘殃，尚若此其可畏，必至寅而駁劣悉返沖和。天光下濟，地德上承，名木嘉卉，纍纍垂實，光音天人，下食其果，不復升舉，因得施生，乃至繁衍，而成天地人之三界也。此義關係人身性命，病機安危，最宏最鉅，儒者且置爲不論不議，醫者更蔑聞矣。昌每見病者，陰邪横發，上干清道，必顯畏寒腹痛，下利上嘔，自汗淋漓，肉瞤筋惕等證，即忙把住關門，行真武坐鎮之法，不使龍雷升騰霄漢，一遵仲景已傳之秘，其人獲安。倘失此不治，頃之濁陰從胸而上入者，咽喉腫痹，舌脹睛突；濁陰從背而上入者，頸筋粗大，頭項若冰，轉盼渾身青紫而死，謂非地氣加天之刼厄乎？惟是陡進附子、乾薑純陽之藥亟驅陰邪，下從陰竅而出，非與迅埽濁陰之氣，還返地界同義乎？然必盡驅陽隙之陰，不使少留，乃得功收再造，非與一洗天界餘氛，俾返沖和同義乎？會仲景意中之法，行之三十年，治經百人，凡遇藥到，莫不生全，雖曰一時之權宜，即擬爲經常之正法可也。醫學缺此，誠爲漏義，謹立鄙論，以開其端，後有作者，出其廣大精微之藴，是編或有可採云爾。

論辨中寒證要法五條〔一〕

卒中寒者，陽微陰盛，最危最急之候。《經》曰：陰盛生内寒。因厥氣上逆，寒氣積於胸中而不泄，不泄則温氣去，寒獨留，留則血凝，血凝則脈不通，其脈盛大以濇，故中寒。《内經》之言若此，今欲會仲景表章《内經》之意，敷陳一二，敢辭饒舌乎？

《經》既言陰盛生内寒矣，又言故中寒者，豈非内寒先生，外寒後中之耶？《經》既言血凝脈不通矣，

〔一〕此起四論標題原無，據乾隆本補。下同。

又言其脈盛大以澀者，豈非以外寒中，故脈盛大，血脈閉，故脈澀耶？此中伏有大疑，請先明之。一者，人身衛外之陽最固，太陽衛身之背，陽明衛身之前，少陽衛身之兩側。今不繇三陽，而直中少陰，豈是從天而下？蓋厥氣上逆，積於胸中則胃寒，胃寒則口食寒物，鼻吸寒氣，皆得入胃。腎者，胃之關也。外寒斬關直入少陰腎臟，故曰中寒也，此《内經》所隱而未言者也。一者，其脈盛大以澀，雖曰中寒，尚非卒病，卒病中寒，其脈必微，蓋《内經》統言傷寒中寒之脈，故曰盛大以澀，仲景以傷寒爲熱病，中寒爲寒病，分别言之。傷寒之脈，大要以大、浮、數、動、滑爲陽，沉、澀、弱、弦、微爲陰。陽病而見陰脈且主死，况陰病卒急必無反見陽脈之理。若祇盛大以澀，二陽一陰，亦何卒急之有哉？此亦《内經》所隱而難窺者也。

再推仲景以沉、澀、弱、弦、微爲陰脈矣。其傷寒傳入少陰經，則曰脈微細，今寒中少陰，又必但言脈微，不言細矣。蓋微者，陽之微也；細者，陰之細也。寒邪傳腎，其亡陽亡陰，尚未可定，至中寒，則但有亡陽，而無亡陰，故知其脈必不細也。若果見細脈，則其陰先已内虧，何繇而反盛耶？

在傷寒證，惟少陰有微脈，他經則無。其太陽膀胱爲少陰之腑，纔見脈微惡寒，仲景蚤從少陰施治，而用附子、乾薑矣。蓋脈微惡寒，正陽微所至。《詩》云：「彼月而微，此日而微，今此下民，亦孔之哀。」在天象之陽，且不可微，然則人身之陽，顧可微哉？腎中既已陰盛陽微，寒自内生，復加外寒，斬關直中，或没其陽於内，滅頂罹殃，或逼其陽於外，隙駒避舍，其人頃刻云亡，故仲景以爲卒病也。

人身血肉之軀，皆陰也。父母搆精時，一點真陽，先身而生，藏於兩腎之中，而一身之元氣，由之以生，故謂生氣之原。而六淫之外邪，毫不敢犯，故謂守邪之神。暗室一燈，炯然達旦，耳目賴之以聰明，手足賴之以持行者矣。昔人傲雪凌寒，尋詩訪友，猶曰一時之興到，至如立功異域，嚙雪虜庭，白首猶得生還，幾曾内寒生而外寒中耶！故以後天培養先天，百年自可常享。苟爲不然，陽微必至陰盛，陰盛愈益陽微。

一旦外寒卒中，而以經常之法治之，百中能有一活耶？卒病之旨，其在斯乎！

腎中真陽，得水以濟之，留戀不脱，得土以堤之，蟄藏不露，除施泄而外，屹然不動。而手足之陽，爲之役使，流走周身，固護腠理，而捍衛於外；而脾中之陽，法天之健，消化飲食，傳布津液，而運行於内；而胸中之陽，法日之馭，離照當空，消陰除曀，而宣布於上。此三者豐亨有象，腎中真陽，安享太甯，故有八十而御女生子，餘勇可賈者矣。即或施泄無度，陽痿不用，尚可遷延歲月。惟在外、在上、在中之陽，衰微不振，陰氣迺始有權，或膚冷不温，漸至肌硬不柔，衛外之陽不用矣。或飲食不化，漸至嘔泄痞脹，脾中之陽不用矣。或當膺阻礙，漸至窒塞不開，胸中之陽不用矣。乃取水土所封之陽，出而任事，頭面得陽而戴赤，肌膚得陽而熯燥，脾胃得陽而除中，即不中寒，其能久乎？

論治中寒病用藥八難

寒中少陰，行其嚴令，埋没微陽，肌膚凍裂，無汗而喪神守，急用附子、乾薑，加葱白以散寒，加猪膽汁引入陰分。然恐藥力不勝，熨葱灼艾，外内協攻，迺足破其堅凝。少緩須臾，必無及矣，此一難也。

若其人真陽素擾，腠理素疏，陰盛於内，必逼其陽亡於外，魄汗淋漓，脊項强硬。用附子、乾薑、猪膽汁，即不可加葱及熨灼〔一〕，恐助其散，令氣隨汗脱，而陽無繇内返也。宜撲止其汗，陡進前藥，隨加固護腠理，不爾，恐其陽復越，此二難也。

用附子、乾薑以勝陰復陽者，取飛騎突入重圍，搴旗樹幟，使既散之陽，望幟争趨，頃之復合耳。不知

〔一〕熨　原作「慰」，據三味書局本改。

此義者，加增藥味，和合成湯，反牽製其雄入之勢，必至迂緩無功，此三難也。

其次，前藥中即須首加當歸、肉桂，兼理其營，以寒邪中入，先傷營血故也。不爾，藥偏於衛，弗及於營，與病即不相當，邪不盡服，必非勝算，此四難也。

其次，前藥中即須加入人參、甘草，調元轉餉，收功帷幄。不爾，薑、附之猛，直將犯上無等矣，此五難也。

用前藥二三劑後，覺其陽明在躬，運動頗輕，神情頗悅，更加黄芪、白朮、五味、白芍，大隊陰陽平補，不可歇手。蓋重陰見晛，浪子初歸，斯時摇摇靡定，怠緩不爲善後，必墮前功，此六難也。

用羣隊之藥，以培陰護陽，其人即素有熱痰，陽出蚤已從陰而變寒。至此，無形之陰寒雖散，而有形之寒痰阻塞竅隧者，無繇遽轉爲熱，薑、附固可勿施，其牛黄、竹瀝，一切寒涼，斷不可用。若因其素有熱痰，妄投寒劑，則陰復用事，陽即燥擾，必墮前功，此七難也。

前用平補後，已示銷兵放馬，偃武崇文之意，兹後總有頑痰，留積經絡，但宜甘寒助氣開通，不宜辛辣助熱壅塞。蓋辛辣始先，不得已而用其毒。陽既安堵，即宜休養其陰，何得喜功生事，徒令病去藥存，轉生他患，漫無甯宇？此八難也。

昌粗陳病概，明告八難，良工苦心，此道庶幾可明可行矣。然鹵莽拘執之輩，用法必無成功；愚昧鮮識之人，服藥必生疑畏。謹合《陰病論》，請正明哲巨眼，懇祈互相闡發，俾卒病之旨，人人共明，坦然率由，詎非生民之厚幸乎！

論朱丹溪述中寒二條

丹溪曰：中寒者，倉卒受寒，其病即發而暴。蓋中寒之人，乘其腠理疏豁〔一〕，一身受邪，難分經絡，無熱可散，温補自解，此胃之大虚，不急治，去生甚遠。法當温散，理中湯，甚者加附子，其見解超出尋常矣。然又曰：有卒中天地之寒氣，口傷生冷之物，有外感無内傷，用仲景法，若挾内傷，補中益氣湯加發散之藥，必先用參、芪托住正氣。可見丹溪宗尚東垣，猶在仲景宫牆之外，未知其中宗廟百官之富美也。

論戴元禮述中寒一條

戴元禮曰：中寒是身受肅殺之氣，口食冰水瓜果冷物，病者必脈沉細，手足冷，息微身倦，雖身熱亦不渴，倦言語，或遇熱病，誤服此藥，輕者至重，重者至死。在脈數者，或飲水者，煩躁動摇者，皆是熱病。寒熱二證，若水火也，不可得而同治，誤則殺人，學者慎之。按元禮，國朝名醫中之翹楚也。其於中寒略窺大意，未識奥旨。且不曰以熱病法治之則死，反曰熱病用此藥即死，殊失主客。然二老外更無有言及中寒者，昌又推其登壇建幟之功矣。

〔一〕腠　原作「輳」，據三味書局本改。

律三條

凡治陰寒暴病，恣用清凉藥者，百無一活，如此死者，醫殺之也。

凡治暴寒病，胸中茫無真見，雖用辛熱，或以漸投，或行監製，時不待人，倏然而逝，醫之罪也。

凡醫起一陰病者，即可免一刦厄，天理、人事必至之符也。其不能起人卒病，而求幸免刦厄，自不可得，世有藹藹吉人，其擇術當何如耶！

中寒色脈六則〔一〕

中寒之色必見青者，以青乃肝之色也。故仲景云：鼻頭色青，腹中痛，苦冷者死。謂厥陰挾少陰腎水爲寒，寒極則陽亡，陽亡則死耳。

唇口青，身冷，爲入臟，即死。

五臟治内屬陰，主藏精宅神，血氣並，寒邪而入堵塞之，藏真之精氣不行，神機化滅，升降出入之道皆絶，營絶則唇口青。《靈樞》曰：足厥陰氣絶，則唇青。肝藏血，氣絶則營絶可知。

脈脱入臟即死，入腑即愈。

脱者去也。經脈乃臟腑之隧道，爲寒氣所逼，故經氣脱去其脈，而入於内之臟即死，入於内之腑即愈也。

〔一〕三味書局本此條置於「比類《金匱》寒四則」條後。

《經》曰：血氣並走於上，則爲大厥，暴死。上者，膻中三焦之腑也，又不盡指入臟言矣。又如邪客五絡狀若尸厥者，以通血脈爲治。此但於頭面、絡脈所過，通其血脈則愈，又不盡指入腑言矣。可見脈脱入臟入腑者，脈之徵也；血氣走痹於上者，證之徵也。參互考訂，然後其死其愈，可得詳耳。

中寒脈散者死

脈脱内入，脈散外出。内入猶有臟腑之分，外出則與陽俱亡而不返矣。

尺脈遲滯沉細，寒在下焦。

温經散寒，其人可愈。

比類仲景《傷寒論》陽虚陰盛治法並死證三十一則

太陽經九法

太陰經一法

少陰經七法

少陰死證五法

厥陰經五法

厥陰死證四法

《卒病論》雖亡，《傷寒論》固存也。仲景於傷寒陽微陰盛惡寒之證，尚不俟其彰著，早用附子、乾薑治之，並灸之矣〔一〕，况於卒病乎？况於卒病彰著之極者乎？兹特重加剖繹，非但治卒病有據，即遇傷寒危證，毫髮莫遁耳。

仲景治傷寒傳經熱病邪在太陽之初便有用附子治陽虚九法

其一，因誤用發汗藥，致汗漏不止者，用桂枝湯加附子爲救法。其證惡風，小便難，四肢微急，難以屈伸。

風傷衛之證，原惡風，加以誤汗，則腠理盡開，而惡風愈甚，小便難者，諸陽主氣，陽亡於外，膀胱之氣化，自不行也。四肢微急，難以屈伸者，四肢爲諸陽之本，亡陽脱液，斯骨屬不利也。陽虚之人，誤發其汗，既可用此方以救其陽，未汗之先，甯不可用此方以解肌得汗乎？仲景於桂枝湯中加人參加附子，不一而足，其旨微矣。

其一，因誤汗致心悸、頭眩、身瞤動、無可奈何者，用真武湯爲救法。其證發汗不解，仍發熱，心下悸、頭眩，身瞤動振振欲擗地。

汗雖出而熱不退，則邪未盡而正已大傷，况裏虚爲悸、上虚爲眩、經虚爲瞤，身振振摇，無往而非亡陽之象，所以行真武把關坐鎮之法也。

其一，爲發汗不解，反惡寒者，用芍藥甘草附子湯爲救法。其證發汗不解，反惡寒者，虚故也。

〔一〕灸　三味書局本爲「灸」。

未汗而惡寒，邪盛而表實；已汗而惡寒，邪退而表虛。陽虛則惡寒，宜用附子固矣。然既發汗不解，可知其熱猶在也。熱在而別無他證，自是陰虛之熱，又當用芍藥以收陰，此營衛兩虛之救法也。

其一，發汗若下之，病仍不解，煩躁者，用茯苓四逆湯爲救法。

誤汗則亡陽而表虛，誤下則亡陰而裏虛，陰陽俱虛，邪獨不解，故生煩躁，用此湯以救之。前一證，營衛兩虛；此一證，表裏兩虛。製方之妙，又非表裏一言可盡。蓋煩爲心煩，躁爲腎躁，故用乾薑、附子入腎以解躁，茯苓、人參入心以解煩也。

其一，誤下而致脈促胸滿，復微惡寒者，用桂枝湯去芍藥加附子爲救逆。

脈促雖表邪未盡，然胸但滿而不結，則以誤下而損其胸中之陽也。加以微惡寒，則並腎中之真陽亦損，而濁陰用事矣。故去芍藥之陰，加附子以回陽也。

其一，下之後復發汗，脈沉微、身無大熱者，用乾薑附子湯爲救法。其證晝日煩躁、不得眠，夜而安靜、不嘔不渴，無表證，脈沉微，身無大熱。

此證前一條云，下之後，復發汗，必振寒，脈微細。所以然者，以內外俱虛故也。誤汗亡陽，誤下亡陰，故云內外俱虛。然不出方，以用附子回陽，人參益陰，已有成法，不必贅也。此復教人以精微之蘊，見亡陽一證，較亡陰倍多。然陽用事於晝者也。熱煩燥擾不得眠見於晝者，若此陰用事於夜者也。安靜不嘔不渴見於夜者，若彼豈附子、人參陰陽兩平之可施乎？必乾薑、附子偏於辛熱，乃足回其陽，以協於偏勝之陰也。

其一，風濕兩邪搏聚一家，用甘草附子湯分解之法。其證骨節煩疼掣痛，不得屈伸，近之則痛劇，汗出短氣，小便不利，惡風不欲去衣，或身微腫。

風則上先受之，濕則下先受之，逮至兩相搏聚，注經絡，流關節，滲骨體、軀殼之間，無處不到，則無處不痛也。於中短氣一證，乃汗多亡陽，陽氣大傷之徵，故用甘草、附子、白朮、桂枝爲劑，以復陽而分解外内之邪也。又寒傷營而無汗之證，用桂枝附子湯，即本方去朮加薑、棗之製也。其寒傷營，無汗而大便鞕、小便自利者，知其邪不在表，則本方去桂枝，仍用朮，藉其益土燥濕之用也。三方原三法，今並爲一，見治風濕相搏，不出以回陽爲急務耳。

其一，心下痞，而惡寒汗出，用附子瀉心湯復陽，瀉痞兼而行之之法。

瀉心湯有五：曰甘草、曰半夏、曰生薑、曰黄連、曰附子。以惡寒汗出陽虚之證，較陰痞更急，故用麻沸湯漬去痞之藥，而侵入濃煎之附子汁，雖曰一舉兩得，其所重從可識矣。

其一，誤用陽旦湯致逆，用四逆湯救逆一法。

陽旦湯者，桂枝湯加黄芩之製也。其人陽氣素衰者，雖當夏月，陽外陰内，桂枝湯中可加附子，不可加黄芩，所以其人得湯便厥也。若重發汗，或燒鍼者，誤上加誤，非四逆湯不能回其陽矣。

陽明、少陽二經，絶無用附子法。惟太陽一經，獨有不得不用之證。蓋太陽膀胱爲腎之腑，腎中陽虚陰盛，勢必傳出於腑，以故纔見脈微惡寒，漏汗惡風，心悸頭眩，肉瞤筋惕，躁擾等證，縱是傳經熱病，不得不用薑、附以消陰復陽也。而暴病不繇傳經，發熱卒然而至，尚何等待，而不用附子、乾薑乎？

太陰經一法

傷寒傳太陰經，有自利不渴一證，乃其人平素濕土之臟有寒也。故用四逆湯，爲温土之法。

太陰濕土之臟有寒，不用理中，而用四逆者，此亦可見仲景之精義。蓋水土同出一源，冬月水煖，則土亦暖；夏月水寒，則土亦寒。所以土寒即陰内陽外，非細故也，用四逆以温土，抑何神耶！

少陰經七法

少陰病，得之一二日，口中和，其背惡寒者，用灸及附子湯，外内協攻之法。

口中和而不燥不渴，其無裏證可知。况背爲督脈，統督諸陽上行之地。他處不寒，獨覺背間寒者，其爲陽虚而陰邪上湊又可知。故外灸内温，兩法並施，必求陰消陽復而後已也。不知者，謂傷寒纔一二日，外證且輕，何反張皇若此，詎識仲景正以一二日，即顯陽虚陰盛之證，蚤從暴病施治，所謂見微知著也。若待至三四日，勢必極盛難返，不可救藥矣。况於三四日以後，其非暴病明矣，又何用張皇也哉！

少陰病，得之二三日，麻黄附子甘草湯微發汗，以二三日無裏證，故用微發汗之法。

得病纔二三日，無吐利、躁煩、嘔渴裏證，其當從外解無疑。然少陰絶無發汗之法，汗之必至亡陽。惟此一證，其外發熱無汗，其内不吐利、躁煩、嘔渴，乃可温經散寒，取其微似之汗。此義甚微，在太陽經但有桂枝加附子之法，並無麻黄加附子之法。蓋太陽病無脈微、惡寒之證，即不當用附子。及見脈微、惡寒、吐利、躁煩等證，亡陽已在頃刻，又不當用麻黄。即此推之，凡治暴病而用痲黄者，其殺人不轉睫矣。

少陰病，身體痛，手足寒，骨節痛，脈沉者，有用附子湯法。

一身骨節俱痛者，傷寒太陽經病也。若手足寒而脈沉，則腎中真陽之虚審矣。可見身體骨節之痛，皆陽虚所致，而與外感不相涉矣。故用附子湯以助陽而勝腎寒，斯骨屬之痛盡除也。若以其痛爲外感之痛，寗不殺人乎？

少陰下利，脈微者，有用白通湯一法。

利不止，厥逆無脈，乾嘔煩者，有白通加猪膽汁一法，服湯脈暴出者死，微續者生。

少陰下利，其人腎臟虚，寒邪盛也。脈微者，與白通湯，驅寒助陽，斯利止脈健矣。服之利不止，轉至無脈，嘔煩有加，此因以熱藥治寒，寒甚而格藥不入，徒增其逆亂之勢也。加猪膽汁爲嚮導，斯藥入而寒不爲拒，陽可回，脈可出矣。然脈必微續乃生，暴出反死。甚哉，虚陽之易出難回也！

少陰下利，有水氣，或咳或嘔者，有用真武湯加減一法。

陰寒甚而水泛濫，由陽虚不能攝水，復不能生土以製水，以故腹痛、小便不利、四肢沉重疼痛，自下利，或小便亦利，或咳或嘔。水性泛濫，則無所不之也。因其見證不一，故有加減法。餘見《尚論篇》。

少陰下利，裏寒外熱，手足厥逆，脈微欲絶，有用白通、四逆湯加減一法。

面色赤者，加葱九莖；腹中痛者，去葱加芍藥二兩；嘔者，加生薑二兩；咽痛者，去芍藥加桔梗一兩；利止脈不出者，去桔梗加人參二兩。

少陰死證五條

少陰病，惡寒身踡而利，手足逆冷者，不治。

陰盛無陽也。

少陰病，下利止而頭眩，時時自冒者，死。

陽回利止則生，若利止更加眩冒，則其止也，乃陰已先亡，故陽無依附，浮越於上，而神氣散亂，時時自冒也。

少陰病，四逆惡寒而身踡，脈不至，不煩而躁者，死。

脈不至，陽已先絶；不煩而躁，孤陰頃刻自盡矣。

少陰病，六七日，息高者，死。

息高則真陽上越，其下無根，綿綿若存之地，神機化滅，故主死也。

少陰病，脈微沉細，但欲卧，汗出不煩，自欲吐，至五六日自利，復煩躁不得卧寐者，死。

傷寒忌見陰脈。故仲景謂：少陰病，脈沉者，急温之。今脈之微、沉、細具見，外證嗜卧，汗出不煩，陽不爲用矣。自欲吐，陰邪上干矣。更加自利，則臟氣必至盡絶矣。況始先不煩，今更煩躁，始先欲寐，今更不得卧寐，所存一綫之陽，擾亂若此，可復收乎？

厥陰經五法

病者手足厥冷，言我不結胸，少腹滿，按之痛者，此冷結在膀胱關元一法。

陽邪當結於陽，不結胸則陽虛可知；陰邪當結於陰，冷結在膀胱關元則陰盛可知。

傷寒脈促，手足厥逆者，有灸之之法。

脈見喘促，陽氣内陷，急遽不舒之狀也。加之手足厥逆，陽微陰盛，必罹滅頂之凶，故當灸之，以通其陽也。

大汗出，熱不去，内拘急，四肢疼，又下利厥逆而惡寒，用四逆湯一法。

大汗出而邪不除，陽則反虛矣。内拘急、四肢疼、下利、厥逆、惡寒，則陽之虛者，已造於亡，而陰之盛者，尚未有極，故用四逆湯以勝陰復陽也。

下利清穀、裏寒外熱、汗出而厥者，用通脈四逆湯一法。

下利裏寒，加以外熱，是有裏復有表也。然在陽虛之人，雖有表證，其汗仍出，其手足必厥，纔用表藥，立至亡陽，不用表藥，終是外邪不服，故於四逆湯中，加葱爲治，絲絲必貫，爲萬世法程。

嘔而脈弱，小便復利，身有微熱見厥者，難治，用四逆湯一法。

嘔與微熱，似有表也。脈弱則表邪必不盛，小便利則裏邪必不盛。可見其嘔爲陰邪上干之嘔，熱爲陽氣外散之熱。見厥則陽遭陰掩，其勢駸危，非用四逆湯，莫可救藥矣。「難治」二字，回互上條，多少叮嚀！見嘔而微熱，與裏寒外熱，毫釐千里，用四逆湯即不可加葱，以速其陽之飛越，學者可以深研乎〔一〕？

厥陰死證四條

傷寒六七日，脈微，手足厥冷、煩躁，灸厥陰，厥不還者，死。

灸所以通陽也，厥不還，則陽不回可知矣。

傷寒發熱、下利厥逆，躁不得卧者，死。

腎主躁，躁不得卧，腎中陽氣越絶之象也。

發熱而厥七日，下利者，爲難治。

先熱後厥，病邪已爲加進，其厥復至七日之久，所望者陽回厥返耳。若更加下利，是其虚寒深錮，陽固無回馭之機，陰亦有立盡之勢，故難治也。

傷寒六七日不利，便發熱而利，其人汗出不止者，死。有陰無陽故也。

發熱而利，裏虚而外邪内入也，故曰有陰；汗出不止，表虚而内陽外出也，故曰無陽。再按少陰腎中，内藏真陽，其死證，捨真陽外亡，别無他故矣。乃厥陰之死證，亦因厥逆不返，下利不止，致腎臟真陽久出不返，乃成死候。然則腎臟之真陽，豈非生身立命之原乎？觀此，而《卒病論》之旨，

〔一〕以　三味書局本爲「不」。

全現全彰矣。

比類《金匱》水寒五則

仲景《卒病論》既亡，昌於卒暴中寒證，歸重少陰腎臟之真陽，惟真陽衰微不振，外寒始得卒然中之，著陰病論，暢發其義矣。透此一關，於以讀仲景之書，無往非會心之妙。如《金匱·水氣病證治》條下，泛而觀之，以爲論水而已，初不解其所指也。詳而味之，乃知水雖有陰陽之分，要皆陰象，要皆少陰腎所專司。少陰之真陽蟠盛，屹然不露，則水皆内附，而與腎氣同其收藏，無水患之可言也。必腎中真陽虧損，然後其水得以泛濫於周身，而心火受其湮鬱，脾土受其漂没，其勢駸成滔天莫返矣。故特發《金匱》奥義數則於左，以明治之一斑。

《金匱》五水之分：曰風水、曰皮水、曰正水、曰石水、曰黄汗。其風水、皮水、黄汗，雖關於腎，屬在陽分。至於正水、石水，則陰分之水，一切治陽水之法，所不得施之者矣。正水其脈沉遲，外證自喘。北方壬癸自病，故脈見沉遲。腎藏水，肺生水，子病累母，標本俱病，故外證自喘。《内經》曰：腎者，胃之關。關門不利，故聚水成病，上下溢於皮膚，跗腫腹大，上爲喘呼不得臥。《金匱》正水之名，蓋本諸此。石水其脈自沉，外證腹滿不喘。此因腎氣並於水而不動，故脈沉。水蓄膀胱之内胞，但少腹滿硬，氣不上干於肺，故不喘。《内經》曰：陰陽結斜，陰多陽少，名曰石水。又曰：腎肝並沉爲石水。以肝腎兩臟之氣，皆得貫入胞中故也。而巢氏《病源》又謂：石水者，引兩脇下脹痛，或上至胃脘則死。其説果何所據耶？蓋石水既關肝、腎二臟，然則腎多即下結而難上，肝多則挾木勢上犯胃界，亦勢有必至耳。葉永言少腹有瘕，即石水之證。偶因感發，痛楚叫喊，醫不察，誤以柴胡藥動其肝氣，且微下之，嘔血如汙泥而死。巢氏所指，殆此類矣。門人問：治葉永言病施何法則愈？答曰：《經》言先痛而後病者，治其本。當先温其疝瘕，用附子、肉桂勝其寒，救其陽，止其痛，後治其感可也。醫不知此，而用小柴胡湯，不應，見其大便不通用導法，不應，又微下之。詎知濁陰上逆，必用温藥，陰竅乃通。設行寒下，則重陰沍寒，助其横發敗濁之物，傾囊倒上，貫胃出口，所不免矣。仲景既有「動氣在下，不可汗下」之戒，又謂「趺陽脈當伏」，今反緊。本自有寒疝瘕，腹中痛，醫反下之，下之即胸滿短氣。蚤見及此，蓋不温其疝瘕，反用寒下，虚其胸中之陽，則陽不布化，陰得上干，迺至胸滿短氣，敗濁一齊上湧而死也。即是推之，凡有疝瘕腹痛之證，重受外寒，其當温經救陽，允爲定法矣。本卷後採仲景治寒疝，用烏頭煎方，可參閲。

《金匱》云：少陰脈緊而沉。緊則爲痛，沉則爲水，小便即難，脈得諸沉，當責有水，身體腫重，水病脈出者死。

此論少陰病水之脈出，見浮大則主死。然風水、皮水其脈皆浮，妊婦病水，其脈亦浮，不在此例也。夫少陰者，至陰也，於時主冬。沉脈見者，水象與經氣皆所當然，故其脈反出，即是少陰經氣不得藏而外絶，必主死矣。究竟所謂脈出主死者，非但以其浮也，惟沉之而無脈，然後浮之而主死耳。

《金匱》云：寸口脈沉而遲，沉則爲水，遲則爲寒，寒水相搏。趺陽脈伏，水穀不化，脾氣衰則鶩溏，胃氣衰則身腫。少陽脈卑，少陰脈細，男子則小便不利，婦人則經水不通。經爲血，血不利則爲水，名曰血分。

寸口脈沉爲水，遲爲寒。水與寒，皆非外入之邪，乃由脾胃與衝脈，二海合病所致。蓋胃海水穀之陽不布，則五陽虚竭，故生寒；衝脈血海之陰不生化，則羣陰内結，故生水。水寒相搏於二海，故十二經脈所稟水寒之狀，應見於寸口也。趺陽脾胃之脈，隱伏難於推尋，其人必水穀不化。脾氣衰，則清濁不分於裏而鶩溏；胃氣衰，則陽氣不行於表而身腫，兩有必至者。衝脈爲血之海，屬右腎之藏，三焦是其腑，男子以之藏精，女子以之繫胞，同一源也。然在女則陰，血海多主病；在男則陽，三焦多主病，其流各有不同焉。且衝脈無可診也，男子診其少陽脈卑，知爲三焦氣不化，而小便不利；婦人診其少陰脈細，知爲血海受病，而經水不通。是則男子之水，由於氣不化；女子之水，由於血不通，誠一定之理矣。然而男子亦有病血者，女子亦有病氣者，仲景方中氣病多有兼血藥者，血病多有兼氣藥者，蓋必達權通變，然後可造精微之域耳。

《金匱》舉治水寒次第之法，設爲問答。問曰：病者苦水，面目、身體、四肢皆腫，小便不利。脈之不言水，反言胸中痛，氣上衝咽，狀如炙肉，當微咳喘，審如師言，其脈何類？師曰：寸口脈沉而緊，沉爲水，緊爲寒，沉緊相搏，結在關元。始時當微，年盛不覺，陽衰之後，營衛相干，陽損陰盛，結寒微動，腎氣上衝，咽喉塞噎，脚下急痛〔一〕。醫以爲留飲而大下之，氣擊不去，其病不除，重復吐之。胃家虚煩，咽燥欲飲水，小便不利，水穀不化，面目手足浮腫，又與葶藶丸下水，當時如小瘥。食飲過度，腫復如前，胸脅苦痛，象若奔豚，其水揚溢，則浮咳喘逆。當先攻擊衝氣令止，乃治咳。咳止，其喘自瘥。先治新病，病當在後。

脈沉爲水，脈緊爲寒爲痛，水寒屬於腎。足少陰之脈自腎上貫肝膈，入肺中，循喉嚨；其反者〔二〕，從肺出絡心，注胸中。凡腎氣上逆，必衝脈與之並行，隨脈所過，與正氣相衝擊，遂成以上諸病。陽衰之後，

〔一〕脚下　《金匱要略·水氣病脈證並治第十四》爲「脅下」。

〔二〕反　三味書局本爲「支」。

結寒之邪發而上衝。醫不治其衝氣，妄吐下之，遂損其腐熟水穀、傳化津液之胃，於是渴而飲水，小便不利，至積水四射，衝氣乘虚愈擊，尚可漫然治其水乎？故必先治衝氣之本，衝氣止，腎氣平，則諸證自差。未差者，各隨所宜，補陽瀉陰，行水實胃，疏通關元之積寒久痹可也。立一法，而前後次第了然無忒學者可不知所宗乎？

師曰：寸口脈遲而濇，遲則爲寒，濇則爲血不足；趺陽脈微而遲，微則爲氣、遲則爲寒。寒氣不足，則手足逆冷。手足逆冷，則營衛不利。營衛不利，則腹滿脅鳴相逐〔一〕，氣轉膀胱，營衛俱勞。陽氣不通，即身冷；陰氣不通，即骨疼。陽前通則惡寒，陰前通即痹不仁。陰陽相得，其氣乃行。大氣一轉，其氣乃散。實則失氣，虚則遺尿，名曰氣分。桂枝去芍藥加麻辛附子湯。論見本方下

寸口以候營衛，趺陽以候脾胃。脾胃虚寒，則手足不得稟水穀氣，日以益衰，故逆冷也。逆冷之氣，入積於中而不瀉，則内之温氣去，寒獨留，故腹滿也。脾之募在季肋章門，寒氣入於募，正當少陽經脈之所過，少陽之府三焦也。既不能行升發之氣於上焦，必乃引其在腹，與入募之寒相逐，入於膀胱，留積不去，營衛愈益不通，腹滿胡繇而散耶？有時陽雖前通，然孤陽獨至，衛氣終不充於腠理，故惡寒；陰雖前通，然孤陰獨至，終不温分肉，故痹而不仁。必陰陽二氣兩相協和，營衛通行無礙，而膻中之宗氣始轉。宗氣一轉，則離照當空，濁陰之氣自從下焦二陰之竅而散。第其散分虚實兩途，氣實則從後陰喧吹而出，氣虚則從前陰淋滴而出。是則寒氣之聚散，總關於温氣之去存，故名之曰「氣分」也。此等竿頭進步之言，

〔一〕脅　三味書局本爲「腸」。

讀其書者，明飲上池而不知其味，豈非腥穢汩之耶？

比類《金匱》胃寒四則

反胃一證，《金匱》無顓條，但於《嘔吐篇》中發奥義四段。其脈其證，皆主陽氣衰微立説，但隱而不露。今特發明，彙入《中寒門》後，以見人身陽氣所關之重，又見胸中陽氣，與腎中真陽差等不同，而治寒病之機，了然心目矣。

問曰：病人脈數，數爲熱，當消穀引飲〔一〕，而反吐者何也？師曰：以發其汗，令陽微膈氣虚，脈乃數。數爲客熱不能消穀，胃中虚冷故也。脈弦者，虚也。胃氣無餘，朝食暮吐，變爲胃反。寒在於上，醫反下之，令脈反弦，故名曰虚。

此條仲景形容脈證之變態，最爲妙法。凡脈陽盛則數，陰盛則遲。其人陽氣既微，何得脈反數？脈既數，何得胃反冷？此不可不求其故也。蓋脈之數，由於誤用辛温發散而遺其客熱；胃之冷，由於陽氣不足而生其内寒。醫不達權通變，見其脈數，反以寒劑瀉其無過，致上下之陽俱損，其脈遂從陰而變爲弦。上之陽不足，日中已前所食，亦不消化；下之陽不足，日暮已後，陽亦不入於陰，而糟粕不輸於大小腸。從口入者，惟有從口出而已，故曰胃氣無餘，言胃中之陽氣所存無幾，所以反胃而朝食暮吐也。

寸口脈微而數，微則無氣，無氣則營虚，營虚則血不足，血不足則胸中冷。

〔一〕引飲　《金匱要略・嘔吐噦下利病脈證治第十七》爲「引食」。

此條顓論脈理，雖不言證，隱緯上條反胃之證，不重舉耳。人身之脈，陽法天而健，陰法地而翕，兩相和合，不剛不柔，不疾不徐，沖和純粹，何病之有哉？今微則陽不健運，數則陰不靜翕，陰陽兩乖其度，營衛不充而胸中冷，又不啻上條客熱已也。夫營衛之氣，出入臟腑，流布經絡，本生於穀，復消磨其穀，是營衛非穀不充，穀非營衛不化。胸中既冷，胃必不能出納其穀，證成反胃，又何疑乎？

趺陽脈浮而濇，浮則爲虚，濇則傷脾，脾傷則不磨食，朝食暮吐，暮食朝吐，宿穀不化，名曰胃反。脈緊而濇，其病難治。

脾氣運動，則脈不濇；胃氣堅固，則脈不浮。今脈浮是胃氣虚，不能腐熟水穀；脈濇是脾血傷，不能消磨水穀，所以陽時食入，陰時反出，陰時食入，陽時反出。蓋兩虚不相參合，故莫繇轉輸下入大小腸也。河間謂：趺陽脈緊，内燥盛而濕氣衰，故爲難治。可見浮脈病成必變緊脈也。况緊而見濇，其血已亡乎！上脘亡血，膈間乾濇，食不得入；下脘亡血，必並大小腸皆枯，食不得下，故難治也。

嘔而脈弱，小便復利，身有微熱，見厥者難治，四逆湯主之。

嘔則穀氣不資於脈，故脈弱。弱則陽氣虚，不能充於内外。下焦虚則小便冷、自利；上焦虚則濁氣升上，逼迫其陽於外。外雖假熱，内實真寒，證成厥逆，所出之陽，頃刻決離而不返矣，治之誠難也。惟四逆一湯，勝陰回陽，差有可用耳。

嘔證而兼厥逆下利，乃陰寒之極，陽氣衰微可知。反胃之嘔，乃關格之嘔，陰陽兩病，殊不與下利厥逆相雜，不知《金匱》緣何重録《傷寒論》中厥陰證一條，入在反胃一門，豈其誤以嘔與反胃爲同證耶？醫學之不明，自昔已然，可慨也已。兹並辨明，以見胸中之陽與腎中之陽大不同也。胸中之陽，如天之有曰，其關係營衛納穀之道，最爲扼要，前三條所云是也。蓋胸中下連脾胃，其陽氣虛者，陰血亦必虛，但宜用沖和之劑，以平調臟腑，安養營衛，捨純粹以精之藥，不可用也。腎中之陽，如斷鼇立極，其關係命根存亡之機，尤爲宏鉅，後一條所云是也。蓋腎中内臟真陽，其陽外亡者，陰氣必極盛，惟從事剛猛之劑，以摧鋒陷陣勝陰復陽，非單刀直入之法，不可行也。如是而讀此四章，庶幾用法之權衡，因誤編而愈益明矣。

比類《金匱》胸腹寒痛十七則

寒痛多見於身之前，以身之背爲陽，身之前爲陰也。而身之前又多見於腹，以胸爲陰之陽，腹爲陰之陰也。仲景論心胸之痛，屬寒證者十之二三，論腰腹之痛，屬寒證者十之七八，亦何煥然明矣。兹舉《内經》《金匱》之奥，相與繹之。

《經》曰：真心痛者，寒邪傷其君也。手足青至節，甚則旦發夕死，夕發旦死。

心爲神明之臟，重重包裹，百骸衛護，千邪萬惡，莫之敢干。必自撤其藩，神明不守，寒邪乃得傷犯，其用勝寒峻猛之劑，僭逼在所不免。昌嘗思之，必大劑甘草、人參中，少加薑、附、豆蔻以温之，俾邪去而藥亦不存，迺足貴耳。若無大力者監之，其敢以暴易暴乎？

《鍼經》云：足太陰之脈，其支者，復從胃别上注心中〔一〕。是動則病舌根脹，食則嘔，胃脘痛，腹脹善噫，心中急痛。

此以脾病四迄之邪，連及於心，其勢分而差緩，不若真心痛之卒死矣。即太陰推之，足少陰、厥陰客邪皆可犯心，惟陽虚陰厥，斯舟中皆敵國矣。

厥心痛，乃中寒發厥而心痛，寒逆心胞，去真心痛一間耳。手足逆而通身冷汗出，便溺清利，不渴，氣微力弱，亦主旦發夕死，急以朮附湯温二十一之。

諸經心痛，心與背相引，心痛徹背，背痛徹心，宜亟温其經。諸腑心痛，難以俯仰，小腹上衝，卒不知人，嘔吐泄瀉，其勢甚鋭，宜亟温其腑。至臟邪乘心，而痛不可救藥者多，宜亟温其心胞，並注邪别脈，經絡臟腑，淺深歷然，乃可圖功。

心痛者，脈必伏。以心主脈，不勝其痛，脈自伏也。不可因其脈伏神亂，駭爲心虚，而用地黄、白朮補之。蓋邪得温藥則散，加泥藥即不散，不可不慎之也。温散之後，可陰陽平補之。

《金匱》論胸痹心痛之脈，當取太過不及，陽微陰弦，以太過之陰乘不及之陽，即胸痹心痛。然總因陽虚，故陰得乘之。陽本親上，陽虚知邪中上焦。設陰脈不弦，則陽雖虚而陰不上干，惟陰脈弦，故邪氣厥逆而上，此與濁氣在上則生䐜脹同一病源也。胸痹有微甚不同，微者但通其上焦不足之陽，甚者必驅其下焦厥逆之陰。通胸中之陽，以薤白、白酒，或栝蔞、半夏、桂枝、枳實、厚朴、乾薑、白朮、人參、甘草、茯

〔一〕上　三味書局本後有一「膈」字。

苓、杏仁、橘皮，擇用對病三四味，即成一方。不但苦寒不入，即清涼盡屏。蓋以陽通陽，陰分之藥所以不得預也。甚者則用附子、烏頭、蜀椒，大辛熱以驅下焦之陰，而復上焦之陽。發明三方於左，臨病之工，宜取則焉。

《金匱》又錯出一證云：病人胸中似喘不喘，似嘔不嘔，似噦不噦，憒憒然無奈者，生薑半夏湯主之。此即胸痹一門之證，故用方亦與胸痹無別，必編者之差誤，今並論於此。蓋陽受氣於胸，陰乘陽位，阻其陽氣布息呼吸往來之道，若喘、若嘔、若噦，實又不然，但覺憒亂無可奈何，故用半夏、生薑之辛温，以燥飲散寒，患斯愈也。緣陰氣上逆，必與胸中之飲結爲一家，兩解其邪，則陽得以布，氣得以調，而胸際始曠也。其用橘皮、生薑，及加竹茹、人參，皆此例也。

發明《金匱》心痛徹背，背痛徹心，用烏頭赤石脂丸。

心痛徹背，背痛徹心，乃陰寒之氣，厥逆而上干者，横格於胸背經脈之間，牽連痛楚，亂其氣血，紊其疆界，此而用氣分諸藥，則轉益其痛，勢必危殆。仲景用蜀椒、烏頭，一派辛辣以温散其陰邪。然恐胸背既亂之氣難安，而即於温藥隊中，取用乾薑之泥、赤石脂之澀，以填塞厥氣所横衝之新隧，俾胸之氣自行於胸，背之氣自行於背，各不相犯，其患迺除，此煉石補天之精義也。今人知有温氣、補氣、行氣、散氣諸法矣，亦知有堵塞邪氣攻衝之竇，令胸背陰陽二氣並行不悖者哉？

發明《金匱》胸痹緩急，用薏苡仁附子散。

胸中與太空相似，天日照臨之所，而膻中之宗氣，又賴以苞舉一身之氣者也。今胸中之陽痹而不舒，其經脈所過，非緩即急，失其常度，總因陽氣不運，故致然也。用薏苡仁以舒其經脈，用附子以復其胸中之陽，則宗氣大轉，陰濁不留胸際，曠若太空，所謂化日舒長，曾何緩急之有哉？

發明《金匱》九痛丸。

仲景於胸痹證後，附九痛丸，治九種心痛，以其久着之邪不同暴病，故藥則加峻，而湯改爲丸，取緩攻，不取急蕩也。九種心痛，乃久客之劇證，即腎水乘心，脚氣攻心之别名也。痛久血瘀，陰邪團結，温散藥中加生狼牙、巴豆、吴茱萸，驅之使從陰竅而出。以其邪據胸中，結成堅壘，非擣其巢，邪終不去耳。合三方以觀仲景用意之微，而腎中之真陽，有之則生，無之則死，其所重不可識耶？

《金匱》云：趺陽脈微弦，法當腹滿，不滿者，必便難，兩胠疼痛，此虚寒從下上也，當以温藥服之。

趺陽脾胃之脈，而見微弦，爲厥陰肝木所侵侮，其陰氣横聚於腹，法當脹滿有加，設其不滿，陰邪必轉攻而上，决無輕散之理。蓋陰邪既聚，不温必不散；陰邪不散，其陰竅必不通。故知其便必難，勢必逆攻兩胠，而致疼痛，較腹滿更進一步也。虚寒之氣從下而上，繇腹而胠，纔見一斑，亟以温藥服之，俾陰氣仍從陰竅走散而不至上攻，則善矣。

仲景所謂此虚寒自下上也，當以温藥服之。苞舉陰病證治，了無剩義。蓋虚寒從下上，正地氣加天之始，用温則上者下，聚者散，直捷痛快，一言而終。故《卒病論》雖亡，其可意會者，未嘗不宛在也。

《金匱》云：病者腹滿，按之不痛爲虚。

腹滿時減，復如故，此爲寒，當與温藥。

中寒，其人下利，以裏虚也。

裏虚下利，即當温補臟氣，防其竭絶。

病者痿黄，躁而不渴，胸中寒實，而利不止者死。

痿黄乃中州土敗之象；躁而不渴，乃陰盛陽微之象；胸中寒實，乃堅冰凝沍之象。加以下利不止，此時即極力温之，無能濟矣。蓋堅在胸，而瑕在腹，堅處拒藥不納，勢必轉趨其瑕而奔迫無度，徒促其臟氣之絶耳。孰謂虚寒下利，可不乘其胸中陽氣未漓、陰寒未實，蚤爲温之也乎？

發明《金匱》腹中寒氣，雷鳴切痛，胸脅逆滿，嘔吐，用附子粳米湯。

腹中陰寒奔迫，上攻胸脅，以及於胃，而增嘔逆，頃之胃氣空虚，邪無所隔，徹入陽位則殆矣。是其除患之機，所重全在胃氣，乘其邪初犯胃，尚自能食，而用附子粳米之法温飽其胃。胃氣温飽，則土厚而邪難上越，胸脅逆滿之濁陰，得温無敢留戀，必還從下竅而出，曠然無餘，此持危扶顛之手眼也。

發明《金匱》腹痛脈弦而緊。弦則衛氣不行，即惡寒，緊則不欲食，邪正相搏，即爲寒疝。寒疝繞腹痛〔一〕，若發則自汗出，手足厥冷，其脈沉弦者，用大烏頭煎。

繇《内經》「心疝」之名推之，凡腹中結痛之處，皆可言「疝」，不獨睾丸間爲疝矣。然寒疝繞腹痛，其脈陽弦陰緊。陽弦，故衛氣不行而惡寒；陰緊，故胃中寒盛不殺穀。邪即胃中之陰邪，正即胃中之陽氣也。論胃中水穀之精氣與水穀之悍氣，皆正氣也。今寒入營中，與衛相搏，則營即爲邪，衛即爲正矣。

〔一〕繞　此下《金匱要略·腹滿寒疝宿食病脈證治第十》有「臍」字。

繞臍腹痛，自汗出，手足厥冷，陽微陰盛，其候危矣。故用烏頭之温，合蜜之甘，入胃以建其中而緩其勢，俾衛中陽旺，營中之邪自不能留，亦不使虚寒自下上之微旨也。

比類《金匱》虚寒下利六則

《内經》曰：下利發熱者死。此論其常也。仲景曰：下利手足不逆冷，反發熱者不死。此論其暴也。蓋暴病有陽則生，無陽則死。故虚寒下利，手足不逆冷反發熱者，或其人臟中真陽未漓，或得温補藥後，其陽隨返，皆是美徵。此但可收拾其陽，協和其陰，若慮其發熱，反如常法，行清解之藥，鮮有不殺人者矣。

仲景曰：下利手足厥冷，無脈者，灸之不温；若脈不還，反微喘者死。

手之三陽起於手，足之三陽起於足，故手足爲諸陽之本，而脈又爲氣血之先。平人氣動其息，血充其形，出陽入陰，互爲其根。若陰寒極盛，則陽氣不布於經脈，五液不行，聚而下利，其脈則無，其手足則冷，去生遠矣。此時藥不能及，姑灸之以艾，試其人陽氣之存否。若微陽未絶，得艾氣之接引，重布經脈，手足轉温，隨用温經回陽藥以繼之。若無根之陽，反從艾火逆奔爲喘，則陽從上脱不復返矣。吁嗟！萬物觸陽舒之煖而生，觸陰慘之寒而殺。世人戕賊其陽，猶或諉爲不知，醫操活人之術，乃戕賊夫人之陽，以促人之亡者，豈亦諉之不知耶？

仲景又曰：下利有微熱而渴，脈弱者，今自愈。

上條昌會仲景意云：灸後手足轉温，隨用温經回陽藥以繼之。今觀此條不藥自愈之證，其奧妙愈推愈廣。蓋重緯下利，脈沉弦者，下重；脈大者，爲未止；脈微弱數者，爲欲自止。雖發熱不死之文，而致其精耳。彼脈微弱而數，利欲自止，但得不死耳，病未除也。此獨言脈弱，乃陰退陽復，在表作微熱，在裏作微渴，表裏之間，微有不和，不治自愈，治之必反不愈矣。仲景凡喫緊叮嚀處，俱金鍼未度，今僭明之。蓋外感證，在表則發熱，在裏則作渴，不但微熱不可盡去，即作渴亦有不同。如少陰病五六日，自利而渴，其小便白者，則不爲裏熱，而爲腎虚引水自救。設以裏熱之渴治之，甯不殺人乎？昌故會仲景意云：不治自愈，治之必反不愈。謂夫慮周千變之醫，世難輕覯耳。

仲景又云：下利脈數而渴者，今自愈，設不差，必圊膿血，以有熱故也。

此一條病機，不但治傷寒病爲扼要，即治陰病，最宜消息。蓋下利而本之陽虚陰盛，得至脈數而渴〔一〕，是始焉陰盛，今則陽復矣，故自愈也。設不愈，則不但陽復，必其陽轉勝夫陰而圊膿血也。五運六氣，有勝必有復，《内經》謂無贊其復，是謂至治。可見復則必有過甚之害。夫既復矣，而更贊之，欲何求耶？治陰病者，其陽已復，而重贊之，寧不亢而有悔哉？

仲景又云：下利脈沉而遲，其人面少赤，身有微熱，下利清穀者，必鬱冒汗出而解，病人必微熱，所以然者，其面戴陽，下虚故也。

太陽陽明並病，面色緣緣正赤者，爲陽氣拂鬱在表，宜解其表。此之下利、脈沉遲，而面見小赤，身見微熱，乃陰寒格陽於外，則身微熱；格陽於上，則面小赤。仲景以爲下虚者，謂下無其陽，而反在外在上，故云虚也。虚陽至於外越、上出，危候已彰。或其人陽尚有根，或服温藥以勝陰助陽，陽得復返而與陰争，

〔一〕得　三味書局本作「及」。

差可恃以無恐。蓋陽返雖陰不能格，然陰尚盛，亦未肯降，必鬱冒少頃，然後陽勝而陰出爲汗，陰出爲汗，邪從外解，自不下利矣。鬱冒汗出，儼有龍戰於野，其血玄黄之象，陽入陰出，從危轉安，其機之可畏尚若此，誰謂陰邪可聽其盛耶？

仲景又云：下利後脈絶，手足厥冷，晬時脈還，手足温者生，脈不還者死。脈絶不惟無其陽，亦無其陰，陽氣破散，豈得陰氣不消亡乎？晬時脈還，乃脈之伏者復出耳，脈豈有一息之不續耶？仲景用灸法，正所以通陽氣，而觀其脈之絶與伏耳，故其方即名通脈四逆湯。服後利止而脈仍不出，是藥已大應，其非脈絶可知。又加人參以補其亡血，斯脈自出矣。成法具在，宜究心焉。

中寒門諸方附論

附薑白通湯

治暴卒中寒，厥逆嘔吐，瀉利色清氣冷，肌膚凜慄無汗，盛陰没陽之證。

附子炮，去皮臍　乾薑炮，各五錢　葱白五莖，取汁　猪膽大者半枚

右用水二大盞，煎附、薑二味至一盞，入葱汁並猪膽汁，和勻温服。再用葱一大握，以帶輕束，切去兩頭，留白二寸許，以一面熨熱，安臍上，用熨斗盛炭火，熨葱白上面，取其熱氣從臍入熨，甚者連髮二三餅，又甚者再用艾炷灸關元、氣海，各二三十壯，内外協攻，務在一時之内，令得陰散陽回，身温不冷，次用第三方。

附薑湯

治卒暴中寒，其人腠理素虚，自汗淋漓，身冷手足厥逆，或外顯假熱躁煩。乃陰盛於内，逼其陽亡於

外，即前方不用葱白也。

附子炮，去皮臍　乾薑炮，各五錢

右用水二大盞，煎至一盞，略加猪膽汁一蛤蜊殼，侵和，温冷服〔一〕，不用葱熨及艾灼。

附薑歸桂湯

治暴病，用附薑湯後，第二服隨用此方繼之，因附薑顓主回陽，而其所中寒邪，先傷營血，故加歸桂，驅營分之寒，纔得藥病相當也。

附子炮，去皮臍　乾薑炮　當歸、肉桂各二錢五分

右用水二大盞，煎至一盞，入蜜一蛤蜊殼，温服。

附薑歸桂參甘湯

治陽氣將回，陰寒少殺，略有端緒，第三服即用此方。

附子炮，去皮臍　乾薑炮　當歸、肉桂各一錢五分　人參、甘草炙，各二錢

右用水二大盞，煨薑三片，大棗二枚自汗不用煨薑，煎至一盞，入蜜三蛤蜊殼，温服。

辛温平補湯

治暴中寒證，服前三方後，其陽已回，身温色活，手足不冷，吐利漸除，第四方即用此。平調臟腑營衛，

〔一〕冷　三味書局本無此字。

俾不致有藥偏之害。

附子炮，去皮臍　乾薑炮，各五分　當歸一錢　肉桂五分　人參　甘草炙　黄芪蜜炙　白朮土炒　白芍酒炒，各一錢　五味子十二粒

右用水二大盞，煨薑三片，大棗二枚劈，煎至一盞，加蜜五蛤蜊殼，温服。

甘寒補氣湯

治中寒服藥後，諸證盡除，但經絡間微有窒塞，辛温藥服之不能通快者，第五方用甘平助氣藥，緩緩調之。

人參一錢　麥冬一錢　黄芪蜜炙，一錢二分　白芍一錢，酒炒　甘草炙，七分　生地黄二錢　牡丹皮八分　淡竹葉鮮者取汁少許，更妙。乾者用七分

右用水二大盞，煎至一盞，加梨汁少許熱服，無梨汁，用竹瀝可代。

六方次第，昌所自訂者也。然仲景卒病方論無傳，難以徵信。再取《傷寒論》並《金匱》治虚寒諸方，發明爲例，見治熱病、雜病之虚寒者，用藥且若此。而治暴病之説，可深信不疑矣。更取諸家方治，評定得失大意，以昭法戒。《傷寒》十四方，《金匱》十二方，評定通用成方十則，共得四十二方。

桂枝湯加附子方

治傷寒發汗過多，汗漏不止，惡風小便難，四肢微急，亡陽之證。方論俱見本集前

桂枝三錢　芍藥三錢，酒炒　甘草二錢，炙　附子炮，去皮臍，三錢〔一〕煨薑二錢　大棗二錢〔二〕，劈

右用水二大盞，煎至一盞，温服。

按，漏汗亡陽之證，煨薑辛散，酌用一錢可也。

真武湯

治太陽誤汗不解，悸眩瞤振，亡陽之證。又治少陰腹痛下利，有水氣之證。

茯苓三兩　芍藥三兩　生薑三兩　白朮二兩　附子一枚，炮，去皮臍，破八片

右五味，以水八升，煮取三升，去滓，温服七合，日三服。

若咳者，加五味子半升，細辛、乾薑各一兩。細辛、乾薑之辛，以散水寒；五味之酸，以收肺氣而止咳。

若小便利者，去茯苓。茯苓淡滲而利竅，小便既利，即防陰津暗竭，不當更滲。

若下利者，去芍藥加乾薑二兩。芍藥收陰而停液，非下利之所宜；乾薑散寒而燠土，土燠則水有製。

若嘔者，去附子加生薑足成半斤。嘔加生薑宜矣。乃水寒上逆爲嘔，正當用附子者，何以反去之耶？蓋真武湯除附子外，更無熱藥，乃爲肺胃素有積熱留飲，慣嘔而去之，又法外之法耳。觀後通脈四逆湯，嘔者，但加生薑，不去附子，豈不甚明？所以暴病之嘔，即用真武，尚不相當也。

〔一〕三錢　三味書局本爲「二錢」。

〔二〕二錢　三味書局本爲「一錢」。

芍藥甘草附子湯

治傷寒發汗不解，反惡寒，陽虚之證。

芍藥三兩　甘草二兩，炙　附子一枚，炮，去皮臍，破八片

右三味，以水五升，煮取一升五合，温服半升。

茯苓四逆湯

治傷寒汗下屢誤，陰陽兩傷，煩躁之證。

茯苓六兩　人參一兩　甘草二兩，炙　乾薑一兩　附子一枚，生用，去皮，破八片

右五味，以水五升，煮取三升，去滓，温服七合，日三服。

桂枝去芍藥加附子湯

治傷寒下之後，脈促胸滿微惡寒，陽虚之證。又治風濕相搏之證。去芍藥加白朮，亦治風濕相搏。

桂枝三兩，去皮　甘草二兩，炙　附子一枚，炮　生薑三兩，切　大棗十二枚，劈

右五味，㕮咀，以水七升，微火煮取三升，去滓，適寒，温服一升。

乾薑附子湯

治傷寒下之後，復發汗，晝煩躁，夜安静，脈沉微，陽虚之證。

乾薑一兩　附子一枚，去皮，生用

右二味，以水三升，煮取一升，去滓，頓服。

甘草附子湯

治風濕相搏，煩疼掣痛，短氣，惡風，陽虚之證。

甘草二兩，炙　附子二枚，炮，去皮　白朮二兩　桂枝四兩，去皮

右四味，以水六升，煮取三升，去滓，温服一升，日三服。初服得微汗則解，能食汗止。復煩者，服五合，恐一升多者，宜服六七合爲妙。

附子瀉心湯

治傷寒心下痞，惡寒汗出，熱邪既盛，真陽復虚之證。《金匱》有大黄附子湯，亦同此意。見二十九方

大黄二兩　黄連、黄芩各一兩　附子一枚，炮，别煮取汁

右四味切三味，以麻沸湯漬之，須臾絞去滓，内附子汁，分温再服。

四逆湯

治三陰經證，四肢厥冷，虚寒下利，急温其藏之總方。

甘草二兩，炙　乾薑三兩，强人可四兩　附子大者一枚，生，去皮

右三味，以水三升，煮取一升二合，分温再服。

通脈四逆加減湯

治厥陰下利清穀，裏寒外熱，厥逆惡寒，脈微欲絶之證，即用前四逆湯方。

面色赤者，加葱九莖。面色赤，陽格於上也，加葱通陽氣也，故名通脈。

腹中痛者，去葱加芍藥二兩。腹中痛，真陰不足也。去葱，惡其順陽也；加芍藥，收陰也。

嘔者，加生薑二兩。

咽痛者，去芍藥加桔梗一兩。咽痛，陰氣上結也。去芍藥，惡其斂氣聚陰也；加桔梗，利咽也。

利止，脈不出者，去桔梗，加人參二兩。利止，邪欲罷也。脈仍不出，陽氣未復也。脈者，氣血之先，陽氣未復，亦兼陰血不充，故加人參補其氣血也。去桔梗者，惡其上載而不四通也。

白通湯

治少陰病，但見下利，臟寒陰盛，用此以通其陽，勝其陰。

葱白四莖　乾薑一兩　附子一枚，生，去皮

右三味，以水三升，煮取一升，去滓，分温再服。

白通加猪膽汁湯

治少陰下利脈微，與上白通湯服之，利不止，厥逆無脈，乾嘔煩者，用此加猪膽汁湯爲嚮導，服湯脈暴出者死，微續者生。

葱白四莖　乾薑一兩　附子一枚，生，去皮，破八片　人尿五合　猪膽汁一合

已上三味，以水三升，煮取一升，去滓，内膽汁、人尿，和令相得，分温再服。若無膽汁，用人尿亦可。

附子湯

治少陰病一二日，口中和，背惡寒，陽虚之證，灸後用此方。又治少陰身體痛，手足寒，脈沉陽虚之證。

附子二枚，去皮，破八片　茯苓二兩　人參二兩　白朮四兩　芍藥三兩

右五味，以水八升，煮取三升，去滓，温服一升，日三服。

麻黄附子甘草湯

治傷寒少陰經，二三日無裏證，用此方温經，微發其汗。《金匱》用治少陰水病，少氣脈沉，虚脹者，發其汗即已。又少陰無裏證而有表證，反發熱者，去甘草加細辛，名麻黄附子細辛湯，二方皆少陰表法也。

已上十四方，引證仲景傷寒證治。

白朮附子湯

《金匱》治風濕相搏，身體煩疼，不能轉側，脈浮虚而澀者，用桂枝附子湯，若大便堅，小便自利者用此方。

白朮二兩　附子一枚半，炮，去皮　甘草一兩，炙　生薑一兩半，切　大棗六枚，劈

右五味，以水三升，煮取一升，去滓，分温三服。一服覺身痹，半日許再服，三服都盡，其人如冒狀勿怪，即是朮、附並走皮中，逐水氣未得除故耳。

又《近效方》朮附湯，治風虚頭重眩，苦極不知食味，用此方煖肌補中，益精氣。

桂枝去芍藥加麻辛附子湯

治氣分心下堅大如盤，邊如旋杯水飲所作。

桂枝三兩　生薑三兩　甘草二兩，炙　大棗十一枚　麻黄二兩　細辛二兩　附子一枚，炮

右七味，以水七升，煮麻黄去上沫，内諸藥煮取二升，分温三服，當汗出如蟲行皮中即愈。《金匱》論水氣病，寸口脈遲而澀，至名曰氣分一段，奥義前明之矣。今觀此證，氣分之水，結聚心下，堅大如盤，内水與外風相挾，漫無解散之期，營衛之氣，且無繇通行相得，膻中之大氣，更無繇豁然而轉，其氣衹從邊旁走動，如旋杯之狀，苦且危矣。此方桂枝湯去芍藥之酸收，而合麻黄附子細辛湯之温散，明是欲使少陰之水寒，及所挾之外風，一汗而内外雙解無餘，故云當汗出如蟲行皮中則愈。其非少陰水寒，及不挾外風之證，自是胃中蓄積水飲至多，上結心下，但用枳實、白朮二味，治其水飲，腹中軟，即當散矣。《金匱》雖未明言，究竟氣分之水，不越此陰陽二治，故不厭其復，重繹於此方之下。

崔氏八味丸

治脚氣上入，少腹不仁。又治虚勞腰痛，少腹拘急，小便不利。又治短氣有微飲，引從小便出。

乾地黄八兩　山茱萸　薯蕷各四兩　澤瀉　茯苓　牡丹皮各三兩　桂枝　附子各一兩，炮〔一〕右八味末之，煉蜜和丸梧子大，酒下十五丸，日再服。

《金匱》用崔氏八味丸成方，治脚氣上入少腹不仁者。脚氣即陰氣，少腹不仁，即攻心之漸，故用之以驅逐陰邪也。其虚勞腰痛，少腹拘急，小便不利，則因過勞其腎，陰氣逆於少腹，阻遏膀胱之氣化，小便自不能通利，故用之以收攝腎氣也。其短氣有微飲者，飲亦陰類，阻其胸中空曠之陽，自致短氣，故用之引飲下出，以安胸中也。乃消渴病飲水一斗，小便亦一斗，而亦用之者何耶？此不但腎氣不能攝水，反從

〔一〕桂枝附子各一兩，炮　三味書局本爲「桂枝二兩附子二兩，炮」。

小便恣出，源泉有立竭之勢，故急用之，以逆折其水，不使順趨也。夫腎水下趨之消，腎氣不上騰之渴，捨此曷從治哉！後人謂八味丸爲治消渴之聖藥，得其旨矣。然今世以爲壯水益火，而腎平補之套藥，曾不問其人小便之利與不利，口之渴與不渴，一概施之，總於《金匱》之義，有未悉耳。

栝蔞瞿麥丸

治小便不利，有水氣，其人渴。

栝蔞根二兩　茯苓三兩　薯蕷三兩　附子一枚，炮　瞿麥一兩

右五味末之，煉蜜丸梧子大，飲服三丸，日三服。不知，增至七八丸，以小便利、腹中温爲知。

《金匱》治小便不利，而淋且渴者用之，以其胃中有熱，腹中有寒，故變八味丸之製爲此丸。見其人趺陽脈數，即胃中有熱，胃熱必消穀引食，大便必堅，小便必數，是其淋而且渴，爲胃熱中消明矣。故用栝蔞以清胃熱，茯苓、崔麥以利小水。然腎中寒水之氣，上入於腹，則腹中必冷，故用附子以勝其寒。方下云：以小便利，腹中温爲知。製方之義，可繹思也。

薏苡附子散

《金匱》治胸痹緩急之證。

薏苡仁二兩　大附子一枚，炮

右二味，杵爲散，服方寸匕，日三服。

烏頭赤石脂丸

《金匱》治心痛徹背，背痛徹心。

蜀椒一兩　烏頭半兩，炮　附子半兩，炮　乾薑半兩，炮　赤石脂一兩，煅淬

右五味末之，蜜丸如桐子大，先食服一丸，日三服，不知，稍加服。

九痛丸

《金匱》治九種心痛，兼治卒中惡，腹脹痛，口不能言。又治連年積冷流注，心胸痛，並冷腫上氣，落馬墜車血疾等。

附子三兩，炮　生狼牙一兩，炙香　巴豆一兩，去皮心，熬，研　人參　乾薑　吴茱萸各一兩

右六味末之，煉蜜丸，如桐子大，酒下，强人初服三丸，日三服，弱者二丸。

附子粳米湯

《金匱》治腹中寒氣，雷鳴切痛，胸脅逆滿嘔吐。

附子一枚，炮　半夏半升　甘草一兩　大棗十枚　粳米半升

右五味，以水八升，煮米熟湯成，去滓，温服一升，日三服。

大建中湯

《金匱》治心胸中大寒痛，嘔不能飲食，腹中寒，上衝皮起，出見有頭足，上下痛而不可觸近者。

蜀椒二合，去汗　乾薑四兩　人參二兩

右三味，以水四升，煮取二升，去滓，内膠飴一升，微火煎取一升半，分温再服。如一炊頃，可飲粥二升，後更服，當一日食糜，温覆之。

大烏頭煎

《金匱》治心腹痛，脈弦緊，邪正相搏，即爲寒疝繞臍痛，若發則自汗出，手足厥冷者。

烏頭大者五枚，熬，去皮，不㕮咀

右以水三升，煮取一升，去滓，内蜜二升，煎令水氣盡，取二升，强人服七合，弱人服五合。不瘥，明日更服，不可日再服。

又方治寒疝，腹中痛，逆冷，手足不仁。若身疼痛，灸刺、諸藥不能治，用本方以桂枝湯五合，解令少清，初服二合。不知，即服三合。又不知，復加至五合。其知者，如醉狀，得吐者，爲中病。《外臺》烏頭湯治寒疝，腹中絞痛，賊風入攻，五臟拘急，不得轉側，發作有時，使人陰縮，手足厥逆，即此合桂枝湯方也。

大黄附子湯

《金匱》治脇下偏痛，發熱，其脈緊弦，此寒也，以温藥下之。

大黄二兩　附子二枚，炮　細辛二兩

右三味，以水五升，煮取二升，分温三服。若强人煮取二升半，分温三服。服後如人行四五里，進一服。

仲景治傷寒，熱邪痞聚心下，而挾陽虚陰盛之證，用附子瀉心湯之法矣。其雜證脅下偏痛，發熱爲陽，其脈弦緊，爲陰寒上逆者，復立此温藥下之一法。然仲景諄諄傳心，後世領略者鮮。《金匱》又别出一條，云其脈數而緊乃弦，狀如弓弦，按之不移。數脈弦者，當下其寒；脈緊而遲者，必心下堅；脈大而緊者，陽中有陰，可下之。讀者罔識其指，詎知皆以温藥下之之法耶？其曰當下其寒，曰陽中有陰，試一提出，其金鍼不躍然乎！

赤丸

治寒氣厥逆。

茯苓四兩　烏頭二兩，炮　半夏四兩，洗，一方用桂枝　細辛一兩，千金作人參

右四味末之，内真朱爲色，煉蜜丸如麻子大，先食酒飲下三丸，日再服，不知，稍增之，以知爲度。

已上十二方引證《金匱》證治。

論建中之法

《傷寒》有小建中湯一法，乃桂枝湯加膠飴共六味，治二三日，心悸而煩，欲傳不傳之邪。以其人中氣餒弱，不能送邪外出，故用膠飴之甘，小小建立中氣，以袪邪也。《金匱》有黄芪建中湯一法，於小建中湯内加黄芪，治虚勞裏急、自汗表虚、肺虚諸不足證，而建其中之衛氣也。《金匱》復有大建中湯一法，以其人陰氣上逆，胸中大寒，嘔不能食，而腹痛至極，用蜀椒、乾薑、人參、膠飴，大建其中之陽，以驅逐濁陰也。後人推廣其義，曰樂令建中湯，治虚勞發熱，以之並建其中之營血，曰十四味建中湯，治臟氣素虚，以之兩建其脾中、腎中之陰陽。仲景爲祖，後人爲孫，一脈淵源，猗歟盛矣！建中如天子建中和之極，揖遜征誅，皆建中内當然之事。虚羸之體，服建中後，可汗可下，誠足恃也。至理中則燮理之義，治中則分治之義。補中温中，莫非惠先京國之大端矣！緣傷寒外邪，逼處域中，法難盡用。仲景但於方首，以「小」

之一字，示其微意，至《金匱》治雜證，始盡建中之義。後人引伸觸類，曲暢建中之旨，學者必於前人之方，一一會其大意，庶乎心手之間，無入而不自得也。

論東垣升陽益胃湯、黄芪補胃湯二方彙方諸書採治惡寒之證其誤最大

惡寒一證，大率陽虚所致，有微、甚之不同。微者用桂枝湯加人參、黄芪，甚者並加附子。仲景之法，精且備矣！後世全不究心，但曰外感遵仲景，内傷法東垣，取東垣升陽益胃、黄芪補胃二湯，爲表虚惡寒之治，此不可不辨也。蓋表爲陽，表虚即表之陽虚，故惡寒也。與升陽益胃之方，迥不相涉。升陽益胃者，因其人陽氣遏鬱於胃土之中，胃虚不能升舉其陽，本《内經》火鬱發之之法，益其胃以發其火也。升陽方中，半用人參、黄芪、白朮、甘草益胃，半用獨活、羌活、防風、柴胡升陽。復以火本宜降，雖從其性而升之，不得不用澤瀉、黄連之降，以分殺其勢，製方之義若此。至黄芪補胃湯，則並人參不用，而用白芷、藁本、升麻、麻黄、黄柏，大升小降之矣。然陽火鬱於胃土之中，其時寒必兼時熱，其脈必數實，其證必燥渴，若不辨而簡其方，以治陽虚陰盛，有寒無熱，脈微不渴之惡寒，寧不殺人乎！

論扶陽助胃湯

此方乃東垣弟子羅謙甫所製。治虚寒逆上胃痛之證，遵《内經》寒淫於内，治以辛熱，佐以苦温之旨。用附子、乾薑之大辛熱者，温中散寒；用草豆蔻、益智仁，辛甘大熱者，驅逐胃寒，同爲主治；用甘草之甘温，白朮、陳皮之苦温，温養脾氣以佐之。寒水挾木勢侮土，故作急痛，用桂以伐腎邪，用芍藥以瀉肝火，用吴茱萸以泄胸中厥逆之氣，三使分猷而出，井井有條。謙甫師事東垣二十年，盡得東垣之學，觀此方以

扶陽助陰胃爲名〔一〕，明是中寒，繇於胃寒，一似韓柢和法門，較之升陽益胃不啻歧途矣。要知東垣治火鬱，發其火則煙熄；謙甫治無火，補其土則氣温，用方者可不辨之於蚤乎？語云：見過於師，方堪傳授；見與師齊，減師半德。謙甫真不愧東垣弟子矣！

論附子理中湯

理中湯，古方也。仲景於傷寒證，微示不用之意，故太陽誤下協熱而利，心下痞鞕，表裏不解，用理中湯加桂枝，而更其名曰桂枝人參湯。及治霍亂證，始仍理中之舊，此見理中非解外之具矣。然人身脾胃之地，總名中土，脾之體陰而用則陽，胃之體陽而用則陰，理中者兼陰陽體用而理之，升清降濁兩擅其長。若脾腎兩臟陽虚陰盛，本方加附子，又以理中之法兼理其下，以腎中之陽，較脾中之陽，關係更重也。後人更其名曰附子補中湯，换一「補」字，去兼理之義遠矣。《寶鑒》復於本方加白芍、白茯、厚朴、草豆蔻、陳皮，名曰附子温中湯。治中寒腹痛自利，完穀不化，脾胃虚弱，不喜飲食，懶言，困倦，嗜臥等證，反重健運之陽，不重蟄藏之陽，爚亂成法，無足取也。夫既重温脾，附子可以不用。既用附子温腎，即不當雜以白芍之酸寒。況完穀不化，亦豈厚朴、陳皮、豆蔻所能勝哉。嗟夫！釜底有火，乃得腐熟水穀，冷灶無煙，世寧有不炊自熟之水谷耶？後人之不逮古昔遠矣？今人競宗補腎不如補脾，不知此語出自何典，而庸俗方信爲實有是説，豈非俚淺易入耶！又《三因》桂香丸、《潔古》漿水散，未免太過；《仲醇》脾腎雙補丸，未免不及。太過則陽亢，不及則陰凝，總不若附子理中之無偏無頗矣。

〔一〕陰　三味書局本爲「其」。

論增損八味丸

古方崔氏八味丸，用附桂二味陽藥，入地黄等六味陰藥之中，《金匱》取治脚氣上入，少腹不仁，其意頗微。蓋地氣上加於天，則獨用薑附之猛以勝之。地氣纔入少腹，適在至陰之界，無事張皇，所以但用陽藥加於陰藥内，治之不必偏於陽也。至腎水泛溢，婦人轉胞，小便不利，則變其名爲腎氣丸，而藥仍不變。蓋收攝腎氣，則腎水歸源而小便自行，亦無取偏陽爲矣。觀此，則治陽虚陰盛之卒病，其當用純陽無陰，更復何疑！後人於脚氣入腹，少腹不仁，而見上氣喘急，嘔吐自汗，不識其證，地氣已加於天，襲用此方不應，乃云此證最急，以腎乘心，水尅火，死不旋踵，用本方加附桂各一倍，終是五十步笑百步。不達卒病大關，徒以腎乘心，水尅火，五臟受尅爲最急，不知五臟互相尅賊，危則危矣，急未急也。厥後朱奉議治脚氣，變八味丸爲八味湯，用附子、乾薑、芍藥、茯苓、甘草、桂心、人參、白朮，其義頗精。於中芍藥、甘草、人參，臨證更加裁酌，則益精矣。奈何無識之輩，復以此湯插入己見，去桂心，加乾薑、地黄，以陰易陽，奚啻千里。而方書一概混收，詎識其爲奉議之罪人乎！

論《三因》治自汗用芪附朮參附三方

黄芪一兩，附子五錢，名芪附湯。白朮一兩，附子五錢，名朮附湯。人參一兩，附子五錢，名參附湯。三方治自汗之證，審其合用何方，煎分三服服之。其衛外之陽不固而自汗，則用芪附；其脾中之陽遏鬱而自汗，則用朮附；其腎中之陽浮游而自汗，則用參附。凡屬陽虚自汗，不能捨三方爲治耳。然三方之用則大矣。芪附可以治虚風，朮附可以治寒濕，參附可以壯元神，三者亦交相爲用。其所以祇用二物比而成湯，不雜他味者，用其所當用，功效若神，誠足貴也。年高而多姬妾者，每有所失，隨進參附湯一小劑，即優爲而不勞；仕宦之家，彌老而貌若童子，得力於此方者頗衆。故治自汗一端，不足以盡三方之長也。以黄芪、人參爲君，其長駕遠馭，附子固不能以自恣。朮雖不足以製附，然遇陽虚陰盛，寒濕沉錮，即生附在所必用，亦何取製伏爲耶？《金匱近效》白朮附子湯中，即本方加甘草一味，仲景取之以治痹證，豈非以節製之師，緩圖其成乎？急證用其全力，即不可製；緩證用其半力，即不可不製。至如急中之緩，緩中之急，不製而製，製而不製，妙不容言矣。

論《寶鑒》桂附丸

方用川烏、黑附、乾薑、赤石脂、川椒、桂六味爲丸，療風邪冷氣入乘心絡。臟腑暴感風寒，上乘於心，令人卒然心痛。或引背膂，乍間乍甚，經久不瘥。按此方原倣《金匱》九痛丸之例，治久心痛，而云暴感風寒，入乘於心，令人卒然心痛，則是素無其病，卒然而痛矣。卒病宜用湯以蕩之，豈有用丸，且服至一料之理？千萬方中獲此一方，有合往轍，又不達製方之藴，學者將何所宗乎？況邪在經絡，則治其經絡；邪在腑，則治其腑；邪在臟，則治其臟。此方即變爲湯，但可治臟病，不可治腑及經絡之病。蓋臟爲陰，可勝純陽之藥；腑爲陽，必加陰藥一二味，以監製其僭熱。經絡之淺，又當加和營衛，並宣導之藥矣。

論《得效》蓽撥丸

虚寒泄瀉，宜從温補，固矣。然久瀉不同暴病，且有下多亡陰之戒。方中用附子勝寒，當兼以參、朮，如理中之例可也。乃用乾薑復用良薑，用蓽撥復用胡椒，用丁香復用豆蔻，惟恐不勝其瀉，曾不思五臟氣絶於内，則下利不禁，其敢以一派香燥，坐耗臟氣耶？後人復製萬補丸，雖附子與人參、當歸、白朮同用，而仍蹈前轍，丁、沉、乳、茴、草蔻、肉蔻、薑、桂、華撥，既無所不有，更加陽起、鍾乳、赤脂石性之悍，冀圖澀止其瀉，而不知盡劫其陰，徒速人臟氣之絶耳，用方者鑒諸！

論《本事》温脾湯

學士許叔微製此方，用厚朴、乾薑、甘草、桂心、附子各二兩，大黄四錢，煎六合頓服。治錮冷在腸胃間，泄瀉腹痛，宜先取去，然後調治，不可畏虚以養病也。叔微所論，深合仲景以温藥下之之法。其大黄止用四錢，更爲有見。夫錮冷在腸胃而滑泄矣，即温藥中寧取多用大黄之猛重困之乎〔一〕？減而用其五之一，乃知叔微之得於仲景者深也。仲景云：病人舊微溏者，梔子湯不可與服。又云：太陰病脈弱便利，設當行大黄芍藥者，宜減之，以其人胃氣弱，易動故也。即是觀之，腸胃錮冷之滑泄，而可恣用大黄耶？不用則温藥必不能下，而久留之邪，非攻不去。多用則温藥恐不能製，而洞下之勢，或至轉增。裁酌用之，真足法矣！《玉機微義》未知此方之淵源，不爲首肯，亦何貴於論方哉！

論《本事》椒附散

治項筋痛連背髀不可轉移。方用大附子一枚，炮去皮臍爲末，每服二錢。用川椒二十粒，以白麵填滿，水一盞，生薑七片，同煎至七分，去椒入鹽，空心服。叔微云：予一親患此，服諸藥無效，嘗憶《千金髓》

〔一〕取　三味書局本爲「敢」。

有腎氣攻背强一證，處此方與之，一服瘥。觀此而昌《陰病論》中，所謂地氣從背而上入者，頃之頸筋粗大，頭項若冰，非臆説矣。夫腎藏真陽，陽盛則百骸温煖，陽衰則一身沍寒。至陽微則地氣上逆者，其冷若冰，勢所必至。此但項筋痛連背髀，殊非暴證，且獨用附子爲治，則暴病必藉附子全力，大劑服之，不待言矣。少陵詩云：「奇文共欣賞，疑義相與析〔一〕。」安得起宋代之叔微，劇談陰病乎？

〔一〕奇文共欣賞，疑義相與析　按這兩句詩出自晉陶淵明《移居》，非杜少陵作品。

醫門法律卷三

中風門 論一篇，法四十一條，律六條

中風論

喻昌曰：中風一證，動關生死安危，病之大而且重，莫有過於此者。《内經》風、痹、痿、厥四證，各有顓論，獨風論中，泛及雜風。至論中風，惟曰風中五臟六腑之俞，亦爲臟腑之風，各入其門戶所中，則爲偏風，不過兩述其名而已。後論五臟並胃腑之風，亦但各述其狀而已。賴仲景《金匱》書表章先聖云：夫風之爲病當半身不遂，或但臂不舉者，此爲痹。脈微而數，中風使然。又云：寸口脈浮而緊，緊則爲寒，浮則爲虛，寒虛相搏，邪在皮膚。浮者血虛，絡脈空虛，賊邪不瀉，或左或右，邪氣反緩，正氣即急。正氣引邪，喎僻不遂。邪在於絡，肌膚不仁；邪在於經，即重不勝；邪入於腑，即不識人；邪入於臟，舌即難言，口流涎沫。又云：寸口脈遲而緩，遲則爲寒，緩則爲虛。營緩則爲亡血，衛緩即爲中風。邪氣中經，則身癢而癮疹，心氣不足，邪氣入中，則胸滿而短氣，以及五臟風脈死證。語語金鍼，大有端緒之可求矣。仲景以後，英賢輩出，方書充棟，何反漫無取裁，坐令中風一證，鮮畫一之法，治之百不一效。昌生也晚，敢辭不敏，逐條引伸《内經》、仲景聖法爲治例，而先立論以括其要焉。然世咸知仲景爲立方之祖。至中風證，仲景之方，首推侯氏黑散爲主方，後人罔解其意，謹並明之。夫八風之邪，皆名虛邪，人身經絡，營衛素盛者，無從入之，入之者，因其虛而襲之耳。《内經》謂以身之虛，而逢天之虛，兩虛相感，其氣至骨，

入則傷五臟，工候禁之不能傷也。又謂賊風數至，虚邪朝夕，内至五臟骨髓，外傷空竅肌膚。《靈樞》亦謂聖人避邪如避矢石。是則虚邪之來，爲害最烈，惟良工知禁之，聖哲知避之矣。然風爲陽邪，人身衛外之陽不固，陽邪乘陽，尤爲易入，即如偏枯不仁，要皆陽氣虚餒，不能充灌所致。又如中風卒倒，其陽虚更審。設非陽虚，其人必輕矯便捷，何得卒倒耶？仲景之謂脉微而數，微者指陽之微也，數者指風之熾也。所出諸脉諸證，字字皆本陽虚爲言。然非仲景之言，而《内經》之言也。《内經》謂天陰則日月不明，邪害空竅，可見風性善走空竅，陽虚則風居空竅，漸入腑臟。此惟離照當空，羣邪始得畢散，若胸中之陽不治，風必不出矣。扁鵲謂虢太子尸厥之病，曰上有絶陽之絡，下有破陰之紐，見五絡之絡於頭者，皆爲陽絡，而邪阻絶於上，其陽之根於陰，陰陽相紐之處，而正復破散於下，故爲是病。古人立言之精若此。仲景以後，醫脉斬焉中斷，後賢之特起者，如劉河間則主火爲訓，是火召風入，火爲本，風爲標矣。李東垣則主氣爲訓，是氣召風入，氣爲本，風爲標矣。朱丹溪則主痰爲訓，是痰召風入，痰爲本，風爲標矣。然一人之身，每多兼三者而有之，曷不曰陽虚邪害空竅爲本，而風從外入者，必挾身中素有之邪，或火或氣或痰而爲標耶？王安道謂審其爲風，則從《内經》，審其爲火爲氣爲痰，則從三子，徒較量於彼此之間，得非無權而執一耶？且從三子，固各有方論可守，從《内經》果何着落耶？中風門中，大小續命湯及六經加減法，雖曰治風，依然後人之法也。《金匱》取《古今録驗》續命湯，治風痱之身無痛，而四肢不收者。仲景所重，原不在此，所重維何？則驅風之中，兼填空竅，爲第一義也。空竅一實，庶風出而不復入，其病瘳矣。古方中有侯氏黑散，深得此意，仲景取爲主方，隨製數方，輔其未備，後人目覩其方，心炫其指，詎知仲景所爲心折者，原有所本，乃遵《内經》「久塞其空，是謂良工」之語耶？觀方下云，服六十日止，藥積腹中不下矣，久塞其空，豈不彰明哉？後人以無師之智爚亂成法，中風之初，治其表裏，風邪非不外出，而重門洞開，出而復入，乃至莫禦者多矣。又謂一氣微汗，一旬微利，要亦五十步之走耳。正如築堤禦水，一旬一氣，正程功課效之日，豈有姑且開堤泄水，重加板築之理哉？是以後人委曲偏駁，不似先聖直切精粹，諸家中風方論，直是依樣葫蘆，不足觀矣。非然也，三人行必有我師，況綜列羣方，贊其所長，核其所短，俾學者一簡勘而心地朗然，坐進此道，用之如鍾離丹熟，銅鐵皆金，其師資於前賢，豈不大耶？謹論。

中風之脈，各有所兼，兼則益造其偏，然必顯呈於脈。

蓋新風挾舊邪，或外感，或内傷，其脈隨之忽變。兼寒則脈浮緊，兼風則脈浮緩，兼熱則脈浮數，兼痰則脈浮滑，兼氣則脈沉澀，兼火則脈盛大，兼陽虛則脈微，亦大而空，兼陰虛則脈數，亦細如絲。陰陽兩虛則微數，或微細，虛滑爲頭中痛，緩遲爲營衛衰。大抵陽浮而數，陰濡而弱，浮滑沉滑，微虛散數，皆爲中風。然虛浮遲緩，正氣不足，尚可補救；急大數疾，邪不受製，必死無疑。若大數未至急疾，猶得不死，《經》言風氣之病，似七診而非，故言不死，可見大數爲風氣必有之脈，亦未可定爲死脈耳。

岐伯謂各入其門戶所中，則爲偏風。仲景謂風之爲病，當半身不遂，或但臂不舉者，此爲痹，脈微而數，中風使然。

門戶指入絡入經入腑入臟言也。《經》言百病之生，必先於皮毛，邪中之，則腠理開，開則邪入。客於絡脈留而不去，傳入於經，留而不去，傳入於腑，廪於腸胃，此則風之中人，以漸而深，其人之門戶，未至洞開，又不若急虛卒中，入臟之驟也。仲景會其意，故以臂不舉爲痹，敘於半身不遂之下，謂風從上入，臂先受之，所入猶淺也。世傳大拇一指獨麻者，三年内定中風，則又其淺者矣。然風之中人，必從營衛而入，風入營衛，則營脈改微，衛脈改數，引脈以見其人，必血舍空虛而氣分熱熾，風之繇來，匪朝伊夕也。

《内經》言偏枯者不一，曰汗出偏阻，曰陽盛陰不足，曰胃脈内外大小不一，曰心脈小堅急，曰腎水虚。《靈樞》亦敘偏枯於熱病篇中，皆不言風，皆不言其本於何邪。豈非以七情飢飽房室，凡能虚其臟氣，致營衛經脈，痹而不通者，皆可言邪耶？河間主火立説，即腎水虚，陽盛陰不足之一端也。東垣主氣立説，即七情鬱遏之一端也。丹溪主痰立説，即飲食傷脾之一端也。一病之中，每多兼三者而有之。安在舉一以括其他乎？《經》云不能問其虚，安問其餘？偏枯病，陽盛陰不足固有之，而陽氣虚衰，痹而不通者尤多，可問其餘耶？

中絡者，肌膚不仁；中經者，軀殼重着；中腑即不識人；中臟即舌難言，口流涎沫。然中腑必歸胃腑，中臟必歸心臟也。

中絡邪止入衛，猶在經脈之外，故但肌膚不仁；中經則邪入於營脈之中，内而骨、外而肉皆失所養，故軀殼爲之重着，然猶在軀殼之間；至入腑入臟，則離軀殼而内入邪中深矣。腑邪必歸於胃者，胃爲六腑之總司也，稟於腸胃，非舉大小二腸並重。蓋風性善行空竅，水穀入胃則胃實腸虚，風邪即迸入腸中，少頃水穀入腸，則腸實胃虚，風復迸入胃中，見胃風必奔迫於二腸之間也。風入胃中，胃熱必盛，蒸其津液，結爲痰涎，壅塞隧道，胃之支脈絡心者，纔有壅塞，即堵其神氣出入之竅，故不識人也。諸臟受邪至盛，必迸入於心而亂其神明，神明無主，則舌縱難言，廉泉開而流涎沫也。

偏枯病脈之遲緩，見於寸口，營衛之行不逮也。外則身癢而癮疹，内則胸滿而短氣，營脈内外，邪氣充斥，去府不遠矣。

脈之行度，一晝一夜，復朝寸口，營衛氣衰，寸口之脈，遲緩不逮，身癢癮疹，非但風見於外，由營衛氣弱，自致津凝血滯也。胸滿非獨風見於内，由營衛不行，邪混胸中，阻遏正氣也。營衛氣衰，邪之入腑入臟，孰從禁之？故以寸口脈辨其息數，斯邪入之淺深，可得而諦之耳。

昔人云：中腑多着四肢。用一「多」字，明是卜度之辭。乃遂執此語，以當中腑見症，何其疏耶？夫四末在軀殼之外，非腑也，若謂脾主四肢，脾更屬臟而非腑矣。大抵風淫末疾，但是風淫於内，毋論中經中腑中臟〔一〕，必四末爲之不用，其不專屬中腑明矣。

然則四肢何以不舉耶？人身營衛，正行於軀殼之中者也。風入營衛，即邪氣盛而本氣衰，如樹枝得風，非摇則折，故知四肢不舉者，營衛之氣短縮不行所致也。

中臟多滯九竅，此亦卜度之辭，五臟開竅於眼、耳、鼻、口、舌固矣。而前後二陰之竅，又屬腑不屬臟，未可並舉也。五臟非一齊俱中，但以何竅不利，驗何臟受邪差可耳。然諸家捨外候，别無内諦之法，且無畫一之方，又何疏耶？蓋風中入臟，關係生死安危，辨症既不清，用藥自不當，故特引《内經》《金匱》奥義，詳之如左。

風中五臟，後世忽略，諸家方論，無津可問。兹會《經》意，以明其治。《經》曰肺中於風，多汗惡風時咳，晝差暮甚，診在眉上其色白，此舉其外候也。《金匱》曰肺中風狀，口燥而喘，身運而重，胃虚而腫脹，則並詳其内證矣。《經》曰死肺脈來，如物之浮，如風吹毛，此形其浮散之狀也。至《金匱》則曰肺死臟浮之虚，按之弱如葱葉，下無根者死，合沉以徵其浮，而臟氣之存否，始得焕然無疑矣。大凡仲景表章《内

〔一〕毋　原作「母」，據三味書局改。

經》，皆自出手眼，以述爲作，學者知之，他臟仿此。

風既中肺，則火熱隨之，耗其津液，搏其呼吸，口燥而喘，勢有必至。然未入之先，已傷及營衛所主之肌肉，水穀所容之胃腑，逮風入肺，而亂其魄，運用之機盡失，故身運而重，胃虚而腫脹等證，相因互見也。然臟氣未絶，猶屬可生，若脈見浮之而虚，其臟真欲散可知，加以有浮無沉，按之弱如葱葉，則在上之陽不下入於陰矣。其下無根，則孤陰且以漸而亡矣。《内經》死陰之屬，不過三日而死者，正指此等無根之脈而言也。

《經》曰：肝中於風，多汗惡風，善悲色蒼，嗌乾善怒，時憎女子，診在目下，其色青。《金匱》曰：肝中風者，頭目瞤，而脅痛[一]，行常傴，令人嗜甘，肝死臟，浮之弱，按之如索不來，或曲如蛇行者，死。

風木之臟，更中於風，風性上摇，必頭目瞤動，風耗血液，必筋脈縱急，其死脈浮之弱，按之如按索不來，則浮沉之間，陰陽已見決離，或曲如蛇行，仍是上下不動，惟在中者盡力奔迫，皆臟氣垂絶之象也。

《經》曰：心中於風，多汗惡風，焦絶，善怒嚇，病甚則言不可快，診在口，其色赤。《金匱》分爲二候，其曰心中風者，翕翕發熱，不能食，心中飢，食即嘔吐，此外因也。其曰心傷者，勞倦即頭面赤而下重，心中痛而自煩發熱，當臍跳，其脈弦，此内因也。心死藏浮之實，如麻豆，按之益躁疾者，死。

心臟中風，分之爲二者，其一以外入之風，必從他臟迸至，心不受邪故也。宜隨其臟氣，兼去其風。其一以七情内傷神明，真陰不守，而心火炎上，頭目發赤，臟真既從火上炎，陰之在下者，無陽以舉之，則

[一]而　《金匱要略·五臟風寒積聚病脈證並治第十一》作「兩」。

下重；其衛外之陽不得入通於心，則發熱；其受盛之腑，臟氣不交鬱而内鼓，則當臍跳動。死心脈，《内經》形容不一，仲景總會大意，謂心臟垂絶之脈，一舉一按，短數而動，浮沉不可息數之狀若此。

《經》曰：脾中風狀，多汗惡風，身體怠惰，四肢不欲動，色薄微黄，不嗜食，診在鼻上，其色黄。《金匱》曰：脾中風者，翕翕發熱，形如醉人，腹中煩重，皮目瞤瞤而短氣。脾死臟，浮之大堅，按之如覆杯潔潔，狀如摇者，死。

風入脾臟，爲賊邪外掣皮目，内亂意識，四肢怠惰，形如醉人，有必至也。加以胸中短氣，脾臟之傷已見一斑。若脈更來去至止不常，浮之益大堅，是爲獨陽，按之潔潔，狀如摇，是爲獨陰，故其動非活動，轉非圓轉，非臟氣之垂絶而何？

《經》曰腎風之狀，多汗惡風，面龐然如腫，脊痛不能正立，其色炲，隱曲不利，診在肌上，其色黑。《金匱》闕此。腎死臟，浮之堅，按之亂如轉丸，益下入尺中者死。

面龐然浮腫者，腎氣不能蟄封收藏，濁氣上干於面也。脊痛不能正立者，腎間生氣不鼓，腰府憊而傴俯，與隱曲不利，同一源也。《金匱》雖見缺文，大要兩腎藏精宅神，一身根本，多欲致虚，風最易入，腰曲脊垂，舌卷，小便不禁，皆其候也。中腎從來兼此四者，本實先撥可知。然腎藏真陽，腎基未壞，真陽可居，必無死脈。若浮之而堅，陽已離於陰位，按之亂如轉丸，則真陽摶激而出，不能留矣。若益下入尺中，則真陽先去，所餘孤陰，亦亂而下趨，正所謂陽從上脱，陰從下脱也。

風中入臟，最防迸入於心，後世悉用腦、麝，引風入心，尤而效之，莫有知其非者，兹舉《金匱》二方，以明其治。

侯氏黑散　治中風四肢煩重，心中惡寒不足者，《外臺》用之以治風癲。仲景製方，皆匠心獨創，乃於中風證，首引此散，豈非深服其長乎？夫立方而但驅風補虚，誰不能之？至於驅之補之之中，行其堵截之法，則非思議可到。方中取用礬石，以固澀諸藥，使之留積不散，以漸填其空竅，服之日久，風自以漸而熄。所以初服二十日，不得不用温酒調下，以開其痹着，以後則禁諸熱食，惟宜冷食。如此再四十日，則藥積腹中不下，而空竅填矣。空竅填，則舊風盡出，新風不受矣。蓋礬性得冷即止，得熱即行，故囑云熱食即下矣。冷食自能助藥力，抑何用意之微耶？

風引湯　治大人風引，少小驚癇瘛瘲，日數十發，醫所不療，除熱方可。見大人中風牽引，少小驚癇瘛瘲，正火熱生風，五臟亢甚，歸迸入心之候。蓋驚癇之來，初分五臟，後迸入心，故同治也。巢氏用此治脚氣，豈非以石性易於下達，可勝其濕熱，不使攻心乎！夫厥陰風木，與少陽相火同居，火發必風生，風生必挾木勢，侮其脾土，故脾氣不行，聚液成痰，流注四末，因成癱瘓。用大黄爲君，以蕩滌風火熱濕之邪矣。隨用乾薑之止而不行者以補之，用桂枝甘草以緩其勢，用諸石藥之澀以堵其路，而石藥之中，又取滑石石膏清金以伐其木，赤白石脂厚土以除其濕，龍骨牡蠣以收斂其精神魂魄之紛馳，用寒水石以助腎水之陰，俾不爲陽光所劫。更用紫石英以補心神之虚，恐主不安，則十二官皆危也。明此以治入臟之風，游刃有餘矣。何後世以爲石藥過多，捨之不用，而用腦麝以散其真氣，花蛇以增其惡毒，智耶？愚耶？吾不解矣。

按《金匱》「風引湯」，當在「侯氏黑散」之下，本文有「正氣引邪、喎僻不遂」等語，故立方即以「風引」名之。侯氏黑散，顓主補虚以熄其風。此方兼主清熱火濕，以除其風也。集者誤次於「寸口脈遲而緩」之下，則證與方不相涉矣。

風中五臟，其來有自，臟氣先傷，後乃中之，火、熱、氣、濕、痰、虛，六賊勾引深入，一旦卒倒無知，遍身牽引，四末不用，但得不死亦成癱瘓，何臟先傷，調之使平，不令迸入於心，乃爲要也。

五臟各藏一神，不可傷之，《經》謂神傷於思慮則肉脱，意傷於憂愁則肢廢，魂傷於悲哀則筋攣，魄傷於喜樂則皮槁，志傷於盛怒則腰膝難以俛仰。是風雖未入，臟真先已自傷。火熱氣濕痰虛，迎之內入，多汗惡風等證，因之外出，治之難矣！善治者，乘風未入，審其何臟先傷何邪，徹土綢繆，最爲扼要之法也。

中風外證，錯見不一。風火相煽，多上高巔。風濕相搏，多流四末。手足麻木，但屬氣虛。關節腫痹，濕痰凝滯。

偏正頭痛愈風丹，目蠕面腫胃風湯，風濕薏苡仁湯，排風湯，麻木人參補氣湯，腫痹舒筋散。

寒熱似瘧，解風爲宜。風臟痰隧，搜風最當。

痹風散，搜風丸。

經絡及腑，治分淺深，表裏之邪，大禁金石。

中絡，桂枝湯，中經，小續命湯加減，表裏兼治，防風通聖散，祛風至寶膏，攻裏，三化湯、搜風丸。

左癱右瘓，風入筋骨。宣導其邪，緩以圖之。

舒筋保安散。

卒中灌藥，宜用辛香開痰行氣，調入蘇合。

南星湯調蘇合丸，順風散，匀氣散，稀涎散。

四肢不舉，有虚有實。陽明虚，則宗筋失潤，不能束骨而利機關；陽明實，則肉理致密，加以風邪内淫，正氣自不周流也。

虚用六君子湯，實用三化湯合承氣湯。

口眼喎斜，邪急正緩。左急治左，右急治右。先散其邪，次補其正。

左急三聖散，右急匀氣散。

轉舌正舌，方名雖美，少陰脈縈舌本，三年之艾不言標矣，資壽解語，猶爲近之。

轉舌膏，正舌散，資壽解語湯。

風初入腑，肌肉蠕瞤，手足牽强，面腫能食，胃風宜投。

胃風湯

風初入臟，發熱燥煩，先用瀉青，兼解表裏。次用愈風，磨入四白。

瀉青丸，愈風湯，四白丹。

養血豁痰，枘鑿不入，先其所急，不宜並施。

養血大秦艽湯，當歸地黄湯，天麻丸，豁痰滌痰湯，青州白丸子，熱痰竹瀝荆瀝湯，貝母瓜蔞散，陰虚夾痰《千金》地黄湯。

心火内蘊，膻中如燔。涼膈清心，功見一班。心血内虧，恍惚不寐。服二丹丸，可以安睡。火盛壯水，勿辭迂緩。水升火降，枯回燥轉。

涼膈散，清心散，二丹丸，壯水地黄湯。

真陽上脱，汗多肢冷。氣喘痰鳴，此屬不治。黑錫三建，引陽回宅。水土重封，虞淵浴日。

黑錫丹，三建二香湯。

腎水泛痰，真陽未脱。治以星附，十中九活。

星附湯。

外風暴發，内風易熾。熱溉甘寒，避居密室。毋見可欲，毋進肥鮮。謹調千日，重享天年。

世傳中風之人，每遇外風一發，宜進續命湯以禦之。殊爲不然，風勢纔定，更用續命湯重引風入，自添蛇足也。惟用甘寒藥頻頻熱服，俾内不召風，外無從入之路。且甘寒一可息風，二可補虚，三可久服，何樂不用耶？

律五條

凡風初中經絡，不行外散，反從内奪，引邪深入者，醫之過也。

治中風壹如治傷寒，不但邪在三陽引入三陰爲犯大禁，即邪在太陽引入陽明、少陽，亦爲犯禁也。故風初中絡，即不可引之入經，中經即不可引之入腑，中腑即不可引之入臟。引邪深入，釀患無窮，乃至多死少生，可無戒歟？

凡治中風自汗證，反利其小便者，此醫之過也。

毋論風中淺深，但見自汗，則津液外出，小便自少。若更利之，使津液下竭，則營衛之氣轉衰，無以製風火之勢，必增其煩熱，而真陰日亡也。況陽明經利其小便，尤爲犯禁，少陰經利其小便，必失溲而殺人矣，可無戒歟？

凡治中風病，不明經絡腑臟，徒執方書，妄用下法者，必至傷人，醫之罪也。

風中經絡，祇宜宣之使散，誤下則風邪乘虛入腑入臟，釀患無窮。若夫中臟之候，多有平素積虛，臟真不守者，下之立亡，不可不慎。惟在胃腑一證，内實便秘者，間有可下。然不過解其煩熱，非大下也。所謂一氣之微汗，一旬之微利，亦因可用始用之。至於子和以下立法，機要以中臟者宜下爲言，則指下爲定法，胡可訓耶？然中臟有緩急二候，中腑日久，熱勢深極，傳入臟者，此屬可下而下，必使風與熱俱去。填其空竅，則風不再生，若開其瘀壅，必反增風勢，何以下爲哉？其卒虛身中急證，下藥入口，其人即不甦矣，可無辨歟？後世以中腑之便秘，指爲中臟，見其誤下，不致損人，益信子和《機要》之法爲可用，設遇真中臟證，下不中病，難可復追矣。

凡治中風四肢不舉證，不辨虛實，妄行補瀉者，醫之過也。

四肢不舉，皆屬脾土，膏粱太過，積熱内壅者，爲脾土瘀實，宜瀉以開其壅。食少體羸，怠惰嗜臥者，爲脾土虛衰，宜補以健其運。若不辨而實者補之，虛者瀉之，寧不傷人乎！

凡治外中於風，不辨内挾何邪，誤執一家方書，冀圖弋獲，其失必多，醫之過也。風邪從外入者，必驅之使從外出。然挾虚者，非補虚則風不出；挾火者，非清熱則風不出；挾氣者，非開鬱則風不出；挾濕者，非導濕則風不出；挾痰者，非豁痰則風不出。河間、東垣、丹溪，各舉一端，以互明其治。後學不知變通，但宗一家爲主治，倘一病兼此五者，成方果安在？況不治其所有，反治其所無，寧不傷人乎！

附風痱法一條

岐伯謂中風大法有四，一曰偏枯，半身不遂；二曰風痱，於身無痛，四肢不收；三曰風懿，奄忽不知人；四曰風痹，諸痹類風狀。後世祖其説而無其治。《金匱》有《古今錄驗》三方，可類推之。

《經》謂内奪而厥，則爲風痱。仲景見成方中，有治外感風邪兼治内傷不足者，有合經意，取其三方，以示法程。一則曰《古今録驗》續命湯，再則曰《千金》三黄湯，三則曰《近效》白朮附子湯。前一方治營衛素虚而風入者，中一方治虚熱内熾而風入者，後一方治風已入臟，脾腎兩虚，兼諸痹類風狀者。學者當會仲景意，而於淺深寒熱之間，以三隅反矣。

《古今録驗》續命湯，《千金》三黄湯，《近效》白朮附子湯。

附風懿

按，風懿曰奄忽不知人，即該中風卒倒内。《金匱》不重舉其證，意可知矣。

附風痹法七條

中風四證，其一曰風痹，以諸痹類風狀，故名之也。然雖相類，實有不同，風則陽先受之，痹則陰先受之耳。致痹之因，曰風、曰寒、曰濕，互相雜合，匪可分屬。但以風氣勝者爲行痹，風性善行故也。以寒氣勝者爲痛痹，寒主收急故也。以濕氣勝者爲著痹，濕主重滯故也。

邪之所中，五淺五深，不可不察。在骨則重而不舉，在筋則屈而不伸，在肉則不仁，在脈則血凝而不流，在皮則寒。此五者，在軀殼之間，皆不痛也。其痛者隨血脈上下，寒凝汁沫排分肉而痛，雖另名周痹，亦隸於血脈之中也。骨痹不已，復感於邪，内舍於腎；筋痹不已，復感於邪，内舍於肝；脈痹不已，復感於邪，内舍於心；肌痹不已，復感於邪，内舍於脾；皮痹不已，復感於邪，内舍於肺。此五者，亦非徑入五臟也。五臟各有合病，久而不去，内舍於其合也。蓋風、寒、濕三氣，雜合牽製，非若風之善行易入，故但類於中風也。

《經》論諸痹至詳，然有大闕，且無方治，《金匱》補之，一曰血痹，二曰胸痹，三曰腎着，四曰三焦痹。

《金匱》論血痹，謂尊榮人，骨弱肌膚盛，重困疲勞汗出〔一〕，臥不時動摇，加被微風遂得之。但以脈自微澀，在寸口關上小緊，宜鍼引陽氣，令脈和緊去則愈。血痹陰陽俱微，寸口關上微，尺中小緊，外證身體不仁，如風痹狀，黄芪桂枝五物湯主之。

《經》但言在脈則血凝而不流，《金匱》直發其所以不流之故，言血既痹，脈自微澀，然或寸或關或尺，

〔一〕困　三味書局本作「因」。

其脈見小緊之處，即風入之處也。故其鍼藥所施，皆引風外出之法也。

《金匱》論胸痹脈證，並方治繹明，入二卷「胸寒痹痛」條下，此不贅。

《金匱》腎着之病，其人身體重，腰中冷如坐水中，形如水狀，反不渴，小便自利，飲食如故，病屬下焦。身勞汗出，衣裏冷濕，久久得之，腰以下冷痛，腹重如帶五千錢，甘薑苓朮湯主之。

《經》但言骨痹不已，復感於邪，内舍於腎。仲景知濕邪不能傷腎臓之真，不過舍於所合，故以身重腰冷等證爲言，曰飲食如故，曰病屬下焦，意可知矣。然濕土之邪，賊傷寒水，恐害兩腎所主生氣之原，關係尤大，故特舉腎着一證，立方以開其痹着。

《金匱》復有總治三痹之法，今誤編「曆節」、「黄汗」之下，其曰諸肢節疼痛，身體魁瘰，脚腫如脱，頭眩短氣，遇濕欲吐，桂枝芍藥知母湯主之是也。

短氣，中焦胸痹之候也。屬連頭眩，即爲上焦痹矣。遇濕欲吐，中焦痹也。脚腫如脱，下焦痹也。肢節疼痛，身體魁瘰，筋骨痹也。營衛筋骨，三焦俱病，又立此法以治之，合四法以觀精微之藴，仲景真百世之師矣。

治痹諸方，不另立門，姑附風門之後，實與治風不侔，不可誤施。痹症瑣屑，不便立法者，俱於用方條下發之，宜逐方細玩。

律一條

凡治痹症，不明其理，以風門諸通套藥施之者，醫之罪也。

痹症非不有風，然風入在陰分，與寒濕互結，擾亂其血脈，致身中之陽，不通於陰，故致痹也。古方多有用麻黄白芷者，以麻黄能通陽氣，白芷能行營衛。然已入在四物、四君等藥之内，非顯發表明矣。至於攻裏之法，則從無有用之者，以攻裏之藥，皆屬苦寒，用之則陽愈不通，其痹轉入諸腑，而成死症者多矣。可無明辨而深戒歟？

風門雜法七條

鶴膝風者，即風寒濕之痹於膝者也。如膝骨日大，上下肌肉日枯細者，且未可治其膝，先養血氣，俾肌肉漸榮，後治其膝可也。此與治左右半身偏枯之證大同。夫既偏枯矣，急溉其未枯者，然後既枯者，得以通氣而復榮。倘不知從氣引血，從血引氣之法，但用麻黄防風等散風之套藥，鮮有不全枯而速死者。故治鶴膝風而亟攻其痹，必並其足痿而不用矣。比而論之，其治法不益明乎？

古方治小兒鶴膝風，用六味地黄丸，加鹿茸牛膝共八味，不治其風，其意最善。蓋小兒非必爲風、寒、濕所痹，多因先天所禀腎氣衰薄，陰寒凝聚於腰膝而不解，從外可知其内也。故以六味丸補腎中之水，以鹿茸補腎中之火，以牛膝引至骨節，而壯其裹擷之筋，此治本不治標之良法也，舉此爲例而推之。

破傷風之證最難治，人之壯盛者，隨其外證，用表、裏、中三法，及驅風之藥，此無難也。人之素弱，及老人小兒，或因跌仆去血過多，或因瘡口膿水淋漓未合，風邪乘虚，深入血分者，宜比治血痹之例，四物湯中，加去風藥可也。其元氣大虚，不勝外風，昏迷厥逆，證屬危急者，先進獨參湯，隨進星附湯，驅治虚風可也。其外科及軍中備急諸方，皆爲壯盛者而設，預備以俟破傷證，隨即灌藥，故其功效敏捷，非方之有奇特也。倘風入既久，必難爲功矣。欲爲大醫，備急諸藥，不可不蓄。和榮湯；急風散；獨聖散。

再論半身不遂，口眼喎斜，頭目眩運，痰火熾盛，筋骨時疼。乃原於血虛血熱，挾痰挾火，經絡肌表之間，先已有其病根，後因感冒風寒，或過嗜醇酒膏粱而助痰火，或惱怒而逆肝氣，遂成此證。其在於經絡肌表筋骨之間，尚未入於臟腑者，並以通營衛爲治，如和榮湯中，有補血活血之功，不至於滯；有健脾燥濕消痰之能，不致於燥。又清熱，運動疏風，開經絡，通腠理，內固根本，外散病邪，王道劑也，多服可以見功。

凡治癘風之法，以清營衛爲主，其汗宜頻發，血宜頻刺，皆清營衛之捷法也。生蟲由於肺熱，其清肅之令不行，故由皮毛漸入腠理胃腸，莫不有蟲。清其金，則蟲不驅自熄，試觀金風一動，旱魃絕蹤，其理明矣。然清肺亦必先清營衛，蓋營衛之氣，腐而不清，傳入於肺，先害其清肅之令故也。苦藥雖能瀉肺殺蟲〔一〕〔二〕，亦能傷胃，不可久服。胃者，營衛從出之源也。久服苦寒，營衛轉衰，而腐敗壅鬱，不可勝言矣。所以苦參丸之類，營衛素弱，穀食不充之人，不宜服也。大楓子油，最能殺蟲驅風，然復過於辛熱，風未除而自先壞者〔三〕，多矣。其硫黃酒服之，必致腦裂之禍。又醉仙散入輕粉和末，日進三服，取其人昏昏若醉，毒涎從齒縫中出，癘未瘥而齒先落矣。蓋除癘之藥，服之近而少，癘必不除，服之久且多，癘雖除，藥之貽害更大，惟易老祛風丸、東坡四神丹二方，可以久服取效，取爲法焉。祛風丸。四神丹。

要知脈風成則爲癘，然人之營血，正行於十二經脈之中者也。用平善之藥，生血清熱爲主，驅風殺

〔一〕苦　三味書局本作「若」。
〔二〕肺　三味書局本作「火」。
〔三〕自　三味書局本作「目」。

蟲爲輔，更行汗之刺之之法，無不愈者。且非極意懲創之人，不可與治，以戒色慾、禁口腹二者，非烈漢不能也。

痛風，一名白虎歷節風，實即痛痹也。《經》既言以寒氣勝者，爲痛痹矣。又言凡傷於寒者，皆爲熱病，則用藥自有一定之權衡。觀《金匱》用附子烏頭，必用於表散藥中，合桂枝麻黄等藥同用，即發表不遠熱之義。至攻裏必遵《内經》不遠於寒可知矣。諸家方中不達此義，即攻裏概不遠熱，獨《千金》犀角湯一方，深有合於《經》意，特表之爲例。犀角湯。

更有内熱，因血虚熾盛，始先表散藥中，蚤已不能用辛熱者，即當取夏月治温熱病之表法爲例。諸家復無其方，獨《本事方》中有牛蒡子散，先得我心，亦並表出。牛蒡子散。

中風門諸方

侯氏黑散

治大風四肢煩重，心中惡寒不足者。《外臺》治風癲方論，見前法中。然以菊花爲君，亦恐風邪乘虚，迸入心臟故也。

菊花四十分　白朮十分　細辛三分　茯苓三分　牡蠣三分　桔梗八分　防風十分　人參三分

礬石三分　黄芩三分　當歸三分　乾薑三分　芎藭三分　桂枝三分

右十四味，杵爲散，酒服方寸匕，日三服。初服二十日，用温酒調服，禁一切實肉大蒜[一]，常用冷食

[一] 實肉　《金匱要略》及《外臺秘要》均作「魚肉」。

六十日止[一]，即藥積在腹中不下也，熱食即下矣，冷食自能助藥力。

風引湯

除熱癱癇，方論見前法中。蓋風者外司厥陰，内屬肝木，上隸手經，下隸足經，中見少陽相火。所以風自内發者，由火熱而生也。風生必害中土，土主四肢，土病則四末不用，聚液成痰。癱瘓者，以風火挾痰注於四支故也。觀《金匱》此方，可見非退火則風必不熄，非填竅則風復生。風火一熾，則五神無主，故其用藥如是之周到也。

大黃　乾薑　龍骨各四兩　桂枝三兩　甘草　牡蠣各二兩　滑石　石膏　寒水石　赤石脂　白石脂　紫石英各六兩

右十二味，杵粗篩，以韋囊盛之，取三指撮，井花水三升，煮三沸，温服一升，治大人風引、少小驚癇瘈瘲，日數十發，醫所不療。

除熱方

巢氏用此方治腳氣。

愈風丹

治諸風證，偏正頭痛。

〔一〕常用　《金匱要略》及《外臺秘要》均作「常宜」。

防風通聖散、四物湯、黄連解毒湯各一料，加羌活　細辛　甘菊花　天麻　獨活　薄荷　何首烏各一兩

右爲細末，煉蜜丸如彈子大，每服一丸，細嚼茶清下，不拘時服。

按，外風與身中之火熱相合，以陽從陽，必上攻於頭。然風火盛，營血必虧，故其藥如是也。

胃風湯

治虚風證，能食，手足麻木，牙關急搐，目内蠕瞤，胃風面腫。

升麻　白芷各一錢二分　麻黄　葛根各一錢　當歸　蒼朮　甘草炙　柴胡　羌活　藁本　黄柏　草豆蔻　蔓荆子各五分

右水二盞，薑三片，棗一枚，煎一盞去滓服。

按，風入胃中，何以反能食？蓋風生其熱，即《内經》癉成爲消中之理也。方中但去其風，不去其熱者，以熱必隨風外解，不必加治耳。

薏苡仁湯

治中風，手足流注疼痛，麻痹不仁，難以屈伸。

薏苡仁三錢　當歸　芍藥各一錢二　麻黄五分　官桂五分　蒼朮米泔水浸，剉，炒，一錢五分　甘草八分

右水二盞，生薑七片，煎八分，去渣温服，食前下，自汗減麻黄，有熱減官桂。

按，此爲風濕相搏、關節不利之證，故用藥如是也。

排風湯

治風虛冷濕，邪氣入臟，狂言妄語，精神錯亂，及五臟風發等證。

防風　白朮　當歸　芍藥　肉桂　杏仁　川芎　白蘚皮　甘草炙，各一錢　麻黄　茯苓　獨活各三錢

右作二服，每服水二盞，薑三片，煎七分，去滓服。

按，虛風冷濕，雖已入臟，其治法必先宣之，使從外散，故用藥如是也。

人參補氣湯

治手指麻木。

人參　黄芪各二錢　升麻　柴胡　芍藥　生甘草　炙甘草　五味子各五分

右水一盞，煎至五分，食遠臨睡服，渣再煎。

按，諸陽起於指，手指麻木，風已見端，宜亟補其氣，以御外入之風，故用此爲綢繆計也。

舒筋保安散

治左癱右瘓，筋脈拘攣，身體不遂，腳腿少力，乾濕腳氣，及濕滯經絡，久不能去，宣導諸氣。

木瓜五兩　萆薢　五靈脂　牛膝酒浸　續斷　白僵蠶炒　松節　白芍藥　烏藥　天麻　威靈仙　黄芪　當歸　防風　虎骨酒炙，各一兩

右用無灰酒一斗，浸上藥二七日，緊封扎，日足取藥焙乾，搗爲細末，每服二錢，用浸藥酒調下，酒盡用米湯調下。

按，此治風濕搏結於筋脈之間，凝滯不散，阻遏正氣，不得通行，故用藥如是也。

解風散

治風成寒熱，頭目昏眩，肢體疼痛，手足麻痹，上鬲壅滯。

人參兩半　麻黄二兩　川芎　獨活　細辛　甘草各一兩

右爲細末，每服五錢，水盞半，生薑五片，薄荷葉少許，煎八分，不拘時服。

按，風成爲寒熱，乃風入胃中，而釀營衛之偏勝，第四方胃風湯，正驅胃風，使從外解之藥。此因風入既久，胃氣致虚，故以人參爲君，臣以麻黄、川芎，佐以獨活、細辛，使以甘草，而和其營衛，乃可收其外解之功也。若夫久風成爲飡泄，則風已入於裏，又當用人參爲君，桂枝、白术爲臣，茯苓、甘草爲佐使，而驅其風於内，此表裏之權衡，《内經》之旨要也。本方雖用風成寒熱四字，漫無着落，今並及之。

搜風順氣丸

治風燥便秘，因致氣閉不行，暫時用之，以疏風潤燥順氣，殊不可少。本方條下，過於誇大，謂久服百病皆除，老者還少，豈理也哉？然又云孕婦勿服，如服藥覺臟腑微痛，以羊肚肺羹補之，則其藥有偏峻，不可久服明矣。

車前子兩半　白檳榔　火麻子微炒，去殼　牛膝酒浸　郁李仁湯泡去皮，研　菟絲子製　乾山藥各二兩

枳殼麩炒　防風　獨活各一兩　大黄五錢，半生半熟

右爲末，煉蜜爲丸，如梧桐子大，每服二十丸，酒茶米飲任下，空心、臨卧各一服。去腸風宿滯，並腸風下血。

桂枝湯

治風從外來，入客於絡，留而不去，此方主之。

桂枝　芍藥　甘草　生薑各三錢　大棗二枚

右用水盞半，微火煎八分，温服須臾啜熱稀粥，以助藥力，温覆令一時許，遍身漐漐，微似有汗者益佳。詳見《尚論太陽上篇》。

按，此方爲中風一證羣方之祖，不但風中入絡，即中經、中腑、中臟藥中，皆當加入本方。以風從外入者，究竟必驅從外出故也。後人競用續命湯爲加減，此方置之不録，未免得流忘源矣，又况源流俱失者哉！

小續命湯

治中風不省人事，漸覺半身不遂，口眼歪斜，手足戰掉，語言蹇澀，肢體麻痹，精神昏亂，頭目眩暈，痰火並多，筋脈拘急，不能屈伸，骨節煩疼，不得轉側，諸風服之皆驗，脚氣緩弱，久服得瘥。久病風人，每遇天色陰晦，節候變易，預宜服之，以防喑啞。

防風　桂心　黄芩　杏仁去皮尖炒　芍藥　甘草　川芎　麻黄去節　人參各一錢四　防己二錢

大附子炮，七分

右㕮咀，作二貼，每貼水盞半，薑五片，棗一枚，煎八分服。

精神恍惚加茯神、遠志。骨節煩疼有熱者，去附子倍芍藥。無熱者倍官桂、附子。心煩多驚加犀角。嘔逆腹脹，加半夏倍人參。煩躁大便澀，去附子倍芍藥，加竹瀝。臟寒下利，去防己、黄芩，倍附子、加白朮。自汗去麻黄、杏仁加白朮，脚膝弱加牛膝、石斛。身痛加秦艽。腰痛加桃仁、杜仲、薑汁炒。失音加杏仁。

按，此方無分經絡，不辨虚實寒熱，若不細辨加減，難以取效。今並録易老《六經加減法》爲例，用方者師其意焉可矣！

易老《六經加減法》：

麻黄續命湯，治中風無汗惡寒。本方中麻黄、杏仁、防風各加一倍。

桂枝續命湯，治中風有汗惡風。本方中桂枝、芍藥、杏仁各加一倍。二證皆太陽經中風也。

白虎續命湯，治中風有汗，身熱不惡寒。本方中加知母、石膏各一錢四分，去附子。

葛根續命湯，治中風身熱有汗、不惡風。本方中加葛根、桂枝、黄芩各一倍。二證皆陽明經中風也。

附子續命湯，治中風無汗，身凉。本方中加附子一倍，乾薑、甘草各一錢。此證乃太陰經中風也。

桂附續命湯，治中風有汗無熱。本方中加桂枝、附子、甘草各一倍。此少陰經中風也。

羌活連翹續命湯，中風，六證混淆，繫之於少陽、厥陰，或肢節攣痛，或麻木不仁。本方中加羌活、連翹各一錢半。

防風通聖散

治諸風潮搐，手足瘈瘲，小兒急驚風，大便結，邪熱暴甚，肌肉蠕動，一切風症。

防風　川芎　當歸　芍藥　大黄　芒硝　連翹　薄荷　麻黄　山梔子　石膏　桔梗　黄芩

白朮　荆芥　甘草　滑石各五分

右水二盞，薑三片，煎至八分服。涎嗽加半夏、生薑製，閉結加大黄二錢，破傷風加羌活、全蝎各五分，腰脇痛加芒硝、當歸各一錢。

按，此方乃表裏通治之輕劑，用川芎、當歸、芍藥、白朮以和血益脾，所以汗不傷表，下不傷裏，可多服也。

祛風至寶膏

治諸風熱。

防風二兩半　白朮一兩半　芍藥二兩半　芒硝五錢　石膏一兩　滑石三兩　當歸二兩半　黄芩一兩

甘草二兩　大黄五錢　連翹五錢　川芎二兩半　麻黄五錢，不去節　天麻一兩　荆芥五錢　山梔子五錢

熟地黄一兩　黄柏五錢　桔梗一兩　薄荷五錢　羌活一兩　人參一兩　全蝎五錢　細辛五錢

黄連五錢　獨活一兩

右爲細末，煉蜜丸彈子大，每服一丸，細嚼，茶酒任下，臨臥服。

按，此方亦表裏通治，即前防風通聖散十七味，更加熟地黄益血，人參益氣，黄柏、黄連除熱，羌活、獨活、天麻、全蝎、細辛去風，乃中風門中不可移易之顓方，又非前通套泛用之方比也。

不換金丹

退風散熱，治中風口喎。

荆芥穗　僵蠶　天麻　甘草炙，各一兩　羌活　川芎　白附子　烏頭　蝎梢　藿香葉各半兩　薄荷葉三兩　防風一兩

右爲末，煉蜜丸彈子大，每服一丸，細嚼，茶酒任下，塗喎處亦可。

按，此方祛風之力頗大，至清火散熱，殊未必然，大勢風而挾寒，痰氣窒閉者宜之。

三化湯

治中風外有六經之形證，先以加減續命湯主之。内有便溺之阻鬲，此方主之。

厚朴　大黄　枳實　羌活各等分

每服一兩，水煎。

按，此乃攻裏之峻劑，非堅實之體，不可輕服。蓋傷寒證胃熱腸枯，不得不用大承氣以開其結。然且先之以小承氣，調胃承氣，恐誤用不當，即傷人也。在中風證，多有虛氣上逆，關隘阻閉之候，斷無用大承氣之理。古方取藥積腹中不下，以漸填其空竅，俾内風自熄，奈何今人每開竅，以出其風，究竟竅空而風愈熾，長此安窮也哉！

攝生飲調蘇合丸

治一切卒中，不論中風、中寒、中暑、中濕、中氣，及痰厥、飲厥之類，初作皆可用此。先以皂角去皮弦，細辛、生南星、半夏爲末，吹入鼻中，俟其噴嚏，即進前藥。牙禁者，中指點南星、半夏、細辛末並烏梅肉，頻擦自開。

天南星圓白者濕紙裹煨　南木香　蒼朮　細辛　甘草生用　石菖蒲各一錢　半夏百沸湯泡少頃，一錢半

右件剉散，分二服，水一盞半，生薑七厚片，煎取其半，乘熱調蘇合香丸半丸灌下。痰盛者加全蝎二枚，炙。

按，此方治卒中，氣閉痰迷，不得不用之劑。但正氣素虛之人，不能當腦、麝及辛、香摧枯拉朽之勢，裁節而用十之二三可也。其牛黄清心丸，與蘇合丸異治。熱阻關竅，可用牛黄丸開之；寒阻關竅，可用

蘇合丸開之。其口開、手撒、遺尿等死症，急用人參、附子峻補，間有得生者。若牛黄、蘇合之藥，入口即斃，此無異以千鈞鎮一絲也。

烏藥順氣散

治風氣攻注四肢，骨節疼痛，遍身頑麻，及療癱瘓，語言蹇澀，腳氣步履多艱，手足不遂，先宜多服此藥以疏氣逆，然後隨證投以風藥。

麻黄去節　陳皮去白　烏藥去木，各二兩　白僵蠶炒，去嘴　川芎　白芷　甘草炙　枳殼麩炒　桔梗各一兩　乾薑炮，五錢

右爲末，每服三錢，水一盞，薑三片，棗一枚煎。憎寒壯熱，頭痛，身體倦怠，加葱白三寸煎，並服出汗，或身體不能屈伸，温酒調服。

按，中風證，多挾中氣，不但卒中急證爲然，凡是中風證皆有之。嚴用和云：人之元氣强壯，營衛和平，腠理緻密，外邪焉能爲害？或因七情飲食勞役，致真氣先虚，營衛空疏，邪氣乘虚而入，故致此疾。若内因七情而得者，法當調氣，不當治風；外因六淫而得者，亦當先調氣，後依所感六氣治之，此良法也。宜八味順氣散。嚴氏此説，於理甚當，其用八味順氣散，乃人參、白朮、茯苓、甘草、陳皮，六君子湯中用其五，加烏藥、青皮、白芷共八味爲劑。較前《局方》烏藥順氣散，不用麻黄、枳、桔、僵蠶等風藥，正先治氣後治風之妙旨。後人反惜其説有未備，且謂方中不當雜入白芷，吹毛責備，詎知白芷香而不燥，正和營衛之善藥也。《和劑》合兩方，取用乾薑、人參、川芎、陳皮、桔梗、厚朴、白芷、甘草、白朮、麻黄，更加葛根，治感風頭痛，鼻塞聲重尚爲合宜，故知論方不可横以己見也。

匀氣散

治中風中氣，半身不遂，口眼喎斜，先宜服此。

白朮二錢　天麻五分　沉香　白芷　青皮　甘草炙，各三分　人參五分　烏藥一錢半　紫蘇　木瓜各三分

右水二盞，薑三片，煎八分服。風氣腰痛，亦宜服之。

按，匀氣之説甚長，身内之氣有通無壅，外風自不能久居，而易於解散，故知匀氣即調氣之旨，非有兩也。

稀涎散

治風涎不下，喉中作聲，狀如牽鋸，或中濕腫滿。

半夏大者十四枚　猪牙皂角一箇，炙

右咀，作一服。水二盞煎一盞，入生薑自然汁少許服，不能嚥者，徐徐灌之。

按，此以半夏治痰涎，牙皂治風，比而成方。蓋因其無形之風挾有形之涎，膠結不解，用此二物，俾涎散而風出也。其有涎多難散，又非小吐不可，則用明礬合牙皂等分爲末，白湯調服吐之。或用蘿蔔子合牙皂等分爲末，煎服半盞吐之。其風多涎少，人事不昏，則用蝦半斤，入醬葱薑等料物水煮，先喫蝦次喫汁，後以鵝羽探引吐之。活法在心，無施不當也。

加味六君子湯

治四肢不舉，屬於脾土虛衰者，須用此顓治其本，不可加入風藥。

人參　白朮　茯苓　甘草　陳橘皮　半夏各一錢，加竹瀝半小盞　麥冬三錢

右用水二盞，薑三片，棗二枚，煎六分，温服。口渴去半夏，加葳蕤、石膏。虛甚不熱者，加附子。

按，中風門中，從不録用此方，所謂治末而忘其本也。夫風淫末疾，四肢不舉，乃風淫於內，虛者多，實者少。審其果虛，則以六君子加甘寒藥，如竹瀝、麥冬之屬，允爲治虛風之儀式也。

三化湯

按，《經》謂土太過，則令人四肢不舉。此真膏粱之疾，非肝腎經虛之比。其治瀉令氣弱陽虛，土平斯愈，而用三化湯，及調胃承氣湯。然土實之證，十不見一，非審諦無忒，未可嘗試也。

三聖散

治中風手足拘攣，口眼喎斜，腳氣行步不正。

當歸酒洗，炒　玄胡索微炒，爲末　肉桂去粗皮，等分

右爲末，每服二錢，空心温酒調下。

按，此方治血虛風入之顯劑也。故取以治口眼喎斜之左急右緩者。然血藥中而加地黄、白芍、秦艽、杜仲、牛膝；風藥中而加天麻、防風、羌活、白芷、細辛。或加獨活以去腎間風，加萆薢以除下焦熱，又在隨證酌量矣。

勻氣散

取其方以治口眼喎斜之右急左緩者。然倍用生熟甘草，加苡仁以緩其急，加麥冬、葳蕤、竹瀝以熄其風，得效去白芷、蘇葉，可常服也。

轉舌膏

治中風瘈瘲，舌蹇不語。

用涼膈散加菖蒲、遠志各等分，蜜丸彈子大，硃砂爲衣，薄荷湯化下，臨臥或食後服。

按，此乃治心經藴熱之方也。

正舌散

治中風，舌木强難轉，語不正。

蝎梢去毒，二七箇　茯苓一兩

右爲細末，每服一錢，食前温酒調服，又擦牙更效。

按，此乃治風涎壅塞之方也。

資壽解語湯

治中風脾緩，舌强不語，半身不遂。

防風　附子炮　天麻　酸棗仁各一錢　羚羊角鎊　官桂各八分　羌活　甘草各五分

右水二盞，煎八分，入竹瀝二匙，薑汁二滴，食遠服。

按，此方乃治風入脾臟，舌强不語之證。至於少陰脈縈舌本，腎虚風入，舌不能言，喫緊之候，古今從無一方及之。昌每用此方，去羌、防加熟地、何首烏、枸杞子、甘菊花、胡麻仁，天門冬，治之獲效。今特識於此方之下，聽臨病之工酌用焉。後檢宣明方，有地黄飲子，治腎虚氣厥，不至舌下，先得我心，補録。

胃風湯

治虚風證能食，手足麻木，牙關急搐，目内蠕瞤，胃風面腫。

按，虚風入胃，反能食者，乃風入而助其胃之火熱，故比平常食加進也。此去癉成爲消中不遠，此方但治其風，不治其火熱，殊不合《内經》之旨。必於竹瀝、麥冬、花粉、葳蕤、石膏、生地、梨汁，甘寒藥中，加入升麻、葛根、甘草爲劑，始克有當。况風既入胃，《内經》述其五變，曰厥巔，曰寒熱，曰消中，曰飡泄，曰癘風。隨人之寒熱，或上或下，變病若此其可畏，奈何不習不察，徒欲檢方而治病耶？有志於醫者，自爲深造，無寄後人籬下可矣。

瀉青丸

治中風自汗，昏冒發熱，不惡寒，不能安卧，此是風熱燥煩之故也。

當歸　川芎　梔子　羌活　大黄　防風　龍膽草各等分

右爲末，蜜丸彈子大，每服一丸，竹葉湯化下。

按，此方以瀉青爲名者，乃瀉東方甲乙之義也。風入厥陰，風木之臟，同氣相求，其勢必盛。所慮者，虚而眩運，熱而燥煩，虚也熱也，其可以爲壯實而輕瀉之乎？審果壯實乃可施此。審屬虚熱，必以四物湯全方，加人參、竹瀝、秦艽、羌活八味爲劑，始合法度也。

愈風湯

初覺風動，服此不致倒仆，此乃治未病之聖藥也。又治中風證，内邪已除，外邪已盡，當服此藥，以行導諸經。久服大風悉去，縱有微邪，衹從此藥加減治之。然治病之法，不可失於通塞，或一氣之微汗，或一旬之通利，如此乃常服之藥也。久則清濁自分，營衛自和矣。

羌活　甘草　防風　當歸　蔓荆子　川芎　細辛　黄芪　枳殼　人參　麻黄　白芷　甘菊　薄荷　枸杞子　知母　地骨皮　獨活　秦艽　黄芩　芍藥　蒼朮　生地黄各四兩　肉桂一兩

右咀，每服一兩，水二盞，生薑三片，空心煎服。臨卧煎滓服，空心一服，吞下二丹丸，謂之重劑。臨卧一服，吞下四白丹丸，謂之輕劑。假令一氣之微汗，用愈風湯三兩，加麻黄一兩作四服，加薑空心服，以粥投之，得微汗則住。如一旬之通利，用愈風湯三兩，加大黄一兩，亦作四劑，如前臨卧服，得利爲度。此藥常服之，不可失四時之輔。

春將至，大寒後，本方加半夏、人參、柴胡，謂迎而奪少陽之氣也。

夏將至，穀雨後，本方加石膏、黄芩、知母，謂迎而奪陽明之氣也。

季夏之月，本方加防己、白朮、茯苓，謂勝脾之濕也。

秋將至，大暑後，本方加厚朴、藿香、肉桂，謂迎而奪太陰之氣也。

冬將至，霜降後，本方加附子、官桂、當歸，謂勝少陰之氣也。此藥四時加減，臨病酌宜，誠治風證之聖藥也。

按，此一方，相傳謂是愈風之聖藥，後人見其種種敷陳，次第有法，駭以爲奇，而深信不疑。及用之治病，百無一愈。蓋似是而非，昌不得不爲辨之。其云初覺風動，服此不致倒仆，此乃治未病之聖藥也。夫覺風勢初動，不服端本澄原之藥，以固護其營衛，反服風藥，而招風取中，以漢武之虚耗，稱爲成周之上理，其誰欺乎？又云：内邪已除，外邪已盡，當服此以行導諸經，久服大風悉去。夫既内邪除、外邪盡，廣服補益，以養其正可也，豈有久服此藥之理耶？豈捨内邪外邪，别有大風當去耶？何其自呈缺漏耶？至於一旬通利，以本方一劑，加大黄二錢或可。若夫一氣微汗，計本藥分七十二劑，每劑已用麻黄四分零，而此四劑中，各加二錢五分，如此重劑，豈微汗之劑耶？方中發汗之藥，已復用至十二味矣，必更重加麻黄始爲微汗者何耶？仲景用桂枝湯解表，恐其力輕，故啜熱稀粥以繼之，用麻黄湯恐其力重，多致亡陽，多方回護，豈有反投熱粥之理？後人無識，奉此爲第一靈寶，寧知其驕矜自用，欺已欺人也哉？

四白丹

清肺氣養魄，中風多昏冒，緣氣不清利也。

白朮　白茯苓　人參　宿砂　香附　甘草　防風　川芎各五錢　白芷一兩　白檀香錢半　知母二錢　羌活　薄荷　獨活各二錢半　細辛二錢　麝香　牛黄　龍腦各五分，俱另研　藿香錢半　甜竹葉〔一〕

右爲細末，煉蜜爲丸，每兩作十丸，臨睡嚼一丸，煎愈風湯送下。上清肺氣，下强骨髓。

按，此方頗能清肺養魄，方中牛黄可用，而腦麝在所不取，以其耗散真氣，治虚風大非所宜。然本方以四君子湯作主，用之不爲大害。今更定牛黄，仍用五分，龍腦麝香各用二分，取其所長，節其所短，庶幾可也。其他犯腦麝諸方，一概不録，如牛黄清心丸，四君子藥中，甘草加至四倍，其意亦善。仿此爲例，腦麝裁酌用十之二，足可備清心寧神之用。其粤中蠟丸，腦麝原少，且經久蓄，品味和合，用時仍濃煎甘草湯調服爲善，方不贅。

〔一〕甜竹葉　此下三味書局本有「一錢」二字。

大秦艽湯

治中風外無六經之形證，内無便溺之阻隔。知血弱不能養筋，故手足不能運動，舌强不能言語，宜養血而筋自柔。

秦艽　石膏各一錢　甘草　川芎　當歸　芍藥　羌活　獨活　防風　黄芩　白芷　生地黄　熟地黄　白朮　茯苓各七分　細辛五分　春、夏加知母一錢

右水二盞煎，如遇天陰，加薑七片，心下痞，加枳實五分。

按，此方既云養血而筋自柔，何得多用風燥之藥？既欲静以養血，何復用風以動之？是其方與言悖矣。偶論三化湯、愈風湯及大秦艽湯三方，爲似是而非，及查三方皆出《機要》，方中云是通真子所撰，不知其姓名。然則無名下士，爚亂後人見聞，非所謂一盲引衆盲耶？業醫者，當深入理要，自具隻眼可矣！

養血當歸地黄湯

當歸　地黄　川芎　芍藥　藁本　防風　白芷各一錢　細辛五分

右水二盞，煎一盞，通口食前温服。

按，此出《拔萃》方中，用血藥風藥各四味，半潤半燥，亦不善於立方者矣。即謂治本不可忘標，四物湯中加風藥一味足矣。因以此藥遍索諸方，適《良方》中有六合湯一方，治風虚眩運，先得我心，用四物各一兩，秦艽、羌活各半兩，雖用風藥二味，其分兩則仍一味也。舉此爲例，方不重贅。

天麻丸

治風因熱而生，熱盛則動，宜以静勝其燥，是養血也。此藥行營衛，壯筋骨。

天麻　牛膝二味用酒同浸三日，焙乾用　萆薢　玄參各四兩　杜仲炒去絲，七兩　附子炮，一兩　羌活四兩　當歸十兩　生地黄一觔

一方有獨活四兩，去腎間風。

右爲細末，煉蜜丸梧桐子大，每服五七十丸，空心温酒，或白湯下，良久進食，服藥半月後，覺塞壅，以七宣丸疏之。

按，此方大意，主治腎熱生風。其以天麻入牛膝同製，取其下達。倍用當歸、地黄生其陰血，萆薢、玄參清下焦之濕熱，附子補下焦之真陽。蓋惟腎中陽虚，故風得以久據其地也。用羌活之獨本者，即真獨活，不必更加也。吁嗟！多慾之人，兩腎空虚，有如烏風洞，慘慘黯黯，漫無止息，環視風門諸藥，有一能勝其病者乎？此方雜在羣方内，未易測識，特表而出之。

滌痰湯

治中風痰迷心竅，舌强口不能言。

南星薑煮　半夏炮七次，各二錢　枳實一錢　白茯苓一錢半　橘紅一錢　石菖蒲八分　人參　竹茹各七分　甘草五分

右水二盞，生薑五片，煎八分，食前服。

按，此證最急，此藥最緩，未免有兩不相當之弊。審其屬熱，此方調下牛黄清心丸；審其屬虚，此方調下二丹丸，庶足以開痰通竅也。

青州白丸子

治男子婦人手足癱瘓，風痰壅盛，嘔吐涎沫，及小兒驚風並治。

白附子二兩，生用　半夏七兩，水浸去衣，生用　南星二兩，生　川烏去皮臍，五錢，生

右羅爲末，生絹袋盛於井花水内，擺出粉。未出者，以手揉令出，渣再擂、再擺，以盡爲度。用磁盆日中曝，夜露，每日一换新水，攪而後澄。春五、夏三、秋七、冬十日，去水曬乾如玉片，以糯米粉作稀糊丸，如緑豆大，每服二十丸，生薑湯下無時。如癱瘓，酒下；小兒驚風，薄荷湯下三五丸。

按，此方治風痰之上藥也。然藥味雖經製煉，温性猶存，熱痰迷竅，非所宜施。

竹瀝湯

治四肢不收，心神恍惚，不知人事，口不能言。

竹瀝二升　生葛汁二升　生薑汁二合

右三汁和匀，分温三服。

按，人身之積痰積熱，常招致外風，結爲一家，令人心神恍惚，如邪所憑，實非邪也。消風清熱開痰，其神自安，此方可頻服也。

貝母瓜蔞散

治肥人中風，口眼喎斜，手足麻木，左右俱作痰治。

貝母　瓜蔞　南星炮　荆芥　防風　羌活　黄蘗　黄芩　黄連　白朮　陳皮　半夏湯炮七次　薄荷　甘草炙　威靈仙　天花粉各等分

右每服，水二盏，薑三片，煎八分，至夜服。

按，中風證多挾熱痰，而肥人復素有熱痰，不論左右俱作痰治，誠爲當矣。但肥人多虚風，瘦人多實火，虚風宜用甘寒一派，如竹瀝、人參、麥冬、生地、生葛汁，生梨汁、鮮淡竹葉汁、石膏、瓜蔞、葳蕤、胡麻仁等藥。此方三黄並用，治瘦人實火或可，治肥人虚風，甚不宜也。至泛論治熱痰之藥，諸方中又惟此足擅其長，存之以備實火生風生熱之選。

千金地黄湯

治熱風心煩，及脾胃熱壅，食不下。

生地黄汁　枸杞子汁各五升　真酥　生薑汁各一升　荆瀝　竹瀝各五升　人參八兩　白茯苓六兩　天門冬八兩　大黄　梔子各四兩

右十一味，以後五味爲細末，先煎地黄等汁，内末藥調服方寸匙，再漸加服，以利爲度。

按，此方補虚清熱潤燥，滌痰除風，開通瘀壅，美善具備，誠足貴也。因養血豁痰難於兩用，姑舉此方爲例，以聽臨症酌量。又四肢不舉，脾土屬虚屬實，分途異治，苟其虚實不甚相懸，此方更在所必用。法無窮盡，人存政舉，未易言耳。

凉膈散

治心火上盛，膈熱有餘，目赤頭眩，口瘡唇裂，吐衄，涎嗽稠粘，二便淋閉，胃熱發斑，小兒驚急潮搐，瘡疹黑陷，大人諸風瘈瘲，手足掣搦，筋攣疼痛。

連翹　梔子仁　薄荷　大黄　芒硝　甘草　黄芩

右水二盞，棗一枚，葱一根，煎八分，食遠服。

清心散

即凉膈散加黄連

右水盞半，加竹葉十片，煎八分，去渣入蜜少許温服，頭痛加川芎、防風、石膏。

按，中風證，大勢風木合君相二火主病，多顯膈熱之證，古方用凉膈散最多，不但二方已也。如轉舌膏用凉膈散加菖蒲、遠志，如活命金丹，用凉膈散加青黛、藍根。蓋風火之勢上炎，胸膈正燎原之地，所以清心寧神，轉舌活命，凉膈之功居多，不可以宣通腸胃之法，輕訾之也。

地黄飲子《宣明方》

治舌瘖不能言，足廢不能用，腎虚弱，其氣厥，不至舌下。

熟地黄　巴戟去心　山茱萸　肉蓯蓉酒浸，焙　石斛　附子炮　五味子　白茯苓　菖蒲　遠志去骨　官桂　麥冬各等分

右爲末，每服三錢，生薑五片，棗一枚，薄荷七葉，水一盞半，煎八分服無時。

按，腎氣厥，不至舌下，乃臟真之氣不上榮於舌本耳。至其濁陰之氣，必横格於喉舌之間，吞咯維艱，昏迷特甚，又非如不言之證可以緩調。方中所用附、桂、巴、蓯，原爲驅逐濁陰而設，用方者不可執己見而輕去之也。

三因白散子

治肝腎中風，涎潮壅塞不語，嘔吐痰沫，頭目眩暈。兼治陰症傷寒，六脈沉伏，及霍亂吐瀉，小便淋滴不通。

大附子去皮臍，生　滑石桂府者，各五錢　製半夏七錢半

右爲末，每服二錢，水二盞，薑七片，蜜半匙，煎七分，空心冷服。

按，此方甚超，但不明言其所以然，且引兼治陰症傷寒，霍亂吐瀉等證爲言，轉覺泛而不精矣。蓋此即上條昌所論濁陰上逆之證。緣肝腎之氣，厥逆而上，是以涎潮壅塞，舌瘖不語，痰沫吐咯難出，頭目重眩，故非附子不能驅其濁陰。然濁陰走下竅者也，濁陰既上逆，其下竅必不通，故用滑石之重，引濁陰仍順走前陰之竅，亦因附子雄入之勢，而利導之也。更慮濁陰遇胸中之濕痰，兩相留戀，再加半夏以開其痰，庶涎沫與濁陰俱下。方中具有如此之妙義，而不明言以教後人，殊可惜也。

二丹丸

治風邪健忘，養神定志和血，内安心神，外華腠理得睡。

丹參　熟地黄　天門冬去心，各兩半　硃砂　人參　菖蒲　遠志各五錢　茯神　麥門冬　甘草各一兩

右爲細末，煉蜜爲丸桐子大，每服五十丸，至一百丸，空心食前服。

按，中風證，心神一虚，百骸無主，風邪擾亂，莫繇驅之使出。此方安神益虚，養血清熱息風，服之安

睡，功見一斑矣。相傳用愈風湯吞下，殊失用方之意〔一〕。

豨薟丸

治肝腎風氣，四肢麻痹，骨痛膝弱，風濕諸瘡。

右以豨薟草，五月五日，六月六日，採葉九蒸九曝，凡蒸用酒蜜灑，曬乾爲末，蜜丸桐子大，空心酒下百丸。

按，豨者，猪也。其畜屬亥，乃風木所生之始，故取用其葉以治風。凡腎臟生風之證，服此其效最著。江寧節度使成訥，知益州張詠，兩以方藥進獻至尊，訥以弟訮中風，伏枕五年，一道人傳此方服之愈。詠以掘地得碑，製服千服，髭鬢烏黑，筋力輕健，見都押衙羅守一中風墜馬，失音不語，與藥十服，其病立痊。又和尚智嚴，年七十，或患偏風，口眼喎斜，時時吐涎，與十服亦便得痊。古今用此獲效者最多，然莫知其所以然也。其妙處全在氣味之薟劣，與腎中之腥臊同氣相求，故能入腎而助其驅逐陰風之力也。因治腎風之方，百不得一，特録此丸，合前天麻丸，兩發其義也。

黑錫丹

治真元虛憊，陽氣不固，陰氣逆衝，三焦不和，冷氣刺痛，飲食無味，腰背沉重，膀胱久冷，夜多小便。女人血海久冷，赤白帶下，及陰證陰毒，四肢厥冷，不省人事，急用棗湯吞一百粒，即便回陽，此藥大能升降陰陽，補虛益元，墜痰除濕破癖。

〔一〕用　三味書局本作「立」。

沉香　葫蘆巴酒浸，炒　附子炮　陽起石研細水飛，各一兩　肉桂半兩　破故紙　舶茴香　肉豆蔻麪裹煨　木香　金鈴子蒸，去皮核，各一兩　硫黄　黑錫去滓秤，各二兩

右用黑盞或鐵銚[一]，内如常法。結黑錫硫黄砂子，地上出火毒，研令極細，餘藥並細末和勻，自朝至暮，以研至黑光色爲度，酒糊丸如梧子大，陰乾入布袋内，擦令光瑩，每四十丸，空心鹽薑湯或棗湯下。女人艾棗湯下，急症用百丸。

按，此方用黑錫水之精，硫黄火之精，二味結成靈砂爲君，諸香燥純陽之藥爲臣，用金鈴子苦寒一味爲反佐，用沉香引入至陰之分爲使。凡遇陰火逆衝，真陽暴脱，氣喘痰鳴之急症，捨此藥再無他法可施。昌每用小囊佩帶隨身，恐遇急症，不及取藥，且欲以吾身元氣温養其藥，藉手效靈，厥功歷歷可紀。即如小兒布痘，與此藥迥無相涉，然每有攻之太過，而用蜈蚣、穿山甲、桑蟲之類，其痘雖勃然而起，然頭面遍身腫如瓜匏，瘡形濕爛難乾，乃至真陽上越，氣喘痰鳴，兒醫撤手駭去。昌投此丸領其陽氣下入陰中，旋以大劑地黄湯峻補其陰，以留戀夫真陽，肌膚之熱反清，腫反消，濕爛反乾，而成厚靨。如此而全活者不知凡幾，因附本方項下，以廣用方者之識。

三建二香湯

治男婦中風，六脈俱虚，舌强不語，痰涎壅盛，精神如癡，手足偏廢，此等不可攻風，衹可補虚。

天雄　附子　烏頭各二錢，俱去皮臍，生用　沉香　木香各一錢，俱水磨汁

[一] 黑　三味書局本作「鐵」。

右作二服，每服水盞半，薑十片，煎七分，食前服。

按，此方天雄、附子、烏頭同時並用其生者，不加炮製，惟恐縛孟賁之手，莫能展其全力耳。必因其人陰邪暴甚，埋没微陽，故用此純陽無陰，一門三將，領以二香，直透重圍，驅逐極盛之陰，拯救將絶之陽。此等大關，雖有其方，能用者罕。方下妄云治中風六脈俱虚，又云不可攻風，祗可補虚，全是夢中説夢，誤人最大。當知此證，其脈必微而欲絶，不可以虚之一字，漫無着落者言脈；其方更猛悍毒厲，不可以補虚二字，和平無偏者言方。此方書所爲以盲引盲耶？

星附散

治中風能言，口不歪，而手足嚲曳者。

南星　半夏各製　茯苓　僵蠶炒　川烏去皮臍　人參　黑附子　白附子各八分

右水二盞，煎八分，食遠熱服，得汗愈。

按，此方乃治虚風寒痰之主藥也。風虚則熾，痰寒則壅，阻遏脾中陽氣不得周行，故手足爲之嚲曳，用此方熱服，以助脾中之陽。俾虚風寒痰，不相互結，乃至得汗，則風從外出，痰從下出，分解而病愈矣。凡用附子藥多取温冷服，謂熱因寒用也。此用烏頭、附子、人參一派温補，絶無發散之藥，嚮非加以熱服，亦何繇而得汗耶？敬服敬服。

《古今録驗》續命湯

治中風痱，身體不能自收，口不能言，冒昧不知痛處，或拘急不得轉側。

麻黄　桂枝　當歸　人參　石膏　乾薑　甘草各三兩　芎藭　杏仁四十枚

右九味，以水一斗，煮取四升，温服一升，當小汗薄覆脊，憑几坐，汗出則愈。不汗更服無所禁，勿當風。並治但伏不得臥、咳逆上氣、面目浮腫。

按，此合後三方，《金匱》取用之意，已發之於本條下。今細玩此方，細詳其證，乃知痱即痹之別名也。風入而痹其營衛，即身體不能自收，口不能言，冒昧不知痛處，或拘急不能轉側也。然營衛有虚有實，虚者自内傷得之，實者自外感得之。此方則治外感之痹其營衛者，故以得小汗爲貴。然已變越婢之製，而加芎、歸養血，人參益氣矣。其内傷而致營衛之痹者，於補氣血藥中，略加散風藥爲製更可知矣。

《千金》三黄湯

治中風手足拘急，百節疼痛，煩熱心亂，惡寒，經日不欲飲食。

麻黄五分　獨活四分　細辛二分　黄芪二分　黄芩三分

右五味，以水六升，煮取二升，分温三服，一服小汗，二服大汗。心熱加大黄二分。腹滿加枳實一枚。氣逆加人參三分。悸加牡蠣三分。渴加栝蔞根三分。先有寒，加附子一枚。分字當作去聲讀。

按，此方治風入營衛肢節之間，擾亂既久，證顯煩熱惡寒不食，邪盛正虚可知，其用麻黄爲君者，以麻黄能通陽氣而開痹也。故痹非得汗不開。然内虚當慮，須用參芪以佐之。而虚復有寒熱之不同，虚熱則用黄芩，虚寒則加附子，此仲景所以深取之也。

《近效》白朮附子湯

治風虚，頭重眩苦極，不知食味，暖肌補中，益精氣。

白朮二兩　附子一枚半，炮去皮臍　甘草一兩，炙右三味剉，每五錢匕，薑五片，棗一枚，水盞半，煎七分，去滓服。

按，此方治腎氣空虛之人，外風入腎，恰似烏洞之中，陰風慘慘，晝夜不息。風挾腎中濁陰之氣，厥逆上攻，其頭間重眩之苦，至極難耐。兼以胃氣亦虛，不知食味，故方中全不用風門藥，但用附子暖其水臟，白朮、甘草暖其土臟，水土一暖，則濁陰之氣盡趨於下，而頭苦重眩，及不知食味之證除矣。試觀冬月井中水暖，土中氣暖，其陰濁之氣，且不能出於地，豈更能加於天乎？製方之義，可謂精矣。此所以用之而獲近效耶？

史國公浸酒方

治諸風五痹，左癱右瘓，口眼喎斜，四肢疼痛，七十二般風，二十四般氣，其效不可盡述。

當歸 虎脛骨酥油炙 川羌活 川萆薢 防風各二兩 秦艽四兩 鱉甲一兩，醋炙 川牛膝酒浸

松節 晚蠶砂炒，各二兩 枸杞子五兩 乾茄根八兩，飯上蒸熟 蒼耳子四兩，炒，搥碎

右十三味，用無灰酒一大罈，將絹袋盛藥懸於酒內，密封固，候十四日後開罈取酒，取時不可面對罈口，恐藥氣衝人面目。每飲一盞，勿令藥力斷絕〔一〕，飲盡病痊，將藥渣曬爲末，米糊丸梧桐子大，每服八十丸，空心温酒下，忌食動風辛熱之物，此藥可以常服。

按，治風治痹，藥酒方亦不可少，此方平中之奇，功效頗著。後有增入白花蛇一條者，此又以腸胃漫試其毒，吾所不取。

〔一〕力 三味書局本作「氣」。

痹證諸方

三痹湯

治血氣凝滯，手足拘攣，風、寒、濕三痹。

人參　黄芪　當歸　川芎　白芍藥　生地黄　杜仲薑汁炒　川續斷　防風　桂心　細辛　白茯苓　秦艽　川牛膝　川獨活　甘草各等分

右水三盞，生薑三片，棗一枚，煎五分，不拘時服。

按，此用參芪四物，一派補藥内加防風、秦艽以勝風濕，桂心以勝寒，細辛、獨活以通腎氣。凡治三氣襲虚而成痹患者，宜準諸此。

痹在上，用桂枝五物湯

黄芪三兩　桂枝三兩　芍藥三兩　生薑六兩　大棗十二枚

右五味，以水六升煮取二升，温服七合，日三服。一方有人參。

按，此乃《金匱》治血痹之方也。血痹而用桂枝湯加黄芪，以其風邪獨勝，風性上行，故其痹在上也。其脈微澀，寸口關上小緊，緊處乃邪着之驗也。然又曰寸口關上微，尺中小緊，外症身體不仁，如風痹狀，此方主之，又可見風性善行，隨其或上或下，一皆主以此方矣。

痹在臂，用十味剉散

原治中風血弱臂痛，連及筋骨，舉動難支。

附子炮　黄芪　當歸　白芍藥各一錢　川芎　防風　白朮各七分　茯苓　肉桂各五分　熟地黄酒洗焙乾，二錢

右水二盞、薑三片、棗二枚，食後臨臥服。

按，臂痛乃筋脈不舒，體盛者可去其筋脈中之風。然既已血痹，所受風燥之累不淺，故取此方，養血之中，加附子之力，通其陽氣，而用防風反佐黄芪，出其分肉腠理之風也。

痹在手足，風淫末疾，則用烏頭粥

原治風寒濕，麻木不仁。

烏頭生研爲末

每用香熟白晚米二合，入藥末四錢，同米以砂罐煮作稀粥，不可太稠，下生薑汁一匙，白蜜三匙，攪匀，空心温啜之爲佳。如中濕多，更加薏苡仁末三錢。服此粥，大治手足不隨，及腫痛不能舉者，服此預防之。

按，四肢爲諸陽之本，本根之地，陽氣先已不用，况周身經絡之末乎？故用烏頭合穀味，先從營衛所生之地注力，俾四末之陽，以漸而充也，用方者知之。

痹在手足，濕流關節，則用薏苡湯

原治手足流注，疼痛麻木不仁，難以屈伸。

薏苡仁　當歸　芍藥　桂心　麻黄各一錢　甘草五分　蒼朮米泔浸，炒，二錢

右水二鍾，薑五片，煎八分，食前服。有汗去麻黄，有熱去桂心。

按，此方以薏苡仁爲君，舒筋除濕，其力和緩，當三倍加之。至於麻黄，雖能通其陽氣，然在濕勝方中，

即無汗不可多用減大半可也。

痹在身半以下，用通痹散

原治腰以下至足，風寒濕三氣，合而成痹，兩足至臍冷如冰，不能自舉，或因酒熱立冷水中，久成此疾。

天麻　獨活　當歸　川芎　白朮　藁本等分

右爲細末，每服二錢，熱酒調下。

按，此方因風寒濕三氣，混合入於陰股，其邪已過於營衛，故變桂枝五物之製，而用此散，緩緩分出其邪也。

痹在遍身，走痛無定，用控涎丹

原治人忽患胸背手腳腰胯痛不可忍，牽連筋骨，坐臥不寧，走移無定，乃痰涎伏在胸鬲上下，變爲此疾。或令人頭重不可舉，或神意昏倦多睡，或飲食無味，痰唾稠粘，口角流涎，臥則喉中有聲，手腳腫痹，氣脈不通，疑似癱瘓，但服此藥數服，其病如失。

甘遂　大戟　白芥子

右等分爲末，麯丸桐子大，食後臨臥薑湯下，五七丸或十丸，量人服。

按，風寒濕三痹之邪，每藉人胸中之痰爲奥援。故治痹方中，多兼用治痰之藥。昌於中風第四十一方，取用《三因》白散子之用半夏，已見大意。但彼治濁氣上干，此治濁痰四注，以濁痰不除，則三痹漫無寧宇也。凡遇痰積極盛之症，此方亦不可少，實非謂子和之法，足勝治痹之用也，學者辨諸！

又方用白茯苓二兩，半夏四兩，枳殼一兩，風化硝三錢〔一〕。薑汁糊丸，梧桐子大，每服五十丸，薑湯下。然治痹以開通陽氣，補養陰血爲貴，着意治痰，必轉燥其血，不可以爲此善於彼而瀆用之矣。

痹在脈，用人參丸

人參　麥門冬　茯神　赤石脂　龍齒　石菖蒲　遠志　黄芪各一兩　熟地黄二兩

右爲末，煉蜜和搗五百杵爲丸，梧桐子大，每服三十丸，食遠清米飲送下。

按，心主脈，《内經》脈痹不已，復傳於心。可見五臟各有所主，各有所傳也。此方安心神，補心血，先事預防，功效更敏。加當歸、甘草、薑、棗、粳米汁煎服更效。

痹在胸，用栝蔞薤白半夏湯

治胸痹不得臥，心痛徹背。

栝蔞實一枚，搗　薤白三兩　半夏三兩　白酒四升

右四味同煮，取一升五合，分三服，温服半升，一日服之。

按，胸痹之症，人所通患。仲景於《金匱》出十方以治之，然不明言也。蓋胸中如太空，其陽氣所過，如離照當空，曠然無外，設地氣一上，則窒塞有加，故知胸痹者，陽不主事，陰氣在上之候也。仲景微則用薤白白酒以通其陽，甚則用附子乾薑以消其陰。以胸痹非同他患，補天浴日，在醫之手眼耳。後世總不知胸痹爲何病，昌特發明於乙集「胸寒痹痛」條下。文學錢遵王，胸中不舒者經年，不能自名其狀，頗以

〔一〕三錢　三味書局本作「二錢」。

爲慮。昌投以薤白湯，次日云一年之病，一劑而頓除，抑何神耶？昌不過以仲景之心法爲法耳，何神之有。然較諸家之習用白豆蔻、廣木香、訶子、三棱、神麯、麥芽等藥，坐耗其胸中之陽者，亦相懸矣。

痹在胞，用腎瀝湯

原治胞痹小腹急痛，小便赤澀。

麥門冬　五加皮　犀角鎊，各一錢　杜仲　桔梗　赤芍藥　木通各錢五分　桑螵蛸一箇

右水盞半，加入羊腎一隻，去脂膜切細，竹瀝少許，同煎一盞，去渣，空心頓服，日再服。一方有桑皮無螵蛸。

按，此方名腎瀝者，形容其胞中之氣，痹而不化，外腎之溺滴瀝不出之苦也。乃因虚熱壅其膀胱，肺氣不能下行所致，桑皮桑蛸，咸爲治肺而設。此方大意，聊見一斑，不可誤認爲其人内腎素虚而小便淋滴也〔一〕。

痹在腸，用吴茱萸散

原治腸痹，寒濕内搏，腹痛滿，氣急，大便飧泄。

吴茱萸湯炮，焙乾　乾薑炮　甘草炙　肉豆蔻煨，各五錢　砂仁　神麯　白朮各一兩　厚朴薑汁炒　陳皮　良薑各一兩〔二〕

〔一〕滴　三味書局本作「瀝」。

〔二〕各一兩　原無，據三味書局本補。

右爲末，每服一錢，食前米飲下。

按，腸痹之證，總關於脾胃。寒邪濕邪先傷其太陰之脾，風邪先傷其陽明之胃。太陰傷故腹滿，陽明傷故飡泄。《内經》謂胃風久蓄爲飡泄，明非朝夕之故也。脾胃有病，三痹互結於腸，此宜以辛辣開之，非如胞痹爲膀胱之熱，當用清凉之比矣。

痹在筋，用羚羊角散

原治筋痹，肢節中痛〔一〕。

羚羊角　薄荷　附子　獨活　白芍藥　防風　川芎各等分

右水盞半，薑三片，煎五分服。

按，此方治筋痹之義，美則美矣，未盡善也。以七味各用等分，漫無君臣佐使之法耳。蓋筋痹必以舒筋爲主，宜倍用羚羊角爲君。筋痹必因血不榮養，宜以白芍、川芎，更加當歸爲臣。然恐羚角性寒，但能舒筋，不能開痹，必少用附子之辛熱爲反佐。更少用薄荷、獨活、防風，入風寒濕隊中，而爲之使可也。用方者必須識此。

痹在皮，用羌活湯

原治皮痹，皮中狀如蟲走，腹脇脹滿，大腸不利，語不出聲。

羌活　細辛　附子炮，去皮臍　沙參　羚羊角鎊　白朮　五加皮　生地黄　官桂

〔一〕中　原作「束」，據三味書局本改。

枳殼麩炒　麻黄去節　白蒺藜　杏仁　丹參　萆薢　五味子　石菖蒲　木通　檳榔　郁李仁泡去皮　赤茯苓各等分

右水盞半，薑五片，煎七分不拘時温服。

按，皮痹不已，傳入於肺，則製方當以清肺氣爲主。此方雜沓，不適於用。今取沙參、羚羊角、麻黄、杏仁、白蒺藜、丹參、五味子、石菖蒲八味，去羌活、細辛、附子、白朮、五加皮、生地黄、官桂、枳殼、萆薢、木通、檳榔、郁李仁、赤茯苓九味，而加石膏以清肺熱，甘草以和肺氣，更加乾薑少許爲反佐，以乾薑得五味子，能收肺氣之逆也。

熱痹，用升麻湯

原治熱痹，肌肉極熱，體上如鼠走，唇口反縮，皮毛變紅黑。

升麻三錢　茯神　人參　防風　犀角鎊　羚羊角鎊　羌活各一錢　官桂三分

右水二鍾，薑三片，入竹瀝半酒盞，不拘時服。

按，此方乃劉河間所製，後人治熱病，遵用河間，誠足法矣。方中以升麻爲君，除陽明肌肉之熱。然熱甚必亂其神識，故以人參、茯神、犀角、羚羊角爲臣而協理之，以官桂三分爲反佐，以羌防爲使，如秋月寒潭，碧清可愛。鄙意羌防使藥，更少減其半，匪故饒舌，無非欲爲引掖後來之助耳。

冷痹，用巴戟天湯

原治冷痹，腳膝疼痛，行步艱難。

巴戟天去心，一錢　附子製　五加皮各七分　川牛膝酒炒，一錢　石斛　甘草炙　萆薢　白茯苓

防風　防己各五分

右水二盞，薑三片，煎八分，空心服。

按，冷痹之證，其風寒濕三痹之氣，皆挾北方寒水之勢，直有温之而不易熱者。方中之用巴戟天爲君，踵矣，其附子、加皮、牛膝、石斛、茯苓、甘草，亦大小臣工之意。然不用當歸、肉桂，温其血分，輔君之藥，尚有未切，萆薢反佐，防風、防己爲使，則俱當也。

心痹，用犀角散

原治心痹，神恍惚恐畏，悶亂不得睡。志氣不寧，語言錯亂。

犀角　羚羊角　人參　沙參　防風　天麻　天竺黄　茯神　升麻　獨活　遠志　麥門冬

甘草各一錢　龍齒　丹參各五分　牛黄　麝香　龍腦各一分

右爲末，和諸藥重研，令極細，每服錢半，不拘時，麥門冬湯調下。

按，此散每服中腦麝，纔得一釐五毫，且有人參、甘草和胃固氣，庶幾可用。然二物不過藉以通心開竅耳，原不必多，更減三之一爲長也。

肝痹，用人參散

原治肝痹氣逆，胸鬲引痛，睡卧多驚，筋脈攣急，此藥鎮邪。

人參　黄芪　杜仲酒炒　酸棗仁微炒　茯神　五味子　細辛　熟地黄　川芎　秦艽

羌活各一兩　丹砂五錢，另研

右爲極細末，入丹砂再研匀，每服一錢，不拘時調下，日二服。

按，厥陰肝臟所主者血也，所藏者魂也。血痹不行，其魂自亂，今不通其血，而但治其驚，此不得之數也。方中用參芪益氣，以開血當矣，其諸養血寧神鎮驚之藥，多泛而不切。昌嘗製一方，以人參爲君，黄芪、肉桂、當歸、川芎爲臣，以代赭石之巔通肝血者，佐參芪之不逮，少加羌活爲使。蓋氣者血之天也，氣壯則血行，然必以肉桂、當歸大温其血，預解其凝泣之勢，乃以代赭之重墜，直入厥陰血分者，開通其瘀壅，而用羌活引入風痹之所，緣厥陰主風，風去則寒濕自不存耳，録出以質高明。

脾痹，用温中法麯丸

原治脾痹，發咳嘔涎。

法麯炒　麥芽炒　白茯苓　陳皮去白　厚朴製　枳實麸炒，各一兩　人參　附子製　乾薑炮

當歸酒洗，焙　甘草炙　細辛　桔梗各五錢　吴茱萸湯炮，三錢

右爲細末，煉蜜丸，梧桐子大，每服七八十丸，食前熱水送下。

按，脾爲太陰之臟，其痹必寒濕多而風少。此方温中理氣，壯陽驅陰，種種有法。但既曰「發咳嘔涎」，半夏似不可少。

肺痹，用紫蘇湯

原治肺痹，心膈窒塞，上氣不下。

紫蘇子炒　半夏製　陳皮去白，各一錢　桂心　人參　白朮各五分　甘草二分

右水盞半、薑五片、棗二枚，煎七分，不拘時温服。

按，肺爲相傳之官，治節行焉，管領周身之氣，無微不入，是肺痹即爲氣痹明矣。蘇子雖能降氣，其力

甚輕，且桂心、半夏之燥，人參、白朮之泥，俱非肺痹所宜。其陳皮，雖能下氣，然必廣東化州所產，口中嚼試，其辣氣直入丹田者爲貴。今肆中藥無道地，下氣亦非陳皮所勝矣。夫心火之明尅肺金者，人之所知；而脾土之暗傷肺金者，多不及察。蓋飲食入胃，必由脾而轉輸於肺，倘脾受寒濕，必暗隨食氣輸之於肺，此濁氣干犯清氣之一端也。肝之濁氣，以多怒而逆干於肺；腎之濁氣，以多慾而逆干於肺。三陰之邪以漸填塞肺竅，其節治不行，而痹成矣。開肺痹之法，昌頗有寸長，見《寓意》等集中，兹不贅。

腎痹，用牛膝酒

原治腎痹虚冷，復感寒濕爲痹。

牛膝　秦艽　川芎　白茯苓　防己　官桂　獨活各二兩　五加皮四兩　丹參　薏苡仁　火麻子炒　麥冬　石斛　杜仲炒，各二兩　附子製　地骨皮　乾薑炮，各五錢

右㕮咀，生絹袋盛之，好酒一斗浸，春秋五日，夏三日，冬十日，每服半盞，空心食前服，日二次。

按，腎爲北方寒水之臟，而先天之真火，藏於其中，故謂生氣之原，又謂守邪之神。今風寒濕之邪，入而痹之，去生漸遠矣。此方防己、麥冬、丹參、地皮，迂緩不切。

風門雜方七道

和榮湯論見前

白朮　川芎各一錢半　南星　半夏　芍藥　茯苓　天麻各一錢　川歸　生地黄　熟地黄　牛膝　酸棗仁　黄芩　橘紅各八分　羌活　防風　官桂各六分　紅花　甘草炙，各四分　黄柏三分

水煎，入竹瀝、薑汁，晨服。

急風散

治新久諸瘡，破傷中風，項强背直，口噤不語，手足抽搐，眼目上視，喉中拽鋸，及取箭頭。

丹砂一兩　草烏三兩，半生半熟燒存性，末，醋淬曬乾　烏頭生，二錢五分，與生草烏同研末　麝香一錢，另研

右爲細末和勻，每服五分以酒下，血止痛定如神，出箭頭，先進一服，次以藥敷箭頭上。

獨聖散

治破傷風久未愈，手背强直，牙關緊急立效。

蟬蜕取頭足，淨五錢

右爲末，好酒一盞，煎滚服之立甦。

祛風丸易老方

黄芪　枳殼　防風　枸杞子　芍藥　甘草　地骨皮　生地黄　熟地黄

各等分蜜丸。

四神丹東坡方

羌活　玄參　當歸　生地黄

各等分，或煎或丸服。

犀角湯千金方

治熱毒流於四肢，歷節疼痛。

犀角三兩　羚羊角一兩　前胡　黄芩　梔子仁　射干　大黄　升麻各四兩　新豆豉一兩

右方㕮咀，每服五錢，水二盞，煎服。

按，此方壯火内熱熾盛者宜之。腸胃弱者，當減去大黄勿用。

牛蒡子散本事方

牛蒡子炒　新豆豉　羌活各三兩　生地黄二兩半　黄芪一兩半

右爲細末，湯調二錢，空心食前日三服。

按，此方不但不用烏、附，並不用麻、桂。凡治血虚内熱熾盛，而欲外解其勢，宜仿此推之也。

醫門法律卷四

熱濕暑三氣門 法二十五條，論三篇，律十一條

六氣，春主厥陰風木，秋主陽明燥金，冬主太陽寒水，各行其政。惟春分以後，秋分以前，少陽相火、少陰君火、太陰濕土，三氣合行其事。是故天本熱也，而益以日之暑；日本烈也，而載以地之濕，三氣交動，時分時合。其分也，以風動於中，勝濕解蒸，不覺其苦；其合也，天之熱氣下，地之濕氣上，人在氣交之中，受其炎蒸，無隙可避，多有體倦神昏，肌膚痱起，胸膺痤出，頭面癤生者矣。甚則消渴，癰疽，吐瀉，瘧痢，又無所不病矣。其不能澹泊滋味、屏逐聲色者，且以濕熱預傷金水二臟，爲秋冬發病之根。故病之繁而且奇者，莫如夏月爲最。夫天氣無形之熱，與地氣有形之濕交合，而大生廣生之機益彰。然殺機每伏於生機之内，所稱移星易宿，龍蛇起陸者，即於夏月見之，人身亦然。《内經》運氣主病，凡屬少陰君火，即與太陰濕土一類同推，不分彼此。而太陰司天，濕淫所勝，平以苦熱，佐以酸辛，以苦燥之，以淡泄之，治濕之法則然矣。下文即出治熱之法，云濕上甚而熱，治以苦温，佐以甘辛，以汗如故而止〔一〕。可見濕淫而至於上甚，即爲熱淫。其人之汗，必爲濕熱所鬱而不能外泄，故不更治其濕，但令汗出如其故常，斯熱從汗散，其上甚之濕，即隨之俱散耳。觀於《内經》濕熱二氣合推，即以得汗互解，妙義彰彰矣。

仲景以痓病、濕病、暍病，其爲太陽經外感之候者，合而名篇。蓋痓爲熱病之最惡者，而要皆爲濕熱

〔一〕如故　本作「爲故」，據三味書局本改。

之所釀，正從三氣交動中會其微旨也。然三氣雜病，非傷寒之比者，曷可枚舉？但有一端，爲時令所乘，即當推三氣主病，何有何無，孰淺孰深，以求確然之治。如當風冒濕，飲醇啖煿，精津素虧，熱毒内藴，濕邪久着之體，發爲瘡瘍、瘧痢、黄癉、腫滿、消渴、痿厥之病〔一〕，既有濕熱多寡之不同，又有氣血虚實之各異，向非深入軒、岐、仲景堂奥，而取途於諸家之狹隘，所稱活人手眼，果安在哉？故會三氣交病之義，以審脈辨證用方，其於濕熱之孰多孰少，治療之從上從下，補救之先陰先陽，纖悉畢貫矣。不遵聖法而欲免過差，其可得乎？

《金匱》論痓病，於風木主事之時，蚤已申不可汗下之戒。云：夫風病下之則痓，復發汗，必拘急。見風與熱合而生病，風則内應肝而主筋，熱則内應心而主脈。妄下損陰，則筋失養而成痓；妄汗損陽，則脈失養而拘急矣。至濕暍所釀之痓，其不可汗下之意，則爲少變。維時陽氣在外，既屢以發汗爲戒，及遇無汗之剛痓，又不得不用葛根湯取其微汗。至於下法，全不示戒，且云可與大承氣湯，其意甚微。見身内之陰爲外熱所耗，容有不得不下之證，但十中不得一二，終非可訓之定法。略舉其端，聽用者之裁酌耳。然亦見風寒之邪中人，不可妄用苦寒；濕熱之邪中人，不可妄用辛温矣。

論《金匱》治痓用栝蔞根桂枝湯方

本文云：太陽病，其證備，身體强，几几然，脈反沉遲，此爲痓，栝蔞根桂枝湯主之。《傷寒》方中，治項背几几，用桂枝加葛根湯矣。此因時令不同，故方亦少變。彼之汗出惡風，其邪在表；而此之太陽證，

〔一〕痿　三味書局本作「痓」。

罔不具備，其邪之亦在於表可知也。但以脈之沉遲，知其在表之邪，爲内濕所持而不解。即係濕熱二邪交合，不當從風寒之表法起見，故不用葛根之發汗解肌，改用栝蔞根味苦入陰，擅生津徹熱之長者爲君，合之桂枝湯和營衛，養筋脈，而治其痙，乃變表法爲和法也〔一〕。

論《金匱》治痙用葛根湯方

本文云：太陽病，無汗而小便反少，氣上衝胸，口噤不得語，欲作剛痙，葛根湯主之。《傷寒論·太陽篇》中，項背几几，無汗惡風者，用葛根湯。此證亦用之者，以其邪在太陽、陽明兩經之界，兩經之熱並於胸中，必延傷肺金清肅之氣，故水道不行而小便少，津液不布而無汗也。陽明之筋脈，内結胃口，外行胸中，過人迎、環口。熱並陽明，斯筋脈牽引〔二〕，口噤不得語也。然剛痙無汗，必從汗解。况濕邪内鬱，必以汗出如故而止。故用此湯合解兩經之濕熱，與風寒之表法，無害其同也。

論《金匱》治痙用大承氣湯方

本文云：痙爲病，胸滿口噤，臥不着席，腳攣急，必齘齒，可與大承氣湯。仲景之用此方，其説甚長，乃死裏求生之法也。《靈樞》謂：熱而痙者死，腰折、瘈瘲、齒齘也。兹所云臥不着席，即腰折之變文；腳攣急，即瘈瘲之變文。且齘齒加以胸滿口噤，上中下三焦熱邪充斥，死不旋踵矣。何以投是湯乎？在傷

〔一〕表法　三味書局本作「汗法」。

〔二〕筋脈牽引　原作「筋牽引脈」，據三味書局本改。

寒證，腹滿可下，胸滿則不可下，又何以投是湯乎？須知所謂胸滿不可下者，謂其邪尚在表，未入於裏，故不可下。此證入裏之熱，極深極重，匪可比倫。況陽熱至極，陰血立至消亡，即小小下之，尚不足以勝其陽救其陰，故取用大下之方，以承領其一綫之陰氣，陰氣不盡爲陽熱所劫，因而得生者多矣。「可與」二字甚活，臨證酌而用之，初非定法也。既有下之重傷其陰之大戒，復有下之急救其陰之活法。學者欲爲深造，端在斯矣。

痙病論

喻昌曰：六淫之邪，至於成痙，乃病證之最多、最深、最惡、最易惑人者。軒、岐、仲景奥中之奥，後世罔解，因至肆無忌憚，鑿空妄譚，此唱彼和，夭枉接踵，豈操生人之術以殺人耶？繇辨之不蚤辨耳。夫痙者，强也。後名爲痓，傳者之誤也。《素問》謂：諸痙項强，皆屬於濕。是病機顓主於濕矣。《千金》推廣其義，謂太陽中風，重感寒濕則變痙。見太陽中風，身必多汗，或衣被不更，寒濕内襲。或重感天時之寒，地氣之濕，因而變痙。是合風、寒、濕三者以論痙矣。《金匱》以痙、濕、暍名篇，又合熱、暑、濕三者言之。然所謂柔痙、剛痙，未嘗不兼及風寒。且亦云發汗過多，因致痙。見夏月人本多汗，尤不可過發其汗也。古今言痙之書止此，後世王海藏論痙，知宗仲景，雖識有未充，要亦識大之賢矣。《傷寒論》載痙病五條，《尚論篇》中已明之，兹復詳《金匱》所增十條，其旨已悉。然終古大惑，不立論以破其疑，心有未慊。誠以仲景論痙病，所舉者太陽一經耳。後之治此病者，謂太陽行身之背，故頸項强、背反張，屬在太陽，而用《金匱》桂枝、葛根二方，茫不應手，每歸咎仲景之未備。不思外感六淫之邪，由太陽而傳六經，乃自然之行度，邪不盡傳即不已，故三陽三陰，皆足致痙。仲景之書，通身手眼，雖未明言，其隱而不發之旨，未嘗不躍然心目。如太陽之傳陽明項背几几，少陽之頸項强，是知三陽皆有痓矣。而三陰豈曰無之？海藏謂三陽、太陰皆病痓，獨不及少陰、厥陰。云背反張屬太陽，低頭視下，手足牽引，肘膝相搆屬陽明；一目或左或右斜視、一手一足搐搦屬少陽；發熱，脈沉細，腹痛屬太陰。以防風當歸湯治太陽，陽明發汗過多而致痓者，以柴胡加防風湯治少陽汗後不解寒熱往來而成痓者，雖不及少陰、厥陰，然其製附子散、桂心白朮湯、附子防風散，意原有在。觀其白朮湯下云，上解三陽，下安太陰，一種苦心，無非謂傳入少陰、厥陰，必成死證耳。詎知傳經之邪，如風雨之來，而畫地以限其不至，豈可得乎？況足少陰、厥陰之痓，不死者亦多。《靈樞》謂足少陰之經筋，循脊内，俠膂，上至項，與足太陽筋合，其病在此，爲主癇瘛及痓。在外陽病者不能俛，在内陰病者不能仰。是則足少陰之臟，與足太陽之腑兩相連絡，而以不能俛者，知爲太陽主外，不能仰者，知爲少陰主内，其辨精矣。《素問》亦謂太陽者，一日而主外，則二日陽明、三日少陽之主外，從可識矣。少陰主内，則太陰、厥陰之主内，從可識矣。仲景之以頭强脊强不能俛者〔一〕，指爲太陽之痓，原以該三陽也；而其以身踡足踡不能仰者，指爲少陰之痓，以該三陰。實所謂引而不發，躍然心目者也。《素問》謂：腎病者，善脹，尻以代踵，脊以代頭。形容少陰病俛而不能仰之狀更著。海藏謂，低頭視下，肘膝相搆。正不能仰之陰病，反指爲陽明之痓，立言殊有未確。況仲景謂，少陰病下利，若利自止，惡寒而踡臥，手足温者可治。又謂，少陰病，惡寒而踡，時自煩，欲去衣被者可治。言可用温以治之也。然仲景於太陽證，獨見背惡寒者，無俟其身踡，蚤已從陰急温，而預救其不能仰。於少陰證而見口燥咽乾，及下利純青水者，無俟項背牽强，蚤已從陽急下，而預救其不能俛。蓋臟陰之盛，腑有先徵；腑陽

〔一〕頭强　三味書局本作「項强」。

之極，入臟立槁，此皆神而明之之事。後代諸賢，非不心維其義，究莫能口贊一辭，亦可見由賢希聖，升天之難。若不肖者之涉誕，則墜淵之易矣。即如小兒之體脆神怯，不耐外感壯熱，多成痙病。後世妄以「驚風」立名，有四證生八候之鑿説，實則指痙病之頭摇手動者，爲驚風之抽掣；指痙病之卒口噤、腳攣急者，爲驚風之搐搦；指痙病之背反張者，爲驚風之角弓反張。幼科翕然宗之，病家坦然任之，不治外淫之邪，反投金石腦麝之藥，千中千死而不悟也。又如新産婦人，血舍空虚，外風襲人，而成痙病，仲景之所明言，不肖者不顧，悖聖輒稱産後驚風，妄投湯藥，亦千中千死而不悟也。昌不惜金針度人，其如若輩之不受度者轉生讎恨何哉！可慨也已！

痙脈論

喻昌曰：痙證之顯者，後世且並其名而失之，况痙脈之微乎？然而可得言也。痙證異於常證，痙脈必異於常脈。是故體强其脈亦强，求其柔軟和緩，必不可得。况强脈恒雜於陰脈之内，所以沉弦沉緊，邪深脈錮，難於亟奪。仲景謂，脈陰陽俱緊，亡陽也，此屬少陰，見非太陽之緊比也。又謂少陰病脈緊，至七八日脈暴微，手足反温，脈緊反去者爲欲解。可見痙證之欲解，必緊實之脈轉爲微弱，而現劇病之本象，乃可漸返平脈，不遽解也。古今言痙證之及脈者，莫如《金匱》。然皆片言居要，非深明傷寒比類互推之法，茫不知其立言之意，故因論痙病而並及痙脈焉。其曰太陽病，發熱，脈沉而細，名曰痙，爲難治。以發熱爲太陽證，沉細爲少陰脈，陽病而得陰脈，故難治也。難治初非不治。仲景治發熱脈沉，原有麻黄附子細辛之法，正當比例用之。設仍用太陽之桂枝、葛根二方，則立剷孤陽之根，真不治矣。以少陰所藏者精，所宅者神。精者陰也，神者陽也。凡見微脈，即陽之微；見細脈，即陰之細。微則易於亡陽，細則易於亡陰，此其所以難治也。故病傳厥陰，而少陰之精神未虧，即無死證。其厥逆下利煩躁，脈微而死者，究竟以厥陰而累少陰之絶耳。此脈中之真消息，凡病皆然，不但爲痙脈之金鍼也。其曰太陽病，其證備，身體强，几几然，脈反沉遲，此爲痙。雖亦陽證陰脈，而遲與微細，大有不同。遲乃太陽榮血之陰受病，故脈之朝於寸口者，其來遲遲，是榮血不能充養筋脈而成痙。但取益陰生津，以和筋脈，而不與少陰同法矣。兩證之夾陰脈，其辨如此。其引《脈經》云「痙家其脈伏，堅直上下」，而復以「按之緊如弦，直上下行」互發其義，明伏非伏藏之伏，按之可得，即所謂沉也；堅非漫無着落，即緊如弦，不爲指撓，邪氣堅實也；直上下行者，督脈與足太陽合行於脊裏，太陽邪盛，督脈亦顯其盛。緣督脈行身之背，壬脈行身之前〔一〕，如天地子午之位，居南北之中，故其脈見則直上直下。《脈經》謂直上下行者，督脈也，見之則大人癲，小兒癇者是也。惟其夾於沉脈之内，重按始得，所以病癲癇及痙，有非陽病可比。若舉指即見直上直下，則病爲陽狂，其證登高踰垣，勇力且倍平昔，何至攣縮若是耶？痙證陰脈之似陽，其辨又如此。然在傷寒誤發少陰汗者，必動其血，爲下厥上竭，亡陰而難治。而痙病之誤發其汗者，必動其濕。濕雖陰類，乃外受之陰邪，非身中陰血之比。但所動之陽，奔入濕中，爲濕所没，而成滅頂之凶，即是亡陽之變證。仲景曰：其脈如蛇，不言其證。然未發汗之先，已見惡寒頭摇，口噤背張，腳攣幾幾，陽之欲亡。則發汗以後，肉瞤筋惕，舌卷囊縮，背曲肩垂，項似拔，腰似折，頸筋粗勁，四末逆冷，皆痙病之所必具〔二〕，不待言矣。第因發汗而動下焦之濕，又因發汗逼令真陽脱入濕中，是則多汗亡陽之外，更添亡陽一證，所以形容其脈如蛇。

〔一〕壬脈　三味書局本作「任脈」。

〔二〕必　三味書局本作「畢」。

言脱出之陽本急疾親上，輕矯若龍。爲濕之遲滯所紐，則如蛇行之象，儘力奔迸，究竟不能奮飛也。此脈之至變，義之至精，而從來未解者也。更有暴腹脹大者，爲欲解脈如故，反伏弦者，痓之文，不敘病之原委，突云欲解，如禪家半偈，令人何處下參耶？試一參之，妙不容言矣。蓋傷寒傳至厥陰，有欲解者，有過經不解者。此之出欲解之證，復出不解之脈，殆謂痓傳厥陰，其經已盡，解與不解，辨其脈證而可知也。欲解之證，厥陰之邪，必傳脾土，尅其所勝，腹當爲之暴脹。本《内經》「厥陰在泉，民病腹脹」之義以論證，亦見厥陰不再傳太陽，而但轉太陰，邪欲解耳。解則其脈必見微浮，何以知之？於傷寒厥陰中風，脈微浮爲欲愈，不浮爲未愈而知之也。若脈仍陰象，反見沉弦，必自病其筋脈，而拘急成痓。亦如過經之例，未可定其解期矣。至於論治，六經皆有成法，《金匱》但取太陽二方、陽明一方爲例，而厥陰之筋脈自病，又必少陰之陽虚，不能柔養筋脈所致。所以脈反沉弦，此當用温以救其陽也。傷寒厥陰亡陽，必顯内拘急之證。内拘急者，即《靈樞》「在内者陰病不能仰」之奥旨，故知少陰主内。厥陰之用温，仍從少陰温之也。又厥陰下利，腹脹滿者，仲景亦先温其裏。病機雖云諸腹脹大，皆屬於熱，而暴腹脹大，乃是少陰陽虚，更兼陰盛，故其腹之脹大，不徐而暴也。陰故暴，陽即不暴，故知厥陰亦從少陰之温法也。不温則不但無解期，且有死期矣。昌特推原仲景，以誘掖來學，未知其能弋獲否也。謹論。

《經》曰：傷於濕者，下先受之。言地濕之中人，先中其履地之足，然後漸及於上者也。曰濕流關節，言地濕之中人，流入四肢百節，猶未入於臟腑者也。曰陰受濕氣，言地濕之中人，已入於太陰脾土，未入於陽明胃土者也。曰濕上甚爲熱，此則下受之濕，襲入三陽，胸背頭面之間，從上焦之陽，而變爲熱濕者也。濕至上焦而變熱，其證夏月爲最多。蓋夏月地之濕氣，上合於天之熱氣、日之暑氣，結爲炎蒸。人身應之，頭面赤腫，瘡瘍叢生，疫邪竊據，其繇來自非一日矣。

諸家論濕，但云濕流關節止耳，至濕上甚爲熱之旨，從未言及，今悉論之。濕上甚爲熱，《内經》曁一義云汗出如故而止，妙不容言。蓋濕上甚爲熱，即所謂地氣上爲雲也。汗出如故，即所謂天氣下爲雨也。天氣下爲雨，而地氣之上升者，已解散不存矣。治病之機，豈不深可會哉！

濕上甚爲熱，其人小便必不利。蓋膀胱之氣化，先爲濕熱所壅而不行，是以既上之濕，難於下趨。《經》又云，治濕不利小便，非其治也。可見治上甚之濕熱，利其小便，即爲第二義矣。然有陽實陽虚二候：陽實者，小便色赤而痛，利其小便，則上焦遏鬱之陽氣通，其濕熱自從膀胱下注而出矣。陽虚者，小便色白，不時淋滴而多汗，一切利小水之藥，即不得施。若誤施之，即犯虚虚之戒，不可不辨也。

《金匱》治上焦之濕，本《内經》濕上甚爲熱之義，而分輕重二證。輕者但發熱，面赤而喘，頭痛鼻塞而煩。邪在上焦，裏無别病者，但内藥鼻中，搐去濕熱所釀黄水而已。以鼻竅爲腦之門戶，故即從鼻中行其宣利之法，乃最神最捷之法也。重者身熱足寒，時頭熱面赤目赤，皆濕上甚爲熱之明徵。濕熱上甚，故頭熱面赤目赤。濕熱上甚，故陽氣上壅，不下通於陰而足寒。自成無已謂是濕傷於下，風傷於上，仲景發明《内經》奥旨，成土苴矣。豈其不讀《内經》耶？豈風始生熱，濕不生熱耶？在冬月傷寒，已爲熱病，豈夏月傷濕，反不爲熱病耶？詳仲景以上甚爲熱之重證，發入痙病最重之條，而不言其治。昌欲於此，微露一鍼。然而竿頭之步，觀者得無望之卻走乎？《内經》原有上者下之之法，邪從下而上，必驅之使從下出，一定之理也。其證輕者，裏無别病，但搐其黄水，從清陽之鼻竅而下出；則其重而裏多危證者，必驅其黄水，從前後二陰之竅而出，所可意會也。《金匱》於本文之下，增若發其汗者二十四字垂戒，初不以下爲戒，又可意會也。但下法之難，不推其所以不可汗之故，即不得其所以用下之權。仲景以其頭摇口噤，背張幾幾，陽之欲亡，若更發其汗，重虚衛外之陽，惡寒必轉甚。若發汗已，其脈如蛇，真陽脱離，頃刻死矣。繇是推之，濕上甚爲熱之重者，非用下法，難以更生，而下法必以温藥下之，庶幾濕去而陽不隨之俱去耳。此非無徵之言也。仲景即於本篇申一義云：下之額上汗出微喘，小便利者死。豈非因下而並奪其陽之大戒乎？噫嘻！此殆與性與天道同義矣。

論《金匱》治濕用麻黄白朮湯方

本文云：濕家身煩疼，可與麻黄湯發其汗爲宜，慎不可以火攻之。此治熱濕兩停，表裏兼治之方也。身煩者熱也，身疼者濕也。用麻黄取微汗以散表熱，用白朮健脾以行裏濕。而麻黄得朮，則雖發汗，不至多汗；朮得麻黄，並可行表裏之濕，下趨水道，又兩相維持也。傷寒失汗而發黄，用麻黄連翹赤小豆湯，分解濕熱，亦是此意。但《傷寒》無用朮之法，《金匱》復出此法，又可見雜證脾濕内淫，必以朮爲主治矣。

合論《金匱》治濕用桂枝附子湯、白朮附子湯、甘草附子湯三方

凡夏月之濕，皆爲熱濕，非如冬月之濕爲寒濕也。而《金匱》取用附子之方，不一而足者何耶？宜乎據方推證者，莫不指熱濕爲寒濕矣。不思陽氣素虚之人，至夏月必且益虚，虚故陽氣不充於身，而陰濕得以據之，此而以治濕之常藥施之，其虚陽必隨濕而俱去，有死而已。故陽虚濕盛，捨助陽别無驅濕之法，亦不得不用之法耳。

桂枝附子湯　白朮附子湯

本文云：傷寒八九日，風濕相搏，身體疼煩，不能自轉側，不嘔不渴，脈浮虚而澀者，桂枝附子湯主

之。若大便堅，小便自利者，去桂加白朮湯主之。

用桂枝附子，温經助陽，固護表裏以驅其濕。以其不嘔不渴，津液未損，故用之也。若其人大便堅，則津液不充矣；小便自利，則津液下走矣。故去桂枝之走津液，而加白朮以滋大便之乾也。此連下條甘草附子湯，俱《傷寒論·太陽篇》中之文也。《傷寒·痙濕暍篇》中不載，而《金匱·痙濕暍篇》中載之，可見治風濕與治熱濕，其陽虚者之用本方，不當彼此異同矣。而《傷寒論》但云，若大便堅，小便自利者，去桂加白朮湯主之。《金匱》重立其方，且於方下云，一服覺身痹半日許，再服三服都盡，其人如蝟狀勿怪，即是朮附並走皮中逐水氣，未得除故耳。成無己注《傷寒》於此條云，以桂枝散表之風，附子逐經中之濕，總不言及陽虚。而昌諄復言之，得此一段，始爲有據。其一服覺身痹者，藥力雖動其濕，而陽氣尚未充，不便運旋也。三服都盡，陽氣若可行矣，遍身如攢針之刺，其涣而難萃之狀尚若此，《金匱》可謂善於形容矣。不但此也，人身藉有陽氣，手持足行，輕矯無前，何至不能自轉側乎？此豈可諉咎於濕乎？即謂濕勝，陽氣果安往乎？况其證不嘔不渴，其脈浮虚而澀，陽虚確然無疑。無已輒以治風濕之外邪爲訓，寧不貽誤後人耶？

甘草附子湯

本文云：風濕相搏，骨節疼煩掣痛，不得屈伸，近之則痛劇，汗出短氣，小便不利，惡風不欲去衣，或身微腫者，甘草附子湯主之。

此亦陽虚之證，與前條大約相同。風傷其衛，而陽不固於外；濕流關節，而陽不充於經，用此固衛温經散濕也。

論《金匱》防己黄芪湯

本文云：風濕脈浮身重，汗出惡風，防己黄芪湯主之。

此治衛外之陽大虚，而在裏之真陽無患者，附子即不可用，但用黄芪實衛，白朮健脾，取甘温從陽之義，以緩圖而平治之。方下云，服後當如蟲行皮中，從腰以下如水，煖坐被上，又以一被圍腰以下，温令微汗差可。見汗出，乃是陽虚自汗，而腰以下屬陰之分，則無汗也。服此雖動其濕，而衛外之陽，尚不足以勝之，故皮中如蟲行。較前遍身如蝟之狀，爲少殺矣。姑以煖被圍腰以下，接令微汗，以漸取瘥，亦從下受者從下出之之法也。

脾惡濕，夏月濕熱相蒸，多有發黄之候。然與傷寒陽明瘀熱發黄，微有不同。彼屬熱多，其色明亮；此屬濕多，其色黯晦。

《内經》云濕勝爲着痹。《金匱》獨以屬之腎，名曰腎着。云腎着之病，其人身體重，腰中冷，如坐水中，形如水狀，反不渴，小便自利，飲食如故，病屬下焦，身勞汗出，衣裏冷濕，久久得之，腰以下冷痛，腹重如帶五千錢，甘薑苓朮湯主之。

此證乃濕陰中腎之外廓，與腎之中臟無預者也。地濕之邪，着寒臟外廓，則陰氣凝聚，故腰中冷，如坐水中，實非腎臟之精氣冷也。若精氣冷，則膀胱引之，從夾脊逆於中上二焦，營衛上下之病，不可勝言。今邪止着下焦，飲食如故，不渴，小便自利，且與腸胃之腑無預，况腎臟乎？此不過身勞汗出，衣裏冷濕，久久得之，但用甘草、乾薑、茯苓、白朮，甘温從陽，淡滲行濕足矣，又何取煖胃壯陽爲哉！甘薑苓朮湯。

《内經》病機十九條，敘熱病獨多。謂諸病喘嘔吐酸，暴注下迫，轉筋，小便渾濁，腹脹大，鼓之有聲如鼓，癰疽瘍疹，瘤氣結核，吐下霍亂，瞀鬱腫脹，鼻塞鼽衄，血溢血泄，淋閟，身熱惡寒，戰慄驚惑，悲笑譫妄，衄衊血污，皆屬於熱。劉河間逐病分注了明，所以後世宗之，故《原病式》不可不讀也。

雜病惡寒者，乃熱甚於内也。《經》云，惡寒戰慄者，皆屬於熱。又云，禁慄如喪神守，皆屬於火。《原病式》曰，病熱甚而反覺其寒，此爲病熱，實非寒者是也。古人遇戰慄之證，有以大承氣湯下燥糞而愈者。惡寒戰慄，明是熱證，但有虛實之分耳。

雜病發熱者，乃陰虛於下也。《經》云陰虛則發熱。夫陽在外，爲陰之衛；陰在内，爲陽之守。精神外馳，嗜慾無節，陰氣耗散，陽無所附，遂至浮散於肌表之間而惡熱也，實非有熱，當作陰虛治，而用補養之法可也。

東垣發熱惡熱，大渴不止，煩躁肌熱，不欲近衣，其脈洪大，按之無力者，或無目痛鼻乾者，非白虎湯證也。此血虛發燥，當以當歸補血湯主之。又有火鬱而熱者，如不能食而熱，自汗氣短者虛也，以甘寒之劑，瀉熱補氣。非如能食而熱、口舌乾燥，大便難者，可用藥下之比。

又有腳膝痿弱，下尻臀皆冷，陰汗臊臭，精滑不固，脈沉數有力，爲火鬱於内，逼陰向外，即陽盛拒陰，當用苦寒藥下之者，此水火徵兆之微，脈證治例之妙，取之爲法。

夏月火乘土位，濕熱相合，病多煩躁悶亂，四肢發熱，或身體沉重，走注疼痛，皆濕熱相搏，鬱而不伸，故致熱也。

《内經》敘病機十九條，而屬火者五。謂諸熱瞀瘈暴瘖冒昧，躁擾狂越，罵詈驚駭，胕腫疼酸，氣逆衝上，禁慄如喪神守，嚏嘔瘡瘍，喉痹耳鳴，及聾嘔涌溢，食不下，目昧不明，暴注瞤瘈，暴病暴死，皆屬於火。《原病式》解之甚詳。

丹溪曰，相火易起，五性厥陽之火相扇，則妄動矣。火起於妄，變化莫測，無時不有煎熬真陰，陰虚則病，陰絶則死。君火之氣，《經》以暑與熱言之；相火之氣，《經》以火言之。蓋表其暴桿酷烈〔一〕，有甚於君火者也。然則厥陰風木之後，乃少陽相火〔二〕，雖分主六十日，而相火實隨觸而動，四時皆然，不定主於春夏之間矣。但熱暑濕三氣交合，而相火尤爲易動，則有之也。

黄連瀉心火，黄芩瀉肺火，芍藥瀉脾火，柴胡瀉肝火，知母瀉腎火，此皆苦寒之味，能瀉有餘之火耳。若飲食勞倦，内傷元氣，火不兩立，爲陽虚之病，以甘温之劑除之，如黄芪、人參、甘草之屬。若陰微陽强，相火熾盛，以乘陰位，日漸煎熬，爲血虚之病，以甘寒之劑降之，如當歸、地黄之屬。若心火亢極，鬱熱内實，爲陽强之病，以鹹冷之劑折之，如大黄、朴硝之屬。若腎水受傷，真陰失守，無根之火，爲陰虚之病，以壯水之劑製之，如生地黄、玄參之屬。若右腎命門火衰，爲陽脱之病，以温熱之劑濟之，如附子、乾薑之屬。若胃虚過食冷物，抑遏陽氣於脾土，爲火鬱之病，以升散之劑發之，如升麻、葛根之屬。不明諳此，求爲大病施治，何所依據耶？

《内經》曰：諸濕腫滿，皆屬脾土。《原病式》曰：諸痙强直，積飲痞膈中滿，霍亂吐下，體重胕腫肉如泥，按之不起，皆屬於濕。《脈經》曰：脈來滑疾，身熱煩喘，胸滿口燥，發黄者濕熱。脈洪而緩，陰陽兩虚，濕熱自甚，脈洪而動，濕熱爲痛也。

《内經》因於濕，首如裹。《丹溪》解之甚明。謂濕者土之濁氣，首爲諸陽之會，其位高，其氣清，其體

〔一〕暴悍酷烈　原作「暴悍酷裂」，據三味書局本改。
〔二〕乃　此字原無，據三味書局本補。

虛，故聰明係焉。濁氣薰蒸，清道不通，沉重不利，似乎有物蒙之。失而不治，濕鬱爲熱，熱留不去，大筋軟短者，熱傷血不能養筋，故爲拘攣。小筋弛長者，濕傷筋不能束骨，故爲痿弱。

因於氣爲腫，王注亦明。謂素常氣疾，濕熱加之，氣濕熱争，故爲腫也。邪氣漸盛，正氣漸微，陽氣衰少，致邪代正。氣不宣通，故四維發腫，諸陽受氣於四肢也。然則今人見膝間關節腫疼，全以爲風治者，豈不誤耶？

濕病所主，内傷外感不同。况有寒濕風濕各異，而夏月三氣雜合爲病，不過大同小異，多少先後之分耳。

人祇知風寒之威嚴，不知暑濕之炎暄，感人於冥冥之中。《原病式》云：諸强迫積飲等證，皆屬於濕。或腫滿體寒，而有水氣乘，必小便赤少不通或濁，是蓄熱入裏極深，非病寒也。

大抵治法，宜理脾清熱，利小便爲上。故治濕不利小便，非其治也。宜桂苓甘露，木香、葶藶、木通治之。守真曰：葶藶木香散下神芎丸，此藥下水濕，消腫脹，利小便，理脾胃，無出乎此也。腹脹脚腫甚者，舟車丸下之。濕熱内深發黄，茵陳湯下之，或佐以防己、黄芪。當以脈證辨之，如脈滑數，小便赤澀引飲者，皆宜下之也。原闕〔一〕

濕温之證，因傷濕而復傷暑也。治在太陰，不可發汗，汗出必不能言，耳聾不知痛所在，名曰重暍。如此死者，醫殺之也。詳見卷之一

中濕有與中風相似者，其脈必沉澀沉細。繇脾虛素多積痰，偶觸時令濕熱，内搏其痰，心胸涎壅，口

〔一〕原闕：據魏元曠《校勘記》，原本此下原闕十四行。

眼喎斜，半身不遂，昏不知人。其治亦在太陰。若作中風治，則脾氣立虧，亦殺之也。暑風見本門後

風濕論

喻昌曰：風也濕也，二氣之無定體而隨時變易者也。濕在冬爲寒濕，在春爲風濕，在夏爲熱濕，在秋爲燥濕。以濕土寄王於四季之末，其氣每隨四時之氣而變遷，昌言之矣。惟風亦然。風在冬爲觱發之寒風，在春爲調暢之温風，在夏爲南薰之熱風，在秋爲淒其之凉風。《内經》謂風者百病之長，其變無常者是也。其中人也，風則上先受之，濕則下先受之，俱從太陽膀胱經而入。風傷其衛，濕流關節。風邪從陽而親上，濕邪從陰而親下。風邪無形而居外，濕邪有形而居内。上下内外之間，邪相搏擊，故顯汗出惡風，短氣發熱，頭痛，骨節煩疼，身重微腫等證。此固宜從汗解，第汗法不與常法相同。用麻黄湯必加白朮，或加薏苡仁以去其濕。用桂枝湯必去芍藥加白朮，甚者加附子以温其經。其取汗又貴徐不貴驟，驟則風去濕存，徐則風濕俱去也。其有不可發汗者，緣風濕相搏，多夾陽虚，陽虚即不可汗，但可用辛熱氣壯之藥，扶陽以逐濕而已。凡見短氣，雖爲邪阻其正，當慮胸中陽虚。凡見汗出微喘，雖爲肺氣感邪，當慮真陽欲脱，明眼辨之必蚤也。《傷寒論》中，風濕相搏，以冬寒而例三時；《金匱·痙濕暍篇》中，風濕相搏，以夏熱而例三時。其曰病者一身盡痛，發熱日晡所劇者，名風濕。此病傷於汗出當風，或久傷取冷所致。豈非夏月當風，取凉過久，而閉其汗乎？日晡所劇，其病在陽明。然與痙病在齘齒，熱甚入深，陽明可下之證不同。此但可汗而不可下也。何以言之？《内經》謂太陰陽明爲表裏，外合肌肉，故陽受風氣，陰受濕氣，所以風濕客於太陰陽明，即爲半表半裏。而一身之肌肉盡痛，即爲在表之邪未除，故可汗而不可下也。況人身之氣，晝日行陽二十五度，平旦屬少陽，日中屬太陽，日西屬陽明。日晡所劇，邪在陽明，而太

陽少陽之氣，猶未盡退，故亦可汗不可下也。觀《金匱》一則曰可與麻黄加朮湯發其汗爲宜，慎不可以火攻之；再則曰可與麻黄杏子薏苡甘草湯。雖未言及不可下，而其可汗不可下之意，比例具見矣。若下之，則虚其胃氣，而風邪下陷，濕邪上湧，其變不可勝言矣。其濕流關節之痛，脈見沉細者，則非有外風與之相搏，秪名濕痹。濕痹者，濕邪痹其身中之陽氣也。利其小便，則陽氣通行無礙，而關節之痹並解矣。設小便利，已而關節之痹不解，必其人陽氣爲濕所持而不得外泄，或但頭間有汗，而身中無汗，反欲得被蓋向火者，又當微汗以通其陽也。因風濕相搏之文，錯見不一，難於會通，故並及之。

暍者，中暑之稱。《左傳》蔭暍人於樾下，其名久矣。後世以動而得之爲中熱，靜而得之爲中暑。然則道途中暍之人，可謂靜而得之耶？「動靜」二字，秖可分外感内傷。動而得之，爲外感天日之暑熱；靜而得之，因避天日之暑熱，而反受陰濕風露、瓜果生冷所傷，則有之矣。時令小寒大寒，而人受之者爲傷寒；時令小暑大暑，而人受之者即爲傷暑。勞苦之人，凌寒觸暑，故多病寒暑；安養之人，非有飲食房勞爲之招寒引暑，則寒暑無繇入也。所以膏粱藜藿，東南西北，治不同也。

體中多濕之人，最易中暑，兩相感召故也。外暑蒸動内濕，二氣交通，因而中暑。所以肥人濕多，夏月百計避暑，反爲暑所中者，不能避身之濕，即不能避天之暑也。益元散驅濕從小便出，夏月服之解暑，有自來矣。然體盛濕多則宜之。清癯無濕之人，津液爲時令所耗，當用生脈散充其津液。若用益元妄利小水，竭其下泉，枯槁立至。況暑熱蒸動之濕，即肥人多有内夾虚寒，因至霍亂吐瀉，冷汗四逆，動關性命者，徒恃益元解暑驅濕，反促其臟腑氣絶者比比，可不辨而輕用之歟？不特此也，凡見汗多之體，即不可利其小便。蓋胃中祗此津液，夫既外洩，又復下行，所謂立匱之術也，仲景名曰無陽，其脈見短促結代，則去生遠矣。

中暑卒倒無知，名曰暑風。大率有虚實兩途。實者，痰之實也。平素積痰，充滿經絡，一旦感召盛暑，痰阻其氣，卒倒流涎，此濕暍合病之最劇者也。宜先吐其痰，後清其暑，猶易爲也。虚者，陽之虚也。平素陽氣衰微不振，陰寒久已用事，一旦感召盛暑，邪湊其虚，此濕暍病之得自虚寒者也。宜回陽藥中兼清其暑，最難爲也。丹溪謂火令流金鑠石，何陰冷之有？立言未免偏執，十中不無二三之誤也。夫峨眉積雪，終古未消，豈以他山不然，遂謂夏月曠刹皆熱火乎？人身之有積陰，乃至湯火不能温者，何以異此？《内經》謂無者求之，虚者責之。可見不但有者實者之當求責矣。《管見》謂大黄龍丸，有中暍昏死，灌之立甦者，非一徵乎？間亦有中氣者，爲七情所傷，氣厥無痰，宜用蘇合香丸灌之。許學士云，此氣暴厥逆而然，氣復即已，雖不藥亦愈，然甦後暑則宜清也。

夏月人身之陽，以汗而外泄；人身之陰，以熱而内耗。陰陽兩俱不足。仲景於中暍病，禁用汗下温鍼。汗則傷其陽，下則傷其陰，温鍼則引火熱内攻，故禁之也。而其用藥，但取甘寒生津保肺、固陽益陰爲治。此等關係最鉅，今特挈出。《靈樞》有云，陰陽俱不足，補陽則陰竭，瀉陰則陽亡。蓋謂陽以陰爲宅，補陽須不傷其陰；陰以陽爲根，瀉陰須不動其陽。夫既陰陽俱不足，則補瀉未可輕言。纔有補瀉，必造其偏，如重陰重陽之屬，其初不過差之毫釐耳。所以過用甘温，恐犯補陽之戒；過用苦寒，恐犯瀉陰之戒。但用一甘一寒，陰陽兩無偏勝之藥，清解暑熱而平治之，所以爲百代之宗也。

合論《金匱》治暍用白虎加人參湯、瓜蒂湯二方

《金匱》治暍病，止出二方。一者白虎加人參湯，顓治其熱。以夏月之熱淫，必僭而犯上，傷其肺金，耗其津液，用之以救肺金、存津液也。孫思邈之生脈散、李東垣之清暑益氣湯，亦既祖之矣。一者瓜蒂湯，

顓治其濕。以夏月之濕淫上甚爲熱，亦先傷其肺金，故外漬之水，得以聚於皮間。皮者肺之合也，用以搐其胸中之水，或吐或瀉而出，則肺氣得以不壅，而皮間之水，得以下趨也。何後人但宗仲景五苓散爲例？如河間之通苓散、子和之桂苓甘露飲，非不得導濕消暑之意，求其引伸瓜蒂湯之製，以治上焦濕熱而清夫肺金，則絶無一方矣。故特舉二方，合論其義。見無形之熱，傷其肺金，則用白虎加人參湯救之；有形之濕，傷其肺金，則用瓜蒂湯救之，各有所主也。二方《傷寒·痓濕暍篇》中不載，《金匱·痓濕暍篇》中復出之。金鍼暗度，宜識之矣。

白虎加人參湯

本文云：太陽中熱者，暍是也。其人汗出惡寒，身熱而渴，白虎加人參湯主之。本方之義，已見《尚論》一百一十三方中，兹再詳之。夏月汗出惡寒者，衛氣虚也。身熱而渴者，肺金受火尅而燥渴也。《内經》曰心移熱於肺，傳爲膈消。消亦渴也，心火適王，肺金受製，證屬太陽，然與冬月感寒之治不同。用此湯以救肺金，是爲第一義矣。

瓜蒂湯

本文云：太陽中暍，身疼重而脈微弱，此以夏月傷冷水，水行皮中所致，一物瓜蒂湯主之。搐變散爲湯，而去赤小豆、酸漿水，獨用瓜蒂一味煎服。搐去胸中之水，則皮中之水，得以俱出也。搐中有宣泄之義，汗如其故，不復水漬皮間矣。此即《内經》以水灌汗，乃至不復汗之證。仲景會其意，言中暍者兼乎中濕，有所祖也。然水行皮中，何以脈見微弱耶？蓋中暍脈本虚弱，而濕居皮膚，内合於肺，阻礙營衛之運行，其脈更見微弱也。暍脈虚弱，按之無力；濕脈微弱，舉之不利。濕與暍合之脈，則舉按皆不利也。搐去其水，而營衛通，肺氣行。舉指流利，即濕去之徵；按之有力，即暍解之徵。一物之微，其功效之神且捷者，有如此矣。

水行皮中，乃夏月偶傷之水，或過飲冷水，或以冷水灌汗，因致水漬皮中，遏鬱其外出之陽，以故身熱疼重。用瓜蒂一物驅逐其水，則陽氣行而遏鬱之病解矣。凡形寒飲冷則傷肺，乃積漸使然。此偶傷之水，不過傷肺所合之皮毛，故一搐即通，並無藉赤小豆、酸漿水之羣力也。即是推之，久傷取冷，如風寒雨露，從天氣而得之者，皆足遏鬱其上焦之陽。又與地氣之濕，從足先受，宜利其小便者異治矣，可無辨歟！

夏月卒倒不省人事，名曰暑風。乃心火暴甚，暑熱乘之，令人噎悶，昏不知人。然亦有他臟素虛，暑得深中者，但不似心臟之篤耳。如入肝則眩運頑痹，入脾則昏睡不覺，入肺則喘滿痿躄，入腎則消渴。雖當補益與清解兼行，然必審其屬於何臟，用藥乃得相當也。

傷暑之脈，《內經》曰脈虛身熱，得之傷暑。《甲乙經》曰熱傷氣而不傷形，所以脈虛者是也。若《難經》曰其脈浮大而散，殊有未然。夫浮大而散，乃心之本脈，非病脈也。仲景不言，但補其偏曰弦細芤遲。芤即虛豁也，弦細遲，即熱傷氣之應也。其水行皮中之脈，則曰微弱。見脈爲水濕所持，陽氣不行也。統而言之曰虛，分而言之曰弦細芤遲微弱。其不以浮大之脈，混入虛脈之中，稱爲病暑之脈，慮何周耶！

日中勞役，而觸冒其暑者，此宜清凉解其暑毒，如白虎湯、益元散、黄連香薷飲、三黄石膏湯之類，皆可取用也。

深居廣廈，襲風凉，飡生冷，遏抑其陽而病暑者，一切治暑清凉之方，即不得徑情直施。如無汗仍須透表以宣其陽，如吐利急須和解以安其中，甚者少用温藥以從治之。故冒暑之霍亂吐瀉，以治暑爲主；避暑之霍亂吐瀉以和中温中爲主，不可不辨也。

元豐朝立和劑局，萃集醫家經驗之方，於中暑一門獨詳。以夏月暑證，五方歷試，見聞廣耳。其取用小半夏茯苓湯，不治其暑，顓治其濕。又以半夏、茯苓少加甘草，名消暑丸，見消暑在消其濕，名正言順矣。其香薷飲，用香薷、扁豆、厚朴爲主方。熱盛則去扁豆，加黄連爲君，治其心火。濕盛則去黄連，加茯苓、甘草，治其脾濕。其縮脾飲，則以脾爲濕所浸淫而重滯，於扁豆、葛根、甘草中，佐以烏梅、砂仁、草果以快脾，而去脾所惡之濕。甚則用大順散、來復丹，以治暑證之多瀉利者，又即縮脾之意而推之也。其枇杷葉散，則以胃爲濕所竊據而濁穢，故用香薷、枇杷葉、丁香、白茅香之辛香以安胃，而去胃所惡之臭。甚則用冷香飲子，以治暑證之多嘔吐者，又即枇杷葉散而推之也。醫者於熱濕虚寒，淺深緩急間，酌而用之，其利溥矣。而後來諸賢，以益虚繼之。河間之桂苓甘露飲，五苓三石，意在生津液以益胃之虚。子和之桂苓甘露飲，用人參、葛根、甘草、藿香、木香，益虚之中，又兼去濁。或用十味香薷飲，於《局方》五味中，增人參、黄芪、白朮、陳皮、木瓜，益虚以去濕熱。乃至東垣之清暑益氣湯、人參黄芪湯，又補中實衛以去其濕熱。肥白内虚之人，勿論中暑與否，所宜頻服者也。中暑必顯燥煩熱悶，東垣倣仲景竹葉石膏湯之製，方名清燥湯，仍以去濕爲首務。夫燥與濕相反者也，而清燥亦務除濕。非東垣具過人之識，不及此矣。又如益元散之去濕，而加辰砂則並去其熱。五苓散之去濕，而加人參則益虚，加辰砂減桂則去熱。白虎湯加人參則益虚，加蒼朮則勝濕。合之《局方》，則大備矣，然尚有未備焉。昌觀暑風一證，其卒倒類乎中風，而不可從風門索治。《百一選方》雖有大黄龍丸，初不爲暑風立法，《管見》從而贊之曰：有中暍昏死，灌之立甦。則其方亦可得治暑風之一斑矣。儻或其人陰血素虧，暑毒深入血分，進以此丸，寧不立至危殆乎？《良方》復有地榆散，治中暑昏迷，不省人事而欲死者。但用平常凉血之藥，清解深入血分之暑風，良莫良於此矣。後有用之屢效，而美其名爲潑火散者，知言哉！夫中天火運，流金爍石，而此能潑之，

益見暑風爲心火暴甚，煎熬陰血，捨清心凉血之外，無可撲滅耳。綜羣方而論列之，以其詳故益加詳焉。諸方俱彙本門後

律十一條

凡治痙病，不察致病之因，率爾施治，醫之罪也。因者，或因外感六淫，或因發汗過多，或因瘡家誤汗，或因風病誤下，或因灸後火熾，或因陰血素虧，或因陽氣素弱，各各不同。不辨其因，從何救藥耶？

凡治痙病，不深明傷寒經候脈候，妄肩其任者，醫之罪也。不知邪在何經，則藥與病不相當；不知脈有可據，則藥徒用而無濟。故痙病之壞，不出亡陰亡陽兩途。亡陰者，精血津液素虧，不能榮養其筋脈，此宜急救其陰也；亡陽者，陽氣素薄，不能充養柔和其筋脈，此宜急救其陽也。陰已虧而復補其陽，則陰立盡；陽已薄而復補其陰，則陽立盡。不明傷寒經候脈理，則動手輒錯，何可自貽冥報耶？

凡治小兒痙病，妄稱驚風名色，輕用鎮驚之藥者，立殺其兒。此通國所當共禁者也。小兒不耐傷寒壯熱，易至昏沉，即於其前放銃吶喊，有所不知。妄捏驚風，輕施鎮墜，勾引外邪，深入内臟，千中千死，從未有一救者。通國不爲共禁，寧有底止哉？

凡治産後痙病，妄稱産後驚風，輕用鎮驚之藥者，立殺其婦。此庸工所當知警者也。産後血舍空虛，外風易人。仲景謂新産亡血，虛多汗出，喜中風，故令病痙。後賢各從血舍驅風，成法可遵，非甚不肖者，必不妄用鎮驚之藥。不似小兒驚風之名，貽害千古，在賢智且不免焉。茲約通國共爲厲禁，革除「驚風」二字，不許出口入耳。凡兒病發熱昏沉，務擇傷寒名家，循經救治，百不失一。於以打破小兒人鬼關，人天共快也。

凡治濕病，禁發其汗。而陽鬱者不微汗之，轉致傷人，醫之過也。濕家不可發汗，以身本多汗，易至亡陽。故濕温之證，誤發其汗，名曰重暍，此爲醫之所殺，古律垂戒深矣。其久冒風凉，恣食生冷，乃至以水灌汗，遏抑其陽者，不微汗之，病無從解。《内經》謂當暑汗不出者，秋成風瘧，亦其一也。不當汗者反發其汗，當微汗者全不取汗，因噎廢食，此之謂矣。

凡治濕病，當利小便。而陽虚者一概利之，轉至殺人，醫之罪也。濕家當利小便，此大法也。而真陽素虚之人，汗出小便滴瀝，正泉竭而陽欲出亡之象。若以爲濕熱，恣膽利之，真陽無水維附，頃刻脱離而死矣。此法所不禁中之大禁也。

凡治中濕危篤之候，即當固護其陽。若以風藥勝濕，是爲操刃。即以温藥理脾，亦爲待斃，醫之罪也。人身陽盛則輕矯，濕盛則重着，乃至身重如山，百脈痛楚，不能轉側。此而不用附子回陽勝濕，更欲何待？在表之濕，其有可汗者，用附子合桂枝湯以驅之外出；在裏之濕，其有可下者，用附子合細辛、大黄以驅之下出；在中之濕，則用附子合白朮以温中而燥其脾。今之用白朮，而雜入羌、防、枳、朴、梔、橘等藥，且無濟於事，况用檳榔、滑石、舟車導水濬川等法乎？

凡治中暑病，不辨外感内傷，動静勞逸，一概襲用成方者，醫之罪也。傷寒夾陰，誤用陽旦湯，得之便厥。傷暑夾陰，誤用香薷飲，入喉便喑。後賢於香薷飲中，加人參、黄芪、白朮、陳皮、木瓜，兼治内傷，誠有見也。而不辨證者之貽誤，寧止此乎？

凡治中暑病，不兼治其濕者，醫之過也。熱蒸其濕是爲暑，無濕則但爲乾熱而已，非暑也。故肥人濕多，即病暑者多；瘦人火多，即病熱者多。

凡治中暑病，遇無汗者，必以得汗爲正。若但清其内，不解其外，醫之罪也。中暑必至多汗，反無汗者，非因水濕所持，即爲風寒所閉。此宜先散外邪，得汗已，方清其内。若不先從外解，則清之不勝清，究成瘧痢等患，貽累無窮。

凡治中暑病，無故妄行温補，致令暑邪深入，逼血妄行，醫之罪也。暑傷氣，纔中即慪慪短息，有似乎虚，故清暑益氣，兼而行之。不知者，妄行温補，致令暑邪深入血分，而成衄痢，即遇隆冬大寒，漫無解期。故熱邪誤以温治，其害無窮也。

傷燥門 論一首，法十一條，律五條

秋燥論

喻昌曰：燥之與濕，有霄壤之殊。燥者，天之氣也；濕者，地之氣也。水流濕，火就燥，各從其類，此勝彼負，兩不相謀。春月地氣動而濕勝，斯草木暢茂；秋月天氣肅而燥勝，斯草木黄落。故春分以後之濕，秋分以後之燥，各司其政。今指秋月之燥爲濕，是必指夏月之熱爲寒然後可。奈何《内經》病機一十九條，獨遺燥氣？他凡秋傷於燥，皆謂秋傷於濕。歷代諸賢隨文作解，弗察其訛，昌特正之。

大意謂春傷於風，夏傷於暑，長夏傷於濕，秋傷於燥，冬傷於寒，覺六氣配四時之旨，與五運不相背戾，而千古之大疑始一抉也。然則秋燥可無論乎？夫秋不遽燥也。大熱之後，繼以凉生，凉生而熱解，漸至大凉，而燥令乃行焉。《經》謂「陽明所至，始爲燥，終爲凉」者，亦誤文也。豈有新秋月華露湛，星潤淵澄，天香遍野，萬寶垂實，歸之燥政？迨至山空月小，水落石出，天降繁霜，地凝白鹵，一往堅急勁切之化，反謂凉生，不謂燥乎？或者疑燥從火化，故先燥而後凉，此非理也。深乎！深乎！上古《脈要》曰：

春不沉，夏不弦，秋不數，冬不澀，是謂四塞。謂脈之從四時者，不循序漸進，則四塞而不通也。所以春夏秋冬孟月之脈，仍循冬春夏秋季月之常，不改其度。俟二分二至以後，始轉而從本令之王氣，乃爲平人順脈也。故天道春不分不温，夏不至不熱，自然之運，悠久無疆。使在人之脈，方春即以弦應，方夏即以數應，躁促所加，不三時而歲度終矣，其能長世乎？即是推之，秋月之所以忌數脈者，以其新秋爲燥所勝，故忌之也。若不病之人，新秋而脈帶微數，乃天真之脈，何反忌之耶？且夫始爲燥，終爲凉，凉已即當寒矣，何至十月而反温耶？凉已反温，失時之序，天道不幾頓乎？不知十月之温，不從凉轉，正從燥生。蓋金位之下，火氣承之，以故初冬常温，其脈之應，仍從乎金之澀耳。由澀而沉，其澀也，爲生水之金；其沉也，即爲水中之金矣。珠輝玉映，傷燥云乎哉？

然新秋之凉，方以卻暑也。而夏月所受暑邪，即從凉發。《經》云，當暑汗不出者，秋成風瘧。舉一瘧，而凡當風取凉，以水灌汗，迺至不復汗而傷其内者，病發皆當如瘧之例治之矣。其内傷生冷成滯下者，並可從瘧而比例矣。以其原來皆暑濕之邪，外内所主雖不同，同從秋風發之耳。若夫深秋燥金主病，則大異焉。《經》曰，燥勝則乾。夫乾之爲害，非遽赤地千里也。有乾於外而皮膚皺揭者，有乾於内而精血枯涸者，有乾於津液而營衛氣衰，肉爍而皮着於骨者，隨其大經小絡所屬，上下中外前後，各爲病所。燥之所勝，亦云熯矣。至所傷則更厲。燥金所傷，本摧肝木，甚則自戕肺金。蓋肺金主氣，而治節行焉。此惟土生之金，堅剛不撓，故能生殺自由，紀綱不紊。若病起於秋而傷其燥，金受火刑，化剛爲柔，方圓且隨型埴，欲仍清肅之舊，其可得耶？《經》謂咳不止而出白血者死。白血，謂色淺紅，而似肉似肺者。非肺金自削，何以有此？試觀草木菁英可掬，一乘金氣，忽焉改容，焦其上首。而燥氣先傷上焦華蓋，豈不明耶？詳此，則病機之「諸氣膹鬱，皆屬於肺」「諸痿喘嘔，皆屬於上」二條，明指燥病言矣。《生氣通天論》謂秋傷於燥，上逆而咳，發爲痿厥。燥病之要，一言而終，與病機二條適相吻合。祇以誤傳傷燥爲傷濕，解者競指燥病爲濕病，遂至經旨不明。今一論之，而燥病之機，了無餘義矣。其左胠脅痛，不能轉側，嗌乾面塵，身無膏澤，足外反熱，腰痛，驚駭，筋攣，丈夫㿗疝，婦人少腹痛，目眛眥瘡，則燥病之本於肝，而散見不一者也。

《内經》燥淫所勝，其主治必以苦温者，用火之氣味而製其勝也。其佐以或酸或辛者，臨病製宜。宜補則佐酸，宜瀉則佐辛也。其下之亦以苦温者，如清甚生寒，留而不去，則不當用寒下，宜以苦温下之。即氣有餘，亦但以辛瀉之，不以寒也。要知金性畏熱，燥復畏寒，有宜用平寒而佐以苦甘者，必以冷熱和平爲方，製乃盡善也。又六氣凡見下承之氣，方製即宜少變。如金位之下，火氣承之，則苦温之屬宜減，恐其以火濟火也。即用下，亦當變苦温而從寒下也。此《内經》治燥淫之旨，可贊一辭者也。至於肺氣膹鬱，痿喘嘔咳，皆傷燥之劇病，又非製勝一法所能理也。兹並入燥門，細商良治，學者精心求之，罔不獲矣。若但以潤治燥，不求病情，不適病所，猶未免涉於粗疏耳。

《痹論》云，陰氣者，靜則神藏，躁則消亡。下文但言飲食自倍，腸胃乃傷，曾不及於肺也。其所以致躁而令陰氣消亡之故，引而未發也。至《靈樞》云，形寒飲冷則傷肺，始知傷肺關於寒冷矣。可見肺氣外達皮毛，内行水道，形寒則外寒從皮毛内入，飲冷則水冷從胸中上溢，遏抑肺氣，不令外揚下達，其治節不行，周身之氣無所稟仰，而肺病矣。究竟肺爲嬌臟，寒冷所傷者十之二三，火熱所傷者十之七八。寒冷所傷，不過裹束其外；火熱所傷，則更消爍其中，所以爲害倍烈也。然火熱傷肺，以致諸氣膹鬱，諸痿喘嘔而成躁病，百道方中，率皆依樣葫蘆，如烏藥、香附、紫蘇、半夏、茯苓、厚朴、丁、沉、訶、蔻、薑、桂、蓬、稜、檳榔、益智之屬，方方取足。祇因《内經》脱遺燥證，後之無識者，競皆以躁治躁，恬於操刃，曾不顧陰氣之消亡耳。

雖以東垣之大賢，其治燥諸方，但養榮血，及補肝腎虧損，二便閉結而已，初不論及於肺也。是非謂中下二焦有躁病，而上焦獨無也。不過闕經旨傷濕之疑，遂因仍不察耳。夫諸氣膹鬱之屬於肺者，屬於肺之燥，非屬於肺之濕也。苟肺氣不燥，則諸氣稟清肅之令，而周身四達，亦胡致膹鬱耶？諸痿喘嘔之屬於上者，上亦指肺，不指心也。若統上焦心肺並言，則心病不主痿喘及嘔也。惟肺燥甚，則肺葉痿而不用，肺氣逆而喘鳴，食難過膈而嘔出，三者皆燥證之極者也。經文原有「逆秋氣，則太陰不收，肺氣焦滿」之文，其可稱爲濕病乎？更考東垣治肺消方中，引用白豆蔻、華澄茄，及治諸氣方中，雜用辛香行氣之藥。覺於傷燥一途，有未悉耳。又如丹溪折衷雜證，爲後代所宗，亦無一方一論及於肺燥，但於熱鬱湯下，云有陰虛而得之者，有胃虛食冷物，抑遏陽氣於脾土中而得之者，其治法皆見發熱條中。此治非陰虛非陽陷，亦不發熱，而常自蒸蒸不解者。夫蒸蒸不解，非肺氣爲熱所內蒸而不能外達耶？方用連翹、薄荷葉、黄芩、山梔仁、麥門冬、甘草、鬱金、瓜蔞皮穰八味，竹葉爲引。方後復設爲問答云：何不用蒼朮、香附、撫芎？曰火就燥，燥藥皆能助火，故不用也。似此一方，示不欲以燥助火之意。於熱鬱之條，其不敢以燥益燥，重傷肺金，隱然可會。何爲不立燥病一門，暢發其義耶？又如繆仲醇治病，所用者，無非四君、四物，二冬、二母，沙參、玄參，黄芪、山藥，蘇子、橘紅，桑葉、枇杷葉，杏仁、棗仁，扁豆、蓮心，瓜蔞、五味，升、葛、柴、前，芩、蓮〔一〕、梔、柏，滑石、石膏，菊花、枸杞，牛膝、續斷，薏苡、木瓜，胡麻、首烏，豆豉、霜梅，膠飴之屬。千方一律，不過選擇於此。增入對證一二味，自成一家。識者稱其不盡用方書所載，投之輒效，蓋獨

〔一〕蓮　三味書局本作「連」，即黄連。

外感之燥，何況風寒暑濕哉？節取其長可矣。

開門戶者也。又有稱其精於《本草》，擇用五六十種無過之藥，屢獲奇驗，無以多爲者。昌謂不然。世之患燥病者多，仲醇喜用潤劑，於治燥似乎獨開門戶，然亦聰明偶合，未有發明，可以治内傷之燥，不可以治外感之燥，何況風寒暑濕哉？節取其長可矣。

《内經》云：心移熱於肺，傳爲鬲消。肺燥之繇來者遠矣。苟其人腎水足以上升而交於心，則心火下降而交於腎，不傳於肺矣。心火不傳於肺，曾何傷燥之虞哉？即腎水或見不足，其腸胃津血足以協濟上供，肺亦不致過傷也。若夫中下之澤盡竭，而高源之水，猶得措於不傾，則必無之事矣。所以經文又云，二陽結，謂之消。手陽明大腸，熱結而津不潤。足陽明胃，熱結而血不榮，證成消渴。舌上赤裂，大渴引飲，與心移熱於肺，傳爲鬲消，文雖異而義則一也。治鬲消者，用白虎加人參湯顓救其肺，以施於諸氣膹鬱，諸痿喘嘔，罔不合矣。學者可不知引伸觸類，以求坐進此道耶？

《陰陽别論》云：二陽之病發心脾，有不得隱曲，男子少精，女子不月，其傳爲風消，其傳爲息賁，死不治。此亦肺燥所繇來，而未經揭出者。夫燥而令男子精液衰少，女子津血枯閉，亦云極矣。然其始，但不利於隱曲之事耳，其既則胃之燥傳入於脾而爲風消。風消者，風熱熾而肌肉消削也。大腸之燥傳入於肺而爲息賁。息賁者，息有音而上奔不下也。是則胃腸合心脾以共成肺金之燥。三臟二腑，陰氣消亡殆盡，尚可救療乎？夫由心之肺，已爲死陰之屬，然脾氣散二陽之精，上輸於肺，猶得少甦涸鮒。今以燥之爲害，令生我者盡轉而浚我之生，故直斷爲死不治也。從前憒憒，特繹明之。

《病機十九條》内云，諸濇枯涸，乾勁皴揭，皆屬於燥。燥金雖爲秋令，雖屬陰經，然異於寒濕，同於火熱。火熱勝則金衰，火熱勝則風熾，風能勝濕，熱能耗液，轉令陽實陰虚，故風火熱之氣，勝於水土而爲燥也。

肝主於筋，風氣自甚，燥熱加之，則液聚於胸膈，不榮於筋脈而筋燥，故勁强緊急而口噤，或瘈、瘲昏冒僵仆也。

風熱燥甚，怫鬱在表而裏氣平者，善伸數欠，筋脈拘急，或時惡寒，或筋惕而搐，脈浮數而弦。若風熱燥並鬱甚於裏，則必爲煩滿，必爲悶結，故燥有表裏氣血之分也。

至於筋緩不收，痿痹不仁，因其風熱勝濕，爲燥日久，乃燥病之甚者也。至於諸氣膹鬱，諸痿喘嘔，皆屬於肺。金從燥化，金且自病，而肺氣日見消亡，又何論痿痹乎？

五臟五志之火，皆有真液以養之，故凝聚不動。而真液尤賴腎之陰精、胃之津液，交灌於不竭。若腎胃之水不繼，則五臟之真陰隨耗。五志之火，翕然內動，而下、上、中三消之病作矣。河間云，燥太甚而脾胃乾涸，則成消渴，亦其一也。

燥病必渴，而渴之所屬各不同。有心肺氣厥而渴，有肝痹而渴，有脾熱而渴，有腎熱而渴，有胃與大腸結熱而渴，有小腸痹熱而渴。有因病瘧而渴，有因素食肥甘而渴，有因醉飲入房而渴，有因遠行勞倦遇大熱而渴，有因傷害胃乾而渴，有因風而渴。五臟部分不同，病之所遇各異，其爲燥熱亡液則一也。另詳消渴門。

治燥病者，補腎水陰寒之虛，而瀉心火陽熱之實，除腸中燥熱之甚，濟胃中津液之衰，使道路散而不結，津液生而不枯，氣血利而不澀，則病日已矣。

腎惡燥，急食辛以潤之。故腎主五液，津則大便如常。若飢飽勞逸，損傷胃氣，及食辛熱味厚之物而助火邪，伏於血中，耗散真陰，津液虧少，故大便結燥。仲景云小便利，大便硬，不可攻下，以脾約丸潤之。戒輕下而重傷津液也。然臟結復有陽結陰結之不同，陽結者以辛凉潤之，陰結者以辛温潤之，其辨又在微芒之間矣。

律五條

凡秋月燥病，誤以爲濕治者，操刃之事也。從前未明，咎猶可諉；今明知故犯，傷人必多。孽鏡當前，悔之無及。

凡治燥病，燥在氣而治血，燥在血而治氣，燥在表而治裏，燥在裏而治表，藥不適病，醫之過也。

凡治雜病，有兼帶燥證者，誤用燥藥，轉成其燥，因致危困者，醫之罪也。

凡治燥病，須分肝肺二臟見證。肝臟見證，治其肺燥可也。若肺臟見證，反治其肝，則坐誤矣，醫之罪也。肝臟見燥證，固當急救肝葉，勿令焦損。然清其肺金，除其燥本，尤爲先務。若肺金自病，不及於肝，即顓力救肺。焦枯且恐立至，尚可分功緩圖乎？

凡治燥病，不深達治燥之旨，但用潤劑潤燥，雖不重傷，亦誤時日，衹名粗工，所當戒也。

熱濕暑三氣門諸方

痓病廿方，熱病十五方，温病十五方〔一〕，暑病三十二方。

栝蔞根桂枝湯方《金匱》方，論具本門前

栝蔞根二兩　桂枝三兩　芍藥三兩　甘草二兩　生薑三兩　大棗十二枚

右六味以水九升，煮取三升，分温三服。取微汗，汗不出，食頃，食熱粥發之。

〔一〕温病　三味書局本作「濕病」。

按此方原是不欲發汗之意，以夏月縱不得汗，服藥亦易透出也。若服此食頃不得汗，當食熱粥發之。所以桂枝有汗能止，無汗能發也。然既以栝蔞根爲君，當增之。桂枝爲臣，當減之。大約栝蔞根三錢，桂枝一錢五分，芍藥二錢，甘草一錢五分，生薑三片，大棗二枚。無汗發以熱粥，連服三劑可也。蓋濕持其汗，或兼微受風寒，營衛不和。設不用此通其營衛，則未痓者成痓，已痓者難愈矣。凡用古方，分兩當倣此裁酌〔一〕。

葛根湯方《金匱》方，論具本門前

葛根四兩　桂枝三兩　麻黄三兩　芍藥二兩　甘草二兩　生薑三兩　大棗十二枚

右七味㕮咀，以水一斗，先煮麻黄葛根減二升，去沫，内諸藥煮取三升，温服一升。覆取微似汗，不須啜粥。餘如桂枝湯方法及禁忌。

按此方爲夏月傷寒，脈緊發熱無汗者而設。仲景云：夏月脈洪大者，是其本位。若其人病苦頭疼，發熱無汗者，須發其汗，亦此意也。然身纔有潤，便撤其覆，勿令汗出爲節可矣。

大承氣湯方《金匱》方，論具本門前

大黄四兩，酒洗　厚朴半斤，炙，去皮　枳實三枚，炙　芒硝一合

右四味，以水一斗，先煮二味，取五升，去滓，内大黄，煮取二升，去滓，内芒硝，更上火微一二沸，分温再服，得下止服。

〔一〕裁酌　原作「栽酌」，據三味書局本改。

按此治痓病之極重難返，死裏求生之法。在邪甚而正未大傷者，服此十有九活，所以仲景著之爲法也。

麻黄加獨活防風湯

治剛痓

麻黄去節　桂枝各一兩　芍藥三兩　甘草半兩　獨活　防風各一兩

右㕮細，每服一兩，用水二鍾，煎至一鍾半，温服。

按此方乃後人假托仲景之名而立，以治風濕相搏，骨節煩疼，無汗而成剛痓者。然無引及服法，殊不精詳。當知前葛根湯方内，去葛根加獨活防風，與此無二，但引及服法詳明耳。

海藏神朮湯

治内傷冷飲，外感寒邪而無汗者。

蒼朮製　防風各二兩　甘草一兩，炒

右㕮咀，加葱白生薑同煎服。如太陽證，發熱惡寒，脈浮而緊者，加羌活二錢；太陽脈浮緊中帶弦數者，是兼少陽，加柴胡二錢；太陽脈浮緊帶洪者，是兼陽明，加黄芩二錢。婦人加當歸，或加木香湯，或加藁本湯。如乳吹，煎成，調六一散三五錢。

按此海藏得意之方也，以治春夏外感寒邪，内傷生冷，發熱而無汗者。即痓病亦可用之。蓋不欲無識者，輕以麻黄、桂枝之熱傷人也。夫麻黄、桂枝，遇濕熱時令，原不敢輕用。即有宜用之證，十中不過一二而已。昌明仲景，不得不表揚海藏之功。

海藏白朮湯

治内傷冷物、外感風寒有汗者。

白朮三兩　防風二兩　甘草一兩，炙

右㕮咀，每服三錢，水一盞，薑三片，煎至七分，温服。一日止用一二服，待二三日，漸漸汗少爲解。

按二朮最能行濕，夏月分有汗無汗用之，所以爲神。

海藏白朮湯加藥法

上解三陽，下安太陰。

白朮如欲汗之，換用蒼朮〔一〕　防風各一兩

右㕮咀，水煎至七分，温服。若發熱引飲者，加黄芩、甘草。若頭疼惡風者，加羌活散，羌活一錢五分、川芎七分五厘、細辛五分是也。若身熱目痛者，加石羔湯，石羔二錢半、知母八分、白芷一錢是也。腹中痛者，加芍藥湯，芍藥二錢、桂枝一錢是也。往來寒熱而嘔者，加柴胡散，柴胡二錢、半夏一錢是也。心下痞者，加枳實一錢。若有裏證，加大黄一錢。量虚實加減之，邪去止服。

三方總稱神朮，所稱上解三陽，下安太陰，縱未必然，而太陰脾惡濕者也，夏月預清其濕，俾不與熱邪相合，其得力不亦多乎？

〔一〕換　原作「解」，据三味書局本改。

海藏桂枝葛根湯

治傷風項背强，及有汗不惡風柔痓。即仲景桂枝湯去麻黄也。若無汗之剛痓，又必用麻黄矣。可見麻黄桂枝，夏月原有不得不用之病。蓋邪在太陽，通其營衛，則外受之邪，有出無入其所全不更大乎？但未可執爲常法耳，學者參之。

海藏桂枝加川芎防風湯

治發熱自汗而不惡寒者，名曰柔痓。即仲景葛根湯去麻黄、葛根，加川芎、防風也。

海藏柴胡加防風湯

治汗後不解，乍靜乍躁，目直視，口噤，往來寒熱脈弦，此少陽風痓。

柴胡　防風各一兩　半夏製，六錢　人參　黄芩各五錢　生薑　甘草各六錢五分　大棗三枚

每服一兩，水三盞，煎一盞半，去渣温服。

海藏防風當歸湯

治發汗過多，發熱，頭面摇，卒口噤，背反張者，太陽兼陽明也。宜去風養血。

防風　當歸　川芎　地黄各一兩

每服一兩，水三盞，煎至二盞温服。

按痓病本太陽經病。太陽日久，勢必傳遍六經。然必兼乎太陽，二方治太陽兼少陽，太陽兼陽明，論證頗詳，超越尋常萬萬。惜其於三陰之痓，獨詳太陰，連出五方，似欲推及少陰厥陰而未明言。觀其後三

方項下云手足厥冷，筋脈拘急，意可識矣。然終是三陰混同立治，未有精詳。且三陰經既有陰痓矣，又豈無陽痓耶？此等處，合《尚論篇》三陰經細參，自爲得師可矣。

海藏八物白朮散

治傷寒陰痓三日，面腫，手足厥冷，筋脈拘急，汗不出，恐陰氣内傷。

白朮　茯苓　五味子各半兩　桂心三分　麻黄半兩　良薑一分　羌活半兩　附子三分

每服四錢，水一大盞，薑五片，同煎至五分，去滓，温服無時。

按此方乃太陽兼三陰之證治也。

海藏桂枝加芍藥防風防己湯

治發熱脈沉而細者，附太陰也，必腹痛。

桂枝一兩半　防風　防己各一兩　芍藥二兩　生薑一兩半　大棗六枚

每服一兩，水三盞，煎至一盞半，去滓温服。亦宜服小續命湯。

按脈沉而細，未是太陰確證。少陰亦有發熱者，服此方，及小續命湯，恐有不對。

海藏附子散

治傷寒陰痓，手足厥冷，筋脈拘急，汗出不止，頭項强直，頭揺口噤。

桂心三錢　附子一兩，炮　白朮一兩　川芎三錢　獨活半兩

每服三錢，水一盞，棗一枚，煎至五分，去滓温服。

海藏桂心白朮湯

治傷寒陰痓，手足厥冷，筋脈拘急，汗出不止。

白朮　防風　甘草　桂心　川芎　附子各等分

每服五錢，水二鍾，生薑五片，棗二枚，同煎至七分，去渣温服。

海藏附子防風散

治傷寒陰痓，閉目合面，手足厥逆，筋脈拘急，汗出不止。

白朮一兩　防風　甘草　茯苓　附子　乾薑各七錢五分　柴胡　五味各一兩　桂心半兩

每服三錢，生薑四片，同煎，去渣温服。

按三方俱用白朮在内，原爲太陰而設。然俱云汗出不止，則陽亡於外，津亡於内，方中每兼表散，何耶？况筋脈拘急，全賴陽氣以柔和之，陰津以灌潤之。方中兩不相照，殊有未到也。

羚羊角散此四方另選附益

治傷寒陽痓，身熱無汗，惡寒，頭項强直，四肢疼痛，煩躁心悸，睡臥不得。

羚羊角屑　犀角屑　防風　茯神　柴胡　麥門冬　人參　葛根　枳殼　甘草炙，各二錢五分　石膏　龍齒各五錢

右㕮咀，每服五錢，水一鍾，煎至五分，去渣温服，不拘時。

按此方治陽痓，深得清解之法。

麥門冬散

治傷寒陽痓，身體壯熱，項背强直，心膈煩躁，發熱惡寒，頭面赤色，四肢疼痛。

麥門冬　地骨皮　麻黄去節　赤茯苓去皮　知母　黄芩　赤芍藥　白蘚皮　杏仁麸炒，去皮尖　甘草炙　犀角屑，各七分半

右㕮咀，每服五錢，水一大盞，煎至五分，去渣温服，不拘時。

按此方徑用麻黄，不用防、柴、葛、枳，其意更深。但羚角、石膏，似不可少。

石膏散

治傷寒陽痓，通身壯熱，目眩頭痛。

石膏二兩　秦艽去土　龍齒各一兩，另研　犀角屑　前胡各半兩

右㕮咀，每服五錢，水一大盞，入豆豉五十粒，葱白七莖，同煎至五分，去渣，入牛黄末一字，攪令匀，温服不拘時。

按三方俱用龍齒之澀，似有未當，餘藥則各極其妙。此方用豆豉、葱白作引，調入牛黄末，更妙。

牛黄散

治傷寒陽痓，發熱惡寒，頭項强直，四肢拘急，心神煩躁。

牛黄另研　麝香另研　犀角屑　硃砂水飛　人參　赤茯苓　防風　芎藭　甘草　麥門冬　桂心　地骨皮　天麻各二錢半

右爲細末研匀，每服二錢，竹瀝調下，不拘時。

按發熱惡寒之證，邪在經絡，此一方，直攻神明，何耶？即謂邪入心胞，用犀羚牛黄足矣，何並硃砂、麝香而用之，毋乃開門延寇乎？

海藏愈風湯一名舉卿古拜飲

治一切失血，筋脈緊急，産後與汗後搐搦。

荆芥爲細末

先以炒大豆黄卷，以酒沃之，去黄卷，取清汁調前末三五錢，和滓服之。輕者一服，重者二三服即止。氣虚者忌服。童便調亦可。

按此海藏治風入血分之方，與痓病無涉。然而《金匱》有垂戒二條云，夫風病下之則痓，復發汗必拘急。又云瘡家雖身疼痛，不可發汗，汗出則痓。設使不發汗，但用此方治之，亦何遽成痓病耶？蓋邪風從虚而入，補則補其邪，汗則傷其正，惟先服此出其風，隨即補之，乃爲要訣耳。以上治痓

人參瀉肺湯治熱十五方。

治肺經積熱，上喘咳嗽，胸膈脹滿，痰多，大便澀。

人參　黄芩　梔子仁　枳殼炒　薄荷　甘草　連翹　杏仁去皮尖　桑白皮　大黄　桔梗各等分

每服七錢，水二盞，煎八分，食後通口服。

按人參，肺熱反能傷肺，此清肺經積熱，以人參瀉肺立名，可見瀉其肺熱，必不可傷其肺氣也。况人參之温，以一味清凉，監之有餘，如此大隊寒下之藥，不推之爲君，其敢用乎？

天門冬散

治肺壅腦熱鼻乾，大便秘澀。

天門冬去心　桑白皮　升麻　大黄　枳殼麩炒　甘草各八分　荆芥一錢

水二盞，煎八分，食後温服。

按此方藥味，較前少減，然用升麻，且升且降，以散上焦壅熱，可取。

半夏湯

治膽熱，精神不守，熱泄。

半夏麯　黄芩　軍薑炮　遠志去心　茯苓　生地黄各八分　黍米一合　酸棗仁微炒，研，八分

長流水二盞，煎八分，食後温服。

按此方雖曰治膽熱，尚有未備，如柴胡、人參、青黛、羚羊角、猪膽汁之屬，加入一二味爲切。

赤茯苓湯

治膀胱實熱，小便不通，口苦舌乾，咽腫不利〔一〕。

赤茯苓　猪苓　葵子　枳實　瞿麥　木通　黄芩　車前　滑石　甘草各等分

水二盡，薑三片，煎八分，食前服。

〔一〕咽腫不利　三味書局本作「咽喉不利」。

按此方不清肺熱，顓利小便，且有降無升，上竅不開，徒開其下，是名霸道，是爲劫法，庸醫多蹈此〔一〕。

龍腦鷄蘇丸

除煩熱鬱熱肺熱，咳嗽吐血，鼻衄血崩，消渴驚悸，解酒毒膈熱，口臭口瘡，清心明目。

薄荷葉〔二〕　生地黄六錢，浸汁　麥門冬四錢　蒲黄炒　阿膠炒，各二錢　黄芪一錢　人參　木通各二錢　甘草錢半〔三〕　銀柴胡用木通浸二日，取汁入膏

右爲末，用蜜三兩煉過，後下地黄汁等藥，熬成膏，丸如梧桐子大，每服二十丸，嚼碎，湯送下。

按此丸兩解氣分血分之熱，有益無損，宜常製用之。

利膈散

治脾肺大熱，虚煩上壅，咽喉生瘡。

鷄蘇葉　荆芥穗　防風　桔梗　牛蒡子炒　人參　甘草各一兩

右爲末，每服二錢，不拘時，沸湯點服。咽痛口瘡甚，加僵蠶一兩。

按此方清上焦熱，全用辛凉輕清之氣，不雜苦寒降下之味，其見甚超，較凉膈散更勝。

〔一〕此　「此」下三味書局本有一「弊」字。

〔二〕薄荷葉　三味書局本中用量爲「一兩六錢」。

〔三〕錢半　三味書局本爲「半兩」。

地黄煎

治積熱。

地黄汁四升三合　茯神　知母各四兩　葳蕤四兩　栝蔞根　生薑汁　鮮地骨皮　生麥冬汁　白蜜各二升　石膏八兩　竹瀝三合

右㕮咀，以水一斗零二升，先煮諸藥，取汁三升，去渣，下竹瀝、地黄、麥冬汁，緩火煎四五沸，下蜜、薑汁，微火煎至六升。初服四合，日三服，夜一服，加至五七合，四五月作散服之。

按此方生津凉血，製火徹熱，兼擅其長。再加人參，乃治虚熱之聖方也。

碧雪

治一切積熱，咽喉口舌生瘡，心中煩躁，咽物妨悶，致咽閉壅塞，及天行時熱，發强昏憒。

芒硝　朴硝　硝石　馬牙硝　青黛　石膏　寒水石水研飛　甘草各等分

右將甘草煎湯二升，去渣，卻入諸藥再煎，用柳木棍不住手攪，令消溶得所，卻入青黛和匀，傾入砂盆内候冷，結凝成霜，研爲細末，每用少許，含化津嚥，不拘時候。如覺喉壅閉塞，不能吞物者，即以小竹筒，吹藥入喉中，即愈。

按此方倣紫雪之製，而不用黄金、犀、羚等貴重之藥，亦爲簡便。

消毒犀角飲

治大人小兒，内藴邪熱，痰涎壅盛，腮項結核，口舌生瘡，及遍生瘡癤，已潰未潰，並宜服之。

犀角磨汁　防風各一錢　鼠粘子炒，二錢　荆芥穗一錢　甘草炙，錢半水二盞，煎一盞，食後温服。

按此方顓清上焦藴熱，與利膈散略同。彼可多服，此可暫服耳。

四物二連湯

治血虚虚勞發熱，五心煩熱，晝則了明，夜則發熱。

當歸　生地黄　白芍藥各一錢　川芎　黄連　胡黄連各八分

水盞半，加薑煎。

四順清凉引子

治血熱壅實，面赤，藴結煩悶。

大黄　赤芍藥　當歸　甘草各一錢

水盞半，煎八分，食遠通口服。

按二方清血分之熱，然惟實熱可用，虚熱則不宜用，恐傷其胃也。

牛黄膏

治熱入血室，發狂心熱，不認人者。

牛黄一錢　硃砂　鬱金各二錢　腦子五分　甘草　牡丹皮各二錢

右爲末，煉蜜丸皂角子大，新汲水化下。

按此方乃清鎮安神之劑。熱由心胞，襲入神明，不得已而用之也。

楊氏秦艽扶嬴湯

治肺痿骨蒸成勞，或嗽或寒或熱，聲啞不出，體虚自汗，四肢倦怠。

柴胡二錢〔一〕　人參　鱉甲炙　秦艽　當歸　地骨皮各錢半　半夏　紫菀　甘草各一錢〔二〕

右㕮咀，水煎服。

按此治少陽經久熱成勞，氣血兩治之法。

局方當歸補血湯

治肌熱躁熱，目赤面紅，煩渴引飲，晝夜不息，其脈洪大而虚，重按全無。此脈虚血虚也，若誤服白虎湯必死，宜此主之。

黄芪　當歸

右㕮咀，水煎。

按此足三陰血分之病，若以肺氣虚熱，白虎湯法施之，則脾氣從之下溜，轉促其陰之亡耳。蓋病深之人，服藥中竅未必效。一不當而追之不及矣，可不辨哉！

再按，人身熱病最多，蓋素蘊之熱，挾天時之熱而横發耳。是則胃氣清和，遇暄熱而不覺其熱者，乃爲平人。迨至積熱既久，然後治之，已爲失算，况於藥不對病乎？所以肥人之病，多因血肉過盛，而積飲食之熱；瘦人之病，因津液素衰，而生火炎之熱。治肥人之熱，慮虚其陽；治瘦人之熱，慮虚其陰，未可

〔一〕二錢　三味書局本作「一錢」。

〔二〕各一錢　底本原無，據三味書局本補。

執方妄施矣。兹所録方各宜自爲推廣。至表裏之熱，及升陽滋陰等法，各有顓方，此不及。

再按，大腑〔一〕實熱，腹脹不通，口舌生瘡，有生薑瀉心湯一法。大奇用生薑、橘皮、竹茹、黄芩、梔子仁、白朮各三兩，桂心一兩，茯苓、芒硝各二兩，生地黄十兩，㕮咀，入大棗煎，每服一兩。蓋必陰虚血燥，火熱難伏，爲從治耳。因推《金匱》腎氣丸，童子亦可服附桂者，不過從治法。虚熱得除，可多服哉。以上治熱〔二〕。

《金匱》麻黄白朮湯方論見前治濕十五方

麻黄三兩，去節　桂枝二兩〔三〕　甘草一兩，炙　杏仁七十個，去皮尖　白朮四兩

右五味，以水九升，先煮麻黄減二升，去上沫，内諸藥，煮取二升半，去渣，温服八合，覆取微似汗。

桂枝附子湯方論見前

桂枝四兩　生薑三兩　附子三枚，炮，去皮，切八片　甘草二兩　大棗十二枚

右五味，以水六升，煮取二升〔四〕，去渣，分温三服。

〔一〕大腑　三味書局本作「六腑」。

〔二〕熱　此上三味書局本有一「痙」字。

〔三〕二兩　三味書局本作「一兩」。

〔四〕二升　三味書局本作「三升」。

白朮附子湯方

白朮二兩　附子一枚半　甘草一兩，炙　生薑一兩　大棗六枚

右五味，以水三升，煮取一升，去滓，分温三服。一服覺身痺，半日再服，三服都盡，其人如冒狀勿怪，即是朮附並走皮中，逐水氣未得除故耳。

《金匱》甘草附子湯方

甘草二兩，炙　附子二個　白朮二兩　桂枝四兩

右四味，以水六升，煮取三升，去滓，温服一升，日三服。初服得微汗則解，能食。汗出復煩者，服五合。恐一升多者，服六七合爲妙。

《金匱》麻黄杏子薏苡甘草湯方

病者一身盡痛發熱，日晡所劇者，名風濕。此病傷於汗出當風，或久傷取冷所致也。可與麻黄杏子薏苡甘草湯。

麻黄去節，炮，四兩　甘草一兩，炙　薏苡仁半斤　杏仁七十粒，去皮尖，炒

右剉麻豆大，每服四錢匕，水盞半，煮八分，去滓，温服。有微汗避風。

《金匱》防己黄芪湯

防己一兩　甘草半兩，炒　白朮七錢半　黄芪一兩二錢半〔一〕

右剉麻豆大，每抄五錢七，生薑四片，大棗一枚，水盞半，煎八分，去渣温服，良久再服。喘者加麻黄半兩；胃中不和者，加芍藥三分；氣上衝，加桂枝三分；下有沉寒者，加細辛三分。服後當如蟲行皮中，從腰下如水暖。坐被上，又以一被繞腰以下，温令微汗瘥。

和劑五積散

治感冒寒邪，頭疼身痛，項背拘急，惡寒嘔吐，或有腹痛。又治傷寒發熱，頭疼惡風。無問内傷生冷，外感風寒，及寒濕客於經絡，腰腳痠疼，及婦人經血不調，或難産並治。

白芷　茯苓　半夏湯洗七次　當歸　川芎　甘草炒　肉桂　芍藥各三兩　枳殼麸炒　麻黄去節

陳皮去白，各六兩　桔梗十二兩　厚朴薑炒　乾薑炮，冬四兩　蒼朮米泔浸，去皮，廿四兩〔二〕

右㕮咀，每服四錢，水一盞，薑三片，葱白三根〔三〕，煎七分，熱服。胃寒用煨薑，挾氣加茱萸，婦人調經催生加艾醋。

按此一方，能治多病，粗工咸樂用之。而海藏云，麻黄、桂、芍、甘草，即各半湯也；蒼朮、甘草、陳皮、厚朴，即平胃散也；枳殼、桔梗、陳皮、茯苓、半夏，即枳桔二陳湯也。又川芎、當歸治血，兼乾薑、厚朴散

〔一〕一兩二錢半　三味書局本作「一兩二錢」。

〔二〕蒼朮米泔浸，去皮，廿四兩　三味書局本作「蒼朮四兩，米泔水浸，去皮」。

〔三〕三根　三味書局本作「二根」。

氣，此數藥相合，爲解表温中泄濕之劑，去痰消痞調經之方。雖爲内寒外感表裏之分所製〔一〕，實非仲景表裏麻黄桂枝薑附之的方也。主積冷嘔泄時疫，項背拘急加葱白、豆豉，厥逆加吴茱萸，寒熱咳逆加棗，婦人難產加醋。始知用之非一途也，惟知活法者其擇之。由海藏所云觀之，可見裏急者治先其裏，表急者治先其表，毋取於兩頭忙矣。

活人敗毒散

羌活　獨活　前胡　柴胡　芎藭　枳殼　白茯苓　桔梗　人參已上各一兩　甘草半兩

右爲細末，每服二錢，水一盞，入生薑三片，煎至七分，温服。或沸湯點亦得。治傷寒瘟疫，風濕風眩，拘蜷風痰，頭疼目眩，四肢痛，增寒壯熱，項强睛疼，及老人小兒皆可服。或瘴煙之地，或瘟疫時行，或人多風痰，或處卑濕脚弱，此藥不可缺也。日二三服，以知爲度。煩熱口乾，加黄芩。

昌鄙見三氣門中，推此方爲第一，以其功之著也。雷公問黄帝曰：三陽莫當，何謂也？帝曰：三陽並至，如風雨，如霹靂，故人莫能當也。然則夏月三氣聚合，其爲病也，豈同一氣之易當乎？人感三氣而病，病而死，其氣互傳，乃至十百千萬，則爲疫矣。倘病者日服此藥二三劑，所受疫邪，不復留於胸中，詎不快哉？方中所用皆辛平，更以人參大力者，員荷其正，驅逐其邪，所以活人百千萬億。奈何庸醫俗子，往往減去人參不用，曾與衆方有别而能活人耶？

〔一〕内寒外感　三味書局本作「外感内寒」。

清熱滲濕方

黄柏鹽水炒，二錢　黄連　茯苓　澤瀉各一錢〔一〕　蒼朮　白朮各一錢半　甘草五分

水二鍾，煎八分服。如單用滲濕，去黄連、黄柏，加橘皮、乾薑。

昌閲此一方，差合鄙意。以夏月所受之濕爲熱濕暑濕，而羣方所主之藥多在寒濕風濕，殊不慊耳。方後云云，乃是去寒增熱，依樣葫蘆矣。

二朮四苓湯

治諸濕腫滿，一身盡痛，發熱煩悶，二便不利。

白朮　蒼朮　茯苓　猪苓　澤瀉　黄芩　羌活　芍藥　梔子仁　甘草各等分

水三盞〔二〕，薑三片，燈心一撮，煎服。

此方通治表裏濕邪，從水道出，兼清暑熱之氣，所宜遵也。

桂苓甘露飲

治濕熱内甚，煩渴瀉利，小便澀，大便急，霍亂吐下，頭痛口乾。方見本門。

羌活勝濕湯

治脊痛項强，腰如折，項如拔，上衝頭痛，乃足太陽經氣不行，此方主之。

〔一〕黄連茯等澤瀉各一錢　三味書局本作「黄連二錢半茯苓二錢半澤瀉二錢」。

〔二〕三盞　三味書局本作「二盞」。

羌活　獨活各一錢　藁本　防風各一錢半　荆子　川芎　甘草炙，各四分〔一〕

水二盞，煎八分，食後温服。

按濕上甚而熱，汗之則易，下之則難，故當變其常法而爲表散，此方得之。

續隨子丸

治肺經有濕，通身虚腫，滿悶不快，或咳或喘。

人參　漢防己　赤茯苓　寒食麵包煨　檳榔　木香各半兩　葶藶四兩，炒　續隨子一兩　海金砂半兩

右爲末，棗肉丸梧子大，每三十丸，桑白皮湯下。

按攻下之方，多過於峻。此治肺經病，以人參爲君，淘金砂散以白朮爲君，差可耳。

除濕湯

治寒濕所傷，身體重着，腰腳酸疼，大便溏泄，小便或澀或利。

半夏麯炒　厚朴薑製　蒼朮米泔製，各二錢　藿香葉　陳皮去白　白茯苓各一兩　甘草炙，七錢

白朮生用，一兩

右㕮咀，每服四錢，水一盞，薑七片，棗一枚，煎七分，食前温服。

按脾惡濕，濕從下入而傷其脾，是以身重足軟，小便澀，大便反利。不温其脾，温無由去，當以此方加清熱利水藥。

〔一〕各　原無，據三味書局本補。

白术酒

治中濕骨節疼痛。

白术一兩，酒三盞，煎一盞，不拘時頻服。不能飲酒，以水代之。

按此方顓一理脾，不分功於利小便。蓋以脾能健運，自濕不留而從水道出耳。然則胃中津液不充，不敢利其小便者，得此非聖藥乎？

《金匱》白虎加人參湯有論，治暑三十二方

知母六兩　石膏一片〔一〕　甘草二兩　粳米一合　人參三兩

右五味，以水一斗，煮米熟湯成，去渣，温服一升，日三服。

《金匱》瓜蒂湯有論

瓜蒂二七個

右剉，以水一升，煮取五合，去滓，頓服。

清暑益氣湯東垣方

治夏月暑熱蒸人，人感之四肢倦怠，胸滿氣促，肢節疼，或氣高而喘，身熱而煩，心下痞脹，小便黄數，大便溏泄或痢，口渴，不思飲食，自汗體重。

〔一〕一片　三味書局本作「一斤」。

人參　黄芪　升麻　蒼朮各一錢　白朮　神麯各五分　陳皮　炙甘草　黄柏　麥門冬　當歸　乾葛　五味子　澤瀉　青皮各三分

右水煎，温服。

諸方總論見前。

人參益氣湯

東垣治暑熱傷氣，四肢倦怠嗜臥，手指麻木。

人參一錢二分　黄芪二錢　白芍七分　甘草一錢　五味子三十粒　柴胡六分　升麻五分

右水煎服。

生脈散

治熱傷元氣，肢體倦怠，氣短懶言，口乾作渴，汗出不止，或濕熱大行，金爲火製，絶寒水生化之源，致肢體痿軟，腳欹眼黑，最宜服之。

人參　麥門冬　五味子各等分

右水煎服。

竹葉石膏湯

治暑熱煩躁。

石膏一兩　半夏二錢　人參　麥門冬各三錢　甘草二錢　竹葉二十個，揉碎右薑三片，水煎服。

黄芪人參湯並加減法

黄芪一錢，自汗過多者加一錢　人參　白朮各五分　蒼朮五分，無汗一錢　橘皮不去白　甘草　當歸身酒洗　麥門冬各二分　黄柏　神麯炒，各三分　升麻六分　五味子九粒

水二盞，煎一盞，去渣，稍熱食遠或空心服之。忌酒、濕麵、大料物之類，及過食冷物。如心下痞悶，加黄連二三分；胃脘當心痛，減大寒藥，加草豆蔻仁五分；脅下痛或縮急，加柴胡二三分；頭痛目中溜火，加黄連二三分，川芎三分；頭目不清利，上壅下熱，加蔓荆子三分，藁本二分，細辛一分，川芎三分，生地黄二分。如氣短精神少，夢寐間困乏無力，加五味子九粒；大便澀，隔一二日不見，致食少食不下，血中伏火而不得潤也，加當歸身、生地黄各五分，桃仁三粒去皮尖，麻子仁研泥五分。如大便通行，所加之藥勿再服。如大便又不快利，勿用別藥，少加大黄五分煨。如久不利，非血結血閉而不通也，是熱則生風，其病人必顯風證，單血藥不可復加，祇宜常服黄芪人參湯，外用羌活、防風各五錢，水四盞，煎至一盞，去渣，空心服之，大便必大走也，一服便止。胸中氣滯，加青皮倍陳皮，去其邪氣。此病本元氣不足，惟當補元氣，不當瀉之。氣滯太甚，或補藥太過，或心下有憂滯鬱結之事，更加木香二三分，砂仁二三分，白豆蔻二分，與正藥同煎服。腹痛不惡寒者，加芍藥五分，黄芩二分，卻減五味子。

香薷飲

治一切暑熱腹痛，或霍亂吐利煩心等證。

香薷一斤　厚朴製　白扁豆炒，各半斤

每服五錢，水盞半，煎八分，不拘時温服。

五物香薷飲

驅暑和中。

即前方少加茯苓、甘草也。

黄連香薷飲

黄連四兩　香薷一斤　厚朴半斤

每服四錢，如前服。

十味香薷飲

治伏暑身體倦怠，神昏頭重吐利。

香薷　人參　陳皮　白朮　茯苓　黄芪　木瓜　厚朴　扁豆　甘草各五錢

㕮咀，水煎，每服一兩。

《宣明》桂苓甘露飲

共八味

茯苓　澤瀉各一兩　白朮　石膏　寒水石各一兩　滑石澄，四兩　猪苓　肉桂各五錢

右爲末，每服三錢，温湯調下。

子和桂苓甘露飲

治伏暑發渴，脈虚水逆滯。共十二味。

即前方加人參、甘草、乾葛各一兩，霍香、木香各一錢，減桂祇用一錢，猪苓不用。

桂苓丸

治冒暑煩渴，飲水過多，心腹脹滿，小便亦少。

肉桂　伏苓各一兩

右爲末，蜜丸，每兩作十丸，每細嚼一丸，白湯下。

五苓散加人參一錢名春澤湯

治暑濕爲病，發熱頭疼，煩躁而渴。

白朮　猪苓　茯苓各兩半　澤瀉二兩半　肉桂一兩

右爲末，每服三二錢，熱湯調下。

辰砂五苓散

加辰砂等分，減桂三之一。

益元散即天水散

治傷寒表裏俱熱，煩渴口乾，小便不通，及霍亂吐瀉，下利腸澼。偏主石淋，及婦人產難，催生下乳神效。

桂府滑石膩白者六兩　粉草一兩

右爲極細末，每服三錢，白湯調下，新水亦得。加薄荷末少許名鷄蘇散，加青黛末少許名碧玉散，治療並同，但以迴避世俗之輕侮耳。加辰砂少許，名辰砂益元散。

通苓散

治傷暑潮熱煩渴，小便不利。

麥門冬　淡竹葉　車前穗　燈心

各等分，水煎服。

三黄石膏湯

黄連二錢　黄柏　山梔　玄參各一錢　黄芩　知母各一錢五分　石膏三錢　甘草七分

水煎服。

白虎加蒼朮湯

即本方不用人參，加蒼朮二兩，增水作四服。

六和湯

治心脾不調，氣不升降，霍亂吐瀉，寒熱交作，傷寒陰陽不分，冒暑伏熱煩悶，或成痢疾，中酒煩渴畏食。

香薷二錢〔一〕　砂仁　半夏湯洗七次　杏仁去皮尖　人參　甘草炙，各五分　赤茯苓　藿香　白扁豆薑汁略炒　厚朴薑製　木瓜各一錢

水二鍾，薑五片，紅棗二枚，煎一鍾，不拘時服。

却暑散

赤茯苓　甘草生，各四兩　寒食麵　生薑各一片〔二〕

右爲細末，每服二錢，不拘時，新汲水或白湯調服。

消暑丸

治伏暑引飲，脾胃不利。

半夏一斤，用醋五升煮乾　甘草生用　茯苓各半斤

右爲末，薑汁糊丸，毋見生水，如桐子大，每服五十丸，不拘時，熱湯送下。中暑爲患，藥下即甦。傷暑發熱頭疼，服之尤妙。夏月常服止渴，利小便，雖飲水多，亦不爲害。應是暑藥〔三〕，皆不及此。若停痰飲，並用生薑湯下。入夏之後，不可缺此。

〔一〕二錢　三味書局本作「一錢」。

〔二〕各一片　三味書局本爲「各一斤」。

〔三〕應是暑藥　三味書局本作「凡消暑藥」。

枇杷葉散

治中暑伏熱，煩渴引飲，嘔噦惡心，頭目昏眩。

枇杷葉去毛，炙　陳皮去白，焙　丁香　厚朴去皮，薑汁炙，各半兩　白茅根　麥門冬　乾木瓜　甘草　香薷各一錢半〔一〕

右搗羅爲末，每服二錢，水一盞，生薑三片，煎七分温服，温湯調服亦得。如煩躁，用井花水調下。小兒三歲以下，可服半錢，更量大小加減。

潑火散即地榆散

治中暑昏迷，不省人事欲死者。並治傷暑煩躁，口苦舌乾，頭痛惡心，不思飲食，及血痢。

地榆　赤芍藥　黄連　青皮去白，各等分

每服三錢，漿水調服。若血痢，水煎服。

香薷丸

治大人小兒傷暑伏熱，燥渴瞀悶，頭目昏眩，胸膈煩滿，嘔噦惡心，口苦舌乾，肢體困倦，不思飲食，或發霍亂，吐利轉筋。

香薷一兩　蘇葉各五錢　甘草炙赤　檀香剉　丁香各二錢半

右爲細末，煉蜜爲丸，每兩作三十丸，每服一丸，細嚼温湯下。

〔一〕各　原無，据三味書局本補。

酒煮黄連丸

治伏暑發熱，嘔吐惡心。並治膈熱，解酒毒，厚腸胃。

黄連十二兩　好酒五斤

右將黄連以酒煮乾，研爲末，滴水丸如梧桐子大，空心送下三五十丸。

水葫蘆丸

治冒暑毒，解煩渴。

川百藥煎三兩　人參二錢　麥門冬　烏梅肉　白梅肉　乾葛　甘草各半兩

右爲細末，麵糊爲丸，如鷄頭實大，含化一丸，夏月出行，可度一日。

按孔明五月渡瀘，深入不毛，分給此丸於軍士，故名水葫蘆。孟德遥指前有梅林，失於未備耳。

縮脾飲

消暑氣，除煩渴。

縮砂仁　烏梅肉淨　草果煨，去皮　甘草炙，各四兩　乾葛　白扁豆去皮，炒，各二兩

每服四錢，水一碗，煎八分，水澄冷服以解煩。或欲熱欲温，任意服。代熟水飲之，極妙。

大順散

治冒暑伏熱，引飲過多，脾胃受濕，水穀不分，清濁相干，陰陽氣逆，霍亂嘔吐，臟腑不調。

甘草　乾薑　杏仁去皮尖　桂枝去皮

右先將甘草用白砂炒，次入薑，卻下杏仁炒過，篩去沙淨，合桂爲末，每服二三錢，湯點服。

冷香引子

治傷暑渴，霍亂腹痛煩躁，脈沉微或伏。

附子炮　陳皮各一錢　草果　甘草炙，各一錢半

水盞半，薑十片，煎八分，去渣，井水頓冷服。

大黄龍丸

治中暑身熱頭疼，狀如脾寒，或煩渴嘔吐，昏悶不食。

舶上硫黄　硝石各一兩　白礬　雄黄　滑石各半兩　白麵四兩

右五味研末，入麵和勻，滴水丸，如梧子大，每服三十丸，新井水下。《管見》云：有中暍昏死，灌之立甦。

燥門諸方

滋燥養榮丸

治皮膚皺揭，筋燥爪乾。

當歸酒洗二錢　生地黄　熟地黄　白芍藥　秦艽　黄芩各一錢半　防風一錢　甘草五分

水煎服。

大補地黄丸

治精血枯涸躁熱。

黄柏鹽酒炒　熟地黄酒蒸，各四兩　當歸酒洗　山藥　枸杞子甘州佳，各三兩　知母鹽酒炒　山茱肉　白芍藥各二兩　生地黄二兩五錢　肉蓯蓉酒浸　玄參各一兩半

右爲細末，煉蜜丸如桐子大，每服七八十丸，空心淡鹽湯送下。

東垣潤腸丸

治脾胃中伏火，大便秘澀，或乾燥閉塞不通，全不思食。乃風結秘，皆令閉塞也。以潤燥和血疏風，自然通矣。

麻子仁　桃仁　羌活　當歸尾　大黄煨，各半兩　皂角仁　秦艽各五錢

右除另研外，爲細末，五上火，煉蜜丸如桐子大，每三五十丸，食前白湯下。又有潤燥丸一方，本方加郁李仁、防風。

東垣導滯通幽湯

治大便難，幽門不通，上衝吸門不開，噎塞不便，燥秘氣不得下。治在幽門，以辛潤之。

當歸　升麻　桃仁另研，各一錢　生地黄　熟地黄各五分　紅花　甘草炙，各三分

右作一服，水煎，調檳榔末五分服。加大黄名當歸潤燥湯。

清凉飲子一名生液甘露飲

治上焦積熱，口舌咽鼻乾燥。

黄芩　黄連各二錢　薄荷　玄參　當歸　芍藥各一錢五分　甘草一錢

水二鍾，煎八分，不拘時服。大便秘結，加大黄二錢〔一〕。

大秦艽湯

治血弱陰虚，不能養筋，筋燥而手足不能運動，指爪乾燥，屬風熱甚者。方見三卷《中風門》。

《元戎》四物湯

治臟結秘澀者。

當歸　熟地黄　川芎　白芍藥　大黄煨　桃仁各等分

水煎或丸

丹溪大補丸

降陰火，補腎水，治陰虚燥熱。

黄柏炒褐色　知母酒浸，炒，各四兩　熟地黄酒蒸　敗龜板酥炙黄，各六兩

右爲末，猪脊髓和煉蜜丸，如桐子大，每七十丸，空心淡鹽湯送下。

〔一〕二錢　三味書局本作「一錢」。

六味地黄丸

治下焦燥熱，小便澀而數。又治腎氣虚，久新憔悴，寢汗發熱，五臟齊損，瘦弱虚煩，骨蒸下血，自汗盜汗，水泛爲痰，咽燥口渴，眼花耳聾等證，攻效不能盡〔一〕。

懷熟地八兩，杵膏　山茱萸肉　乾山藥各四兩　牡丹皮　白茯苓　澤瀉各三兩

右各另爲末，和地黄膏，加煉蜜，丸桐子大，每服七八十丸，空心食前滚湯下。

自製清燥救肺湯

治諸氣膹鬱，諸痿喘嘔。

桑葉經霜者，得金氣而柔潤不凋，取之爲君，去枝梗，三錢　石膏煅，稟清肅之氣，極清肺熱，二錢五分

甘草和胃生金，一錢　人參生胃之津，養肺之氣，七分　胡麻仁炒，研，一錢　真阿膠八分　麥門冬去心，一錢二分

杏仁炮，去皮尖，炒黄，七分　枇杷葉一片，刷去毛，蜜塗炙黄

水一碗，煎六分，頻頻二三次滚熱服。痰多加貝母、瓜蔞，血枯加生地黄，熱甚加犀角、羚羊角，或加牛黄。

昌按，諸氣膹鬱之屬於肺者，屬於肺之燥也。而古今治氣鬱之方，用辛香行氣，絶無一方治肺之燥者。諸痿喘嘔之屬於上者，亦屬於肺之燥也。而古今治法，以痿嘔屬陽明，以喘屬肺，是則嘔與痿屬之中下，而惟喘屬之上矣。所以千百方中，亦無一方及於肺之燥也。即喘之屬於肺者，非表即下，非行氣即瀉氣，

〔一〕盡　此下三味書局本有一「述」字。

間有一二用潤劑者，又不得其肯綮。總之《内經》六氣，脱誤秋傷於燥一氣，指長夏之濕爲秋之燥。後人不敢更端其説，置此一氣於不理。即或明知理燥，而用藥夾雜，如弋獲飛蟲，茫無定法示人也。今擬此方，命名清燥救肺湯，大約以胃氣爲主，胃土爲肺金之母也。其天門冬，雖能保肺，然味苦而氣滯，恐反傷胃阻痰，故不用也。其知母能滋腎水清肺金，亦以苦而不用。至如苦寒降火，正治之藥，尤在所忌。蓋肺金自至於燥，所存陰氣，不過一綫耳，倘更以苦寒下其氣，傷其胃，其人尚有生理乎？誠倣此增損以救肺燥變生諸症，如沃焦救焚，不厭其頻，庶尅有濟耳！

醫門法律卷五

瘧證門 論一首，法九條，律三條

瘧證論

喻昌曰：瘧之一病，無如《内經》論之最詳最徹。隨其病之所形，按法刺之，莫不應手而愈。蓋九鍼之用，通於神明，不可有微芒之差忒。故《内經》論瘧，不得不詳也。後世惡於鍼石，不可與言至巧，乃以藥劑攻邪存正，調營衛之偏，和陰陽之逆，於是種種聖法，不適於用矣。如張子和見羸人病瘧二年，不敢輒投寒凉，取《刺瘧論》詳之，刺其十指出血立愈。此正《内經》所謂瘧之且發也，陰陽之且移也，必從四末始也。堅束其處，決去其血，則邪往而不得並，故立愈也。以子和之久諳鍼法，且檢《鍼經》致其詳慎，鍼其可以瀆用哉！捨鍼而求《内經》用藥之捷法，茫然無可下手矣。予之所以心折仲景，稱爲百世之師者，每遇一證，必出一法，以緯《内經》之不逮，一言當千百言而居其要也。夫人四體安然，外邪得以入而瘧之，每伏臟於半表半裏，入而與陰争則寒，出而與陽争則熱。半表半裏者，少陽也。所以寒熱往來，亦少陽所主。謂少陽而兼他經之證，則有之。謂他經而全不涉少陽，則不成其爲瘧矣。所以仲景曰，瘧脈自[一]弦，弦數者多熱，弦遲者多寒，弦小緊者下之瘥，弦遲者可温之，弦緊者可發汗鍼灸也。浮大者

[一] 自　本作「多」，據《金匱要略・瘧病脈證並治第四》改。

可吐之，弦數者風發也，以飲食消息止之。祇此七言，而少陽一經，汗吐下和温之法具備。其他癉瘧、温瘧、牡瘧〔一〕、瘧母四證，要不外少陽求治耳。出《傷寒論》之緒餘，以補《内經》下手之法，非聖人而能之乎？謹將《金匱》奥義，一一發明於左。

少陽乃東方甲木之象，故其脈主弦。此不但初病之脈乃爾，即久瘧正虚，脈不鼓指，而弦象亦隱然在内，所以仲景云瘧脈自弦。由首及尾，脈之屢遷縱不同，而弦之一字，實貫徹之也。瘧邪之舍於營衛，正屬少陽，半表半裏。始之似瘧非瘧，與後之經年不解，總一少陽主之。蓋瘧發必有寒有熱，其寒熱之往來，適在少陽所主之界，偏陰則多寒，偏陽則多熱。即其純熱無寒，而爲癉瘧、温瘧。純寒無熱，而爲牡瘧。要皆自少陽而造其極偏。補偏救敝，亦必返還少陽之界，陰陽兩協於和而後愈也。施汗吐下之法以治實熱，施和温之法以治虚寒，無非欲致其和平耳。瘧邪如傀儡，少陽則提傀儡之綫索，操縱進退，一惟少陽主張，寧不恢恢乎游刃空虚也耶？

弦數者，風發也，以飲食消息止之。仲景既云弦數者多熱矣，而復申一義云弦數者風發。見多熱不已，必至於極熱，熱極則生風，風生則肝木侮土而傳其熱於胃，坐耗津液，陽愈偏而不返。此未可徒求之於藥也，須以飲食消息而止其熾熱，即梨汁、蔗漿，生津止渴之屬，正《内經》風淫於内，治以甘寒之旨也。

陰氣孤絶，陽氣獨發。則熱而少氣煩冤，手足熱而欲嘔，名曰癉瘧。若但熱不寒者，邪氣内藏於心，外舍分肉之間，令人消爍肌肉。《内經》謂其但熱而不寒者，陰氣先絶，陽氣獨發，則少氣煩冤，手足熱而欲嘔，名曰癉瘧。仲景之重引其文，另有妙義，蓋從上條「弦數者風發也，以飲食消息止之」抽絲引絮而

〔一〕牡瘧　據《外臺》引《傷寒論》原文，此二字應作「牝瘧」。

出其證，謂弦數之脈，熱盛生風，必侮土而傷其津液，由少陽而入陽明，兩經合邪，其熱倍熾。倘不能以飲食消息急止其熱，則熱之移於胃者，必上薰心肺，少氣煩冤而心肺病。手心熱欲嘔，而胃自病。所以繼之曰：邪氣內藏於心，外舍分肉之間，令人消爍肌肉。蓋傷寒病三陽合邪，其來如風雨，如霹靂，令人莫當。而瘧之在少陽，苟不入於陰，而但出於陽，迨至兩陽合邪，亦豈能堪之耶？故知消息而止入胃之熱邪，真聖法也！然仲景之法，亦從《內經》而得。《內經》謂瘧脈緩、大、虛，便宜用藥，不宜用鍼。又謂虛者不宜用鍼，以甘藥調之。昌知意中在用甘寒也。

温瘧者，其脈如平，身無寒但熱，骨節疼煩時嘔，白虎加桂枝湯主之。《內經》言温瘧有二，俱先熱後寒。仲景所名温瘧，則但熱不寒，有似癉瘧，而實不同也。癉瘧兩陽合邪，上薰心肺。肺主氣者，少氣煩冤，則心主脈者，陽盛脈促，津虧脈代，從可推矣。温瘧脈如平人，則邪未合而津未傷。其所以但熱而不寒者，則以其人素有痹氣，營衛不通，故瘧之發於陽，不入於陰，即入而陰亦不受，所以骨節煩疼時嘔，邪氣扞格之狀，有如此者。惟用白虎湯以治陽邪，而加桂枝以通營衛。斯陰陽和，血脈通，得汗而愈矣。在傷寒病，衛强營弱，衛氣不共營氣和諧者，用桂枝湯復發其汗立愈。此瘧邪偏著於陽，桂枝陽藥，即不可用。但用白虎湯大清氣分之熱，少加桂枝，合陰陽而兩和之。乃知仲景之法，絲絲入扣也。

其《內經》所稱先熱後寒之温瘧，一者先傷於風，後傷於寒。風爲陽邪，寒爲陰邪，瘧發時先陽後陰，故先熱後寒也。此以風寒兩傷營衛之法治之，初無難也。其一爲冬感風寒，深藏骨髓，內舍於腎，至春夏時令大熱而始發。其發也，瘧邪從腎出之於外而大熱，則其內先已如焚，水中火發，雖非真火，亦可畏也。俟其瘧勢外衰復返於腎，而陰精與之相持，乃始爲寒。設不知壯水之主以急救其陰，十數發而陰精盡矣。陰精盡，則真火自焚，灑灑時驚，目亂無精，頃之死矣。所以傷寒偏死下虛之人，謂邪入少陰，無陰精以禦之也。而温瘧之慘，寧有異哉？此亦仲景意中之隱，昌特比例陳情，以爲來學之助。

瘧多寒者，名曰牡瘧，蜀漆散主之。

瘧多寒者，寒多於熱，如三七二八之分，非純寒無熱也。純寒無熱，則爲陰證，而非瘧證矣。此條又抽絲引絮，即上條兩陽合邪，上薰心肺證中，復指出多寒少熱一證。蓋邪之伏於心下，適在膻中心包之位，心爲陽中之陽，陽邪從陽尤爲易入，邪入則心虛。《經》曰心虛者，熱收於内，内收其熱，並其邪亦收之，不易外出，此寒多之一因也。邪入心胞，都城震動，周身精液，悉力内援，重重裹擷，胞内之邪，爲外所拒而不易出，又寒多之一因也。心者牡臟，故即以寒多熱少之瘧，名曰牡瘧。用蜀漆散和漿水，吐其心下結伏之邪，則内陷之邪亦隨之俱出，一舉而蕩逐無餘矣，豈不快哉！蜀漆，常山苗也。常山善吐，何以不用常山而用蜀漆，取苗性之輕揚者，入重陽之界，引拔其邪，合之龍骨鎮心寧神，蠲除伏氣。云母安臟補虛，媚兹君主。仲景補天浴日之方，每多若此。至如温瘧，亦用此方，更加蜀漆，以吐去其心下結伏之邪。蓋一吐則周身之痹者通，而營衛並可藉以無忤，則又以吐法爲和法者也。

其附《外臺秘要》牡蠣湯一方，同治牡瘧者，又初感病時，風寒未清，傳變爲瘧，結伏心下。故方中用麻黄以散風寒，並藉之以通陽氣耳。可見病之途原不一，學者於此一證二方比而參之，以求生心之變化，則幾矣。

論《金匱》柴胡去半夏加栝蔞湯方　治瘧病發渴者，亦治勞瘧。

此仲景治少陽病，全體大用之一方也。仲景謂瘧邪盛衰出入，必在少陽表裏之間。小柴胡湯乃傷寒少陽經天然不易之法，渴者去半夏加栝蔞實，亦天然不易之法。而施之於少陽邪傳陽明，傷耗津液之證，亦爲天然不易之法。蓋渴雖陽明津竭，而所以致陽明津竭者，全本少陽之邪。觀《内經》刺法，渴者取之少陽，非以其木火之勢劫奪胃津而然耶？故瘧邪進退於少陽，即以此方進退而施其巧。柴胡、黄芩，對治木火。人參、甘草，扶助胃土。栝蔞生津潤燥，薑棗發越營衛。若夫勞瘧之病，其木火盛，營衛衰，津液竭，亦不待言，故並可施此方以治之也。

論柴胡桂薑湯　治瘧寒多微有熱或但寒不熱，服一劑如神。

此瘧之寒多熱少或但寒不熱，非不似於牡瘧，而微甚則大不同。仲景不立論，止附一方，且云服一劑如神。其邪之輕而且淺，從可識矣。蓋以衛即表也，營即裏也。胸中之陽氣，散行於分肉之間。今以邪氣痹之，則外衛之陽，反鬱伏於内守之陰，而血之痹者，愈瘀結而不散，遇衛氣行陽二十五度而病發。其邪之入營者，既無外出之勢，而營之素痹者，亦不出而與陽争，所以多寒少熱，或但有寒無熱也。小柴胡湯，本陰陽兩停之方，可隨瘧邪之進退以爲進退者，加桂枝、乾薑，則進而從陽，痹着之邪，可以開矣。更加牡蠣以軟其堅壘，則陰陽豁然貫通，而大汗解矣。所以服一劑如神也。其加芩、連以退而從陰，即可類推。

病瘧以月一日發，當十五日愈。設不瘥，當月盡解。如其不瘥，當云何？師曰：此結爲癥瘕，名曰瘧母。急治之，宜鱉甲煎丸。

此見瘧邪不能久據少陽，即或少陽經氣衰弱，不能送邪外出，而天氣半月一更，天氣更則人身之氣亦更，瘧邪自無可容矣。不則天人之氣再更，其瘧邪縱盛，亦强弩之末，不能復振矣。設仍不解以爲元氣未生耶？而月已生魄矣，元氣何以不生？以爲邪氣不盡耶，而月已由滿而空矣，邪氣何以不盡？此必少陽所主之脇肋，外邪盤踞其間，依山傍險，結爲窠巢。縣官當一指可撲之時，曾不加意，漸至滋蔓難圖，興言及此，不覺涕泗交流，乃知仲景急治之法，真經世宰物之大法也。

再按譚醫者，當以《靈素》爲經，《金匱》爲緯。讀《靈素》而不了了者，求之《金匱》，矩矱森森，但旨深詞約，味如嚼蠟，不若《内經》之芻豢悦口。所以古今注《内經》者，不下百家，而注《金匱》者，率罕其人。即間有之，其胸中渾是疑團，擇顯明之句，發揮一二，隨竟其説，觀者曾何賴焉？歷代名賢，屈指不過數人，咸以仲景之學爲絶學，存而不論，論而不議，其所以卓冠億兆人千百年者，各從《内經》分頭證入。如瘧病一門，巢氏病源妄分五臟，後人謂其發明《内經》，深信不疑，而不知瘧邪不從臟發。《内經》所無之理，巢氏臆言之耳。陳無擇三因之説躂矣，乃謂「夏傷於暑，秋爲痎瘧者，不可專以此論」，何其甘悖聖言耶！至論内因，勦襲巢氏心、肝、脾、肺、腎五瘧立言，仍是《巴人下里》之音矣。張子和治瘧，喜用汗、吐、下三法。自誇本於長沙，詎知仲景所爲汗下者，但從少陽之和法而進退其間，不從傷寒之汗下起見也。其可吐者，或用瓜蒂，或用常山苗，各有深義，亦豈漫然而吐之耶？且子和謂「治平之時，其民夷靜，雖用砒石、辰砂有毒之藥，以熱治熱，亦能取效」，是何言歟？至東垣、丹溪，確遵《内經》「夏傷於暑，秋必痎瘧」之論，多所發明。而謂「吴、楚、閩、廣之人，患瘧至多，陽氣素盛之處，其地卑濕，長夏之時，人多患暍瘧霍亂瀉痢，傷濕熱也」，此語誠爲聰明絶世矣。然於《内經》之旨，尚隔一層。《内經》運氣，暑與濕同推，不分彼此，曾何分南北乎？《内經》本謂「夏傷於暑，長夏傷於濕，秋必痎瘧」，脱落五字，遂謂秋傷於濕，冬生咳嗽。而傷燥一氣，古今絶無一人起而颺言。此等大綱不正，亦何貴於識大之賢哉！且丹溪所論十二經皆能爲病，固即《刺瘧篇》之旨，曷不遵《金匱》推足少陽一經爲主，坐令多歧亡羊耶？方書俱以温瘧爲傷寒壞病，與風瘧大同，此言出於何典？至於牡瘧，總無其名，統括於寒瘧之内。

誤指寒瘧爲臟寒之極，故無熱有寒，用薑、桂、附子温之。又有更其名爲牡瘧者，云久受寒濕，陰盛陽虚，不能製陰，所以寒多不熱，凄愴振振，亦行温熱之法，真是殺人不轉睫矣。又謂暑瘧即癉瘧，嘔者用縮脾等藥。從無有救少陽木火之邪如救焚者，適燕而南其指，抑何生民之不幸耶！

律三條

凡治瘧，不求邪之所在，輒行大汗大下，傷人正氣者，醫之罪也。

瘧邪在於半表半裏，故有寒有熱，若大汗以傷其表，大下以傷其裏，是藥反增瘧矣。倘瘧邪伏而未盡，藥過再發，更將何法以處之？

凡用吐法，妄施惡劣之藥，並各種丸藥，傷人臟腑者，醫之罪也。

吐法，止可用清芬之氣，透入經絡，引出瘧邪，如酒浸常山，不用火煎之類。其膽礬、信石等丸，吞入腹中，粘着不行，攪亂腸胃臟腑，究竟無益，戒之戒之！

凡用截瘧之法，不俟瘧勢稍衰，輒求速止者，醫之罪也！

截者，堵截也。兵精餉足，寇至方可堵截，若兵微城孤，不可截也。在壯盛之體，三四發後，瘧勢少減，可以截之。其虚弱之人，始終不可截也。誤截因致腹脹者，每多壞事。即服藥亦有避忌，瘧將來可服藥阻其來，將退可服藥追其去。若瘧勢正盛，服藥與之混戰，徒自苦耳。但瘧之來去既遠，藥不相及，五不當一，故服藥妙在將來將去之時。

瘧證門諸方〔一〕

白虎加桂枝湯方《金匱》方，有論

知母六兩　甘草二兩，炙　石膏一斤　粳米二合　桂枝三兩

右剉，每五錢，水一盞半，煎至八分，去滓温服。汗出愈。

蜀漆散方《金匱》方，有論

蜀漆洗去腥　雲母燒二日夜　龍骨等分

右三味，杵爲散，未發前，以漿水服半錢匕。温瘧加蜀漆半分，臨發時服一錢匕。

牡蠣湯治牡瘧《外臺秘要》方，《金匱》有論

牡蠣四兩，熬　麻黄四兩，去節　甘草二兩　蜀漆三兩

右四味，以水八升，先煮蜀漆、麻黄，去上沫，得六升，内諸藥，煮取二升，温服一升。若吐則勿更服。

柴胡去半夏加栝蔞湯方《金匱》有論

治瘧病發渴者。亦治勞瘧。

柴胡八兩　人參三兩　黄芩三兩　甘草三兩　栝蔞根四兩　生薑二兩　大棗十二枚

右七味，以水一斗二升，煮取六升，去滓再煎取三升，温服一升，日二服。

〔一〕此標題原無，據目録補。

柴胡桂薑湯《金匱》有論

治瘧寒多微有熱，或但寒不熱。服一劑如神

柴胡半斤　桂枝三兩，去皮　乾薑二兩　黄芩三兩　栝蔞根四兩　牡蠣三兩〔一〕，熬　甘草二兩，炙

右七味，以水一斗二升，煮取六升，去滓再煎取三升，温服一升，日三服。初服微煩，復服汗出便愈。

鱉甲煎丸方《金匱》有論

鱉甲十二分，炙　烏扇三分〔二〕，燒　黄芩三分　柴胡六分　鼠婦三分，熬　乾薑三分　大黄三分

芍藥五分　桂枝三分　葶藶一分，熬　石韋三分，去毛　厚朴三分　牡丹五分，去心　瞿麥二分

紫威三分　半夏一分　人參一分　䗪蟲五分，熬　阿膠三分，炙　蜂窠四分，炙　赤硝十二分

蜣蜋六分　桃仁二分

右二十三味爲末，煅竈下灰一斗，清酒一斛五斗浸灰，候酒盡一半，着鱉甲於中，煮令汎爛如膠漆，絞取汁，内諸藥，煎爲丸，如梧桐子大，空心服七丸，日三服。

《千金方》用鱉甲十二片，又有海藻二分，大戟一分，䗪蟲五分，無鼠婦、赤硝二味，以鱉甲煎和諸藥爲丸。

〔一〕三兩　三味書局本作「二兩」。

〔二〕二分　三味書局本作「三分」。

附選用三方

桂枝黄芩湯

柴胡一兩二錢　黄芩　人參　甘草各四錢五分　半夏四錢　石膏　知母各五錢　桂枝一錢

右爲粗末，每服五七錢，水煎。

昌按，此方小柴胡湯合白虎加桂枝湯，於和法中兼解表熱，遵用仲景聖法，可喜可喜！

人參柴胡引子《事親》

人參　柴胡　黄芩　甘草　大黄　當歸　芍藥各等分

右爲粗末，每服三錢，水一盞，生薑三片，煎至七分，去渣温服。

昌按，此即小柴胡去半夏，加大黄、當歸、芍藥。大柴胡去半夏、枳實，加人參、當歸。於和法中略施攻裏之法，深中肯綮。

柴朴湯

柴胡　獨活　前胡　黄芩　蒼朮　厚朴　陳皮　半夏麯　白茯苓　藿香各一錢　甘草三分

水二鍾，生薑五片，煎一鍾，發日五更服。氣弱加人參、白朮，食不尅化加神麯、麥芽、山楂。

昌按，此方治瘧，因起於暑濕及食滯者宜之。

加味香薷飲

香薷二錢　厚朴製　扁豆炒　白朮炒　白芍藥炒　陳皮　白茯苓　黄芩各一錢　黄連薑汁炒

甘草炙　猪苓　澤瀉各五分　木瓜七分

右生薑煎服。口渴實者，加天花粉、葛根、知母；虛者，加五味子、麥門冬、人參。

昌按，此方暑邪入裏，外無表證者宜之。

祛瘧散

黄芪蜜炙，一錢六分　人參　白朮　白茯苓　砂仁　草果　陳皮去白　五味子各一錢　甘草七分

烏梅三枚，去核

水二鍾，生薑三片，棗二枚，煎一鍾温服。

昌按，此方表裏之邪已透，中氣虛弱者可用。

附備用九方

二朮柴葛湯

治諸瘧必用之劑。

白朮　蒼朮　柴胡　葛根　陳皮各七分　甘草五分

若一日一發，及午前發者，邪在陽分，加枯芩、茯苓、半夏各一錢；熱甚頭痛，加川芎、軟石膏各一錢；口渴，加石膏、知母、麥門冬各一錢。若間日，或三日發，午後或夜發者，邪在陰分，加川芎、當歸、酒炒芍藥、熟地黄、酒炒知母各一錢，酒黄芪、酒紅花各四分，提在陽分，可截之。若間一日連發二日，或日夜各發者，氣血俱病，加人參、黄芪、白茯苓各一錢以補氣，川芎、地黄、歸、芍以補血。若陽瘧多汗，用黄芪、人參、白朮

以斂之；無汗用柴胡、蒼朮、白朮、黄芩、葛根以發之。若陰瘧多汗，用當歸、白芍〔一〕、熟地、黄芪、黄柏以斂之；無汗用柴胡、蒼朮、川芎、紅花、升麻以發之。胃氣弱，飲食少，或服截藥傷脾胃而食少者，加人參、酒芍藥、大麥芽各一錢。傷食痞悶，或有食積者，加神麯、麥芽、枳實各一錢，黄連五分。痰盛加薑半夏、南星、枳實炒，各一錢，黄連、黄芩各六分。若用截之，加檳榔、常山、青皮、黄芩各一錢，烏梅肉三枚。日久虚瘧，寒熱不多，或無寒而但微熱者，邪氣已無，祇用四君子湯合四物湯，加柴胡、黄芩、黄芪、陳皮，以滋補氣血。

柴苓湯《活人》

治瘧熱多寒少，口燥心煩少睡。即小柴胡湯合五苓散。小柴胡湯見《黄疸門》，五苓散見《三氣門》

昌按，《活人》柴苓湯，治瘧之要藥也。然不敢輒入正選，姑存備用者，則以五苓散利水，恐遇木火乘胃，大耗津液，大渴引水自救之證，反利其小水，而自犯其律也。用方者詳之。

半夏散

治痰瘧發作有時，熱多寒少，頭痛，額角並胸前肌肉瞤動，食纔入口即吐出，面色帶赤，宜服之。

半夏泡七次，爲末，薑汁和調作餅，曬乾　藿香　羌活　芎藭各一分　牽牛半兩〔二〕

右爲細末，每服三錢，食後白湯調下。

〔一〕白芍　三味書局本作「白朮」。

〔二〕半兩　原作「各半兩」，據三味書局本改。

露薑飲

治脾胃痰瘧，發爲寒熱。

生薑四兩

右和皮，搗汁一碗，夜露至曉，空心冷服。

二十四味斷瘧飲

治久瘧。

常山酒炒　草果　檳榔　知母酒炒　陳皮　青皮　川芎　枳殼　柴胡　黄芩　荆芥　白芷　人參　紫蘇　蒼朮　白朮　半夏　良薑　茯苓　桂枝　葛根　甘草　杏仁　烏梅各等分

右㕮咀，每服一兩，水二盞，薑三片，棗一枚，煎八分，發日早服。

昌按，此方治久瘧母瘧，邪氣散漫，表裏俱亂。廣其法以求之，然仍不離小柴胡湯爲主，亦可喜也！

治瘧，因勞役憂思而作，汗多食少倦甚者，補中益氣湯。方見《虚勞門》

小柴胡湯加常山，截瘧神效。方見黄疸門

婦人久瘧，用小柴胡合四物湯服之。小柴胡湯見《黄疸門》，四物湯見《婦人門》

小兒瘧疾，有痞塊，生地、芍藥各一錢，陳皮、川芎、炒黄芩、半夏各一錢，甘草三分，加薑煎，調醋炙鱉甲末效。「末效」二字疑爲半觔之誤〔一〕

〔一〕末效二字疑爲半觔之誤　底本「效」作「効」，或因此而誤。三味書局本無此十字。

《正傳》有二男子，皆年四五十，各得痎瘧三年，俱發於寅申巳亥日。一人晝發，發於巳而退於申；一人夜發，發於亥而退於寅。晝發者，乃陰中之陽病，宜補氣解表，與小柴胡倍柴胡、人參，加白朮、川芎、葛根、陳皮、青皮、蒼朮；夜發者，爲陰中之陰病，宜補血疏肝，用小柴胡湯合四物湯，加青皮。各與十貼，加薑棗煎，於未發前二時，每日一貼。服至八貼，同日得大汗而愈。

丹溪治一人，因勞役發嗽得痎瘧。又服發散藥，變爲發熱，舌短，語言不正，痰吼有聲，脈洪實似滑。先用獨參湯，加竹瀝二蛤殼。一服後，吐膠痰，舌本正。後用黄芪人參湯，半月愈。

一婦病瘧，三日一發。食少，經不行已三月，脈無，時寒。議作虚寒治，疑誤，再診見其梳洗言動如常，知果誤也。經不行，非無血，爲痰所凝；脈無，非血氣衰，乃積痰生熱，結伏其脈而不見耳。當作實熱治，與三化丸。旬日後，食進脈出帶微弦。謂胃氣既全，雖不藥，瘧當自愈而經行也。令淡滋味，果應。

一婦身材小，味厚，痎瘧月餘。間日發於申酉，頭與身痛，寒多喜極熱辣湯，脈伏，面慘晦。作實熱治之。以十棗湯爲末，粥丸黍米大，服十粒，津嚥，日三次。令淡飯半月，大汗，愈。

一婦人痢，因哭子變瘧，一日五六作，汗如雨不止，脈微數，疲甚。無邪可治，陰虚陽散，死在旦夕，且〔一〕服四獸等熱劑。遂用參、朮二兩，白芍一兩，黄芪半兩，炙甘草二錢。作四大劑，服之而愈。

〔一〕且　三味書局本作「宜」。

痢疾門 論一首，法十八條，律三條

痢疾論

喻昌曰：痢疾一證，難言之矣。在《靈》《素》謂之腸澼，亦曰滯下。《金匱》以嘔吐、噦、下利，列爲一門。蓋以三者，皆足陽明胃、手陽明大腸所生之病也。至其所論下利，則皆《傷寒論》中厥陰經之本證，與二陽明嘔吐、噦同列之義，殊不相合。觀其論中，厥與利每每並言。始先即云：六腑氣絶於外者，手足寒；五臟氣絶於内者，下利不禁。是則厥而且利，爲虚寒之極。所以反能食者則死，反發熱者不死。若痢證則能食者不死，發熱者多死。何其相反若是耶？此必《金匱》「嘔吐、噦」之下，脱失「下痢」一證，乃取《傷寒》「厥陰、下利」之文，補入其中。後人屢試不驗，投杼而起者多矣。夫冬月傷寒之下利，與夏秋傷暑濕熱之下痢，而可藉口仲景謾言治法哉？後人以其無師之智，各呈偏見，或得於目之所擊，手之所試，分播廣傳，終不可以爲法，乃遂謂瘧痢無正方也。醫事之偷，何遂至此？昌謹以黄、岐、仲景之法，擬議言之。

在《内經》冬月傷寒，已稱病熱，至夏秋熱暑濕三氣交蒸互結之熱，十倍於冬月矣。外感三氣之熱而成下痢，其必從外而出之，以故下痢必從汗，先解其外，後調其内，首用辛凉以解其表，次用苦寒以清其裏，一二劑愈矣。失於表者，外邪但從裏出，不死不休。故雖百日之遠，仍用逆流挽舟之法，引其邪而出之於外，則死證可活，危證可安。治經千人，成效歷歷可紀，詳《金匱》有云：下痢脈反弦，發熱身汗者自愈。夫久痢之脈，深入陰分，沉澀微弱矣。忽然而轉弦脈，渾是少陽生發之氣，非用逆挽之法，何以得此？久利邪入於陰，身必不熱，間有陰虚之熱，則熱而不休，今因逆挽之勢，逼其暫時燥熱，頃之邪從表出，熱自無矣。久痢陽氣下陷，皮膚乾澀，斷然無汗，今以逆挽之法，衛外之陽領邪氣同還於表，而身有汗，是以腹中安靜，而其病自愈也。昌豈敢用無師之智哉！又有驟受暑濕之毒，水穀傾囊而出，一晝夜七八十行，大渴引水自救，百杯不止，此則腸胃爲熱毒所攻，頃刻腐爛，比之誤食巴豆、鉛粉，其烈十倍。更用逆挽之法，迂矣！遠矣！每從《内經》通因通用之法，大黄、黄連、甘草，一晝夜連進三五十杯，俟其下利上渴之勢少緩，乃始平調於内，更不必挽之於外。蓋其邪如決水轉石，乘勢出盡，無可挽耳。更有急開支河一法，其邪熱之在裏者，奔迫於大腸，必鬱結於膀胱，膀胱熱結，則氣不化而小溲短赤，不用順導而用逆挽，仍非計也。清膀胱之熱，令氣化行而分消熱勢，則甚捷也。仲景謂下利氣者，當利其小便。夫氣者，膀胱之化也，反從大腸而出，當利其小便，非急開支河之謂乎？然而水出高源，肺不熱則小溲自行，肺與大腸爲表裏，大腸之熱，皆因肺熱所移，尤宜用辛凉之藥，先清肺之化源矣。《金匱》有下利肺痛者，紫參湯主之。氣利，訶黎勒散主之。後人疑二方非仲景之方，詎知腸胃有病，其所關全在於肺。《本草》謂紫參主心腹中積聚，療腸胃中熱，通九竅，利大小便，仲景取之，固通因通用之意也。訶黎勒有通有塞，通以下涎液，消宿食，破結氣，澀以固腸脱，仲景取之，亦通塞互用之意也。又可見肺氣不通而痛，則急通其壅；大腸之氣墜而逼迫，則通塞互用，而緩調其適矣。嗟乎！《内經》之法，無可下手者，求之《金匱》。《金匱》下利之法，無可下手者，求之自心寤寐之神。轉覺《金匱》之法，一如指掌，可惜少壯光陰虚擲，今老矣，不能進步矣！特揭鄙言，爲後人深入之一助。

再按治瘧之法，當從少陽而進退其間。進而就陽，則從少陽爲表法，固矣！乃痢疾之表，亦當從於少陽。蓋水穀之氣，由胃入腸，疾趨而下，始焉少陽生發之氣不伸，繼焉少陽生發之氣轉陷，故泛而求之三陽，不若顓而求之少陽。俾蒼天清浄之氣，足以升舉，水土物産之味，自然變通精微，輸泄有度，而無下痢奔迫之苦矣。況兩陽明經所藏之津液，既已下泄，尤不可更發其汗。在傷寒經禁，明有「陽明禁汗」之條，而《金匱》復申下利發汗之禁，謂下利清穀，不可攻其表，汗出必脹滿。蓋以下利一傷其津液，發汗再傷其津液。津液去，則胃氣空，而下出之濁氣，隨汗勢上入胃中，遂成脹滿。求其下利且不可得，寧非大戒乎？所以當從少陽半表之法，緩緩逆挽其下陷之清氣，俾身中行春夏之令，不致於收降耳。究竟亦是和法，全非發汗之意。津液未傷者，汗出無妨；津液既傷，皮間微微得潤，其下陷之氣已舉矣。夫豈太陽外感風寒，可正發汗之比乎？又豈太陽陽明合病下利，可用葛根之比乎？噫，微矣，微矣！

治痢用通因通用之法，亦有金鍼。蓋火濕熱之邪，奔迫而出，止宜用苦寒之藥，如大小承氣之類。方書每雜以溫中厚腸胃之藥，是欲爲火濕熱立幟也，其孰辨之？

《内經》曰：腸澼便血，身熱則死，寒則生。又曰：腸澼下白沫，脈沉則生，浮則死。腸澼之候，身不熱，脈不懸絶，滑大者生，懸澀者死，以臟期之。又曰：陰陽虚脱，腸澼死。泄而奪血，脈沉微，手足逆，皆難治。

《脈經》曰：腸澼下膿血，脈沉小留連者生，數大發熱者死。又腸澼筋攣，脈細小安靜者生，浮大堅者死。

噤口痢，乃胃中濕熱之毒，薰蒸清道而上，以致胃口閉塞，而成噤口之證。亦有誤服澀熱之藥，而邪氣停於胃口者，用人參、石蓮子等分，煎服强呷，但得一口下咽，虚熱即開，更以二味爲末，頻頻服之。

治噤口痢，多有用黄連者。此正治濕熱之藥，苦而且降，不能開提，況非胃虚所宜，昌故不敢取用。

有用田螺搗如泥，納臍中，引火熱下行最妙。但鬱熱宜一開一降，未可徒恃一法。

有用丁香、砂仁之屬，以火濟火，則殺人之事矣。

休息痢者，乃乍作乍止。或因邪氣未曾滌盡，遽止而復作者是也。或初愈恣食厚味，及妄作勞，皆能致之。

《金匱》云：下利已瘥，至其年月日時復發者，以病不盡故也。當下之，宜大承氣湯。休息痢止而不止，正氣既虚，邪復不盡，未可言下。此證止之已久，其正已復，其積未除，須下之。

《原病式》云：白痢既非寒證，何故服辛熱之藥，亦有愈者？蓋辛熱之藥，能開發腸胃鬱結，使氣液宣通，流濕潤燥，氣和而已，此特其一端也。甚有先曾通洩，或因凉藥太過，脈微沉細，四肢厥冷，即宜温補升陽、益胃理中之屬。至云概不可用熱藥，亦非通變之精妙也。

《機要》云：後重則宜下，腹痛則宜和，身重則除濕，脈弦則去風。膿血稠粘，以重劑竭之。身冷自汗，以熱藥温之。風邪内結宜汗之，鶩溏而痢宜温之。

仲景治下痢，可下者悉用承氣湯。大黄之寒，其性善走，佐以厚朴之温，善行滯氣，緩以甘草之甘。飲以湯液，灌滌腸胃，滋潤輕快，積行即止。

凡先瀉而後痢者逆也，復通之而不已者虚也。脈微遲，宜温補。脈弦數爲逆，主死。産後痢，亦宜温補。腹痛因肺金之氣鬱在大腸之間者，以苦梗發之，後用痢藥。

肛門痛，熱留於下也。初病身熱，脈洪大，宜清之，黄芩芍藥湯。病久身冷自汗，宜温之，理中湯。下血者，宜凉血活血，當歸、黄芩、桃仁之類。風邪下陷者，宜升提之。濕熱傷血者，宜行濕清熱。下墜異常，積中有紫黑血，而且痛甚者，此爲死血，用桃仁、滑石行之。

血痢久不愈者，屬陽虚陰脱，用八珍湯加升舉之藥。甚有陣陣自下，手足厥冷，脈漸微縮，此爲元氣欲絶，急灸氣海穴，用附子理中湯，稍遲之則死。

凡下痢純血者，如塵腐色者，如屋漏水者，大孔開而不收如竹筒，唇如硃紅者，俱死。如魚腦髓者，身熱脈大者，俱半死半生。

久痢血，脈沉弱，諸藥不效，以十全大補湯，加薑棗少入蜜煎服。

律三條

凡治痢不分標本先後，概用苦寒者，醫之罪也。

以腸胃論，大腸爲標，胃爲本。以經脈論，手足陽明爲標，少陽相火爲本。故胃受濕熱，水穀從少陽之火化，變爲惡濁，而傳入於大腸。不治少陽，但治陽明，無益也。少陽生發之氣，傳入土中，因而下陷。不先以辛涼舉之，徑以苦寒奪之，痢無止期矣。

凡治痢不審病情虛實，徒執常法，自恃顓門者，醫之罪也。

實者邪氣之實也，虛者正氣之虛也。七實三虛，攻邪爲先；七虛三實，扶正爲本。十分實邪，即爲壯火食氣，無正可扶，急去其邪，以留其正。十分虛邪，即爲淹淹一息，無實可攻，急補其正，聽邪自去。故醫而不知變通，徒守家傳，最爲誤事。

凡治痢不分所受濕熱多寡，輒投合成丸藥誤人者，醫之罪也。

痢由濕熱内藴，不得已用苦寒蕩滌，宜煎不宜丸。丸藥不能蕩滌，且多夾帶巴豆、輕粉、定粉、硫黄、硇砂、甘遂、芫花、大戟、牽牛、烏梅、粟殼之類，即使病去，藥存爲害且大。况病不能去，毒烈轉深，難以復救，可不慎耶？

法也。

痢疾門諸方

《金匱》小柴胡去半夏加栝蔞湯方見《瘧疾門》

昌按，此方乃少陽經半表半裏之的藥。而用半夏之辛温，半兼乎表。今改用栝蔞實之凉苦，半兼乎裏。退而從陰則可，進而從陽，不勝其任矣！然不必更求他藥，但於柴胡增一倍二倍用之，允爲進之之法也。

《活人》敗毒散方見《三氣門》

昌按，《活人》此方，全不因病痢而出。但昌所爲逆挽之法，推重此方。蓋藉人參之大力，而後能逆挽之耳。《金匱》治下痢，未及小柴胡湯，後來方書不用，猶曰無所祖也。至《活人》敗毒散，夏秋疫癘諸方，莫不收用之矣！而治下痢，迴不及之者何哉？遍查方書，從無有一用表法者，惟楊子建治痢，廣引運氣，自逞狂能，名其方曰萬全護命湯。採用《活人》之半，川芎、獨活、桔梗、防風、甘草，而增麻黄、官桂、藁本、白芷、細辛，一派辛温辛熱之藥，且雜牽牛峻下於内。百道方中，似此無知妄作，一方言表，不殺人哉？再閲《潔古》七方，雖爲平淡無奇，而老成全不犯手，兹特録之。其他備用諸方，亦各有取義，以俟臨病採擇。

大黄湯《潔古》

治瀉利久不愈，膿血稠粘，裏急後重，日夜無度。

右用大黄一兩剉碎，好酒二大醆，浸半日許，煎至一盞半，去渣，分作二服，頓服之。痢止勿服，如未止再服，取利爲度。後服芍藥湯和之，痢止再服白术黄芩湯，盡撤其毒也。

芍藥湯《潔古》

行血調氣。《經》曰，溲而便膿血，知氣行而血止。行血則便自愈，調氣則後重除。

芍藥一兩　當歸　黄連　黄芩各半兩　大黄三錢　桂二錢半　甘草炒　檳榔各二錢　木香一錢

如便後臟毒，加黄柏半兩。

右九味，㕮咀，每服五錢，水二醆，煎至一醆，去滓温服。如痢不減，漸加大黄，食後〔一〕。

白朮黄芩湯《潔古》

服前藥痢疾雖除，更宜調和。

白朮一兩　黄芩七錢　甘草三錢

右㕮咀，作三服〔二〕，水一盞半，煎一盞〔三〕温服。

黄連阿膠丸《和劑》

治冷熱不調，下痢赤白，裏急後重，臍腹疼痛，口燥煩渴，小便不利。

黄連去鬚，三兩　阿膠碎，炒，一兩　茯苓去皮，二兩

右以連、苓爲細末，水熬阿膠膏，搜丸如桐子大，每服三十丸，空心温米湯下。

〔一〕食後　此下三味書局本有一「服」字。

〔二〕三服　三味書局本作「二服」。

〔三〕一盞　三味書局本作「半盞」。

白頭翁湯《金匱》

白頭翁二兩　黄連　黄柏　秦皮各三兩

右四味，以水七升，煮取二升，去渣温服一升。不愈更服。

加減平胃散《潔古》

《經》云，四時皆以胃氣爲本。久下血，則脾胃虚損，血水流於四肢，卻入於胃，而爲血痢。宜服此滋養脾胃。

白朮　厚朴　陳皮各一兩　木香　檳榔各三錢　甘草七錢　桃仁　人參　黄連阿膠炒　茯苓各五錢

右㕮咀，每服五錢，薑三片，棗一枚，水煎，温服無時。血多加桃仁，熱泄加黄連，小便澀加茯苓、澤瀉，氣不下後重加檳榔、木香，腹痛加官桂、芍藥、甘草，膿多加阿膠，濕多加白朮，脉洪大加大黄。

蒼朮地榆湯《潔古》

治脾經受濕下血痢。

蒼朮三兩　地榆一兩

每一兩水二盞，煎一盞温服。

槐花散《潔古》

青皮　槐花　荆芥穗各等分

右爲末，水煎，空心温服。

犀角散

治熱痢下赤黄膿血，心腹困悶。

犀角屑　黄連去鬚，微炒　地榆　黄芪各一兩　當歸半兩，炒　木香二錢五分

右爲散，每服三錢，以水一盞，煎至六分，去渣温服無時。

黄連丸一名羚羊角丸

治一切熱痢，及休息痢，日夜頻並。兼治下血黑如鷄肝色。

黄連去鬚，二兩半　羚羊角鎊　黄柏去粗皮，各一兩半　赤茯苓去皮，半兩

右爲細末，蜜和丸如桐子大。每服二十丸，薑蜜湯下。暑月下痢，用之尤驗。一方用白茯苓，臘茶送下。

生地黄湯

治熱利不止。

生地黄半兩　地榆七錢半　甘草二錢半，炙

右㕮咀如麻豆大，以水二盞，煎至一盞，去渣，分温二服，空心，日晚再服。

鬱金散

治一切熱毒痢下血不止。

川鬱金　槐花炒，各半兩　甘草炙，二錢半

右爲細末，每服一二錢，食前用豆豉湯調下。

茜根散

治血痢，心神煩熱，腹中痛，不納飲食。

茜根　地榆　生乾地黄　當歸炒　犀角屑　黄芩各一兩　梔子仁半兩　黄連二兩，去鬚，微炒

右㕮咀，每服四錢，以水一盞，入豆豉五十粒、薤白七寸，煎至六分去渣，不拘時温服。

十寶湯

治冷痢如魚腦者，三服見效甚捷。

黄芪四兩　熟地酒浸　白茯苓　人參　當歸酒浸　白朮　半夏　白芍藥　五味子　官桂各一兩　甘草半兩

右爲粗末，每服二錢，水一盞，生薑三片，烏梅一箇，煎至七分，食前温服。

芍藥黄芩湯東垣

治洩痢腹痛，或後重身熱，久不愈，脉洪疾者，及下痢膿血稠粘。

黄芩　芍藥各一兩　甘草五錢

右㕮咀，每服一兩，水一盞半，煎一盞，温服無時。如痛，加桂少許。

香連丸《直指》

治下痢赤白，裏急後重。

黄連去蘆，二十兩，用吴茱萸十兩同炒令赤，去茱萸不用　木香四兩八錢八分，不見火

右爲細末，醋糊丸如桐子大。每服三十丸，空心飯飲下。

大承氣湯方見《三氣門》

小承氣湯方見《三氣門》

進承氣法，治太陰證不能食是也。當先補而後瀉，乃進藥法也。先剉厚朴半兩，薑製，水一盞，煎至半盞服。若二三服未已，胃有宿食不消，加枳實二錢同煎服。二三服，泄又未已，如不加食，尚有熱毒，又加大黄三錢推過。泄未止者，爲腸胃久有塵垢滑粘，加芒硝半合，垢去盡則安矣。後重兼無虛證者宜之。若力倦氣少脈虛不能食者，不宜此法。蓋厚朴、枳實，大瀉元氣也。

退承氣法，治陽明證能食是也。當先瀉而後補，乃退藥法也。先用大承氣五錢，水一盞，依前法煎至七分，稍熱服。如瀉未止，去芒硝，減大黄一半，煎二服。如熱氣雖已，其人心腹滿，又減去大黄，但與枳實厚朴湯，又煎二三服。如腹脹滿退，泄亦自安，後服厚朴湯，數服則已。

地榆芍藥湯《保命》

治泄痢膿血脱肛。

蒼朮八兩　地榆　卷柏　芍藥各三兩

右㕮咀，每服二兩，水煎温服，病退勿服。

敗毒散方見《三氣門》

治壯熱下痢，及似痢非痢，似血非血如濁酒。

右剉，每服五錢，水盞半，薑三片，薄荷五葉煎服。熱多則温服，寒多則熱服。傷濕加白朮，頭痛加天麻。

參苓白朮散《和劑》

治久瀉，及大病後痢後調理，消渴者尤宜。

人參　乾山藥　蓮肉去心　白扁豆去皮，薑汁浸，炒，各一斤〔一〕　白朮於潛者二斤　桔梗炒令黄色　砂仁　白茯苓去皮　薏苡仁　炙甘草各一斤

右爲細末，每服二錢，米湯調下，或加薑棗煎服。或棗肉和藥丸如桐子大，每服七十丸，空心米湯送下。或煉蜜丸如彈子大，湯化下。

倉廩湯

治禁口痢有熱，乃毒氣衝心，食即吐。

人參　茯苓　甘草　前胡　川芎　羌活　獨活　桔梗　柴胡　枳殼　陳倉米等分

右㕮咀，每服五錢，水一盞半，生薑三片，煎至七分，去渣，無時熱服。

蘋蓮飲

石蓮肉　乾山藥等分

右爲細末，生薑茶煎湯調下三錢。

〔一〕各一斤　三味書局本作「各一斤半」。

犀角丸

但是痢，服之無不瘥者。

犀角屑取黑色文理粗者，産後用彌佳　宣州黄連　苦參多買輕搗　金州黄柏赤色堅薄者　川當歸五味俱取細末

各末等分和匀，空腹，爛煮糯米飲調方寸匕服之，日再服。忌粘滑油膩生菜。

葛根湯

專治酒痢。

葛根　枳殼　半夏　生地　杏仁去皮尖　茯苓各二錢四分〔一〕　黄芩一錢二分　甘草炙，半錢

右分作二貼，水二盞，黑豆百粒，生薑五片，白梅一箇，煎至一盞，去渣，食前温服。

栝蔞根湯

治下痢冷熱相衝，氣不和順。本因下虚，津液耗少，口乾咽燥，常思飲水，毒氣更增，煩躁轉甚，宜服此藥救之。

栝蔞根　白茯苓　甘草炙，各半兩　麥門冬去心，二錢五分

右㕮咀，每服五錢，水一盞半，棗二枚劈破，煎至七分，去渣服，不拘時。

〔一〕各二錢四分　三味書局本作「各三錢四分」。

陳米湯

治吐痢後大渴，飲水不止。

右用陳倉米二合，水淘净，以水二盞，煎至一盞，去渣，空心温服，晚食前再煎服。

治痢後渴。

右用粳米二合，以水一盞半，同煮研，絞汁空心頓服之。

澤漆湯

治痢後腫滿，氣急喘嗽，小便如血。

澤漆葉微炒，五兩　桑根白皮炙黄　郁李仁湯浸，去皮尖，炒熟，各三兩　陳皮去白　白朮炒　杏仁湯浸，去皮尖，仁炒，各一兩　人參一兩半

右㕮咀，每服五錢，水二盞，生薑三片，煎取八分，去渣温服。候半時辰再服。取下黄水數升，或小便利爲度。

茯苓湯

治痢後遍身微腫。

赤茯苓去黑皮　澤漆葉微炒　白朮微炒，各一兩　桑根白皮炙黄　黄芩　射干　防己　澤瀉各三兩

右㕮咀，每服五錢匕，先以水三盞煮大豆一合，取二盞，去渣，内藥煎取一盞，分爲二服，未瘥頻服二料。

痰飲門 論三首，法一十四條，律三條

痰飲論

喻昌曰：痰飲爲患，十人居其七八，《金匱》論之最詳，分別而各立其名。後世以其名之多也，徒徇其末而忘其本，曾不思聖人立法，皆從一源而出，無多歧也。蓋胃爲水穀之海，五臟六腑之大源。飲入於胃，游溢精氣，上輸於脾，脾氣散精，上歸於肺，通調水道，下輸膀胱，水精四布，五經並行，以爲常人。《金匱》即從水精不四布、五經不並行之處以言其患，謂人身所貴者水也，天一生水，乃至充周流灌，無處不到，一有瘀蓄，即如江河迴薄之處，穢莝叢積，水道日隘，横流旁溢，自所不免。必順其性、因其勢而疏導之，由高山而平川，由平川而江海，庶得免乎泛濫。所以仲景分别淺深誨人，因名以求其義焉。淺者在於軀殼之内，臟腑之外，其名有四：曰痰飲、曰懸飲、曰溢飲、曰支飲。痰飲者，水走腸間，瀝瀝有聲；懸飲者，水流脅下，咳唾引痛；溢飲者，水流行於四肢，汗不出而身重；支飲者，咳逆倚息，短氣，其形如腫。一由胃而下流於腸，一由胃而旁流於脅，一由胃而外出於四肢，一由胃而上入於胸膈。始先不覺，日積月累，水之精華，轉爲混濁，於是遂成痰飲。必先團聚於呼吸大氣難到之處，故由腸而脅而四肢，至漸漬於胸膈，其勢愈逆矣。痰飲之患，未有不從胃起者矣。其深者，由胃上入陽分，漸及於心、肺；由胃下入陰分，漸及於脾、肝、腎。故水在心，心下堅築短氣，惡水不欲飲。緣水攻於外，火瑕故水益堅；火鬱於内，氣收故築動短氣；火與水爲仇，故惡而不飲也。水在肺，吐涎沫，欲飲水，緣肺主氣，行營衛，布津液，水邪入之則塞其氣道，氣凝則液聚，變成涎沫，失其清肅，故引水自救也。水在脾，少氣身重，緣脾惡濕，濕勝則氣虚而身重也。水在肝，脅下支滿，嚏而痛，緣肝與膽爲表裏，經脈並行於脇，火氣衝鼻則嚏，弔脅則滿痛。

水在腎，心下悸，緣腎水淩心，逼處不安，又非支飲鄰國爲壑之比矣。夫五臟藏神之地也，積水泛爲痰飲，包裹其外，詩有謂「波撼岳陽城」者，情景最肖，詎非人身之大患乎？然此特隨其所在，辨名定位，以祈治不乖方耳。究竟水所蓄聚之區，皆名留飲，「留」者，留而不去也。留飲去而不盡者，皆名伏飲，「伏」者，伏而不出也。隨其痰飲之或留或伏，而用法以治之，始爲精義。昌試言之：由胃而上胸膈心肺之分者，驅其所留之飲還胃，下從腸出，或上從嘔出，其出皆直截痛快，而不至於伏匿，人咸知之。若由胸膈而外出肌膚，其清者或從汗出，其濁者無可出矣，必還返於胸膈，由胸膈還返於胃，乃可入腸而下出驅之，必有伏匿肌膚而不勝驅者。若由胸膈而深藏於背，背爲胸之府，更無出路，尤必還返胸膈，始得趨胃趨腸而順下，豈但驅之不勝驅，且有挾背間之狂陽壯火，發爲癰毒，結如橘囊者。伏飲之艱於下出，易於釀禍，其誰能辨之，誰能出之耶？昌以靜理而談醫施治，鑿鑿有據，謹因《金匱》秘典，直授金鍼，令業醫之子，已精而益求其精耳。

痰飲脉論

喻昌曰：痰飲之脉，《金匱》錯出不一，難於會通。以鄙見論之，亦有淺、深、微、甚之不同，可預明也。《脉要精微篇》曰：肝脉軟而散，色澤者，當病溢飲。溢飲者，渴暴多飲，而易入肌皮腸胃之外也。此特舉暴飲水，溢飲病之最淺者爲言耳。仲景會其意，即以飲證分之爲四，統言其綱曰：痰飲、懸飲、溢飲、支飲。大都爲由淺及深者商治，失此不治，而至於積水滔天，即此四飲，自有不可同語者矣。其謂飲脉不弦，但苦喘短氣者，見飲脉本弦，飲脉不弦，則水之積也不厚，然亦害其陽氣，微喘短氣而已，其謂支飲亦喘而不能臥，加短氣，其脉平者，見支飲上於胸膈，喘而短氣，其脉仍平，有而若無，纔有停積，未至留伏，故不見於脈也。其謂脈浮而細滑者傷飲，見浮而細滑，非傷風傷寒之比，亦飲之初鬱氣分而未深也。醫者於此時蚤思昏墊之災，亟興己溺之念，而行因勢利導之法，患斯解矣。否則證成深錮末流，愈分伏根之所，愈不可識，經年檢方問藥，漫圖成功，其可得乎？故凡見脈轉沉弦一派，即當按法求之。其曰脈沉者，胸中有留飲，短氣而渴，四肢歷節痛，言肺之治節不行，宗氣不布，故短氣；氣不布則津亦不化，故膈燥而渴；脾氣不運，水飲流於肢節而作痛也。似此一證，肺脾交病，所稱飲入於胃，游溢精氣，上輸於脾，脾氣散精，上輸於肺之常者，且轉而藉寇兵賫盜粮矣，欲求其安，寧可得乎？至論弦脈，則曰咳者其脈弦，爲有水。曰雙弦者寒也，皆大下後虛脈。偏弦者飲也，爲喘滿。曰脈弦數，有寒飲，冬夏難治。曰脈沉而弦者，懸飲内痛。此即沉潛水蓄，支飲急弦而廣其說。除大下後其脈雙弦者，有虛寒之别，其偏弦者，俱爲水飲也。冬夏難治，亦因用寒遠寒、用熱遠熱之法，不若春秋爲易施耳。懸飲内痛，謂懸飲結積於内，其甚者則痛也。更有沉緊之脈，主心下痞堅，面色黧黑之證，謂水挾腎寒，雜揉於心肺之分，則心下堅而面色黑也。有脈伏而爲留飲之證，積飲把持其脈而不露，較澀脈尤甚矣。又曰脈伏便利，心下續堅，此爲留飲欲去故也。又曰久咳數歲，其脈弱者可治，實大數者死，其脈虛者必苦冒，本有支飲在胸中故也。凡此皆病深而脈變，當一一溯其流而窮其源者。夫天樞開發，胃和則脈和，今爲痰飲凝結其中，則開闔之機關不利，而脈因之轉爲沉弦、急弦、偏弦、弦數、弦緊，或伏而不見，非亟去其痰飲，亦胡繇脈復其常耶？淺者淺治，深者深治，淺深之間者，適其中而治。留者可攻，伏者可導，堅者可削。再一因循，病深無氣，灑灑時驚，不可救藥矣。

痰飲留伏論

喻昌曰：痰飲之證，留、伏二義，最爲難明。前論留飲者，留而不去；伏飲者，即留飲之伏於内者也。留飲有去時，伏飲終不去。留、伏之義，已見一斑，而《金匱》奥義，夫豈渺言能盡？謹再陳之。

《金匱》論留飲者三，伏飲者一：曰心下有留飲，其人背寒如掌大。曰留飲者，脅下痛引缺盆。曰胸中有留飲，其人短氣而渴，四肢歷節痛。言胸中留飲，阻抑上焦心肺之陽而爲陰曀，則其深入於背者，有冷無熱，並阻督脈上升之陽，而背寒如掌大，無非陽火内鬱之象也。脅下爲手足厥陰上下之脈，而足少陽之脈，則由缺盆過季肋，故脅下引缺盆而痛，爲留飲偏阻，木火不伸之象。飲留胸中，短氣而渴，四肢歷節痛，爲肺不行氣，脾不散精之象也。合三條而觀之，心、肺、肝、脾，痰飲皆可留而累之矣，其義不更著耶？至伏飲則曰膈上病痰，滿喘咳吐，發則寒熱，背痛腰疼，目泣自出，其人振振身瞤劇，必有伏飲。言胸中乃陽氣所治，留飲阻抑其陽，則不能發動。然重陰終難蔽晛，有時陽伸，陰無可容，忽而吐發，其留飲可以出矣。若更伏留不出，乃是三陽之氣，伸而復屈。太陽不伸，作寒熱，腰背痛，目泣。少陽不伸，風火之化，鬱而並於陽明土中，陽明主肌肉，遂振振身瞤而劇也。留飲之伏而不去，其爲累更大若此。然留飲伏飲，仲景不言治法，昌自其遏抑四臟三腑之陽而求之，則所云宜用温藥和之者，豈不切於此證，而急以之通其陽乎？所云苓桂朮甘湯者，雖治支滿目眩，豈不切於此證，而可仿其意乎？故必深知比例，始可與言往法也。後人不明《金匱》之理，妄生五飲六證之説，即以海藏之明，於五飲湯方下云：一留飲在心下，二支飲在脅下，三痰飲在胃中，四溢飲在膈上，五懸飲在腸間。而統一方以治之，何其淺耶？

再按，痰飲總爲一證，而因則有二：痰因於火，有熱無寒；飲因於濕，有熱有寒，即有温泉無寒火之理也。人身熱鬱於内，氣血凝滯，蒸其津液，結而爲痰，皆火之變現也。水得於濕，留戀不消，積而成飲。究竟飲證熱濕釀成者多，寒濕釀成者少。蓋濕無定體，春曰風濕，夏曰熱濕，秋曰燥濕，冬曰寒濕。三時主熱，一時主寒，熱濕較寒濕三倍也。《内經》濕土太過，痰飲爲病，治以諸熱劑，非指痰飲爲寒。後人不解，妄用熱藥，藉爲口實，詎知凡治六淫之邪，先從外解。故治濕淫所勝，亦不遠熱以散其表邪，及攻裏自不遠於寒矣。況始先即不可表，而積陰阻遏身中之陽，亦必藉温熱以伸其陽，陰邪乃得速去。若遂指爲漫用常行之法，豈不愚哉？

論苓桂朮甘湯

痰飲陰象，阻抑其陽，用此陽藥化氣，以伸其陽，此正法也。兹所主乃在胸脅支滿目眩者何耶？《靈樞》謂心包之脈，是動則病胸脅支滿。然則痰飲積於心包，其病自必若是。目眩者，痰飲阻其胸中之陽，不能布水精於上也。茯苓治痰飲，伐腎邪，滲水道。桂枝通陽氣，和營衛，開經絡。白朮治風眩，燥痰水，除脹滿。甘草得茯苓，則不資滿而反泄滿，《本草》亦曰甘草能下氣，除煩滿，故用之也。

論苓桂朮甘湯腎氣丸二方

《金匱》云：夫短氣有微飲，當從小便去之，苓桂朮甘湯主之，腎氣丸亦主之。並出二方，其妙義愈益彰著。首卷《辨息論》中，已詳仲景分别呼吸言病之旨矣。今短氣亦分呼吸，各出一方。呼氣之短，用苓桂朮甘湯以通其陽，陽化氣則小便能出矣；吸氣之短，用腎氣丸以通其陰，腎氣通則小便之關門利矣。一言半句，莫非精藴，其斯以爲聖人乎？

論大小青龍湯

溢飲之證，水飲溢出於表，營衛盡爲之不利，必仿傷寒病營衛兩傷之法，發汗以散其水而營衛通、經脈行，則四肢之水亦散矣。究竟大青龍升天而行雲雨，小青龍鼓浪而奔滄海，治飲證必以小青龍爲第一義也。

合論十棗湯、甘遂半夏湯二方

傷寒病兩脅痞滿而痛，用十棗湯下其痰飲。雜病雖非傷寒之比，而懸飲内痛在脅則同。况脈見沉弦，非亟奪其邪，邪必不去，脈必不返，所以用十棗湯不嫌其過峻也。凡病之在脅而當用下者，必仿此爲例也。至甘遂甘草湯之治留飲，微妙玄通，非深入聖域，莫能製之。《内經》但曰留者攻之耳，仲景於是析義以盡其變。無形之氣，熱結於胃，則用調胃承氣攻之；熱結於腸，則用大小承氣攻之。有形之飲，痞結於胸，則用陷胸湯攻之；痞結於脅，則用十棗湯攻之；留結於腸胃之間，則用甘遂半夏湯攻之。法曰病者脈伏，其人欲自利，利反快，雖利，心下續堅滿，此爲留飲欲去故也，甘遂半夏湯主之。脈道爲留飲所隔，伏而不行，其證欲下利，利反快，似乎留飲欲去，然雖欲去不能去也。心下續堅滿，可見留飲之末已及於腸，留飲之根仍着於胃，不剗其根，飲必不去，故立是方。甘遂甘草大相反者，合而用之，俾其向留着之根盡力一剗，得留者去，而藥性已不存矣，正《内經》有故無殞之義也。又加白蜜同煎，留戀其藥，不致迸入無過之地。其用半夏芍藥者，由木入土中，成其堅滿。半夏益土，芍藥伐木，抑何神耶？後世方書，並甘草删去，神奇化爲朽腐，製方立論，皆中人以下之事矣，竟何益哉？

合論木防己湯、葶藶大棗瀉肺湯、防己椒目葶藶大黄丸三方

三方皆治支飲上入膈中，而有淺深次第之分。首一方先治其肺，中一方顓治其肺，後一方兼治肺氣所傳之腑。蓋支飲上入於膈，逼近心肺，奥援腎邪。本文云：其人喘滿，心下痞堅，面色黧黑，其脈沉緊，得之數十日，醫吐下之不愈，木防己湯主之。虚者即愈，實者三日復發，復與不愈者，去石膏加茯苓芒硝。蓋以支飲上入阻其氣，則逆於肺間而爲喘滿；阻其血，則雜揉心下而爲痞堅。腎氣上應其色黑，血凝之色亦黑，故黧黑見於面部。然且姑緩心腎之治，先治其肺，肺之氣行，則飲不逆而俱解耳。木防己味辛温，能散留飲結氣，又主肺氣喘滿。石膏辛甘微寒，主心下逆氣，清肺定喘。人參甘温，治喘消膈飲，補心肺不足。桂枝辛熱，通血脈，開結氣，宣導諸藥，在氣分服之即愈。若飲在血分，深連下焦，必愈而復發，故去石膏氣分之藥，加芒硝入陰分，開痰結，消血癖；合之茯苓，去心下堅，且伐腎邪也。葶藶大棗湯大瀉其肺氣，亦以氣停故液聚耳。防己椒目葶藶大黄丸治腹滿、口舌乾燥、腸間有水氣之證，乃肺氣膹鬱於上，以致水飲不行於下而燥熱之甚，用此丸急通水道，以救金氣之膹鬱，不治上而治其下，故用丸劑也。

合論小半夏湯、小半夏加茯苓湯、《外臺》茯苓飲三方

前一方治支飲嘔而不渴者。支飲上入膈中而至於嘔，從高而越，其勢最便。但嘔家本當渴，渴則可徵支飲之全去；若不渴，其飲尚留，去之未盡也，不必加治。但用半夏之辛温，生薑之辛散，再引其欲出之勢，則所留之邪自盡矣。中一方亦治卒嘔吐者，但多心下痞，膈間有水，眩悸，故加茯苓以去水伐腎而安心也。後一方加人參、枳實、橘皮，尤爲緊要，治積飲既去，而虚氣塞滿其中，不能進食，此證最多，《金

匱》並附《外臺》一方，啓誘後人，非天民之先覺而誰？

合論澤瀉湯、厚朴大黄湯二方

二方之治支飲，俱從下奪而有氣血之分，前後之辨。首一方爲支飲之在心下者，阻其陽氣之升降，心氣鬱極，火動風生，而作冒眩。惟是不治其冒眩，但利小便以洩其支飲，則陽自升而風火自息。仲景製方，每多若此。後一方治支飲之胸滿者。夫支飲而至胸滿，在仲景自用大小陷胸湯治之。此方乃承氣之法，止可施於傷寒無形氣分熱結，而乃以治有質之痰飲，非仲景絲絲畢貫之法矣，其爲編書者誤入，更復何疑？

論五苓散一方

本文云：假令瘦人臍下有悸，吐涎沫而癲眩，此水也，五苓散主之。此尋常一方耳，深維其義，譬如以手指月，當下了然。蓋瘦人木火之氣本盛，今以水飲之故，下鬱於陰中，挾其陰邪鼓動於臍，則爲悸；上入於胃，則吐涎沫；及其鬱極乃發，直上頭目，爲癲爲眩。巢氏《病源》云：邪入之陰則癲。夫陽鬱於陰，其時不爲癲眩，出歸陽位，反爲癲眩者，夾帶陰氣而上也。故不治其癲眩，但散其在上夾帶之陰邪，則立愈矣。散陰邪之法，固當從表，然不如五苓散之表法爲長，以五苓散兼利其水耳。今世之用五苓散者，但知其爲分利前後水穀之方，不知其爲分利表裏陰陽之方，方下所云「多飲暖水，汗出愈」之文，總置不録，何其淺耶？不但此也，即如小青龍一方，世但知爲發表之輕劑，全不知其爲利小水而設。夫山澤小龍養成頭角，乘雷雨而直奔滄海，其不能奮髯而升天，豈待問哉？所以《金匱》治支飲五方，總不出小青龍一方爲加減，取其開通水道，千里不留行耳。

後世治痰飲有四法，曰實脾、燥濕、降火、行氣。實脾、燥濕，二陳二朮，最爲相宜，若陰虛則反忌之矣。降火之法，須分虛實，實用苦寒，虛用甘寒，庶乎可也。若夫行氣之藥，諸方漫然，全無着落，謹再明之：風寒之邪，從外入内，裹其痰飲，惟用小青龍湯則分其邪從外出，而痰飲從下出也。濁陰之氣，從下入上，裹其痰飲，用茯苓厚朴湯則分其濁氣下出，而痰飲上出也。多怒則肝氣上逆，而血亦隨之，氣血痰飲，互結成癖，用柴胡鱉甲散以除之。多憂則脾氣内鬱，而食亦不化，氣食痰飲，亦互結成癖，用清痰丸以除之。多慾則腎氣上逆，直透膜原，結壘萬千，䐜脹重墜，不可以仰，用桂苓丸引氣下趨，痰飲始豁也。

虛寒痰飲，少壯十中間見一二，老人小兒十中常見四五。若果脾胃虛寒，飲食不思，陰氣痞塞，嘔吐涎沫者，宜温其中。真陽虛者，更補其下。清上諸藥不可用也。

小兒慢脾風，痰飲阻塞竅隧，星附六君湯以醒之。

老人腎虛水泛，痰飲上涌，崔氏八味丸以攝之。

痰在膈上，大滿大實，非吐不除，然非定法也。使爲定法，人人能用之矣，何必獨推子和哉？子和必相其人可吐後乃吐之，一吐不徹，俟再俟三，緩以開之。據云涌痰之法，自有擒縱卷舒，其非浪用可知。

謹再論《金匱》不言之意以明之：《傷寒論》用汗、吐、下、和、温之法矣，至痰飲首當言吐者，仲景反不言之，何耶？其以吐、發二字爲言者，因喘滿而痰飲上溢，從内而自發也。其曰醫吐下之不愈，亦非以吐下爲咎也。其曰嘔家本渴，渴者爲欲解，又屬望於從吐得解也。胡竟不出可吐一語耶？仲景意中，謂痰飲證内多夾衝氣眩冒等證，吐之則殆，故不煩辭説，直不以吐立法，開後世之過端，所以爲立法之祖也。自子和以吐法擅名，無識者争趨捷徑，貽誤不可勝道。必會仲景意以言吐，然後吐罔不當也。

今定吐禁一十二條

眩冒昏暈不可吐，氣高氣淺不可吐，積勞未息不可吐，病後新虚不可吐，脈道微弱不可吐，病勢險急不可吐，陽虚多汗不可吐，素慣失血不可吐，風雨晦冥不可吐，冬氣閉藏不可吐，多疑少決不可吐，吐後犯戒不可吐。

分定藥禁一十條

陰虚枯燥妄用二陳，陽虚多汗妄用青龍，心虚神怯妄用辛散，肺虚無氣妄用苦瀉，肝虚氣刺妄用龍薈，脾虚浮腫妄用滚痰，胃氣津竭妄用香燥，臟腑易動妄行湧泄，本非堅積妄行峻攻，血氣虚羸妄行鍼灸。

律三條

凡熱痰乘風火上入，目暗耳鳴，多似虚証，誤行温補，轉錮其痰，永無出路，醫之罪也。

凡痰飲隨食並出，不開幽門，徒温其胃，束手無策，遷延誤人，醫之罪也。

凡遇腎虚水泛痰湧，氣高喘急之證，不補其下，反清其上，必致氣脱而死，醫之罪也。

痰飲門諸方

苓桂朮甘湯

茯苓四兩　桂枝三兩　白朮三兩　甘草二兩

右四味，以水六升，煮取三升，分温三服，小便則利。

腎氣丸即八味丸

方見《中寒門》

甘遂半夏湯

甘遂大者三枚　半夏十二枚，以水一升，煮取半升，去渣　芍藥五枚　甘草如指大一枚

右四味，以水二升，煮取半升，去渣，以蜜半升和藥汁，煎取八合，頓服之。

十棗湯

芫花熬　甘遂　大戟各等分

右三味，以水一升五合，先煎大棗十枚，取九合，去渣，内藥末，强人服一錢匕，羸人服半錢，平旦温服之。不下者，明日更加半錢。得快下後，糜粥自養。

大青龍湯

麻黄去節，六兩　桂枝二兩，去皮　甘草二兩，炙　杏仁四十個，去皮尖　生薑三兩，切　大棗十二枚

石膏如鷄子大，碎

右七味，以水九升，先煮麻黄，減二升，去上沫，内諸藥，煮取三升，去滓，温服一升，取微似汗，汗多温粉撲之。

小青龍湯

麻黄三兩，去節　芍藥三兩　五味子半升　乾薑二兩　甘草三兩，炙　細辛三兩　桂枝三兩，去皮　半夏半升

右八味，以水一斗，先煮麻黄，減二升，去上沫，内諸藥，煮取三升，去滓，温服一升。

木防己湯

木防己三兩　石膏十二枚，鷄子大，碎　桂枝二兩　人參四兩

右四味，以水六升，煮取二升，分温再服。

木防己加茯苓芒硝湯

木防己二兩　桂枝二兩　人參四兩　芒硝三合　茯苓四兩

右五味，以水六升，煮取二升，去滓，内芒硝再微煎，分再服，微利則愈。

澤瀉湯

澤瀉五兩　白朮一兩

右二味，以水二升，煮取一升，分温服。

厚朴大黄湯

厚朴一尺　大黄六兩　枳實四枚

右三味，以水五升，煮取二升，分温再服。

小半夏湯

半夏一升　生薑半斤

右二味，以水七升，煮取一升半，分温再服。

椒藶黄丸

防己　椒目　葶藶熬　大黄各一兩

右四味末之，蜜丸如桐子大，先食服一丸，日三服，稍增，口中有津液。渴者加芒硝半兩。

小半夏加茯苓湯

半夏一升　生薑半斤　茯苓三兩，一法四兩

右三味，以水七升，煮取一升五合，分温再服。

五苓散

方見《三氣門》　已上俱《金匱》方

《外臺》茯苓飲

茯苓　人參　白朮　枳實二兩　橘皮二兩半　生薑四兩

右六味，水六升，煮取一升八合，分温三服，如人行八九里進之。

星附六君子湯即六君子加南星附子

方見《眩病門》

崔氏八味丸

方見《中寒門》

附備用方：

二賢湯

治一切痰飲。

橘紅用真正廣産者一斤　炙甘草　食鹽各四兩

右水一碗，慢火煮，焙乾，搗爲細末，白湯點服。一方用橘紅四兩，甘草一兩，爲細末點服。治痰極有效。

豁痰湯

治一切痰疾，此方與滚痰丸相副。蓋以小柴胡湯爲主，合前胡、半、南、殼、蘇、陳、朴之屬，出入加减。素抱痰疾及肺氣壅塞者，以柴胡爲主，餘者並去柴胡，以前胡爲主。

柴胡　半夏各二錢　枯芩　人參脈盛有力者不用　甘草　紫蘇　陳皮　厚朴　南星　薄荷　枳殼

羌活各五分

水二盞，薑五片，煎八分，不拘時服。中風者加獨活，胸膈不利者加枳實，内外無熱者去黄芩。治一切痰氣最效。

茯苓丸一名指迷茯苓丸

本治臂痛，具《指迷方》中云，有人臂痛不能舉，手足或左右時復轉移，由伏痰在内，中脘停滯，脾氣不流行，上與氣搏。四肢屬脾，脾滯而氣不下，故上行攻臂，其脈沉細者是也。後人爲此臂痛，乃痰證也。但治痰而臂痛自止，及婦人産後發喘，四肢浮腫者，用此而愈。

半夏二兩　茯苓一兩　枳殼去瓤，麩炒，半兩

風化朴硝二錢五分，如一時未易成，但以朴硝撒在竹盤中，少時盛水置當風處，即乾如芒硝，刮取用亦可

右爲細末，生薑汁煮，面糊丸如桐子大，每服三十丸，薑湯送下。累有人爲痰所苦，夜間兩臂如人抽搫，兩手戰掉，茶盞亦不能舉，服此隨愈。痰藥方多，惟此立見功效。

神朮丸

治痰飲。

茅山蒼朮製，一斤　生麻油半兩，水二盞，研取漿　大棗十五枚，煮爛取肉

右三味，和丸梧桐子大，日乾，每服七十丸，空心温酒下。

老痰丸

潤燥開鬱，降火消痰，治老痰鬱痰，結成粘塊，凝滯喉間，肺氣不清，或吐咯難也。

天門冬去心　黄芩酒炒　海粉另研　橘紅去白，各一兩　連翹半兩　桔梗　香附淡鹽水浸，炒，各半兩

青黛另研，一錢　芒硝另研，二錢　瓜蔞仁另研，一兩

右爲細末，煉蜜入薑汁少許，和藥杵匀，丸如龍眼大，噙嚼一丸，清湯送，細嚥之。或丸如緑豆大，淡薑湯送下五六十丸。

瓜蔞半夏丸

治肺熱痰嗽。

瓜蔞仁另研　半夏製，各一兩

右爲細末，湯浸蒸餅爲丸，如梧桐子大，每服五十丸，薑湯下。

千緡湯

治風痰壅盛喘急，日夜不得臥，人扶而坐者，一服立愈。

半夏製，大者七枚　皂莢炙，去皮弦，一寸　甘草炙，一寸

右作一服，水一盞，薑三片，煎七分温服。

御愛紫宸湯

解宿酒嘔噦，惡心痰唾，不進飲食。

木香五分　砂仁　芍藥　檀香　茯苓　官桂　藿香各一錢　陳皮　乾葛　良薑　丁香　甘草炙，各二錢

分二服，每服水盞半，煎七分，不拘時服。

四七湯

治七情氣鬱結滯，痰涎如破絮，或如梅核，咯之不出，嚥之不下，並治中脘痞滿，痰涎壅盛，上氣喘急。

半夏三錢　茯苓二錢四分　厚朴一錢六分　紫蘇葉一錢二分

水二盞，薑五片，棗一枚，煎七分服。

大川芎丸

消風壅，化痰涎，利咽膈，清頭目。治頭痛旋運，心忪煩熱，頸項緊急，肩背拘捲，肢體煩疼，皮膚搔癢，腦昏目疼，鼻塞聲重，面上游風，狀如蟲行。

川芎　龍腦　薄荷葉焙乾，各七十五兩　桔梗一百兩　甘草爁，三十五兩　防風去苗，二十五兩　細辛洗，五兩

右爲細末，煉蜜搜和，每一兩半，分作五十丸，每服一丸，臘茶清細嚼下，食後臨臥服。

小胃丹

芫花好醋拌勻，過一宿，於瓦器不住手攪，炒令黑，不可焦

甘遂濕麵裹，長流水浸半日煮，曬乾

大戟長流水煮一時，再用水洗曬乾，各半兩

大黃濕紙裹煨，勿令焦，切，焙乾，再以酒潤炒熟焙乾，一兩半

黄柏炒，三兩

右爲末，以白朮膏丸，如蘿蔔子大，臨卧津液吞下，或白湯送下。取膈上濕痰熱積，以意消息之，欲利，空心服。一方加木香、檳榔各半兩。

小川芎丸

治膈上痰。

川芎二兩，細剉，慢火熬熟　川大黄二兩，蒸令乾

右件焙乾爲末，用不蛀皂角五七挺，温水揉汁，絹濾出渣，瓦罐中熬成膏，和前二味爲丸，如桐子大，每服五十丸，小兒三丸，薑湯下。

旋覆花散

治心胸痰熱，頭目旋痛，飲食不下。

旋覆花　甘草炙，各半兩　枳殼去瓤，麩炒　石膏細研，各二兩　赤茯苓　麥門冬去心　柴胡去苗　人參各一兩　犀角屑　防風去叉　黄芩各七錢半

右㕮咀，每服五錢，水一大盞，生薑半分，煎至五分，去渣，食後良久温服。

化涎散

治熱痰，利胸膈，止煩渴。

凝水石煅，研，一兩　鉛白霜另研　馬牙硝另研　雄黄另研，各一錢　白礬枯研　甘草炙，各二錢半　龍腦少許

右爲細末，研勻，每服一錢，不拘時，水調下。小兒風熱痰涎，用砂糖水調下半錢。此藥大凉，不可多服。

八珍丸

治膈痰結實，滿悶喘逆。

丹砂研，半兩　犀角鎊　羚羊角鎊　茯神去木　牛黄研　龍腦研，各二錢半　牛膽南星　硼砂研，各一兩

右爲細末，研勻，煉蜜和丸如鷄豆實大，每服一丸，食後細嚼，人參荆芥湯下。

鵝梨煎丸

治熱痰，凉心肺，利咽膈，解熱毒，補元氣。

大鵝梨二十枚，去皮核，用净布絞取汁　薄荷生，半斤，研汁　皂角不蛀者，十挺，去皮子，漿水二升，挼取濃汁　白蜜半斤　生地黄半斤，研取汁，同上五味慢火熬膏，和下藥　人參　白茯苓去皮　白蒺藜炒，去刺　肉蓯蓉酒浸，切，焙乾　牛膝酒浸　半夏湯泡　木香各一兩　檳榔煨，二兩　防風去叉　青橘皮去白　桔梗炒　羌活　白朮　山藥各七錢半　甘草炙，各半兩

右爲細末，同前膏拌勻，杵令得所，丸如梧子大，每服五十丸，加至二十丸，食後荆芥湯送下，日二服。

法製半夏

消飲化痰，壯脾順氣。

用大半夏湯洗泡七遍，以濃米泔浸一日夜，每半夏一兩，用白礬一兩半研細，温水化浸半夏，上留水兩指許，頻攪，冬月於暖處頓放，浸五日夜，取出焙乾。用鉛白霜一錢，温水化，又浸一日夜。通七日盡取

出，再用漿水慢火煮，勿令滾，候漿水極熱，取出焙乾，以磁器收貯。每服一二粒，食後細嚼，温薑湯下。又一法，依前製成半夏，每一兩用白礬水少許漬半夏，細飛硃砂末，淹一宿，斂乾焙用依前法，亦可用生薑自然汁漬，焙用。

神芎導水丸

黄芩一兩　黄連　川芎　薄荷各半兩　大黄二兩　滑石　黑牽牛頭末，各四兩

河間製。治一切熱證，其功不可盡述。設或久病熱鬱，無問瘦瘁老弱，並一切證可下者，始自十丸以爲度。常服此藥，除腸胃積滯，不傷和氣，推陳致新，得利便快，並無藥燥搔擾，亦不困倦虚損，遂病人心意。或熱甚必急須下者，使服四五十丸，未效再服，以意消息。常服二三十丸，不動臟腑，有益無損。或婦人血病下惡物，加桂半兩，病微者常服，甚者取利，因而結滯開通，惡物自下也。凡老弱虚人，脾胃經虚，風熱所鬱，色黑齒槁，身瘦萎黄，或服甘熱過度成三消等病，若熱甚於外，則肢體躁擾；病於内，則神志躁動，怫鬱不開，變生諸證，皆令服之。惟臟腑滑泄者，或裏寒脈遲者，或婦人經病産後血下不止，及孕婦等不宜服。

咳嗽門 論二首，法十六條，律六條

咳嗽論

喻昌曰：咳嗽一證，求之《内經》，博而寡要；求之《金匱》，惟附五方於痰飲之後，亦無顓論。不得已，問津於後代諸賢所述，珪璧琳琅，非不棼然案頭，究竟各鳴己得而鮮會歸。昌不以漫然渺然之説，傳信後人，將何以爲言哉？蓋嘗反復《内經》之文，黄帝問於岐伯曰：肺之令人咳者，何也？岐伯對曰：五

臟六腑皆足令人咳，非獨肺也。此一語推開肺咳，似涉太驟，設當日先陳肺咳，以漸推詳，則了無疑義，後世有成法可遵矣。非然也，聖神立言，不過隨文演義，微啓其端，苟必一一致詳，即非片言居要之體。所以，讀《内經》貴在自得其要，得其要則一言而終，不得其要則流散無窮，豈特論咳嗽一證爲然哉？黄帝訓雷公之辭，有曰不知比類，足以自亂，不足以自明。固知比類之法，不但足以蔽《内經》之義，並足以蔽窮無窮、極無極之義。管可窺天，蠡可測海，《内經》千萬年脱略之文，一知比類，直可合符一堂。至於苛病當前，游刃恢恢，不待言矣。請申之：岐伯雖言五臟六腑皆足令人咳，其所重全在於肺。觀其下文云：皮毛者，肺之合也，皮毛先受邪氣，邪氣以從其合也。其寒飲食入胃，從胃脈上至於肺則肺寒，肺寒則内外合邪，因而客之，則爲肺咳。此舉形寒飲冷傷肺之一端，以明咳始之因耳。「内外合邪」四字扼要，比類之法，重在於此。人身有外邪，有内邪，有外内合邪，有外邪已去而内邪不解，有内邪已除而外邪未盡，纔一比類，了然明白，奈何不辨之於蚤，聽其釀患日深耶？夫形寒者，外感風寒也；飲冷者，内傷飲食也。風寒無形之邪入内，與飲食有形之邪相合，必留戀不捨，治之外邪須從外出，内邪須從下出，然未可表裏並施也。《金匱》五方，總不出小青龍湯一方爲加減，是《内經》有其論，《金匱》有其方矣。而《内經》《金匱》之所無者，欲從比類得之，果何從哉？進而求之暑濕，暑濕之邪，皆足令人咳也。蓋暑濕之外邪内入，必與素醖之熱邪相合，增其煩咳，宜從辛涼解散，又當變小青龍湯之例爲白虎，而兼用天水、五苓之屬矣。進而求之於火，則有君相之合，無内外之合，而其足以令人致咳者，十常八九，以心與肺同居膈上，心火本易於尅製肺金。然君火無爲而治，恒不自動，有時勞其心而致咳，息其心咳亦自止，尚不爲剥床之災也。惟相火從下而上，挾君火之威而刑其肺，上下合邪，爲患最烈。治之亦可從外内合邪之例比擬，其或引、或折，以下其火，俾不至於燎原耳。於中咳嗽煩寃，腎氣之逆，亦爲上下合邪，但濁陰之氣，上干清陽，爲膏肓遮蔽，任其煩冤，不能透出，亦惟下驅其濁陰，而咳自止矣。進而求之於燥，内外上下，初無定屬，或因汗吐太過，而津越於外；或因瀉利太久，而陰亡於下；或營血衰少，不養於筋；或精髓耗竭，不充於骨，乃致肺金日就乾燥，火入莫禦，咳無止息。此時亟生其津，亟養其血，亟補其精水，猶可爲也。失此不治，轉盼甕乾杯罄，毛瘁色弊，筋急爪枯，咳引胸背，弔脅疼痛，諸氣膹鬱，諸痿喘嘔，嗌塞血泄，種種危候，相因而見，更有何法可以沃其焦枯也耶？《經》謂咳不止而出白血者死，豈非肺受燥火煎熬而腐敗，其血亦從金化而色白耶？至於五臟六腑之咳，《内經》言之不盡者，要亦可比類而會通之耳。昌一人知見有限，由形寒飲冷傷肺一端，比類以及暑濕火燥，不過粗枝大葉，啓發聰明之一助，至從根本入理深譚，是必待於後人矣。

咳嗽續論

昌著《咳嗽論》，比類《内經》，未盡底裏，竊不自安。再取《金匱》嚼蠟，終日不輟，始得恍然有會，始知《金匱》以咳嗽敘於痰飲之下，有深意焉。蓋以咳嗽必因之痰飲，而五飲之中，獨膈上支飲，最爲咳嗽根底。外邪入而合之固嗽，即無外邪而支飲漬入肺中，自足令人咳嗽不已，况支飲久蓄膈上，其下焦之氣逆衝而上者，尤易上下合邪也。夫以支飲之故，而令外邪可内，下邪可上，不去支飲，其咳終無寧宇矣。去支飲取用十棗湯，不嫌其峻，豈但受病之初，即病蓄已久，亦不能捨此别求良法。其曰咳家其脈弦，爲有水，十棗湯主之。正謂急弦之脈，必以去支飲爲亟也，猶易知也。其曰夫有支飲家，咳煩胸中痛者，不卒死，至一百日一歲，宜十棗湯。此則可以死而不死者，仍不外是方去其支飲，不幾令人駭且疑乎？凡人胸膈間，孰無支飲？其害何以若此之大，其去害何必若此之力？蓋膈上爲陽氣所治，心肺所居，支飲横據其中，動肺則咳，動心則煩，搏擊陽氣則痛，逼處其中，營衛不行，神魄無依則卒死耳。至一百日一年而不死，陽氣未散，神魄未離，可知惟亟去其邪，可安其正，所以不嫌於峻攻也。掃除陰濁，俾清明在躬，較彼姑待其死，何得何失耶？其曰久咳數歲，其脈弱者可治，實大數者死，其脈虚者必苦冒，其人本有支飲在胸中故也，治屬飲家。夫不治其咳而治其飲，仲景意中之隱不覺一言逗出。其實大數爲火刑金而無製，故死；其弱且虚，爲邪正俱衰而易復，故可愈也。其曰咳逆倚息不得臥，小青龍湯主之。明外内合邪之證，惟有小青龍的對一方耳。然而用小青龍湯，其中頗有精義，須防衝氣自下而上，重增濁亂也。衝氣重增濁亂，其咳不能堪矣。傷寒證用大青龍湯，無少陰證者可服，脈微弱者不可服，服之則肉瞤筋惕而亡陽。雜證用小青龍湯，亦恐少陰腎氣素虚，衝任之火易於逆上，衝任火上，無咳且增煩咳，况久咳不已，顧可動其衝氣耶？蓋衝任三脈〔一〕，與腎之大絡，同起腎下，出胞中。腎虚不得固守於下，則二脈相挾，從小腹逆衝而上也。於是用桂苓五味甘草湯，先治其衝氣，衝氣即低。而反更咳胸滿者，因水在膈間不散，其病再變，前方去桂加乾薑細辛，以治其咳滿，咳滿即止。第三變而更復渴，衝氣復發者，以細辛乾薑爲熱藥也，服之當遂渴，而渴反止者，爲支飲也。支飲者，法當冒，冒者必嘔，嘔者復内半夏以去其水，水去嘔止。第四變其人形腫者，以水上在表也，加杏仁主之。其證應内麻黄，以其人遂痹，故不内之。若逆而内之者，必厥。所以然者，以其人血虚，麻黄發其陽故也。第五變若面熱如醉，此爲胃熱上衝薰其面，加大黄以利之。嗟夫！仲景治咳，全不從咳起見，去其支飲，下其衝氣，且及下衝氣法中之法，游刃空虚，全牛劃然已解，何其神耶！向也不解作者之意，祇覺無階可升，何期比類而得外邪内入，下邪上入之端，因復參之

〔一〕三脈　三味書局本作「二脈」。

《金匱》，其精蘊始得洞矚，豈非神先告之耶？慰矣，慰矣！

《内經》：「秋傷於濕，冬生咳嗽。」此脱文也，訛傳千古。今特正之曰：「夏傷於暑，長夏傷於濕，秋必痎瘧；秋傷於燥，冬生咳嗽」。六氣配四時之理，燦然明矣。蓋濕者水類也，燥者火類也。濕病必甚於春夏，燥病必甚於秋冬。痎瘧明是暑濕合邪，然濕更多於暑，何反遺而不言？至於咳嗽，全是火燥見病，何反以爲傷濕耶？所以春夏多濕病者，春分以後，地氣上升，天氣下降，二氣交而濕蒸於中，土膏水溽，礎潤木津，人身應之，濕病見焉。秋冬多燥病者，秋分以後，天氣不降，地氣不升，二氣分而燥呈其象，草黄木落，山巉水枯，人身應之，燥病見焉。然則咳嗽之爲傷燥，豈不明哉？

六氣主病，風、火、熱、濕、燥、寒，皆能乘肺，皆足致咳。其濕咳，即分屬於風、火、熱、燥、寒五氣中也。風乘肺咳，汗出頭痛，痰涎不利；火乘肺咳，喘急壅逆，涕唾見血；熱乘肺咳，喘急面赤潮熱，甚者熱盛於中，四末反寒，熱移於下，便泄無度；燥乘肺咳，皮毛乾槁，細瘡濕癢，痰膠便秘；寒乘肺咳，惡寒無汗，鼻塞身疼，發熱燥煩。至於濕痰内動爲咳，又必因風、因火、因熱、因燥、因寒，所挾各不相同，至其乘肺則一也。

風寒外束，華蓋散、參蘇飲。加聲音不出、風邪，人參荆芥湯；寒邪，三拗湯。遇冷咳發者，橘皮半夏湯。

火熱内燔，加減瀉白散、水煮金花丸。如身熱如炙，紫菀膏。

傷暑之咳，自汗、脈虚、發渴，人參白虎湯、清暑益氣湯。

傷濕之咳，身重、脈細、痰多，五苓散、白朮湯。加喘滿浮腫，款氣丸。濕熱素蘊於中，黄連解毒湯、滚痰丸。濕熱素蘊於上，連聲迸氣不通者，桑白皮散。

傷燥之咳，痰粘氣逆血腥，杏仁蘿蔔子丸。清金潤燥，天門冬丸、鳳髓湯。加面目浮腫，蜜酥煎。

內傷之咳，治各不同。火盛壯水，金虛崇土，鬱甚舒肝，氣逆理肺，食積和中，房勞補下，用熱遠熱，用寒遠寒，內已先傷，藥不宜峻。至於上焦虛寒，嘔唾涎沫，則用溫肺湯。上中二焦俱虛，則用加味理中湯。三焦俱虛，則用加味三才湯。

傷腎之咳，氣逆煩冤，牽引腰腹，俯仰不利，六味地黃湯加五味子。水飲與裏寒合作，腹痛下利，真武湯。於中有燥咳，熱移大腸，亦主腹痛下利，毫釐千里，尤宜辨之。

營衛兩虛之咳，營虛發熱，衛虛自汗或惡寒，寧肺湯。

虛勞之咳，五味黃芪散，麥門冬飲。

心火刑肺見血，人參芎歸湯。

乾咳無痰，火熱內壅，用四物桔梗湯開提之。傷酒熱積，用瓊玉膏滋潤之。色慾過度，腎水不升，用八味丸蒸動之。

上半日咳多，火在陽分，宜白虎湯。下半日咳多，火在陰分，宜四物芩連湯。

久咳肺損肺痿，痰中見血，潮熱聲颯，人參養肺湯。血腥喘乏，鍾乳補肺湯。久咳宜收澀者，人參清肺湯。加聲音不出，訶子散。

膏粱致咳，比濕熱內蘊例治之。加色慾過度，元氣虛損，又不可盡攻其痰。辛苦致咳，比風寒外束例治之。加外寒裹其內熱，須分寒熱多少以消息，而施表裏兼治之法。

律六條

凡治咳，不分外感内傷，虚實新久，襲用清凉藥，少加疏散者，因仍苟且，貽患實深，良醫所不爲也。

凡治咳，遇陰虚火盛，乾燥少痰，及痰咯艱出者，妄用二陳湯，轉劫其陰而生大患者，醫之罪也。

凡咳而且利，上下交征，而不顧其人中氣者，十無一起。如此者，醫殺之也。

此有肺熱腎寒兩證，水火不同，毋論用凉用温，總以回護中氣爲主。

凡邪盛咳頻，斷不可用劫濇藥。咳久邪衰，其勢不鋭，方可濇之。誤則傷肺，必至咳無休止，坐以待斃，醫之罪也。

凡屬肺痿肺癰之咳，誤作虚勞，妄補陰血，轉滯其痰，因致其人不救者，醫之罪也。

凡咳而漸至氣高汗漬，宜不俟喘急痰鳴，急補其下。若仍治標亡本，必至氣脱卒亡，醫之罪也。

咳嗽門諸方〔一〕

《金匱》治咳五方

小青龍湯方見《痰飲門》

〔一〕此標題原無，據原書目録補。

桂苓五味甘草湯

茯苓四兩　桂枝四兩，去皮　甘草炙，三兩　五味子半升

右四味，以水八升，煮取三升，去渣，分三温服。

苓甘五味薑辛湯

茯苓四兩　甘草三兩　乾薑三兩　細辛三兩　五味子半升

右五味，以水八升，煮取三升，去渣，温服半升，日三服。

茯苓五味甘草去桂加薑辛夏湯

茯苓四兩　甘草二兩　細辛二兩　乾薑二兩　五味子　半夏各半升

右六味，以水八升，煮取三升，去渣，温服半升，日三服。

茯苓甘草五味薑辛湯

本方加大黄名曰茯甘薑味辛夏仁黄湯

茯等四兩　甘草三兩　五味半升　乾薑三兩　細辛三兩　半夏半升　杏仁半升，去皮尖

以水一斗，煮取三升，去渣，温服半升，日三服。

華蓋散

麻黄去根節　紫蘇子炒　杏仁去皮尖，炒　桑白皮炒　赤茯苓去皮　橘紅已上各一錢　甘草五錢〔一〕

水二鍾，生薑五片，紅棗二枚，煎至一鍾，去渣，不拘時服。

參蘇飲

人參　蘇葉　乾葛　前胡　陳皮　枳殼　半夏　茯苓各八分　木香　桔梗　甘草各五分

水二盞，薑五片，棗二枚，煎一盞，熱服。

人參荆芥湯

陳皮　荆芥穗　人參　半夏　通草　麻黄　桔梗各一錢　杏仁　細辛　甘草各五分

水二盞，薑三片，棗二枚，煎服。

三拗湯

生甘草　麻黄不去節　杏仁留去尖〔二〕

右㕮咀，二錢，水二盞，薑三片，煎八分，食遠服。若憎寒惡風，取汗解，加桔梗、荆芥，名五拗湯，治咽痛。

〔一〕五錢　三味書局本作「五分」。

〔二〕留去尖　三味書局本無「留」字。

橘皮半夏湯

陳皮半兩　半夏製，二錢半

右爲末，作二服，水盞半，薑十片，煎七分，温服。

加減瀉白散

桑白皮錢半　地骨皮　陳皮　青皮　桔梗　甘草炙　黄芩　知母各七分

右水二盞，煎八分，食後温服。

水煮金花丸

南星　半夏生，各一兩　寒水石一兩，煅存性　天麻五錢　白麵三兩　雄黄一錢

右爲細末，滴水爲丸，小豆大，每服五七十丸至百丸，煎沸湯下藥丸，煮浮爲度，撈出淡漿浸〔一〕，另用生薑湯下。

紫菀膏

枇杷葉去毛　木通　款冬花　紫菀　杏仁去皮尖，炒　桑白皮炙，各一兩　大黄半兩

右爲細末，煉蜜丸，櫻桃大，夜間噙化三五丸。

〔一〕撈出　原作「澇出」，據三味書局本改。

人參白虎湯方見《三氣門》

清暑益氣湯方見《三氣門》

五苓散方見《三氣門》

白朮湯方見《三氣門》

款氣丸

青皮 陳皮 檳榔 木香 杏仁 茯苓 郁李仁去皮 川當歸 廣茂 馬兜鈴炮 葶藶各三錢 人參 防己各四錢 牽牛頭末，二兩半

右爲細末，薑汁面糊丸，如梧桐子大，每服二十丸，加至七十丸，食後薑湯送下。

黄連解毒湯

黄連二錢 黄芩 黄柏 梔子各一錢

水二盞，煎一盞，温服。

滚痰丸方見《痰飲門》

桑白皮散

桑白皮炒 桔梗 川芎 防風 薄荷 黄芩 前胡 柴胡 紫蘇 赤茯苓 枳殼 甘草各等分

右咀，每服七錢，薑三片，棗一枚，煎七分，食遠服。

杏仁蘿蔔子丸

杏仁　蘿蔔子炒，各一兩

右爲末，粥糊丸，桐子大，每服五十丸，白湯下。

清金潤燥天門冬丸

治肺臟壅熱咳嗽，痰唾稠粘。

天門冬去心，一兩半，焙　百合　前胡　貝母煨　半夏湯洗去滑　桔梗　桑白皮　防己　紫菀　赤茯苓　生地黄　杏仁湯浸，去皮尖，雙仁麸炒黄，研如膏，已上各七錢半

右爲細末，煉蜜和搗二三百杵，丸如桐子大，每服二十丸，不拘時，生薑湯下，日三服。又方：去防己、前胡、桑皮、赤茯苓，加麥門冬、人參、肉桂、阿膠、陳皮、甘草各三兩，糯米粉並黄蠟一兩成粥，更入蜜再熬，和勻，丸如櫻桃大，每服一丸，同生薑細嚼下。治肺經内外合邪，咳嗽語聲不出。咽喉妨礙，狀如梅核，噎塞不通，膈氣噎食，皆可服。又方：單用天門冬十兩，生地三斤，取汁爲膏。麥門冬八兩，膏子爲丸，如桐子大，每服五十丸，逍遙散下。逍遙散須去甘草，加人參，治婦人喘嗽，手足煩熱，骨蒸寢汗，口乾引飲，面目浮腫。

鳳髓湯

治咳嗽，大能潤肺。

牛髓一斤，取跗骨中者　白蜜半斤　杏仁四兩，去皮尖，研如泥　乾山藥四兩，炒　胡桃仁去皮，四兩，另研

右將髓蜜二味，沙鍋内熬沸，以絹濾去渣，盛磁瓶内，將杏仁等三味入瓶内，以紙密封瓶口，重湯煮一日夜，取出冷定，每早晨白湯化一二匙服。

蜜酥煎

白沙蜜一升　牛酥一升　杏仁三升，去皮尖，研如泥

右將杏仁於磁盆中，用水研取汁五升，净銅鍋内勿令油膩垢，先傾三升汁於鍋内，刻木記其淺深，減記又傾汁二升，以緩火煎減所記處，即入蜜酥二味，煎至記處，藥成置净磁器中，每日三次，以温酒調一匙，或以米飲白湯，皆可調服。七日唾色變白，二七唾稀，三七嗽止。此方非獨治嗽，兼補虚損，去風燥，悦肌膚，婦人服之尤佳。

温肺湯

陳皮　半夏　肉桂　乾薑　白芍藥　杏仁各一錢　五味子　細辛　甘草各四錢

水盞半，煎八分，食後服。《仁齋方》有阿膠無芍藥。

加味理中湯

治脾肺俱虚，咳嗽不已。

人參　白朮　茯苓　甘草炙　陳皮　半夏　乾薑　五味子　細辛

右㕮咀，每服三錢，薑三片，棗一枚，煎七分，食遠服。

加味三才湯〔一〕

天門冬　生地黄　人參各等分

水煎服。

六味地黄湯

地黄二錢　牡丹皮一錢　白茯苓一錢　山藥一錢　山茱萸一錢五分　澤瀉七分

水煎，食前服。

寧肺湯

人參　當歸　白朮　熟地　川芎　白芍　五味子　麥門冬　桑皮　白茯苓　甘草炙，各七分　阿膠炒，一錢

右水二盞，薑三片，紫蘇五葉，煎八分，食遠服。

五味黄芪散

麥門冬　熟地黄各一錢　桔梗　黄芪各錢半　五味子　人參　芍藥　甘草各五分

右作一服，水二盞，煎八分，食後温服。

〔一〕加味三才湯　觀方下藥僅三味，不見「加味」，疑脱漏。

麥門冬飲

川芎　當歸　白芍　生地　黄柏　知母　麥門冬各一錢　五味子十五粒　桑皮八分

水二盞，薑一片，棗一枚，煎八分，食後服。

人參芎歸湯

當歸　川芎　白芍藥各二分　人參　半夏　陳皮　赤茯苓　阿膠炒成珠　細辛　北五味　甘草炙，各一分

右㕮咀，每服五錢，薑三片，棗一枚，煎〔一〕。

四物桔梗湯

當歸　川芎　芍藥　熟地　桔梗　黄柏炒，各一錢

右水二盞，煎八分，加竹瀝半盞，薑汁一匙，和匀服。

瓊玉膏

人參十二兩　白茯苓十五兩　琥珀　沉香各半兩　大生地十斤，洗净，銀石器内杵細，取自然汁，盛忌鐵器

白蜜五斤，熬去沫

右本方原無沉香、琥珀，乃臞仙加入，自云奇效異常。今録其方：先以地黄汁同蜜熬沸攪匀，用絹濾過，將人參等爲細末，和蜜汁入磁瓶或銀瓶内，用棉紙十數層，加箬封固瓶口，入砂鍋内或銅鍋内，以長流

〔一〕薑三片，棗一枚，煎　三味書局本作「薑二片，棗一枚，水二盞，煎八分，食後服」。

水煮没瓶頸，用桑柴火煮三晝夜取出，换過油單蠟紙扎口，懸浸井中半日，以出火氣，提起仍煮半日以出氣，然後收藏。每日清晨及午後，取一二匙，用温酒一兩調服，白湯調亦可，忌鷄犬見。

八味丸方見《中寒門》

白虎湯方見《三氣門》

四物芩連湯

即四物湯加黄芩、黄連，方見前

人參養肺湯

人參　阿膠　貝母　杏仁去皮尖　桔梗　茯苓　桑皮　枳實炒　甘草各五分　柴胡一錢　五味子十二粒

右水二盞，薑三片，棗一枚，煎八分，食後服。

鍾乳補肺湯

鍾乳粉另研如米　桑皮各三兩　肉桂　白石英另研如米　五味子　款冬花　紫菀茸　麥門冬　人參各二兩

右爲粗末，次以鍾乳、石英同和匀，每服四錢，水盞半，薑五片，棗一枚，粳米一小撮，煎七分，去渣，食後服。

訶子散

治久嗽語聲不出。

訶子肉炒　通草各錢半　杏仁去皮尖，炒，一錢

水二盞，薑三片，棗一枚，煎八分，食後服。

真武湯方見《中寒門》

關格門論二首，律三條

關格論

喻昌曰：關格之證，自《靈》《素》以及《難經》、仲景脈法，皆深言之，然無其方也。後世以無成方依傍，其中玄言奥義，總不參研，空存其名久矣。間有以無師之智，臨證處方，傳之於書，眼中金屑，不適於用，可奈之何？謹以尚論之懷，暢言其理。《素問》謂人迎一盛病在少陽，二盛病在太陽，三盛病在陽明，四盛以上爲格陽。寸口一盛，病在厥陰，二盛病在少陰，三盛病在太陰，四盛以上爲關陰。人迎與寸口俱盛四倍以上爲關格。關格之脈羸，不能極於天地之精氣則死矣。此以三陽之腑、三陰之臟，分診於結喉兩旁人迎之位、兩手寸口太淵之位。蓋隨人迎寸口經脈之行度，而施其刺法也。《靈樞》言刺之從所分人迎之盛，瀉其陽，補其所合之陰，二瀉一補。從所分寸口之盛，瀉其陰，補其所合之陽，二瀉一補，皆以上氣和乃止。至於用藥，則從兩手寸、關、尺三部之脈，辨其臟腑之陰陽。故《靈樞》復言邪在腑，則陽脈不和；陽脈不和，則氣留之；氣留之則陽氣盛矣。陽氣太盛，則陰脈不和；陰脈不和，則血留之；血留之則陰氣盛矣。陰氣太盛，則陽氣不能榮也，故曰關。陽氣太盛，則陰氣不能榮也，故曰格。陰陽俱盛，不能相榮也，故曰關格。關格者，不能盡期而死也。此則用藥之權衡，隨其脈之尺陰寸陽，偏盛俱盛而定

治耳。越人宗之，發爲陰乘、陽乘之脈，因推其乘之之極，上魚爲溢，入尺爲復，形容陰陽偏而不返之象精矣。至仲景復開三大法門，謂寸口脈浮而大，浮爲虚，大爲實，在尺爲關，在寸爲格，關則不得小便，格則吐逆，從兩手寸口關陰格陽過盛中，察其或浮或大，定其陽虚陽實，陰虚陰實，以施治療。蓋於《靈樞》陽太盛則陰不能榮，陰太盛則陽不能榮，以及越人陰乘陽乘之法，加以浮大之辨，而虚實始得瞭然。不爾，關則定爲陰實，格則定爲陽實矣，抑何從得其微細耶？此一法也。謂心脈洪大而長，是心之本脈也。上微頭小者，則汗出；下微本大者，則關格不通，不得尿。頭無汗者可治，有汗者死。此則深明關格之源，由於五志厥陽之火，遏鬱於心胞之内。其心脈上微見頭小，亦陽虚之驗，下微見本大，亦陽實之驗。頭無汗者可治，有汗則心之液外亡，自焚而死矣。在二陽之病發心脾，且不得隱曲，男子少精，女子不月，傳爲風消，索澤而不治。况關格之病，精氣竭絶，形體毁阻，離絶菀結，憂愁恐怒，五臟空虚，氣血離守，厥陽之火獨行，上合心神，同處於方寸之内，存亡之機，間不容髮，可不一辨察之乎？此二法也。謂趺陽脈伏而澀，伏則吐逆，水穀不化，澀則食不得入，名曰關格。診趺陽足脈，或伏或澀，辨胃氣所存几何。伏則水穀入而不化，胃氣之所存可知矣；澀則並其食亦不得入，胃氣之所存更可知矣。營衛之行遲，水穀之入少，中樞不運，下關上格，豈待言哉？此三法也。仲景金鍼暗度，有此三法，大概在顧慮其虚矣。因是上下古今，搜採羣言，而諸大老名賢，無一論及此證者。惟雲岐子述其陰陽反背之狀，傳其所試九方，譬如航海萬里，得一聲氣相通之侶，欣慰無似，遑計其短乎？然不欲後人相安其説，又不忍緘口無言也。其謂陰陽易位，病名關格。胸膈上陽氣常在，則熱爲主病；身半已下陰氣常在，則寒爲主病。胸中有寒，以熱藥治之；丹田有熱，以寒藥治之；若胸中寒熱兼有，以主客之法治之。治主當緩，治客當急。此從《傷寒論》胸中有寒，丹田有熱立説，實非關格本證，所引《内經》運氣治主客之法，亦屬無據。至於《靈》《素》《難經》《金匱》之文，絶不體會，所定諸方，渾入後人惡劣窠臼，觀之殊不慊耳。方中小疵，雜用二陳、五苓、枳殼、厚朴、檳榔、木香是也。方中大疵，雜用片腦、麝香、附子、皂角、牽牛、大黄、朴硝是也。夫陰陽不交，各造其偏，而謂陰反在上，陽反在下可乎？九死一生之證，而以霸術劫奪其陰陽可乎？仲景之以趺陽爲診者，正欲人調其營衛，不偏陰偏陽，一味沖和無忤，聽胃氣之自爲敷布，由一九而二八、三七、四六，乃始得協於平也，豈一蹴所能幾耶？故不問其關於何而開，格於何而通，一惟求之於中，握樞而運，以漸透於上下，俟其趺陽脈不伏不濇，營氣前通，乃加意於營，衛氣前通，乃加意於衛，因其勢而利導之，庶不與藥扞格耳。若營氣纔通，即求之衛，衛氣纔通，即求之營，且爲生事喜功，况躁不能需，亟思一逞乎？夫死裏求生之治，須得死裏求生之人，嗒然若喪，先熄其五志交煽之火。治吐逆之格，由中而漸透於上；治不溲之關，由中而漸透於下；治格而且關，由中而漸透於上下。所謂三年之艾，不蓄則不免死亡，蓄之則免於死亡矣，人亦何爲而不蓄之耶？或者病余不立一方，此終身不靈之人也，寧無見其方而反惑耶？不得已姑立進退黄連湯一方，要未可爲中人道也。

進退黄連湯方論

喻昌曰：黄連湯者，仲景治傷寒之方也。傷寒胸中有熱，胃中有邪氣，腹中痛，欲嘔吐者，黄連湯主之。以其胃中有邪氣，阻遏陰陽升降之機，而不交於中土，於是陰不得升，而獨治於下爲下寒，腹中痛；陽不得降，而獨治於上爲胸中熱，欲嘔吐。與此湯以升降陰陽固然矣。而濕家下之，舌上如胎者，丹田有熱，胸中有寒，亦用此方何耶？後人牽强作解，不得製方之旨，又安能取裁其方耶？蓋傷寒分表、裏、中三治，表裏之邪俱盛，則從中而和之。故有小柴胡湯之和法，於人參、甘草、半夏、生薑、大棗助胃之中，但加柴胡一味透表，黄芩一味透裏，尚恐圭角少露，有礙於和，於是去滓復煎，漫無異同。飲入胃中，聽胃氣之升者，帶柴胡出表，胃氣之降者，帶黄芩入裏，一和而表裏之邪盡服。其有未盡者，加工治之，不相扞格矣。至於丹田胸中之邪，則在於上下而不爲表裏，即變柴胡湯爲黄連湯，和其上下，以桂枝易柴胡，以黄連易黄芩，以乾薑代生薑。飲入胃中，亦聽胃氣之上下敷布，故不問上熱下寒、上寒下熱，皆可治之也。夫表裏之邪，則用柴胡、黄芩；上下之邪，則用桂枝、黄連。表裏之邪，則用生薑之辛以散之；上下之邪，則用乾薑之辣以開之。仲景聖法灼然矣。昌欲進退其上下之法，操何術以進退之耶？前論中求之於中，握樞而運，以漸透於上下，俟其營氣前通，衛氣前通，而爲進退也。然而難言之矣，格則吐逆，進而用此方爲宜。蓋太陽主開，太陽不開，則胸間窒塞，食不得入，入亦復出，以桂枝爲太陽經藥，和營衛而行陽道，故能開之也。至於五志厥陽之火上入，桂枝又不可用矣，用之則以火濟火，頭有汗而陽脱矣，其關則不得小便。退之之法，從胃氣以透入陰分，桂枝亦在所不取，但胃之關門已閉，少陰主闔，少陰之氣不上，胃之關必不開矣。昌意中尤謂少陰之脈沉而滯，與趺陽之脈伏而澀，均足慮也。《内經》常兩言之，曰腎氣獨沉，曰腎氣不衡。夫真氣之在腎中，猶權衡也。有權有衡，則關門時開時闔，有權無衡，則關門有闔無開矣，小溲亦何從而出耶？是則腎氣丸，要亦退之之中所有事矣。腎氣交於胃，則關門開，交於心則厥陽之火隨之下伏，有不得不用之時矣。進退一方，於中次第若此，夫豈中人所能辨哉？

律四條

凡治關格病，不知批郄導窾，但冀止嘔利溲，亟治其標，伎窮力竭，無益反損，醫之罪也。

凡治關格病，不參診人迎、趺陽、太衝三脈，獨持寸口，已屬疏略，若並寸口陰陽之辨懵然，醫之罪也。

凡治關格病，不辨脈之陽虚陽實，陰虚陰實，而進退其治，盲人適路，不辨東西，醫之罪也。

凡治關格病，不崇王道，輒操霸術，逞己之能，促人之死，醫之罪也。

關格門諸方〔一〕

雲岐子關格九方，録出備覽，臨證製方，懲而改之，亦師資之法也。

柏子仁湯

人參　半夏　白茯苓　陳皮　柏子仁　甘草炙　麝香少許，另研

右生薑煎，入麝香調勾和服，加鬱李仁更妙。

按此方用六君子湯去白朮滯中，加柏子仁、鬱李仁之潤下，少加麝香以通關竅，非不具一種苦心，然終不識病成之理，不知游刃空虚，欲以麝香開竅，適足以轉閉其竅耳。

人參散

人參　麝香　片腦各少許

右末，甘草湯調服。

按此方輒用腦麝，耗散真氣，纔過胸中，大氣、宗氣、穀氣交亂，生機索然盡矣，能愈病乎？

〔一〕此標題原無，據原書目録補。

既濟丸

治關格脈沉細，手足厥冷者。

熟附子童便浸　人參各一錢　麝香少許

右末，糊丸桐子大，麝香爲衣，每服七丸，燈芯湯下。

按方下云，脈沉細，手足厥冷，全是腎氣不升，關門不開之候。參附固在所取，但偏主於主陽，無陰以協之，亦何能既濟耶？且以麝香爲衣，走散藥氣，無繇下達，即使藥下關門，小便暫行，其格必愈甚矣。

檳榔益氣湯

治關格勞後，氣虛不運者。

檳榔多用　人參　白朮　當歸　黄芪　陳皮　升麻　甘草　柴胡　枳殼　生薑

煎服。

按此方用補中益氣加檳榔、枳殼，且云檳榔多用。意謂補中益氣之升，檳榔之墜，一升一墜，關格可通耳。不知升則逾格，墜則逾關，皆必不得之數也。

木通二陳湯

治心脾疼後，小便不通，皆是痰隔於中焦，氣滯於下焦。

木通　陳皮去白　白茯苓　半夏薑製　甘草　枳殼

右生薑煎服。服後徐徐探吐，更不通，服加味小胃丹、加味控涎丹。

按此復以二陳加木通、枳殼，亦即補中益氣加檳榔、枳殼之法。但關格病屬火者多，屬痰者少。酷日當空，得片雲掩之，不勝志喜。人身火患，顧可盡劫其痰乎？况痰膈不羸亦不關，關格病羸，不能極於天地之精氣，明是陰精日削，陽光日亢之候。乃欲舉痰爲治，且服小胃、控涎等厲藥，是何言歟？

導氣清利湯

治關格吐逆，大小便不通。

猪苓　澤瀉　白朮　人參　藿香　柏子仁　半夏　陳皮　甘草　木通　梔子　白茯苓　檳榔　枳殼　大黄　厚朴　麝香　黑牽牛

右生薑煎服，兼服木香和中丸。吐不止，灸氣海、天樞。如又不通，用蜜導。

按此方匯聚通利之藥，少佐參朮以爲導氣之功，無往不到矣。不知淹淹一息之人，有氣可鼓而開其久閉之關乎？纔入胃中，立增吐逆，尚謂吐不止，灸氣海、天樞，加以火攻，可堪之乎？大便不通用蜜導，小便不通用何導之？可惱！可笑！

加味麻仁丸

治關格大小便不通。

大黄一兩　芍藥　厚朴　當歸　杏仁　麻仁　檳榔　木香　枳殼各五錢

右爲末，蜜丸，熟水下。

按此方顓力於通大便，吾恐大便未通，胃氣先損，食愈不納矣。不思大便即通利如常，其關格固自若也。服此丸一次，必增困三倍，連服必不救矣。

皂角散

治大小便關格不通，經三五日者。

大皂角燒存性

右爲末，米湯調下，又以猪脂一兩煮熟，以汁及脂俱食之。又服八正散加檳榔、枳殼、朴硝、桃仁、燈心草、茶根。

按此等作用，祗顧通二便之標，不深求關格之本。詎知皂角末入胃，千鋮攢簇，肥人萬不可堪，况羸人乎？隨服人脂人膏，已不能救其峻削〔一〕，况更加桃仁、朴硝助虐乎？

大承氣湯方見四卷

按此乃治傷寒胃實之方，用治關格，倒行逆施，草菅人命，莫此爲甚。

九方不達病成之理，漫圖弋獲，其以峻藥加入六君子湯、補中益氣湯中，猶可言也，其以峻藥加入二陳湯及八正、承氣等方，不可言矣。至於片腦、麝香、皂角等藥，驟病且不敢輕用，况垂斃者乎？伎轉出轉窮，所以爲不學無術、徒讀父書之流歟？

進退黄連湯方自擬，方論見前

黄連薑汁炒　乾薑炮　人參人乳拌，蒸，一錢五分　桂枝一錢　半夏薑製，一錢五分　大棗二枚

進法用本方七味，俱不製，水三茶盞，煎一半，温服。退法不用桂枝，黄連減半，或加肉桂五分，如上

〔一〕峻　原作「浚」，據三味書局本改。

逐味製熟，煎服法同。但空心朝服崔氏八味丸三錢〔一〕，半飢服煎劑耳。

崔氏八味丸方見二卷

資液救焚湯自擬

治五志厥陽之火。

生地黃二錢，取汁　麥門冬二錢，取汁　人參一錢五分，人乳拌，蒸　炙甘草一錢　真阿膠一錢
胡麻仁一錢，炒，研　柏子仁七分，炒　五味子四分　紫石英一錢　寒水石一錢　滑石一錢，三味俱敲碎，不爲末　生犀汁研折三分〔二〕　生薑汁三茶匙

右除四汁及阿膠，其八物用名山泉水四茶杯，緩火煎至一杯半，去渣，入四汁及阿膠，再上火略煎，至膠烊化斟出，調牛黄細末五釐，日中分二三次熱服，空朝先服崔氏八味丸三錢。

昌不獲，已聊擬二方，爲治關格之榜樣。至於病變無方生心之化裁，亦當與之無方，初非以是印定學人眼目，且並向癡人説夢也。

〔一〕空心　「心」字原無，據三味書局本補。

〔二〕研折三分　三味書局本作「磨二分」。

醫門法律卷六

消渴門 論二首，法四條，律五條

消渴論

喻昌曰：消渴之患，常始於微而成於著，始於胃而極於肺腎，始如以水沃焦，水入猶能消之，既而以水投石，水去而石自若。至於飲一溲一，飲一溲二，則燥火劫其真陰，操立盡之術而勢成熇熇矣。《内經》有其論無其治；《金匱》有論有治矣，而集書者，採《傷寒論》厥陰經消渴之文湊入，後人不能抉擇，斯亦不適於用也。蓋傷寒傳經熱邪，至厥陰而盡，熱勢入深，故渴而消水，及熱解則不渴且不消矣，豈雜證積漸爲患之比乎？謹從《内經》擬議言之。《經》謂凡治消癉、仆擊偏枯、痿厥、氣滿發逆，肥貴人則膏粱之疾也。此中消所繇來也。肥而不貴，食弗給於鮮；貴而不肥，飡弗過於饔；肥而且貴，醇酒厚味，孰爲限量哉？久之食飲釀成内熱，津液乾涸，求濟於水，然水入尚能消之也，愈消愈渴，其膏粱愈無已，而中消之病遂成矣。夫既癉成爲消中，隨其或上或下，火熱熾盛之區，以次傳入矣。上消者，胃以其熱上輸於肺，而子受母累；心復以其熱移之於肺，而金受火刑。金者，生水而出高源者也。飲入胃中，游溢精氣而上，則肺通調水道而下。今火熱入之，高源之水爲暴虐所逼，合外飲之水建瓴而下，飲一溲二，不但不能消外水，且並素醞水精，竭絶而盡輸於下，較大腑之暴注暴泄，尤爲甚矣，故死不治也。所謂由心之肺，謂之「死陰」，死陰之屬，不過三日而死者，此之謂也。故飲一溲二，第一危候也。至於胃以其熱由關門下傳於腎，腎或以石藥耗其真，女謁竭其精者，陽强於外，陰不内守，而小溲渾濁如膏，飲一溲一，腎消之證成矣。《經》謂石藥之性悍，又謂脾風傳之腎，名曰疝瘕，少腹冤熱而痛，出白液，名曰蠱，明指腎消爲言。醫和有云：女子陽物也，晦淫則生内熱或蠱之疾。此解冤熱及蠱義甚明。王太僕謂消爍肌肉，如蠱之蠋〔一〕，日漸損削，乃從「消」字起見，淺矣淺矣！夫惑女色以喪志，精泄無度，以至水液渾濁，反從火化，亦最危候。《經》云君火之下，陰精承之。故陰精有餘，足以上承心火，則其人壽；陰精不足，心火直下腎中，陽精所降，其人夭矣。故腎者胃之關也，關門不開，則水無輸泄而爲腫滿；關門不閉，則水無底止而爲消渴。消渴屬腎一證，《金匱》原文未脱，其曰飲一斗溲一斗者，腎氣丸主之。於以蒸動精水，上承君火而止其下入之陽光。此正通天手眼，張子和輒敢詆之。既詆仲景，復訣河間，謂其「神芎丸以黄芩味苦入心，牽牛、大黄驅火氣而下，以滑石引入腎經，將離入坎，真得《黄庭》之秘」，顛倒其説，阿私所好，識趣卑陋若此，又何足以入仲景之門哉？何栢齋《消渴論》中已辨其非，昌觀戴人吐下諸案中，從無有治消渴一案者，可見無其事即無其理矣。篇首論火一段，非不有其理也，然以承氣治壯火之理，施之消渴，又無其事矣。故下消之火，水中之火也，下之則愈熾；中消之火，竭澤之火也，下之則愈傷；上消之火，燎原之火也，水從天降可滅。徒攻腸胃，無益反損。夫地氣上爲雲，然後天氣下爲雨，是故雨出地氣，地氣不上，天能雨乎？故亟升地氣以慰三農，與亟升腎氣以溉三焦，皆事理之必然者耳。不與昔賢一爲分辨，後人亦安能行其所明哉？

〔一〕蠋　三味書局本作「蝕」。

消渴續論

昌著《消渴論》，聊會《内經》大意，謂始於胃而極於肺腎，定爲中、上、下之三消。其他膈消、食㑊等證，要亦中、上之消耳。然未得《金匱》之實據，心恒不慊。越二歲，忽憶《内經》云：有所勞倦，形氣衰少，穀氣不盛，上焦不行，胃氣熱，熱氣薰胸中，故内熱。恍然悟胸中受病消息，惟是胃中水穀之氣，與胸中天真灌注環周，乃得清明在躬。若有所勞倦，傷其大氣、宗氣，則胸中之氣衰少，胃中穀氣因而不盛；穀氣不盛，胸中所傷之氣，愈益難復而不能以充行。於是穀氣留於胃中，胃中鬱而爲熱，熱氣薰入胸中，混合其衰少之氣，變爲内熱，胸胃間不覺易其沖和之舊矣。求其不消不渴，寧可得乎？透此一關，讀《金匱》所不了了者，今始明之。其云寸口脈浮而遲，浮即爲虚，遲即爲勞，虚則衛氣不足，勞則營氣竭。趺陽脈浮而數，浮則爲氣，數則消穀而大堅，氣盛則溲數，溲數則堅，堅數相搏，即爲消渴。舉寸口以候胸中之氣，舉趺陽以候胃中之氣，顯然有脈之可循，顯然有證之可察，然且難解其微焉。蓋陰在内爲陽之守，陽在外爲陰之固。寸口脈浮，陰不内守，故衛外之陽浮，即爲虚也；寸口脈遲，陽不外固，故内守之陰遲，即爲勞也。總因勞傷營衛，致寸口脈虚而遲也。然營者水穀之精氣，衛者水穀之悍氣，虚而且遲，水穀之氣不上充而内鬱，已見鬲虚胃熱之一斑矣。更參以趺陽脈之浮數，浮則爲氣，即《内經》「熱氣薰胸」中之變文。數則消穀而大堅，昌前論中既如以水投石，水去而石自若，偶合胃中大堅，消穀不消水之象。可見火熱本足消水也，水入本足救渴也，胃中堅燥，全不受水之浸潤，轉從火熱之勢，急奔膀胱，故溲數，溲去其内愈燥，所以堅數相搏，即爲消渴。直引《内經》「味過於苦，久從火化，脾氣不濡，胃氣乃厚」之意爲消渴之源，精矣微矣。晉、唐以後，代不乏賢，隨其聰敏，揣摩《内經》，各自名家，卒皆不入仲景堂奥，其所得於《内經》者淺耳。使深則能隨證比類，各出脈證方治，以昭成法，而《金匱》遺編，家傳户誦之矣。即如消渴證，相沿謂「中消者宜下之」，共守一語，更無别商，豈一下可了其局乎？抑陸續徐下之乎？夫胃已大堅，不受膏沐，輒投承氣。堅者不受，瑕者受之矣；膀胱不受，大腸受之矣。豈不乘其藥勢，傳爲利下鶩溏，中滿腫脹之證乎？《總録》謂末傳能食者必發腦疽背瘡，不能食者必傳中滿鼓脹，皆爲不治之證。諸家不亟亟於始傳、中傳，反於末傳多方療治，如忍冬藍葉薺苨丸、散，及紫蘇葶藶中滿分消湯、丸，欲何爲耶？《金匱》於小溲微覺不利，蚤用文蛤一味治之，方書從不録用。詎知軟堅之品，非劫陰即傷陰，獨此一種平善無過，兼可利水，誠足寶乎？潔古謂能食而渴者，白虎加人參湯；不能食而渴者，錢氏白朮散加葛根。末傳瘡疽者，火邪盛也，急攻其陽，無攻其陰。下焦元氣，得强者生，失强者死。末傳中滿者，高消、中消，製之太過，速過病所，上熱未除，中寒復起，非藥之罪，用藥時失其緩急之製也。潔古老人，可謂空谷足音矣。所云無攻其陰，得强者生，失强者死，皆慮泉竭之微言，令人聳然起敬。於是追步後塵，徐商一語曰：三消總爲火病，豈待末傳瘡疽，始爲火邪勝耶？然火之在陽、在陰，分何臟腑，合何臟腑，宜升、宜降、宜折、宜伏，各各不同，從其性而治之，使不相扞格，乃爲良法。若不治其火，但治其熱，火無所歸，熱寧有止耶？如腎消陰病用六味丸，陽病用八味丸，此亦一法。若謂下消衹此一法，其去中消宜下之説，能以寸哉？

《内經·陰陽别論》曰：二陽結，謂之消。二陽者，陽明也。手陽明大腸主津，病消則目黄口乾，是津不足也；足陽明胃主血，病熱則消穀善飢，血中伏火，乃血不足也。結者津血不足，結而不行，皆燥之爲病也。

《内經》曰：心移熱於肺，傳爲膈消。張子和謂「膈消猶未及於肺，至心移寒於肺，乃爲肺消」。如此泥文害意，非能讀《内經》者也。豈有心移熱於肺，肺傳其熱於鬲，猶未及肺之理，必變《經文》爲「心移熱於鬲，傳爲肺消」，乃不泥乎？要識心肺同居鬲上，肺爲嬌臟，移寒、移熱，總之易入。但寒邪入而外束，熱邪入而外傳，均一肺消，而治則有分矣。

劉河間論三消之疾，本濕寒之陰氣極衰，燥熱之陽氣太甚，六氣中已遺風、火二氣矣。且以消渴、消中、消腎，分名三消，豈中、下二消無渴可言耶？及引《經》言有心肺氣厥而渴，有肝痹而渴，有痹熱而渴，有胃與大腸結熱而渴，有脾痹而渴，有腎熱而渴，有小腸痹熱而渴，愈推愈泛，其不合論消渴，但舉渴之一端，爲燥熱亡液之驗，誠不可解。《玉機微義》深取其説，發暖藥補腎之誤。吾不知暖藥果爲何藥也，世豈有以暖藥治消渴之理哉？其意蓋在非《金匱》之主腎氣丸耳。夫腎氣丸蒸動腎水，爲治消渴之聖藥，後世咸知之，而何柏齋復辨之？昌恐後學偶閲子和、宗厚之説，反滋疑眩，故再陳之。

癉成爲消中，胃熱極深，胃火極熾，以故能食、易飢、多渴，諸家咸謂宜用大承氣湯下之矣。不知漸積之熱，素蕴之火，無取急下，下之亦不去，徒損腸胃，轉增其困耳。故不得已而用大黄，當久蒸以和其性，更不可合枳實、厚朴同用，助其疾趨之勢。潔古用本方，更其名曰順利散，隱然取順利，不取攻劫之意。方下云：治中消熱在胃而能食，小便赤黄微利，至不欲食爲效，不可多利。昌恐微利至不欲食，胃氣已不存矣，承氣非微利之法而可瀆用哉？子和更其方爲加減三黄丸，合大黄、芩、連用之，不用枳、朴矣。方下云：治丹石毒及熱渴。以意測度，須大實者方用，曾不思消渴證，真氣爲熱火所耗，幾見有大實之人耶？然則欲除胃中火熱，必如之何而後可？昌謂久蒸大黄與甘草合用，則急緩互調；與人參合用，則攻補兼施。如充國之屯田金城，坐困先零，庶幾可圖三年之艾。目前縱有乘機斗捷之着，在所不舉，如之何欲取效眉睫耶？昔賢過矣。

律五條

凡治初得消渴病，不急生津補水，降火徹熱，用藥無當，遷延誤人，醫之罪也。

凡治中消病成，不急救金、水二臟，泉之竭矣，不云自中，醫之罪也。

凡治肺消病，而以地黄丸治其血分；腎消病，而以白虎湯治其氣分。執一不通，病不能除，醫之罪也。

凡消渴病少愈，不亟回枯澤槁，聽其土燥不生，致釀瘡疽無救，醫之罪也。

凡治消渴病，用寒凉太過，乃至水勝火湮，猶不知反，漸成腫滿不救，醫之罪也。

消渴門諸方

《金匱》腎氣丸

本文云：男子消渴，小便反多，以飲一斗，小便一斗，腎氣丸主之，即崔氏八味丸，治脚氣上入少腹不仁之方也。

乾地黄八兩　山茱萸　山藥各四兩　澤瀉　白茯苓　牡丹皮各三兩　肉桂　附子炮，各一兩

右八味末之，煉蜜爲丸，梧子大，酒下十五丸，日再服。

按王太僕注《内經》云：火自腎而起謂龍火，龍火當以火逐火，則火可滅。若以水治火，則火愈熾，此必然之理也。昌更謂用桂、附蒸動腎水，開闔胃關，爲治消渴吃緊大法。胡乃張子和别有肺腸，前論中已詳之矣。但至理難明，淺見易惑，《局方》變其名爲加減八味丸，加五味子壹兩半，減去附子，豈非以五味之津潤，勝於附子之燥熱耶？舉世咸樂宗之，大惑不解，可奈何哉！

《金匱》文蛤散

本文云：渴欲飲水不止者，文蛤散主之。

文蛤五兩

右一味杵爲散，以沸湯五合，和服方寸匙。按《傷寒論》用此治誤以水噀人面，肌膚粟起之表證。今消渴裏證亦用之，蓋取其功擅軟堅，且利水徹熱耳，前已論悉。

再按《金匱》治消渴，止用腎氣丸、五苓散、文蛤散三方。而五苓又從傷寒證中採入，白虎加人參湯亦然。所以用方者，當會通全書而引伸以求其當也。

《金匱》白虎加人參湯

原治太陽中暍，汗出惡寒，身熱而渴。去知母之苦，加淡竹葉、麥門冬之甘，名竹葉石膏湯，治虛煩證。

知母六兩　石膏一斤，碎　甘草三兩　粳米六合　人參二兩

右五味，以水一斗，煮米熟湯成，去滓，温服一升，日三服。

按此治火熱傷其肺胃，清熱救渴之良劑也。故消渴病之在上焦者，必取用之。東垣以治膈消，潔古以治能食而渴者。其不能食而渴者，用錢氏白朮散倍加葛根。而東垣復參《内經》膏粱之病，不可服芳草石藥，治之以蘭，除其陳氣之義，一變其方爲蘭香飲子：用石膏、知母、生熟甘草、人參，加入蘭香、防風、白豆蔻仁、連翹、桔梗、升麻、半夏。再變其方爲生津甘露飲子：用石膏、人參、生熟甘草、知母，加黄蘗、杏仁、山梔、蓽澄茄、白葵、白豆蔻、白芷、連翹、薑黄、麥門冬、蘭香、當歸身、桔梗、升麻、黄連、木香、柴胡、藿香、全蝎。而爲之辭曰：此製之緩也，不惟不成中滿，亦不傳下消矣，三消皆可用。昌實不敢信其

然也。乃至《三因》之石薺苨湯，潔古之清凉飲子，俱從此方增入他藥，引入他臟，全失急救肺胃之意，此後賢之所以爲後賢耶？

竹葉黄芪湯

治消渴證，氣血虚，胃火盛而作渴。

淡竹葉　生地黄各二錢　黄芪　麥門冬　當歸　川芎　黄芩炒　甘草　芍藥　人參　半夏　石膏煆，各一錢

右水煎服。

按前白虎加人參湯，顓治氣分燥熱。此方兼治氣血燥熱，後一方顓治血分燥熱，宜辨證而擇用之。

生地黄飲子

治消渴咽乾，面赤煩燥。

人參　生乾地黄　熟乾地黄　黄芪蜜炙　天門冬　麥門冬　枳殼麩炒　石斛　枇杷葉　澤瀉　甘草炙，各等分

右剉散，每服三錢，水一盞，煎至六分，去滓，食遠臨卧頓服。

此方生精補血，潤燥止渴，佐以澤瀉、枳殼，疏導二腑，使心火下降，則小腑清利；肺經潤澤，則大腑流暢。宿熱既除，其渴自止，故取用之。

錢氏白朮散

治虛熱而渴。

人參　白朮　白茯苓　甘草　藿香　木香各一兩　乾葛二兩

右爲末，每服三錢，水煎温服。如飲水多，多與服之。

按仁齋用本方加五味子、柴胡各三錢，分十劑煎服，治消渴不能食。海藏云：此四君子加減法，亦治濕勝氣脱，泄利太過，故虛熱作渴，在所必用。

《宣明》黄芪湯

治心移寒於肺爲肺消，飲少溲多，當補肺平心。

黄芪三兩　五味子　人參　麥門冬　桑白皮各二兩　枸杞子　熟地黄各一兩半

右爲末，每服五錢，水二盞，煎至一盞，去滓，温服無時。

《宣明》麥門冬飲子

治心移熱於肺，傳爲膈消，胸滿心煩，精神短少。

人參　茯神　麥門冬　五味子　生地黄　炙甘草　知母　葛根　栝蔞根各等分

右㕮咀，每服五錢，加竹葉十四片，煎七分，温服無時。

按《宣明》二方，爲《内經》心移寒、移熱兩證，各出其治。一種苦心，非不可嘉，然移寒移熱，其勢頗鋭，而生津養血，其應差緩，情非的對，易老門冬飲子亦然。昌謂心之移寒，必先束肺之外郭，用參芪補肺，加散寒之藥可也，而用枸杞熟地黄補腎則迂矣。用桑白皮瀉肺，其如外來之寒何？至心之移熱，治以鹹寒，先入其心，如文蛤散之類，自無熱可移。正直走大梁解圍之上着，何不及之？所以觀於海者難爲水也。

易老門冬飲子

治老弱虚人大渴。

人參　枸杞子　白茯苓　甘草各等分　五味子　麥門冬各半兩

右薑水煎服。

按易老方，即變《宣明》麥冬飲子，去生地、知母、葛根，加枸杞也。方下不言心移熱於肺，惟以治老弱虚人大渴，而增枸杞之潤，去地黄之泥、知母之苦、葛根之發，立方於無過，治本之圖，不爲迂矣。

猪肚丸

治强中消渴。

黄連　粟米　栝蔞根　茯神各四兩　知母　麥門冬各二兩

右爲細末，將大猪肚一個洗凈，入末藥於内，以麻綫縫合口，置甑中，炊極爛，取出藥别研，以猪肚爲膏，再用煉蜜搜和前藥杵勾，丸如梧子大，每服五十丸，參湯下。又方加人參、熟地黄、乾葛。又方除知母、粟米用小麥。

爛金丸

治熱中消渴止後，補精血，益諸虚，解勞倦，去骨節間熱，寧心强志，安神定魄，固臟腑，進飲食，免生瘡瘍。

大猪肚一個　黃連三兩　生薑碎　白蜜各二兩

先將猪肚净洗控乾，復以葱、椒、醋、麵等，同藥以水酒入銀、石器内，煮半日，漉出黃連，洗去蜜酒令盡，剉研爲細末，再用水調爲膏，入猪肚内，以綫縫定，仍入銀石器内煮爛，研如泥，搜和下項藥：

人參　五味子　杜仲薑炒去絲　山藥　石斛　山茱肉　車前子　新蓮肉去皮心　鱉甲醋炙

乾地黃　當歸各二兩　磁石煅　白茯苓　槐角子炒　川芎各一兩　黃芪四兩　兔絲子酒淘，蒸研，五兩

沉香半兩　麝香另研，一錢

右爲細末，用猪肚膏搜和得所，如膏少添熟蜜，搗數千杵，丸如桐子大，每服五十丸，食前用温酒或糯米飲送下。一方有白朮二兩，陽起石一兩。

按用麝香、陽起石，開竅興陽，渾是後人孟浪知見。其他無過之製及製肚之法，亦有可採，故合前方兩存之。

潔古化水丹

治手足少陰渴飲水不止，或心痛者。《本事》治飲冷水多。

川烏臍大者四枚，炮，去皮　甘草炙，一兩　牡蠣生，三兩　蛤粉用厚者，炮，四兩

右爲細末，醋浸蒸餅爲丸，每服十五丸，新汲水下。心痛者，醋湯下，立愈。飲水一石者，一服愈。海藏云：此藥能化停水。

按飲水過多，亦有能消其火熱者，而火熱既消，反不能消水，轉成大患者多有之。潔古有見於此，而

用川烏助火，合之牡蠣、蛤粉鹹寒，共成消水之功也。又恐纔退之火熱，其根尚伏，所以不多用之，原有深意，但不和盤托出以告人耳。

黄連膏

治口舌乾，小便數，舌上赤脈〔一〕，生津液，除乾燥，長肌肉。

黄連一斤，碾爲末　牛乳汁　白蓮藕汁　生地黄汁各一斤

右將汁熬膏，搓黄連末爲丸，如小豆大，每服二十丸，少呷湯下，日進十服。

生地黄膏

治證同前。

生地黄捖大一握〔二〕　冬蜜一兩　人參半兩　白茯苓一兩

右先將地黄洗擣爛，以新汲水調開，同蜜煎至一半，入參苓末拌和，以磁器蜜收〔三〕，匙挑服。

按二膏，一用苦寒合甘寒，一純用甘寒，相其所宜，擇而用之，治消渴之權衡，大略可推，故兩録之。

天門冬丸

治初得消中，食已如飢，手足煩熱，背膊疼悶，小便白濁。

〔一〕脈　三味書局本無此字。

〔二〕捖　三味書局本作「捒」。

〔三〕蜜收　三味書局本作「密收」。

天門冬　土瓜根乾者　瓜蔞根　熟地黄　知母焙　肉蓯蓉酒浸一宿，切，焙　鹿茸　五味子　赤石脂　澤瀉各一兩半　鷄内金三具，微炙　桑螵蛸十枚，炙　牡蠣煅，二兩　苦參一兩

右爲細末，煉蜜丸如梧子大，每服二十丸，用粟米飲送下，食前。

按初得中、下二消，急治其本可也。丸藥本緩，且衹服二十丸，未免悠悠從事矣。方中藥品頗佳，但赤石脂有可議耳。減去此物，更增三倍用之，可以必效，蓋初起之易爲功也。

猪腎薺苨湯

治消中，日夜尿八九升者。

猪腎二具　大豆一斤　薺苨　石膏各三兩　人參　茯苓一作茯神　知母　葛根　黄芩　磁石綿裹　瓜蔞根　甘草各二兩

右㕮咀，用水一斗五升，先煮猪腎、大豆，取一斗，去滓，下藥煮取三升，分作三服，渴急飲之。下焦熱者，夜輒服一劑，渴止勿服。

按此方用白虎等清凉之劑，加入猪腎、大豆、磁石，引諸清凉入腎，且急服之，火熱熾盛於上下三焦者，在所必用。後有製薺苨丸治强中爲病，莖長興盛，不交精溢，消渴之後，多作癰疽，皆由過服丹石所致，即以本方去石膏、知母、葛根、黄芩，加鹿茸、地骨皮、熟地黄、沉香，以其病在中下，陽氣陰精兩竭，故捨上焦之清凉，而事下焦之温補爲合法也。

腎瀝散

治消腎〔一〕，腎氣虚損，發渴，小便數，腰疼痛。

鷄胜胵微炙　遠志去心　人參　桑螵蛸微炒　黄芪　澤瀉　桂心　熟地黄　白茯苓　龍骨

當歸各一兩　麥門冬去心　川芎各二兩　五味子　炙甘草　玄參各半兩　磁石半兩，研碎，淘去赤汁

右剉碎，每服用羊腎一對，切去脂膜，先以水一盞半，煮腎至一盞，去水上浮脂及腎，次入藥五錢，生薑半分，煎至五分，去滓，空心服，晚食前再服。

按腎氣虚損之證，本陰精不足，當歸、川芎，雖云補陰，不能補精，且一辛一散，非所宜施，不若以山茱萸、枸杞子代之爲長。以其引用之法頗佳，故取之。

白茯苓丸

治腎消，因消中之後，胃熱入腎，消爍腎脂，令腎枯燥，遂致此疾，兩腿漸細，腰腳無力。

白茯苓　覆盆子　黄連　瓜蔞根　萆薢　人參　熟地黄　玄參各一兩　石斛

蛇床子各七錢半　鷄胜胵三十具，微炒

右爲細末，煉蜜和搗三、五百杵，丸如梧子大，每服三十丸，食前煎磁石湯送下。

友人朱麟生，病消渴，後渴少止，反加燥急，足膝痿弱，命予亟以雜霸之藥投之，不能待矣。予主是丸加犀角，坐中一醫曰：腎病而以犀角、黄連治其心，毋乃倒乎？予曰：腎者，胃之關也，胃之熱下傳於腎，

〔一〕消腎　三味書局本作「腎消」。

則關門大開；關門大開，則心之陽火，得以直降於腎。《經》云陽精所降其人夭，非細故也。今病者心火爍腎，燥不能需，予用犀角、黄連入腎，對治其下降之陽光，寧爲倒乎？醫敬服。友人服之果效，再更六味地黄丸加犀角，而肌澤病起。

忍冬丸

治渴病愈，須預防發癰疽。忍冬草根、莖、花、葉，皆可用之

右用米麴酒於瓶内浸，糠火煨一宿，取出曬乾，入甘草少許爲末，即以所浸酒煮糊爲丸，如梧桐子大，每服五十丸至百丸，酒飲任下。

按此方於四月間，採鮮花十數斤，揉取其汁，煎成膏子，酒湯任用點服。養陰退陽，調和營衛血脈，凡係火熱熾盛之體，允爲服食仙方。

藍葉散

治渴利口乾煩熱，背生癰疽，赤焮疼痛。

藍葉　升麻　玄參　麥門冬　黄芪　葛根　沉香　赤芍藥　犀角屑　甘草生用，各一兩　大黄二兩，微炒

每服四錢，水一盞，煎至六分，去滓，不拘時温服。

紫蘇湯

治消渴後遍身浮腫，心膈不利。

紫蘇莖葉　桑白皮　赤茯苓各一兩　郁李仁去皮，炒，二兩　羚羊角鎊　檳榔各七錢半　桂心

枳殼麩炒　獨活　木香各半兩

每服四錢，水一盞半，生薑半分，煎八分，温服。

烏梅木瓜湯

治飲酒多發〔一〕，積爲酷熱，裏蒸五臟〔二〕，津液枯燥，血泣，小便並多，肌削，嗜冷物寒漿。

木瓜乾　烏梅槌破，不去仁　麥蘖炒　甘草　草果去皮，各半兩

每服四錢，水一盞半，薑五片，煎七分，不拘時服。

殺蟲方

治消渴有蟲。苦楝根取新白皮一握，切、焙，入麝香少許，水二碗，煎至一碗，空心飲之，雖困頓不妨。自後下蟲三、四條，類蚘蟲而色紅，其渴頓止，乃知消渴一證，有蟲耗其精液。出《夷堅志》

按飲醇食煿，積成胃熱，濕熱生蟲，理固有之，不獨消渴一證爲然，臨病宜加審諦也。

虚勞門論二首，法三十一條，律十條

虚勞論

喻昌曰：虚勞之證，《金匱》叙於「血痹」之下，可見勞則必勞其精血也。營血傷則内熱起，五心常熱，

〔一〕多發　三味書局本作「過多」。

〔二〕裏蒸　三味書局本作「薰蒸」。

目中生花見火，耳内蛙聒蟬鳴，口舌糜爛，不知正味，鼻孔乾燥，呼吸不利。乃至飲食不爲肌膚，怠惰嗜臥，骨軟足酸，營行日遲，衛行日疾，營血爲衛氣所迫，不能内守而脱出於外，或吐、或衄、或出二陰之竅，血出既多，火熱迸入，逼迫煎熬，漫無休止，營血有立盡而已，不死何待耶？更有勞之之極，而血痹不行者，血不脱於外，而但畜於内，畜之日久，周身血走之隧道，悉痹不流，惟就乾涸，皮鮮滑澤，面無榮潤，於是氣之所過，血不爲動，徒蒸血爲熱，或日晡，或子午，始必乾熱，俟蒸氣散，微汗而熱解，熱蒸不已，瘵病成焉，不死又何待耶？亦有始因脱血，後遂血痹者，血虚血少，艱於流布，發熱致痹，尤易易也。《内經》凡言虚病，不及於勞，然於大肉枯槁，大骨陷下，胸中氣高，五臟各見危證，則固已言之，未有勞之之極，而真臟脈不見者也。然枯槁已極，即真臟脈不見，亦寧有不死者乎？秦越人始發虚損之論，謂虚而感寒則損其陽，陽虚則陰盛，損則自上而下：一損損於肺，皮聚而毛落；二損損於心，血脈不能榮養臟腑；三損損於胃，飲食不爲肌膚。虚而感熱則損其陰，陰虚則陽盛，損則自下而上：一損損於腎，骨痿不起於床；二損損於肝，筋緩不能自收持；三損損於脾，飲食不能消化。自上而下者，過於胃則不可治；自下而上者，過於脾則不可治。蓋飲食多自能生血，飲食少則血不生，血不生則陰不足以配陽，勢必五臟齊損，越人歸重脾胃，旨哉言矣。至仲景《金匱》之文，昌細會其大意，謂精生於穀，穀入少而不生其血，血自不能化精。《内經》於精不足者，必補之以味。味者，五穀之味也，補以味而節其勞，則精貯漸富，大命不傾。設以鷄口之入，爲牛後之出，欲其不成虚勞，寧可得乎？所以垂訓十則，皆以無病男子精血兩虚爲言，而虚勞之候，煥若指掌矣。夫男子平人，但知縱慾勞精，抑孰知陰精日損，飲食無味，轉勞轉虚，轉虚轉勞，脈從内變，色不外華，津液衰而口渴，小便少，甚則目瞑衄血，陰精不交自走，盜汗淋漓，身體振摇，心膽驚怯者，比比然也。故血不化精則血痹矣，血痹則新血不生，並素有之血，亦瘀積不行，血瘀則營虚，營虚則發熱，熱久則蒸其所瘀之血，化而爲蟲，遂成傳尸瘵證，窮凶極厲，竭人之神氣，養蟲之神氣，人死則蟲亦死，其游魂之不死者，傳親近之一脈，附入血隧，似有如無，其後蟲日榮長，人日凋悴，閲三傳而蟲之爲靈，非符藥所能製矣。醫和視晉平公疾曰：是近女室，晦而生内熱惑蠱之疾，非鬼非食，不可爲也。惑即下唇有瘡，蟲食其肛，其名爲惑之惑；蠱字取義三蟲共載一器，非鬼非食，明指蟲之爲厲，不爲尊者諱也。以故狐惑之證聲啞嗄，勞瘵之證亦聲啞嗄，是則聲啞者，氣管爲蟲所餌明矣〔一〕。男子前車之覆，古今不知幾千億人矣。巢氏《病源》不察，謂有虚勞、有蒸病、有注病。勞有五勞、六極、七傷；蒸有五蒸、二十四蒸；注有三十六種、九十九種，另各分門異治。後人以歧路之多，茫然莫知所適。且諱其名曰痰火，而夢夢者遂謂痰火有虚有實，乃至充棟諸方，妄云肺虚用某藥，肺實用某藥，以及心、肝、脾、腎，咸出虚實兩治之法，是於虚損虚勞中，添出實損實勞矣，鄙陋何至是耶？仲景於男子平人，諄諄致戒，無非謂營衛之道，納穀爲寶。居常調營衛以安其穀，壽命之本，積精自剛；居常節嗜慾以生其精，至病之甫成，脈纔見端，惟恃建中、復脈爲主治。夫建中、復脈，皆稼穡作甘之善藥，一遵精不足者，補之以味之旨也。豈有泉之竭矣，不云自中之理哉？後人補腎諸方，千蹊萬徑，以治虚勞，何反十無一全，豈非依樣葫蘆，徒資話柄耶？及其血痹不行，仲景亟驅其舊，生其新，幾希於癆瘵將成未成之間，誠有一無二之聖法，第牽常者不能用耳。試觀童子，臟腑脆嫩，纔有寒熱積滯，易於結癖成疳，待其血痹不行，氣蒸發熱，即不可爲。女子血乾經閉，發熱不止，癆瘵之候更多，待其勢成，縱有良法，治之無及。儻能服膺仲景幾先之哲，吃力於男子、童子、女子瘵病將成未成之界，其活人之功，皆是起白骨而予以生全，爲彼蒼所眷注矣。

〔一〕餌　三味書局本作「蝕」。

虚勞脈論

喻昌曰：虚勞之脈，皆不足之候，爲精氣内奪，與邪氣外入之實脈常相反也。黄帝問何謂重虚？岐伯對以脈氣上虚尺虚，是謂重虚。謂其上下皆虚也。氣虚者言無常也，謂其脈之無常也；尺虚者行步恇然，謂其步履之不正也；脈虚者不象陰也，謂其脈全不似手太陰脈之充盛也，皆易明也。獨脈之無常，從來謂是上焦陽氣虚，故其脈無常。果爾，則下焦陰氣虚，脈更無常矣。觀下文云：如此者，滑則生，澀則死。澀脈且主死，而寸脈之無常，寧復有人理哉？故氣虚者言無常也，此一語明謂上氣之虚，由胸中宗氣之虚，故其動之應手者無常也。乃知無常之脈，指左乳下之動脈爲言。有常則宗氣不虚，無常則宗氣大虚，而上焦之氣始慊慊不足也。後之論脈者，失此一段精微，但宗越人所述損脈，而引伸觸類曰：脈來軟者爲虚，緩者爲虚，滯爲虚，芤爲中虚，弦爲中虚，脈來細而微者血氣俱虚，脈小者血氣俱少，脈沉小遲者脱氣。虚損之脈，似可一言而畢，實未足以盡其底裏，賴仲景更其名爲虚勞，虚勞之脈，多兼浮大，當於前人論脈，合參浮大與否。所以謂男子平人，脈大爲勞，極虚亦爲勞。又謂脈浮者裏虚。又謂勞之爲病，其脈浮大，手足煩，春夏劇，秋冬瘥。男子脈浮弱而澀，爲無子。脈得諸芤動微緊，男子失精，女子夢交。脈極虚芤遲，爲清穀、亡血、失精。脈虚弱細微者，善盗汗。而總結其義曰：脈弦而大，弦則爲減，大則爲芤，減則爲寒，芤則爲虚，虚寒相搏，此名爲革，婦人則半産漏下，男子則亡血失精。可見浮大弦緊，外象有餘，其實中藏不足。不顓泥遲緩微弱一端以驗脈，而脈之情狀，莫逃於指下，即病之疑似，莫炫於胸中，仲景之承前啓後，豈苟焉而已哉？昌不揣愚陋，已著《大氣論》於卷首，發明胸中大氣、宗氣所關之重，因辨岐伯所指脈氣上虚，爲宗氣之虚，以見重虚之脈，乳下宗氣在所當診。固堂下指陳，未必堂上首肯，然不可謂門外漢也。

《鍼經》云：形氣不足，病氣不足，此陰陽俱不足也，不可刺之。刺之重不足，重不足則陰陽俱竭，氣血皆虚，五臟空虚，筋骨髓枯，老者絶滅，壯者不復矣。

按形者，形骸也，氣者，口鼻呼吸之氣也。形骸消瘦，視壯盛者迥殊。氣息喘促，或短而不足以息，視勞役形體氣不急促者迥殊。病氣不足，懶語困弱，是正氣内虧，視外邪暗助精神反增者迥殊。此不可刺，宜補之以甘藥，甘藥正稼穡作甘，培補中央，以灌輸臟腑百脉之良藥。此法惟仲景遵之，其次則東垣、丹溪亦宗之。但東垣引以證内傷，而不及外感；丹溪引以證陰虚，而不及陽損。此聖域賢關之分量也。

秦越人發明虚損一證，優入聖域，雖無方可考，然其論治損之法：損其肺者，益其氣；損其心者，調其營衛；損其脾者，調其飲食，適其寒温；損其肝者，緩其中；損其腎者，益其精。即此便是正法眼藏，使八十一難俱仿此言治，何患後人無具耶？

原氣虚與虚損不同，原氣虚可復，虚損難復也。至虚損病亦有易復、難復兩候。因病致虚者，緩調自復；因虚致損者，虚上加虚，卒難復也。故因病致虚，東垣、丹溪法，在所必用。若虚上加虚而至於損，原氣索然，丹溪每用人參膏至十餘斤，多有得生者，其見似出東垣之右。然則丹溪補陰之論，不過救世人偏於補陽之弊耳，豈遇陽虚之病，而不捷於轉環耶？

飲食勞倦，爲内傷元氣，真陽下陷，内生虚熱，東垣發補中益氣之論，用人參、黄芪等甘温之藥，大補其氣而提其下陷，此用氣藥以補氣之不足也。若勞心好色，内傷真陰，陰血既傷，則陽氣偏盛而變爲火矣，是謂陰虚火旺癆瘵之證，故丹溪發陽有餘陰不足之論，用四物加知母、黄柏，補其陰而火自降，此用血藥以補血之不足也。益氣補陰，一則因陽氣之下陷，而補其氣以升提之；一則因陽火之上升，而滋其陰以降下之。一升一降，迥然不同，亦醫學之兩大法門，不可不究悉之也。

丹溪論勞瘵主乎陰虛者，蓋自子至巳屬陽，自午至亥屬陰，陰虛則熱在午後子前；寤屬陽，寐屬陰，陰虛則汗從寐時盜出也；升屬陽，降屬陰，陰虛則氣不降，氣不降則痰涎上逆而連綿不絶也；脈浮屬陽，沉屬陰，陰虛則浮之洪大，沉之空虛也。此皆陰虛之證，用四物湯加黄柏、知母主之。然用之多不效何哉？蓋陽既虛矣，火必上炎，而當歸、川芎，皆氣辛味大温，非滋虛降火之藥。又川芎上竄，尤非虛炎短乏者所宜。地黄泥膈，非胃熱食少痰多者所宜。黄柏、知母，苦辛大寒，雖曰滋陰，其實燥而損血，雖曰降火，其實苦先入心，久而增氣，反能助火，至其敗胃，所不待言。不若用薏苡仁、百合、天冬、麥冬、桑白皮、地骨皮、牡丹皮、枇杷葉、五味子、酸棗仁之屬，佐以生地黄汁、藕汁、人乳汁、童便等。如咳嗽則多用桑白皮、枇杷葉。有痰則增貝母。有血則多用薏苡仁、百合，增阿膠。熱盛則多用地骨皮。食少則用薏苡仁至七八錢。而麥冬常爲之主，以保肺金而滋生化之源，往往應手而效。蓋諸藥皆禀燥降收之氣，氣之薄者，爲陽中之陰，氣薄則發泄，辛甘淡平寒凉是也。以施於陰虛火動之證，猶當溽暑伊鬱之時，而商飆一動，炎歊如失矣，與治暑熱用白虎湯同意。然彼是外感，外感爲有餘，故用寒沉臟之藥，而後能補其偏；此是内傷，内傷爲不足，但用燥降收之劑，而已得其平矣，此用藥之權輿也。

虛勞之疾，百脈空虛，非粘膩之物填之，不能實也；精血枯涸，非滋濕之物濡之，不能潤也。宜用人參、黄芪、地黄、二冬、枸杞、五味之屬各煎膏，另用青蒿以童便熬膏，及生地汁、白蓮藕汁、乳汁、薄荷汁隔湯煉過，酌定多少，並麋角膠、霞天膏合和成劑，每用一匙，湯化服之。如欲行瘀血，加入醋製大黄末、玄明粉、桃仁泥、韭汁之屬。欲止血，加入京墨之屬。欲行痰，加入竹瀝之屬。欲降火，加入童便之屬。

凡虛勞之證，大抵心下引脅俱疼，蓋滯血不消，新血無以養之，尤宜用膏子加韭汁、桃仁泥。

呼吸少氣，懶言語，無力動作，目無精光，面色皝白，皆兼氣虚。用麥冬、人參各三錢，陳皮、桔梗、炙甘草各半兩，五味子二十一粒，爲極細末，水浸油餅爲丸，如鶏豆子大，每服一丸，細嚼津唾嚥下，名補氣丸。

氣虚則生脈散，不言白朮。血虚則三才丸，不言四物。前言薏苡仁之屬，治肺虚。後言參芪地黄膏子之類，治腎虚。蓋肝、心屬陽，肺、腎屬陰，陰虚則肺腎虚矣，故補肺腎即是補陰，非四物黄柏知母之謂也。

陳藏器諸虚用藥凡例

虚勞頭痛復熱，加枸杞、萎蕤。

虚而欲吐，加人參。

虚而不安，亦加人參。

虚而多夢紛紜，加龍骨。

虚而多熱，加地黄、牡蠣、地膚子、甘草。

虚而冷，加當歸、川芎、乾薑。

虚而損，加鍾乳、棘刺、蓯蓉、巴戟天。

虚而大熱，加黄芩、天冬。

虚而多忘，加茯苓、遠志。

虚而口乾，加麥冬、知母。

虚而吸吸，加胡麻、覆盆子、柏子仁。

虚而多氣兼微咳，加五味子、大棗。

虚而驚悸不安，加龍齒、沙參、紫石英、小草；若冷，則用紫石英、小草；若客熱，則用沙參、龍齒；不冷不熱皆用之。

虚而身强，腰中不利，加磁石、杜仲。

虚而多冷，加桂心、吴茱萸、附子、烏頭。

虚而勞，小便赤，加黄芩。

虚而客熱，加地骨皮、黄芪。

虚而冷，加黄芪。

虚而痰復有氣，加生薑、半夏、枳實。

虚而小腸利，加桑螵蛸、龍骨、鷄肶胵。

虚而小腸不利〔一〕，加茯苓、澤瀉。

虚而損，溺白，加厚朴。

髓竭不足，加地黄、當歸。

肺氣不足，加二冬、五味子。

心氣不足，加人參、茯苓、菖蒲。

〔一〕小腸　三味書局本作「小便」。

肝氣不足，加天麻、川芎。

脾氣不足，加白朮、白芍、益智。

腎氣不足，加熟地、遠志、丹皮。

膽氣不足，加細辛、酸棗仁、地榆。

神昏不足，加朱砂、預知子、茯神。

勞瘵兼痰積，其證腹脅常熱，頭面手足，則於寅卯時分，乍有凉時，宜以霞天膏入竹瀝，加少薑汁，調玄明粉行之。若頑痰在膈上，膠固難治者，必以吐法吐之。或沉香滾痰丸、透膈丹之類下之。甚則用倒倉法。若肝有積痰瘀血，結熱而癆瘵者，其太衝脈必與衝陽脈不相應，宜以補陰藥吞當歸龍薈丸。

古方柴胡飲子，防風當歸飲子，麥煎散，皆用大黄。蓋能折炎上之勢，而引之下行，莫速乎此。然惟大便實者乃可，若溏泄，則雖地黄之屬亦不宜，况大黄乎？

病勞有一種真臟虚損，復受邪熱者，如《經驗方》中治勞熱青蒿煎丸，用柴胡正合宜耳。熱去即須急已，若無邪熱，不死何待？又大忌芩、連、柏，驟用純苦寒藥，反瀉其陽，但當用瓊玉膏之類，大助陽氣，使其復還寅卯之位，微加瀉陰火之藥是也。

有重陰覆其陽，火不得伸，或灑灑惡寒，或志意不樂，或脈弦數，四肢五心煩熱者，火鬱湯、柴胡升麻湯，病去即已，不可過劑。

服寒凉藥，證雖大減，脈反加數者，陽鬱也。宜升宜補，大忌寒凉，犯之必死。治法當以脾、腎二臟爲要。腎乃繫元氣者也，脾乃養形體者也。《經》曰形不足者，温之以氣。氣謂真氣，有少火之温，以生育形體。然此火不可使之熱，熱則壯，壯則反耗真氣也。候其火之少壯，皆在兩腎間。《經》又曰精不足者，補之以味。五味入胃，各從所喜之臟而歸之，以生津液輸納於腎者。若五味一有過節，反成其臟有餘，勝克之禍起矣。候其五味之寒熱，初在脾胃，次在其所歸之臟，即當補其不足，瀉其有餘，謹守精氣，調其陰陽。夫是故天樞開發，而胃和脈生矣。

勞疾久而嗽血，咽疼無聲，此爲下傳上；若不嗽不疼，久而溺濁脱精，此爲上傳下，皆死證也。

夫傳尸勞者，男子自腎傳心，心而肺，肺而肝，肝而脾；女子自心傳肺，肺而肝，肝而脾，脾而腎，五臟復傳六腑而死矣。雖有諸候，其實不離乎心陽腎陰也。若明陰陽用藥，可以起死回生。

蘇游論曰：傳尸之候，先從腎起，初受之，兩脛痠疼，腰背拘急，行立脚弱，飲食減少，兩耳颼颼，直似風聲，夜臥遺泄，陰汗痿弱。腎既受訖，次傳於心，心初受氣，夜臥心驚，或多恐怖，心懸懸，氣吸吸欲盡，夢見先亡，有時盜汗，飲食無味，口内生瘡，心氣煩熱，惟欲眠臥，朝輕夕重，兩頰口唇，悉皆紋赤，如傅臙脂，有時手足五心煩熱。心受已，次傳於肺，肺初受氣，咳嗽上氣，喘臥益甚，鼻口乾燥，不聞香臭，如或忽聞惟覺朽腐氣，有時惡心欲吐，肌膚枯燥，時或疼痛，或似蟲行，乾皮細起，狀如麩片。肺既受已，次傳於肝，肝初受氣，兩目胱胱，面無血色，常欲顰眉，視不能遠，目常乾澀，又時赤痛，或復睛黄，常欲合眼，及時睡臥不着。肝既受已，次傳於脾，脾初受氣，兩脅虚脹，食不消化，又時瀉利，水穀生蟲，有時肚痛，腹脹雷鳴，唇口焦乾，或生瘡腫，毛髮乾聳，無有光潤，或時上氣，撑肩喘息，利赤黑汁，見此證者，乃不治也。

《紫庭方》云：傳尸、伏尸皆有蟲，須用乳香熏病人之手，乃仰手掌，以帛復其上，熏良久，手背上出毛長寸許，白而黄者可治，紅者稍難，青黑者即死。若熏之良久無毛者，即非此證，屬尋常虚勞證也。又法，燒安息香令煙出，病人吸之嗽不止，乃傳尸也；不嗽，非傳尸也。

合論《金匱》桂枝龍骨牡蠣湯、天雄散二方

本文云：夫失精家，少腹强急，陰頭寒，目眩髮落，脈極虚芤遲，爲清穀，亡血，失精。脈得諸芤動微緊，男子失精，女子夢交，桂枝龍骨牡蛎湯主之。

天雄散，本文無。

按前一方，用桂枝湯調其營衛羈遲，脈道虚衰，加龍骨、牡蠣，澀止其清穀，亡血、失精，一方而兩扼其要，誠足寶也。《小品》又云：虚羸浮熱汗出者，除桂加白薇、附子各三分，故曰二加龍骨湯。得此一加減法，後之用是方者，更思過半矣。可見桂枝雖調營衛所首重，倘其人虚陽浮越於外，即當加附子、白薇以回陽，而助其收澀，桂枝又在所不取也。後一方，以上、中二焦之陽虚，須用天雄以補其上，白朮以固其中，用桂枝領藥行營衛上焦，並建回陽之功。方下雖未述證，其治法指掌易見。然則去桂枝加白薇、附子，得非仿此治中、下二焦之陽虚欲脱耶？精矣！

論《金匱》小建中湯、黄芪建中湯二方

本文云：虚勞裹急，悸，衄，腹中痛，夢失精，四肢酸疼，手足煩熱，咽乾口燥，小建中湯主之。虚勞裹急，諸不足，黄芪建中湯主之。

按虚勞病而至於亡血失精，消耗精液，枯槁四出，難爲力矣。《内經》於鍼藥所莫製者，調以甘藥。《金匱》遵之而用小建中湯、黄芪建中湯，急建其中氣，俾飲食增而津液旺，以至充血生精，而復其真陰之不足，但用稼穡作甘之本味，而酸、辛、鹹、苦，在所不用，蓋捨此别無良法也。然用法者，貴立於無過之地，

寧但嘔家不可用建中之甘，即服甘藥微覺氣阻氣滯，更當慮甘藥太過，令人中滿，蚤用橘皮、砂仁以行之可也。不然甘藥又不可恃，更將何所恃哉？後人多用樂令建中湯、十四味建中湯，雖無過甘之弊，然樂令方中，前胡、細辛爲君，意在退熱，而陰虛之熱，則不可退。十四味方中，用附、桂、蓯蓉，意在復陽，而陰虛之陽，未必可復，又在用方者之善爲裁酌矣。

論八味腎氣丸方

本文云：虛勞腰痛，少腹拘急，小便不利者，八味腎氣丸主之。《金匱》之用八味腎氣丸，屢發於前矣。消渴之關門大開，水病之關門不開，用此方蒸動腎氣，則關門有開有闔，如晨門者，與陽俱開，與陰俱闔，環城內外，賴以安堵也。其治腳氣上入少腹不仁，則藉以培真陰真陽根本之地，而令濁陰潛消，不得上干清陽耳。今虛勞病，桂、附本在所不用，而腰痛、少腹拘急、小便不利三證，皆由腎中真陽內微所致，其病較陰虛發熱諸證，迥乎不同，又不可不求其有而反責其無矣。

論薯蕷丸方

本文云：虛勞諸不足，風氣百疾，薯蕷丸主之。

按虛勞不足之病，最易生風生氣，倘風氣不除，外證日見有餘，中臟日見虛耗，神頭鬼臉，不可方物，有速斃而已，故用此方除去其風氣，兼培補其空虛也。

論酸棗仁湯方

本文云：虚勞虚煩不得眠，酸棗仁湯主之。

按《素問》云：陽氣者，煩勞則張，精絶，澼積於夏，使人煎厥。已詳論卷首答問條矣。可見虚勞虚煩，爲心腎不交之病，腎水不上交心火，心火無製，故煩不得眠，不獨夏月爲然矣。方用酸棗仁爲君，而兼知母之滋腎爲佐，茯苓、甘草調和其間，芎藭入血分而解心火燥煩也。

論大黄䗪蟲丸方

本文云：五勞虚極羸瘦，滿不能飲食，食傷，憂傷，房室傷，飢傷，勞傷，經絡營衛氣傷，内有乾血，肌膚甲錯，兩目黯黑，緩中補虚，大黄䗪蟲丸主之。

按七傷，《金匱》明謂食傷、憂傷、飲食傷、房室傷、飢傷、勞傷、經絡營氣傷。乃房勞傷〔一〕，但居其一，後人不知何見，謂七傷者，陰寒、陰痿、裏急精速、精少、陰下濕精滑、小便苦數、臨事不舉，似乎顓主腎傷爲言。豈有五勞分主五臟，而七傷獨主一臟之理？雖人生恣逞傷腎者恒多，要不可爲一定之名也。所以虚勞證，凡本之内傷者，有此七者之分。故虚勞發熱，未有不由瘀血者。而瘀血若無内傷，則營衛運行不失其次，瘀從何起？是必飲食起居，過時失節，營衛凝泣，先成内傷，然後隨其氣所阻塞之處，血爲瘀積，瘀積之久，牢不可拔，新生之血，不得周灌，與日俱積，其人尚有生理乎？仲景施活人手眼，以潤劑潤其血

〔一〕乃　三味書局本作「然」。

之乾，以蠕動嗽血之物行死血，名之曰緩中補虛，豈非以行血去瘀爲安中補虛上着耶？然此特世俗所稱乾血勞之良治也。血結在内，手足脈相失者宜之。兼入瓊玉膏，潤補之藥同用猶妙。昌細參其證，肌膚甲錯，面目黯黑，及羸瘦不能飲食，全是營血瘀積胃中，而發見於肌膚面目，所以五臟失中土之灌溉而虚極也。此與五神臟之本病不同，故可用其方而導去其胃中之血，以内穀而通流營衛耳。許州陳大夫傳仲景百勞丸方云：治一切癆瘵積滯，不經藥壞證者宜服。與世俗所稱乾血勞亦何以異？大夫其長於謀國者歟〔一〕？方用當歸、乳香、没藥各一錢，虻蟲十四個，人參二錢，大黄四錢，水蛭十四個，桃仁十四個，浸去皮尖。

右爲細末，煉蜜爲丸，桐子大，都作一服，可百丸，五更用百勞水下，取惡物爲度，服白粥十日。百勞水，即仲景甘爛水以杓揚百遍者也。

論《金匱》附《千金翼》炙甘草湯方

一名復脈湯。治虚勞不足，汗出而悶，脈結悸，行動如常，不出百日，危急者十一日死。

按此仲景治傷寒脈代結，心動悸，邪少虚多之聖方也。《金匱》不載，以《千金翼》常用此方治虚勞，則實可徵信，是以得名爲《千金》之方也。虚勞之體，多有表熱夾其陰虚，所以其證汗出而悶，表之固非，即治其陰虚亦非。惟用此方得汗而脈出熱解，俾其人快然，真聖法也。但虚勞之人，胃中津液素虚，匪傷

〔一〕謀國　三味書局本作「治國」。

寒暴病邪少虚多之比，桂枝、生薑分兩之多，服之津液每隨熱勢外越，津既外越，難以復收，多有淋漓沾濡一晝夜者，透此一關，亟以本方去桂枝、生薑二味，三倍加入人參，隨繼其後，庶幾津液復生，乃致營衛盛而諸虚盡復，豈小補哉？

論《金匱》附《肘後》獺肝散方

本文云：治冷勞，又主鬼疰一門相染。

按許叔微《本事方》云：葛稚川言鬼疰者，是五尸之一，疰諸鬼邪爲害，其變動不一，大約使人淋漓，沉沉默默，的不知其所苦，而無處不惡，累年積月，漸就頓滯，以至於死。傳於傍人，乃至滅門。覺知是證者，急治獺肝一具，陰乾取末，水服方寸匙，日三服。效未知再服，此方神良。

再按長桑君所授越人禁方，各傳其徒一人者，至華元化斃獄，其傳遂泯。仲景醫中之聖，諸禁方詎不盡窺底藴？然而有其理無其事者，不足尚也；有其事無其理者，不足尚也；即有其理有其事矣，而用意罕幾先之哲，尤不足尚也。如獺肝散，非不可以殺蟲，而未可以行血逐瘀，所以製緩中補虚大黄䗪蟲丸一方，自出手眼。而授陳大夫百勞丸一方，加入人參，衹作一服，以取頓快。蓋於此時而用力，可圖十全其五也。迨至束手無策，而取用獺肝以去其蟲，蟲去，其人可獨存乎？然蟲亦不可不去也，《金匱》之附《肘後》一方，豈無意哉？

附論李東垣補中益氣湯益胃升陽湯二方

東垣所謂飲食勞倦，内傷元氣，則胃脘之陽不能升舉，並心肺之氣陷入於中焦，而用補中益氣治之。

方中佐以柴胡、升麻二味，一從左旋，一從右旋，旋轉於胃之左右，升舉其上焦所陷之氣，非自腹中而升舉之也。其清氣下入腹中，久爲飧泄，並可多用升、柴，從腹中而升舉之矣。若陽氣未必陷下，反升舉其陰氣干犯陽位，爲變豈小哉？更有陰氣素慣上干清陽，而胸中之肉隆聳爲䐜，胸間之氣漫散爲脹者，而誤施此法，天翻地覆，九道皆塞，有瀕於死而坐困耳。後人相傳謂此方能升清降濁，有識者亦咸信之，醫事尚可言哉？夫補其中氣，以聽中氣之自爲升降，不用升、柴可也，用之亦可也。若以升清之藥，責其降濁之能，豈不癡乎？

附論朱丹溪大補陰丸四物加黄柏知母湯二方

虚勞之證，陰虚者十常八九，陽虚者十之一二而已。丹溪著陽有餘陰不足之論而定二方，與東垣補中益氣之法旗鼓相當。氣下陷而不能升，則用東垣；火上升而不能降，則用丹溪。二老入理深譚，各造其極，無容議也。前論補中益氣，能升清陽，設誤用之，反升濁陰，以致其叮嚀矣。而丹溪之法，用之多不效者，可不深維其故哉？昌謂立法者無過，而用法者不得法中之奥，過端四出，蓋於「陽常有餘」「陰常不足」二語，未常細心推辨耳。夫陽之有餘，得十之七；陰之不足，得十之三。此所謂真有餘真不足也。其陽真有餘，一切補陰之藥，直受之而無恐，多用之亦無害，是則補陰在所必需矣。若陰之不足者，十存其三，而陽之有餘者，十存四五，亦名有餘，而實則非真有餘也，究亦同歸不足而已，補陰寒凉之藥，尚敢恣用乎？不知此義而恣用之，豈但不效，其後轉成陰盛陽虚、清穀、盗汗等患，究竟陰基已壞於前，即欲更補其氣，其如味之不能載何？故再致叮嚀，俾用昔人法，如持衡在手，較量於輕重之間可矣。

附論嚴用和芪附湯參附湯二方

虚勞之屬陽虚者，十中豈無一二？嚴氏二方，似不可少。其方從《金匱》朮附湯生出，投之得當，通於神明，其虚勞失血，宜之者尤多，以其善治龍雷之陰火耳。但以參芪爲君，附子爲佐，雖每服一兩，不嫌其多，方中止用芪、附各半，人參五錢，附子一兩，分三服，能無倒乎？

律十條

凡虚勞病，畏寒發熱者，衛虚則畏寒，營虚則發熱耳。當緩調其營衛，俾不相亢戰，則寒熱自止。若以外感少陽經主寒熱，用小柴胡湯治之，乃至汗多而衛傷於外，便溏而營傷於内，寒熱轉加，醫之罪也。

凡虚勞病，多有發熱者，須辨其因之内外、脉之陰陽、時之早晚而定其治。若通套退熱之藥，與病即不相當，是謂誅伐無過，邪反不服，乃至熱久血乾津竭，十死不救，醫之罪也。

凡虚勞病，多有奪血而無汗者，若認爲陽實而責其汗，必動其血，是名下厥上竭，醫殺之也。

凡虚勞病，最防脾氣下溜，若過用寒凉，致其人清穀者，醫之罪也。

凡治骨蒸發熱，熱深在裏，一切輕揚之藥，禁不可用。用之反引熱勢外出而增其熾，灼乾津液，肌肉枯槁四出，求其止在内裏，時蒸時退，且不可得，安望除熱止病乎？醫之罪也。

凡治癆瘵發熱，乘其初成，胃氣尚可勝藥，急以峻劑加入人參，導血開囊，退熱行瘀，全生保命，所關甚大。遲則其人胃虚氣餒，羸瘠不堪，即醫良法妙，亦何爲哉？此非醫罪，繩趨尺步，昧於行權，隱忍不言，欲圖僥幸，反爲罪也。

凡治小兒五疳，即大人五勞也。幼科知用五疳之成方，而不知五勞曲折次第：初起者，治之可以得效；胃虚者，服之有死而已。蓋膽草、蘆薈、宣胡、黄連，極苦大寒，兒不能勝耳，大方亦然。謂五臟有虚勞實勞，恣用苦寒，罪莫逃也。

婦女癆瘵，十中二三，衝爲血海，瘀積不行，乃至血乾經斷，骨蒸潮熱，夜夢鬼交，宜急導其血，加人參以行之，程功旦夕可也。若以丸藥緩治，王道緩圖，坐以待斃，醫之罪也。

嘗富後貧，名曰脱營，嘗貴後賤，名曰失精。脱營失精，非病關格，即病虚勞，宜以漸治其氣之結，血之凝，乃至流動充滿，程功千日可也。醫不知此，用補、用清，總不合法，身輕骨瘦，精神其能久居乎？此非醫罪遷延貽誤，薄乎云爾？

婦人遭其夫離絶，菀結不解，亦多成關格、虚勞二候，此與二陽之病發心脾大同。月事時下，知未甚也，亦如前法。程功百日，氣血流行，可無患也。不月者，亦須程功千日，從事空王，消除積恨可也。此亦非醫罪，但以其勢緩而姑任之，不蚤令其更求良治。遷延圖利，心孽難除耳。

虚勞門諸方

《金匱》桂枝龍骨牡蠣湯

論見前。《小品》云：虚弱浮熱汗出者，除桂加白薇、附子各三分，故曰二加龍骨湯

桂枝　芍藥　生薑各三兩　甘草二兩　大棗十二枚　龍骨　牡蠣

右七味，以水七升，煮取三升，分温三服。

右四味，杵爲散，酒服半錢匕，日三服。不知，稍增之。

《金匱》天雄散有論

天雄三兩，炮　白朮八兩　桂枝六兩　龍骨三兩

右四味，杵爲散，酒服半錢匕，日三服。不知，稍增之。

《金匱》小建中湯有論

桂枝三兩，去皮　甘草三兩，炙　大棗十二枚　芍藥六兩　生薑二兩　膠飴一升

右六味，以水七升，煮取三升，去滓，内膠飴，更上微火消解，温服一升，日三服。嘔家不可用建中湯，以甜故也。千金療男女因積冷氣滯，或大病後不復，常苦四肢沉重，骨肉痠疼，吸吸少氣，行動喘乏，胸滿氣急，腰背强痛，心中虚悸，咽乾唇燥，面體少色，或飲食無味，脅肋腹脹，頭重不舉，多卧少起，甚者積年，輕者百日，漸致瘦弱，五臟氣竭，則難可復常，六脈俱不足，虚寒乏氣，少腹拘急，羸瘠百病。名曰黄芪建中湯，又有人參二兩

《金匱》黄芪建中湯

有論，於小建中湯内加黄芪一兩半，餘依上法。氣短胸滿者加生薑，腹滿者去棗加茯苓一兩半，及療肺虚損不足，補氣加半夏三兩

樂令建中湯

治臟腑虚損，身體消瘦，潮熱自汗，將成癆瘵，此藥大能退虚熱，生血氣。

前胡　細辛净　黄芪蜜塗，炙　人參　桂心　橘皮去白　當歸洗去土　白芍藥　茯苓去皮

麥門冬去心　甘草炙，各一兩　半夏酒洗七次，切，七錢半

每服四錢，水一盞，薑四片，棗一枚，煎七分，不拘時熱服。

按樂令建中湯治虚勞發熱，以此並建其中之營血。蓋營行十二經脈之中，爲水穀之精氣，故建其營血，亦得以建中名之耳。

十四味建中湯

治營衛失調，氣血不足，積勞虚損，形體羸瘠，短氣嗜臥，欲成癆瘵。

當歸酒浸，焙　白芍藥　白朮　麥門冬去心　甘草炙　肉蓯蓉酒浸　人參　川芎　肉桂　附子炮

黄芪　製半夏　熟地黄酒蒸，焙　茯苓各等分

㕮咀，每服三錢，水一盞，薑三片，棗一枚，空心温服。

按十四味建中湯治臟氣素虚，以之兩建其脾腎之陰陽。蓋虚勞病多本脾腎，故引伸建中之法以治之，二方乃後人超出之方也。

《金匱》八味腎氣丸有論，方見前

《金匱》薯蕷丸有論

薯蕷三十分　當歸　桂枝　乾地黄　麯　豆黄卷各十分　甘草二十八分　芎藭　麥門冬　芍藥

白朮　杏仁各六分　人參七分　柴胡　桔梗　茯苓各五分　阿膠七分　乾薑三分　白蘞二分

防風六分　大棗百枚爲膏

右二十一味末之，煉蜜和丸，如彈子大，空腹酒服一丸，一百丸爲劑。

《金匱》酸棗仁湯有論

酸棗仁二升　甘草一兩　知母二兩　茯苓二兩　芎藭二兩　深師有生薑二兩

右五味，以水八升，煮酸棗仁得六升，内諸藥，煮取三升，分温三服。

《金匱》大黄䗪蟲丸有論

大黄十分，蒸　黄芩二兩　甘草三兩　桃仁一升　杏仁一升　芍藥四兩　乾地黄十兩　乾漆一兩　虻蟲一升　水蛭百枚　蠐螬一升　䗪蟲半升

右十二味末之，煉蜜和丸，小豆大，酒飲服五丸，日三服。

《金匱》附《千金翼》炙甘草湯有論

甘草四兩，炙　桂枝　生薑各三兩　麥門冬半升　麻仁半升　人參　阿膠各二兩　大棗三十枚　生地黄一斤

右九味，以酒七升，水八升，先煮八味，取三升，去滓，内膠消盡，温服一升，日三服

《金匱》附《肘後》獺肝散有論

獺肝一具

炙乾末之，水服方寸匕，日三服。

十全大補散

治男子婦人諸虚不足，五勞七傷，不進飲食，久病虚損，時發潮熱，氣攻骨脊，拘急疼痛，夜夢遺精，面色痿黄，脚膝無力，喘嗽中滿，脾腎氣弱，五心煩悶，並皆治之。

肉桂　甘草　芍藥　黄芪　當歸　川芎　人參　白朮　茯苓　熟地黄各等分

右爲粗末，每服二大錢，水一盞，生薑三片，棗二枚，煎至七分，不拘時温服。

按此方合黄芪建中湯、四君子湯、四物湯三方，共得十味，合天地之成數，名曰十全大補。以治氣血俱衰，陰陽並弱之候，誠足貴也。但肉桂之辛熱，未可爲君，審其腎虚腰腹痛，少用肉桂，若營衛之虚，須少用桂枝調之，取爲佐使可也。

聖愈湯

治一切失血，或血虚煩渴燥熱，睡臥不寧，或瘡證膿水出多，五心煩熱作渴等證。

熟地黄生者自製　生地黄　當歸酒拌，各一錢　人參　黄芪炒　川芎各一錢

右水煎服。

按失血過多，久瘡潰膿水不止，雖曰陰虚，實未有不兼陽虚者，合用人參、黄芪，允爲良法，凡陰虚證，大率宜仿此矣。

黑地黄丸

治陽盛陰衰，脾胃不足，房室虚損，形瘦無力，面多青黄而無常色，此補氣益胃之劑也。

蒼朮一斤，油浸　熟地黄一斤　五味子半斤　乾薑秋冬一兩，夏半兩，春七錢

右爲細末，棗肉丸，如梧子大，食前米飲或酒服百丸，治血虚久痔甚妙。《經》云：腎苦燥，急食辛以潤之。此藥開腠理，生津液，通氣，又五味子酸以收之。此雖陽盛而不燥熱，乃是五臟虚損於内，故可益血收氣，此藥類象神品方也。

按此方以蒼朮爲君，地黄爲臣，五味子爲佐，乾薑爲使，治脾腎兩臟之虚，而去脾濕，除腎燥，即兩擅其長，超超玄箸，視後人之脾腎雙補藥品龐雜者，相去豈不遠耶？

還少丹

大補心、腎、脾、胃，一切虚損，神志俱耗，筋力頓衰，腰腳沉重，肢體倦怠，血氣羸乏，小便渾濁

乾山藥　牛膝酒浸　遠志去心　山茱萸去核　白茯苓去皮　五味子　巴戟酒浸，去心

肉蓯蓉酒浸一宿　石菖蒲　楮實　杜仲去粗皮，薑汁酒拌同炒斷絲　舶茴香各一兩　枸杞子

熟地黄各二兩，此據寶鑑所定，考楊氏原方，山藥、牛膝各一兩半，茯苓、茱萸、楮實、杜仲、五味、巴戟、蓯蓉、遠志、茴香各一兩，菖蒲、地黄、枸杞各半兩

右爲細末，煉蜜同棗肉爲丸，如桐子大，每服三十丸，温酒或鹽湯下，日三服。食前，五日覺有力〔一〕，十日精神爽，半月氣壯，二十日目明，一月夜思飲食，冬月手足常暖，久服令人身體輕健，筋骨壯盛，悦澤難老。更看體候加減，如熱加山梔仁一兩，心氣不寧加麥門冬一兩，少精神加五味子一兩，陽弱加續斷一兩。常服固齒，無瘴瘧，婦人服之，容顔悦澤，暖子宫，去一切病。

按楊氏製此方，緩補心、腎、脾、肺，正合《内經》勞者温之，損者温之之義，温養和平，以俟虚羸之自復耳〔二〕。虚勞纔見端者宜之，若病勢已成，此方又迂緩不切矣。大約中年無病，男女服之必效，方名還少丹，意可知也。

〔一〕食前，五日覺有力　三味書局本作「服至五日覺有力」。

〔二〕羸　原作「羸」，據三味書局本改。

人參養榮湯

治脾肺俱虚，發熱惡寒，肢體瘦倦，食少作瀉等證。若氣血虚而變見諸證，勿論其病，勿論其脈，但用此湯，其病悉退。

白芍藥一錢五分　人參　陳皮　黄芪蜜炙　桂心　當歸　白朮　甘草炙，各一錢　熟地黄　五味子炒，杵　茯苓各七分半　遠志去心，五分

右薑、棗水煎服〔一〕。

按方中諸品，爲心、脾二臟之藥，於補肺殊不甚切。然養榮之法，正當補養心脾，以營爲水穀之精氣，脾得以主之，及行至上焦，則肺衛心榮，各分氣血所主，固知養榮原不及於肺，方下所注肺虚誤也。昌因養榮之義，關於虚勞最切，故辨之。

參朮膏

治中風虚弱，諸藥不應，或因用藥失宜，耗傷元氣，虚證蜂起，但用此藥，補其中氣，諸證自愈。

人參　白朮各等分

右水煎，調湯化服之。

按方下所治，非爲虚勞設也，而治虚勞尤在所必用，藥品精貴，功效敏速，莫踰於此。後人增苡仁、蓮肉、黄芪、茯苓、神麯、澤瀉、甘草七味，吾不知於補元氣之義何居？而鄙吝之人見之，未有不欣然從事者矣。

〔一〕薑、棗水煎服　三味書局本作「水煎，薑、棗引服」。

人參散

治邪熱客經絡，痰嗽煩熱，頭目昏痛，盗汗倦怠，一切血熱虚勞。

黄芩半兩　人參　白朮　茯苓　赤芍藥　半夏麯　柴胡　甘草　當歸　乾葛各一兩

每服三錢，水一盞，薑四片，棗二枚，煎七分，不拘時温服。

按，此方治邪熱淺在經絡，未深入臟腑，雖用柴胡、乾葛之輕，全藉參、朮之力以達其邪，又恐邪入痰隧，用茯苓、半夏兼動其痰，合之當歸、赤芍、黄芩，並治其血中之熱，且止用三錢爲劑，蓋方成知約，庶幾敢用柴胡、乾葛耳。此許叔微之方一種深心，昌故發之。

保真湯

治勞證，體虚骨蒸，服之清補。

當歸　生地黄　熟地黄　黄芪蜜水炙　人參　白朮　甘草　白茯苓各五分　天門冬去心　麥門冬去心　白芍藥　黄柏鹽水炒　知母　五味子　軟柴胡　地骨皮　陳皮各一錢　蓮心五分

水二鍾，薑三片，棗一枚，煎八分，食遠服。

按此方一十八味，十全大補方中，已用其九，獨不用肉桂耳。然增益地黄，代川芎之上竄，尤爲合宜。餘用黄柏、知母、五味子滋益腎水，二冬、地皮清補其肺，柴胡入肝清熱，陳皮助脾行滯，全重天冬、麥冬、黄柏、知母、五味、地皮〔一〕、柴胡，不獲已借十全大補以行之耳，其意中實不欲大補也，然亦一法，録之。

〔一〕地皮　三味書局本作「地骨皮」。

三才封髓丹

降心火，益腎水，滋陰養血，潤補不燥。

天門冬去心　熟地黄　人參各半兩　黄柏三兩　砂仁一兩半　甘草七錢半，炙

右六味爲末，麵糊丸，桐子大，每服五十丸，用蓯蓉半兩切作片，酒一盞，浸一宿，次日煎三四沸，去滓，空心食前送下。

按此於三才丸方内，加黄柏、砂仁、甘草。以黄柏入腎滋陰，以砂仁入脾行滯，而以甘草少變天冬、黄柏之苦，俾合人參建立中氣，以伸參兩之權，殊非好爲增益成方之比，故録用之。

天真丸

治一切亡血過多，形槁肢羸〔一〕，食飲不進，腸胃滑洩，津液枯竭，久服生血養氣，暖胃駐顔。

精羊肉七斤，去筋膜、脂皮，披開，入下藥末　肉蓯蓉十兩　當歸十二兩，洗，去蘆　山藥濕者去皮，十兩　天門冬去心，焙乾，一斤

右四味爲末，安羊肉内裹縛，用無灰酒四瓶，煮令酒盡，再入水二升煮，候肉糜爛，再入：

黄芪末五兩　人參末三兩　白朮末二兩

熟糯米飯，焙乾作餅，將前後藥末和丸，梧子大，一日二次，服三百丸，温酒下。如難丸，用蒸餅五七枚焙乾，入臼中杵千下，丸之。

〔一〕槁　原作「稿」，據三味書局本改。

按此方可謂長於用補矣。人參、羊肉同功，而蓯蓉、山藥爲男子佳珍，合之當歸養營，黄芪益衛，天冬保肺，白朮健脾，而其法製甚精，允爲補方之首。

麥煎散

治少男室女，骨蒸黄瘦，口臭，肌熱盜汗，婦人風血，攻疰四肢〔一〕。

赤茯苓　當歸　乾漆　鼈甲醋炙　常山　大黄煨　柴胡　白朮　生地黄　石膏各一兩　甘草半兩

右爲末，每服三錢，小麥五十粒，水煎，食後臨卧服。若有虚汗，加麻黄根一兩。

按此方治肝、肺、脾、胃火盛，灼乾營血，乃致口臭肌熱可驗。故用潤血行瘀之法，以小麥煎之，引入胃中。蓋胃之血乾熱熾，大腸必然枯燥，服此固可無疑，然更加人參助胃真氣，庶可多服取效也。

人參地骨皮散

治臟中積冷，營中熱，按之不足，舉之有餘，陰不足而陽有餘也。

茯苓半兩　知母　石膏各一兩　地骨皮　人參　柴胡　生地黄各一兩五錢

右㕮咀，每服一兩，生薑三片，棗一枚，水煎，細細温服。間服生精補虚地黄丸。

按臟中積冷，營中熱，冷熱各偏，爲害不一，此方但可治營熱耳，於臟冷無預也。方後云：間服生精補虚地黄丸。豈一方中不當兩涉耶？又豈以治營熱爲最急，無暇分功於臟冷耶？如法用之，俟營熱稍清，兼治臟冷，要亦用藥之小權衡耳。

〔一〕疰　三味書局本作「注」。

東垣補中益氣湯

黄芪一錢五分　人參　甘草炙，各一錢　白朮　當歸身　柴胡　升麻　陳皮各五分

右㕮咀，水煎。

益胃升陽湯

前方加：

炒麴一錢五分　生黄芩瀉盛暑之伏庚金肺逆，每服少許，秋凉去之

右㕮咀，水煎。

丹溪大補丸

黄柏炒褐色　知母酒浸，炒，各四兩　熟地黄酒蒸　敗龜板酥炙黄，爲末，各六兩

右爲末，猪脊髓和煉蜜丸，如桐子大，每七十丸，空心淡鹽湯送下。

補陰丸

黄柏半斤，鹽酒炒　知母酒浸炒　熟地黄各三兩　敗龜板四兩，酒浸炒　白芍炒　陳皮　牛膝各二兩

瑣陽　當歸各一兩半　虎骨一兩，酒浸，酥炙

右爲末，酒煮羊肉丸，如桐子大，每五六十丸，鹽湯下。冬加乾薑半兩。

嚴氏芪附湯

治氣虚陽弱，虚汗不止，肢體倦怠。

黄芪蜜炙　附子炮，等分

爲咀，每四錢，加生薑煎。

參附湯

治真陽不足，上氣喘急，自汗盜汗，氣短頭暈。

人參半兩　附子炮，去皮臍，一兩

爲咀，分作三服，加生薑煎。

水腫門 論三首，合論《金匱》方六條，律七條，附論海藏法一條

水腫論

喻昌曰：病機之切於人身者，水火而已矣。水流濕，火就燥；水柔弱，火猛烈；水泛溢於表裏，火游行於三焦。拯溺救焚，可無具以應之乎？《經》謂二陽結謂之消，三陰結謂之水。手足陽明熱結而病消渴，火之爲害，已論之矣。而三陰者，手足太陰脾、肺二臟也。胃爲水穀之海，水病莫不本之於胃，《經》乃以屬之脾肺者何耶？使足太陰脾，足以轉輸水精於上；手太陰肺，足以通調水道於下，海不揚波矣。惟脾、肺二臟之氣，結而不行，後乃胃中之水日蓄，浸灌表裏，無所不到也。是則脾肺之權，可不伸耶？然其權尤重於腎，腎者胃之關也。腎司開闔。腎氣從陽則開，陽太盛則關門大開，水直下而爲消；腎氣從陰則闔，陰太盛則關門常闔，水不通而爲腫。《經》又以腎本肺標，相輸俱受爲言，然則水病以脾、肺、腎爲三綱矣。於中節目，尤難辨晰。《金匱》分五水之名，及五臟表裏主病，徹底言之。後世浸不加察，其治水輒宗霸術，

不能行所無事，可謂智乎？五水者，風水、皮水、正水、石水、黄汗也。風水其脈自浮，外證骨節疼痛，惡風。渾是傷風本證，從表治之宜矣。皮水其脈亦浮，外證跗腫，按之没指，不惡風，其腹如鼓，不渴，當發其汗。證不同而治同，其理安在？則以皮毛者，肺之合也，肺行營衛，水漬皮間，營衛之氣，膹鬱不行，其腹如鼓，發汗以散皮毛之邪，外氣通則内鬱自解耳。正水其脈沉遲，外證自喘。北方壬癸自病，陽不上通，關門閉而水日聚，上下溢於皮膚，跗腫腹大，上爲喘呼不得卧，腎本肺標，子母俱病也。石水其脈自沉，外證腹滿不喘。所主在腎，不合肺而連肝，《經》謂肝腎並沉爲石水，以其水積胞中，堅滿如石，不上大腹，適在厥陰所部，即少腹疝瘕之類也。不知者每治他病，誤動其氣，上爲嘔逆，多主死也。巢氏《病源》謂石水自引兩脅下脹痛，或上至胃脘則死，雖不及於誤治，大抵肝多腎少之證耳。

黄汗汗如柏汁，其脈沉遲，身發熱，胸滿，四肢頭面腫，久不愈，必致癰膿。陰脈陽證，腎本胃標，其病皆胃之經脈所過，後世名之癉水者是也。夫水飲入胃不行，鬱而爲熱，熱則營衛之氣亦熱，熱之所過，末流之患，不可勝言，皆從癉水而浸淫不已耳。然水在心之部，則鬱心火炳明之化；水在肝之部，則鬱肝木發生之化；水在肺之部，則孤陽竭於外，其魄獨居；水在脾之部，則陰竭於内，而穀精不布；水在腎之部，不但諸陽退伏，即從陽之陰，亦且退伏，孤陰獨居於下而隔絶也。故胃中之水，惟恐其有火，有火仍屬消渴，末傳中滿之不救；腎中之水，惟恐其無火，無火則真陽滅没，而生氣内絶。其在心之水，遏抑君火，若得脾土健運，子必救母；即在肝、在肺、在腎之水，脾土一旺，水有所製，猶不敢於横發，第當懷山襄陵之日，求土不委頽足矣。欲土宜稼穡，豈不難哉？夫水土平成，以神禹爲師，醫門欲平水土，不師仲景而誰師乎？

水腫脈論

喻昌曰：諸病辨脈，以浮、沉、遲、數四脈爲綱，而水病之精微要渺，莫不從此四字參出，其及於弦、緊、微、澀、伏、潛之脈者，愈推愈廣之節目耳。風水脈浮，此定法也。然有太陽脈浮之風水；有肝腎並浮之風水；有勇而勞汗之風水；有面胕龐鬱壅，害於言之風水。治法同一開鬼門，而標中之本則微有分矣。抑且當汗之證，渴而下利，小便數，皆不可發汗，可不辨而犯其戒乎？脈沉曰水，此定法也。而肝腎並沉爲石水；沉伏相搏名曰水；少陰脈緊而沉，緊則爲痛，沉則爲水；脈得諸沉，當責有水，身體腫重，水病脈出者死；沉爲水，緊爲寒，沉緊相搏，結在關元；沉爲裏水，水之爲病，其脈沉小屬少陰。《内經》明有潔净府之法，《金匱》治諸沉脈俱不及之，另曰腰以下腫者，宜利小便；又曰小便自利者愈。正恐沉微、沉遲，腎氣衰少，誤用其法耳。已上所論浮沉諸脈，皆顯明而可解者也。至論遲數之脈，謂寸口脈浮而遲，浮脈則熱，遲脈則潛，熱潛相搏，名曰沉。趺陽脈浮而數，浮脈即熱，數脈即止，數止相搏，名曰伏。沉伏相搏，名曰水。沉則絡脈虛，伏則小便難，虛難相搏，水走皮膚，即爲水矣。如是言脈，截斷衆流，令聰明知見，全不得入，豈非最上一乘乎？寸口者，肺脈所過；趺陽者，胃脈所過。二脈合診者，表章《内經》三陰結謂之水，當以寸口、趺陽定其診也。寸口脈浮而遲，浮爲衛爲陽，遲爲營爲陰，衛不與營和，其陽獨居脈外則爲熱，營不從衛匿於脈中則爲潛，營衛之間，熱潛之邪，相搏而至，則肺氣不能布化，故自結而沉也。脾與胃以膜相連而爲表裏，趺陽脈浮而數，胃陽不與脾陰相合，浮而獨居於表則爲熱，脾陰不得胃陽以和，反爲陽氣所促而變數，數則陰血愈虛而止矣。數止相搏名曰伏者，趺陽之脈本不伏，以熱止之故而脈伏也。寸口之沉，趺陽之伏，相搏於中則爲水，豈非三陰結一定之診乎？然肺合皮毛者也，皮膚者絡脈之所過，肺沉而氣不爲充，營潛而血不爲養，則絡脈虚；脾爲胃行津液者也，脾伏則津液不入膀胱，故小便難。絡虚便難，水之積者，乘虚而走皮間爲腫矣。《金匱》之書，觀之不解，正精微所在，未可釋手也。寸口脈遲而澀，解見二卷《水寒》中。然以寸口定肺之診矣，而肺者，外合皮毛，内合大腸者也。外合皮毛，既推皮虚，所過絡脈之虚，水入爲腫矣；而内合大腸，豈無脈法以推之耶？《金匱》又曰：寸口脈弦而緊，弦則衛氣不行，緊即惡寒，水不沾流〔一〕走於腸間。以浮遲、弦緊，爲肺脈主水表裏之分也。弦爲水，緊爲寒，水寒在肺，則營衛不温分肉而惡寒，肺之治節不行，不能通調水道，故水不沾流，而但走大腸之合也。即肺水者，其身腫，小便難，時時鴨溏之互辭也。以趺陽定胃之診矣，而胃之或寒或熱，亦即於脈之或緊或數而辨之。故曰趺陽脈當伏，今反緊，本自有寒，疝瘕，腹中痛，醫反下之，下之即胸滿短氣。又曰趺陽脈當伏，今反數，本自有熱，消穀，小便數，今反不利，此欲作水。一寒一熱，兩出趺陽所主脈證，寒疝瘕即石水之類，腹中痛宜温不宜下，下之而傷其胸中之陽，則濁陰上攻，胸滿短氣也。《内經》腫滿環臍痛，名風根，不可動，動之爲水溺澀之病。風根爲陽，動之則乘陰；疝瘕爲陰，動之則乘陽，皆精義也。熱能消穀，小便數，本是癉成消中之病。今反小便不利，此欲作水，亦可見其水必乘熱勢浸淫，無所不至，與黄汗證大同小異耳。《金匱》水病脈法之要，全在求責有無盛虚。有者求之，無者求之，凡屬本證兼證，胸中了然，無所疑惑矣。盛者責之爲風、爲熱，爲腫、爲痛，爲氣强、爲發熱燥煩，莫不有脈可據矣；虚者責之

〔一〕沾流 《金匱要略·水氣病脈證並治第十四》作「沾流」。

爲正虚，衛虚、營虚，經虚、絡虚，水穀氣虚，少陽卑〔一〕、少陰細之虚〔二〕，亦莫不有脈可據矣。究竟脈者，精微之學也，昌欲傳其精微，而精微出於平淡，愈推愈廣，愈求愈獲。如水病脈出者死，徒讀其文，寧不誤人自誤乎？風水、黄汗等證，脈之浮大且洪者，豈亦主死乎？惟少陰腎水其脈本沉者，忽焉沉之烏有而反外出，則主死耳。又如營衛之虚，其辨不一。有營衛隨風火熱上行，而不環周於身者；有營衛因汗出多而不固於腠理者；有營衛因穀氣少，並虚其宗氣，胸中作痛者；有營衛不和於脈之内外者；有營衛阻絶於脈之上下者；有營衛所主上中下三焦俱病，四屬斷絶者；有營衛熱胕肌膚瘍潰者。一一致詳，始得其精。學脈者，自爲深造可矣。

論《金匱》防己黄芪湯方

本文云：風水，脈浮身重，汗出惡風者，防己黄芪湯主之。腹痛加芍藥。

脈浮，表也；汗出惡風，表之虚也；身重，水客分肉也。防己療風腫水腫，通腠理；黄芪温分肉，補衛虚；白朮治皮風止汗；甘草和藥益土；生薑、大棗、辛甘發散。腹痛者，陰陽氣塞，不得升降，再加芍藥收陰。

〔一〕少陽卑　《金匱要略·水氣病脈證並治第十四》作「少陽脈卑」。

〔二〕少陽細　《金匱要略·水氣病脈證並治第十四》作「少陰脈細」。

論《金匱》越婢湯方

本文云：風水惡風，一身悉腫，脈浮不渴，續自汗出，無大熱，越婢湯主之。裏水者，一身面目黄腫，其脈沉，小便不利，故令病水。假如小便自利，此亡津液，故令渴也。越婢加朮湯主之。

前條風水，續自汗出，無大熱，故用之。設不汗出且大熱，表法當不主此也。後條裏水，假如小便自利，亡津而渴，故用之。不爾，裏法當不主此也。曰無大熱，則有熱可知；曰裏水，乃軀殼之裏，非臟腑之裏可知。故俱得用越婢湯也。

越婢湯者，示微發表於不發之方也。《尚論傷寒太陽》第三篇，已詳之矣。大率取其通調營衛和緩之性，較女婢尤過之，而命其名也。蓋麻黄、石膏二物，一甘熱，一甘寒，合而用之，脾偏於陰，則和以甘熱；胃偏於陽，則和以甘寒。乃至風熱之陽，水寒之陰，凡不和於中土者，悉得用之。何者？中土不和，則水穀不化其精悍之氣，以實營衛，營衛虚則或寒或熱之氣，皆得壅塞其隧道，而不通於表裏。所以在表之風水用之，而在裏之水兼渴而小便自利者，咸必用之，無非欲其不害中土耳。不害中土，自足消患於方萌，抑何待水土平成乎？

論《金匱》防己茯苓湯方

本文云：皮水爲病，四肢腫，水氣在皮膚中，四肢聶聶動者，防己茯苓湯主之。

風水脈浮，用防己黄芪湯矣，而皮水即彷彿而用之。前脈論中謂同一開鬼門，而標中之本則微有分，此方是也。風水下鬱其土氣，則用白朮崇土，薑棗和中；皮水内合於肺，金鬱泄之，水漬於皮，以淡滲之，故以茯苓易白朮，加桂枝解肌，以散水於外，不用薑棗和之於中也。況四肢聶聶，風在營衛，觸動經絡，桂枝尤不可少耶。

論《金匱》麻黄附子湯杏子湯二方

本文云：水之爲病，其脉沉小，屬少陰。浮者爲風，無水虚脹者爲氣。水發其汗即已，脉沉者宜麻黄附子湯，浮者宜杏子湯。

此論少陰正水之病，其脉自見沉小，殊無外出之意。若脉見浮者，風發於外也；無水虚脹者，手太陰氣鬱不行也。風氣之病，發其汗則自已耳。即脉沉無他證者，當倣傷寒少陰例，用麻黄附子甘草湯，盪動其水以救腎。若脉浮者，其外證必自喘，當倣傷寒太陽例，用麻黄杏子甘草石膏湯，發散其邪以救肺，此治金水二臟之大法也。

論黄芪芍藥桂枝苦酒湯桂枝加黄芪二方

本文云：黄汗之爲病，身體腫，發熱汗出而渴，狀如風水，汗沾衣，色正黄如柏汁，脉自沉。何從得之？師曰以汗出入水中浴，水從汗孔入得之。宜芪芍桂酒湯主之。黄汗之病，兩足自冷；假令發熱，此屬歷節。食已汗出，又身常暮盜汗者，此勞氣也。若汗出已反發熱者，久久其身必甲錯，發熱不止者，必生惡瘡；若身重，汗出已輒輕者，久久必身瞤，瞤即胸中痛；又從腰以上必汗出，下無汗，腰髖弛痛，如有物在皮膚中狀，劇者不能食，身疼重，煩躁，小便不利：此爲黄汗。桂枝加黄芪湯主之。

兩證大同小異，前一證以汗出而衛氣不固，外水入摶於營，鬱而爲熱，熱盛則腫而發黄，熱盛則耗其津液而作渴，故以黄芪固護其衛，以桂枝本方加苦酒，引入營分，散其水寒之邪，但衛虚多汗，不任發表，故不用薑棗協助胃氣，所恃者黄芪實衛之大力耳。後一方用桂枝全方，啜熱稀粥助其得汗，加黄芪固衛，以其發熱，且兼自汗盜汗，發熱故用桂枝，多汗故加黄芪也。其發汗已仍發熱，邪去不盡，勢必從表解之。汗出輒輕，身不重也；久久身瞤胸中痛，又以過汗而傷其衛外之陽，並胸中之陽也；腰以上有汗，腰以下無汗，陽通而陰不通，上下痞隔，更宜黄芪固陽，桂枝通陰矣。黄汗與歷節有分：陽火獨壅於上爲黄汗，陰水獨積於下爲兩脛冷；陽火盛及肌肉則發熱，陰水寒及筋骨則歷節痛。源同而流不同也。食已汗出者，食入於所長之陽與勞氣相搏，散出爲汗，乃至氣門不閉，津液常泄，暮爲盜汗也。甲錯者，皮間枯澀如鱗甲錯出也。發熱不已，熱入肉腠，必生惡瘡，留結癰膿也。腰髖弛痛，如有物在皮中狀，即《内經》痛痹逢寒則蟲之類也。小便不利，津液從汗越也。不能食，脾胃氣虚不能化穀也。身體重，衛氣不充分肉也。煩躁，胃熱上薰心肺也。治黄汗之法，盡發於此矣。

論《金匱》桂枝去芍藥加麻黄附子細辛湯枳朮湯

本文云：氣分，心下堅，大如盤，邊如旋杯，水飲所作，桂枝去芍藥加麻黄附子湯主之。又云心下堅，大如盤，邊如旋杯，水飲所作，枳朮湯主之。

心下，胃之上也。胃中陽氣不布，心下乃爲水飲之陰占據，堅大如盤，阻其上下出入之坦道，祇從邊旁輣轉，雖總一陽氣之權不伸所致，然有陰陽二候。陽氣虚而陰氣乘之，結於心下，必用桂枝湯去芍藥之走陰，而加麻黄、附子、細辛，其散胸中之水寒，以少陰主内，水寒上入，即從少陰温經散寒之法而施治也。所以方下云：當汗出如蟲行皮中即愈。可見胃中之陽不布，即胸中之陽亦虚，胸中陽虚，並衛外之陽亦不固，故其汗出時如蟲行皮中，尚顯陽氣滯澀之象。設非桂、麻、細辛，協附子之大力，心下水寒，能散走皮中乎？水寒散，斯重雲見晛，而心下之堅大者，豁然空矣，此神治也。其有陽邪自結於陽位，陰寒未得上入者，但用枳、朮二味，開其痰結，健其脾胃，而陽分之陽邪，解之自易易耳。

論海藏集仲景水氣例

海藏於治水腫一門，務爲致詳，設爲水氣問難、求責脈之有力無力、臟沉腑浮、用藥大凡，意在發明《内經》、仲景，其實渾是後人窠臼，中無實得也。其云高低内外，輕重表裏，隨經補瀉，要當詳察肺胃腎三經，病即瘥也。此一語最爲扼要，然終未到家。《内經》明謂三陰結，謂之水。三陰者，太陰也。足太陰脾、手太陰肺，氣結不行，即成水病。而水之源出自腎，故少陰腎亦司之。但當言肺、脾、腎，不當言肺、胃、腎也。何也？胃不必言也，胃本水穀之海，五臟六腑之大源。脾不能散胃之水精於肺，而病於中；肺不能通胃之水道於膀胱，而病於上；腎不能司胃之關門時其輸泄，而病於下。所以胃中積水浸淫，無所底止耳。海藏舉肺、胃、腎而遺脾，於至理不過一間未達，原不必議。其治例仍以肺沉大腸浮、心沉小腸浮爲言，此則相沿之陋也。詎知臟腑各分浮沉，而大小二腸不當從上焦分診耶？至於所集仲景水氣例，則未窺宫牆富美，反多門外邪僻矣。夫仲景論雜證，於水氣一門，極其精詳，惟恐足太陰脾之健運失職，手太陰肺之治節不行，足少陰腎之關門不開，並其腑膀胱之氣化不行，所用方藥，皆不蹈重虚之戒，立於無過之地。海藏集仲景治肺癰葶藶大棗瀉肺湯爲例，是欲以瀉肺之法爲瀉水之法矣；集仲景治傷寒痞連兩脅、雜證支飲在脅之十棗湯爲例，是欲以瀉胸脅及膀胱爲瀉水之法矣。何其敢於操刃而藉口仲景耶？不但此也，抑且假托後人治水之峻藥本之仲景，謂：三花神祐丸即十棗湯加牽牛、大黄、輕粉，除濕丹即神祐丸加乳香、没藥，玄青丹又即神祐丸加黄連、黄柏、青黛。集仲景之方，以傅會後人，罪不容誅矣。後來依樣葫蘆，更改一味二味，即成一方，不傷脾即瀉肺，不瀉肺即瀉膀胱，乃致積水滔天，載胥及溺，絶無一人追悔從前用藥之咎，正以繇來者非一日耳。「水病門」中，成方百道，求一救肺氣之膹鬱而伸其治節之方無有也，求一救膀胱阻絶而伸其氣化之方無有也。節取數方，發明備用，臨病自出生心化裁，是所望矣。

脹病論

喻昌曰：脹病與水病，非兩病也。水氣積而不行，必至於極脹；脹病亦不外水裹、氣結、血凝。而以治水諸法施之，百中無一愈者，失於師承無人，罔施妄投耳。今天下醫脈久斷，醫學久荒，即欲效司馬子長擔簦負笈，遍訪於江淮汶泗，而師資果安在乎？昌於斯世，無地可以着錐，然而皇皇斯人，不敢自外，請一比類，爲後學商之。仲景謂水病氣分，心下堅，大如盤，邊如旋杯，水飲所作。然則脹病豈無血分，腹中堅，大如盤者乎？多血少氣，豈無左脅堅，大如盤者乎？多氣少血，豈無右脅堅，大如盤者乎？故不病之人，凡有癥瘕、積塊、痞塊，即是脹病之根，日積月累，腹大如箕，腹大如甕，是名單腹脹，不似水氣散於皮膚面目四肢也。仲景所謂石水者，正指此也。胸中空曠，氣食尚可，從旁轆轉，腹中大、小腸、膀胱逼處瘀濁占據，水不下趨，而泛溢無不至矣。《内經》明脹病之旨，而無其治；仲景微示其端，而未立法。然而比類推之，其法不啻詳也。仲景於氣分，心下堅，大如盤者，兩出其方。一方治陰氣結於心下，用桂枝去芍藥加麻黄附子細辛湯；一方治陽氣結於心下，用枳朮湯。夫胸中陽位，尚分陰氣陽氣而異其治，況腹中至陰之處，而可不從陰獨治之乎？陰氣包裹陰血，陰氣不散，陰血且不露，可驅其血乎？捨雄入九軍、單刀取勝之附子，更有何藥可散其陰氣，破其堅壘乎？推之兩脅皆然，但分氣血陰結之微甚，而水亦必從其類矣。此等比類之法，最上一乘，非中材所幾。和盤托出，爲引伸啓發之助。

律七條

凡治水腫病，不分風水，皮水、正水、石水、黄汗五證，及脾、肺、腎三臟所主，恣用驅水惡劣之藥，及禹功、舟車導水等定方者，殺人之事也。

凡治水腫病，有當發汗散邪者，不知兼實其衛，致水隨汗越，浸淫皮腠，不復順趨水道，醫之罪也。

凡治水腫病，遇渴而下利之證，誤利其水，致津液隨竭，中土坐困，甚者脈代氣促，瀕於死亡〔一〕，醫之罪也。

凡治水腫病，遇少腹素有積塊疝瘕，誤行發表攻裏，致其人濁氣上衝胸胃，大嘔大逆，痛引陰筋，卒死無救者，醫之罪也。

凡治水腫黄汗證，乃胃熱釀成瘴水，誤用熱藥，轉增其熱，貽患癰膿，醫之罪也。

凡治水腫病，不察寸口脈之浮、沉、遲、數、弦、緊、微、澀，以及趺陽脈之浮、數、微、遲、緊、伏，則無從辨證用藥，動罹凶禍，醫之罪也。

凡治脹病，而用耗氣散氣，瀉肺瀉膀胱諸藥者，殺人之事也。

治病用藥，貴得其宜。病有氣結而不散者，當散其結，甚有除下蕩滌，而其氣之結尚未遽散者，漸積使然也。今脹病乃氣散而不收，更散其氣，豈欲直裂其腹乎？收之不能遽收，亦漸積使然，緩緩圖成可也。

〔一〕瀕　原作「擯」，據三味書局本改。

若求快意一朝，如草頭諸方，明明立見殺人，若輩全不悔禍，展轉以售奸，吾不知其何等肺腸，千劫不能出地獄矣。

水腫門諸方

《金匱》防己黄芪湯

防己一兩　黄芪一兩一分　白朮三分　甘草半兩

右剉，每服五錢匕，生薑四片，棗一枚，水盞半，煎取八分〔一〕，去滓，温服，良久再服。

《金匱》越婢湯

麻黄六兩　石膏半斤　生薑三兩　大棗十五枚　甘草二兩

右五味，以水六升，先煮麻黄，去上沫，内諸藥，煮取三升，分温三服。惡風者，加附子一枚。風水，加朮四兩。《古今録驗》

《金匱》防己茯苓湯

防己三兩　黄芪一兩　桂枝三兩　茯苓六兩　甘草二兩

右五味，以水六升，煮取二升，分温三服。

〔一〕煎取　原作「煎服」，據三味書局本改。

《金匱》麻黄附子湯

麻黄三兩　甘草二兩　附子一枚，炮

右三味，以水七升，先煮麻黄，去上沫，内諸藥，煮取二升半，温服八合，日三服。

《金匱》杏子湯

未見，恐是麻黄杏子甘草石膏湯

蒲灰散

方見《消渴門》

《金匱》黄芪芍藥桂枝苦酒湯

黄芪五兩　芍藥三兩　桂枝三兩

右三味，以苦酒一升，水七升，相和煮取三升，温服一升。當心煩，服至六七日乃解。苦心煩不止者，以苦酒咀故也〔一〕。一方用美酒醯代苦酒

《金匱》桂枝加黄芪湯

桂枝　芍藥　生薑各三兩　甘草二兩　大棗十二枚　黄芪二兩

右六味，以水一斗，煮取三升，温服一升，須臾歠熱稀粥一升餘，以助藥力，温覆取微汗，若不汗更服。

〔一〕咀　三味書局本作「阻」。

《金匱》桂枝去芍藥加麻黄附子細辛湯

桂枝　生薑各三兩　甘草二兩　大棗十二枚　麻黄　細辛各三兩　附子一枚，炮

右七味，以水七升，煮麻黄，去上沫，内諸藥，煮取二升，分温三服，當汗出如蟲行皮中即愈。

《金匱》枳朮湯

枳實七枚　白朮二兩

右二味，以水五升，煮取三升，分温三服，腹中軟即當散也。

實脾散

治陰水發腫，用此先實脾土。

厚朴去皮，薑製　白朮　木瓜去穰　大腹子　附子炮　木香不見火　草果仁　白茯苓去皮

乾薑炮，各一兩　甘草炙，半兩

右㕮咀，每服四錢，水一盞，薑五片，棗一枚，煎七分，不拘時温服。

按治水以實土爲先務，不但陰水爲然，方下所云治陰水發腫，用此先實脾土。然則其後將用何藥耶？儼然陰水當補、陽水當瀉之念，横於胸中，故其言有不達耳。夫陰水者，少陰腎中之真陽衰微，北方之水不能蟄封收藏，而泛溢無製耳。倘腎氣不温，則真陽有滅頂之凶矣。實土以堤水，寧不爲第二義乎？方中不用桂，而用厚朴、檳榔，尚有可議耳。

復元丹

治脾腎俱虛，發爲水腫，四肢虛浮，心腹堅脹，小便不通，兩目下腫。

附子炮，二兩　南木香煨　茴香炒　川椒炒出汗　厚朴去粗皮，薑製　獨活　白朮炒　陳皮去白　吴茱萸炒　桂心各一兩　澤瀉一兩半　肉豆蔻煨　檳榔各半兩

右爲細末，糊丸如梧桐子大，每服五十丸，不拘時紫蘇湯送下。

按此方合前方，俱主脾腎之治。而此方温暖腎臓之藥居多，較前方稍勝。然不用茯苓，仍用檳榔、厚朴，終落時套耳。

導滯通幽湯

治脾濕有餘及氣不宣通，面目手足浮腫。

木香　白朮　桑白皮　陳皮各五錢　茯苓去皮，一兩

右㕮咀，每服五錢，水二盞，煎至一盞，去滓，温服，空心食前。

按脾喜燥惡濕，脾濕有餘，氣不宣通，即是脾中健運之陽不足，先加意理脾之陽，俟體中稍快，用此方退其面目手足浮腫，乃爲善也。

胃苓湯

乃平胃散合五苓散加陳皮也。

蒼朮　厚朴薑汁炒　陳皮　白朮　茯苓各一錢半　澤瀉　猪苓各一錢　甘草六分　官桂三分

右水加生薑煎服。

按此方宣導胃水，膀胱水順道而出，水患在所必用。然亦相其人津液不虧，腎水不竭，乃可用之，恐蹈重虚之律也。其遠人無病，但覺不服水土，允宜此方。

消風敗毒散

此即人參敗毒散合荆防敗毒散並用也。

人參　獨活　柴胡　桔梗　枳殼麩炒　羌活　茯苓　川芎　前胡　甘草　荆芥　防風各一錢

水二鍾，薑三片，煎八分，食遠服。

按此方治風水皮水，凡在表宜從汗解者必用之劑。然仲景之用汗法，必兼用黄芪實表，恐表虚之人，因身之水乘表藥外涌，盡漬皮膚，反爲大累耳。此方用人參爲君，固護元氣，是以用之無恐，即是推之，元氣素虚，腠理素疏，參芪合用，允爲當矣。

加減《金匱》腎氣丸

治肺腎虚，腰重脚腫，小便不利，或肚腹腫脹，四肢浮腫，或喘急痰盛〔一〕，已成蠱證，其效如神。此證多因脾胃虚弱，治失其宜，元氣復傷而變證者，非此藥不能救。

白茯苓三兩　附子五錢　牛膝　官桂　澤瀉　車前子　山茱萸　山藥　牡丹皮各一兩　熟地黄四兩，搗膏

右爲末，和地黄煉蜜丸，如桐子大，每服七八十丸，空心白湯下。

按本方，《濟生》以附子爲君。此薛新甫重訂，用白茯苓爲君，合之牛膝、車前，治腰以下之水，其力

〔一〕喘急　原作「湍急」，據三味書局本改。

最大。然而腎之關門不開，必以附子回陽，蒸動腎氣，其關始開，胃中積水始下，以陽主開故也。關開即不用茯苓、牛膝、車前而水亦下；關闔則茯苓、車前用至無算，抑莫如之何矣。用方者，將君附子乎？抑君茯苓乎？

調榮散

治瘀血留滯，血化爲水，四肢浮腫，皮肉赤紋，名血分。

蓬朮　川芎　當歸　延胡索　白芷　檳榔　陳皮　赤芍藥　桑白皮炒　大腹皮　赤茯苓　葶藶炒　瞿麥各一錢　大黄一錢半　細辛　官桂　甘草炙，各五分

右作一服，水二鍾，薑三片，紅棗二枚，煎至一鍾，食前服。

按瘀血化水，赤縷外現，其水不去，勢必不瘀之血，亦盡化爲水矣。此方祇作一服，原不欲多用之意。但服後其水不行，赤縷不減，未可再服。且用治血補氣之藥，調三五日，徐進此藥，虚甚者必參附合用，得大力者主持其間，驅逐之藥，始能建功也。

烏鯉魚湯

治水氣四肢浮腫。

烏鯉魚一尾　赤小豆　桑白皮　白朮　陳皮各三錢　葱白五莖

右用水三碗同煎，不可入鹽，先吃魚，後服藥，不拘時候。

按此方用烏魚暖胃行水，合之赤豆、葱白，以開鬼門、潔净府，更合之白朮、陳皮、桑皮，清理脾肺，一種深心，殊可採用。

防己散

治皮水，腫如裹水在皮膚中，四肢習習然動。

漢防己　桑白皮　黄芪　桂心各一兩　赤茯苓二兩　甘草炙，半兩

右吹咀，每服五錢，水一大盞，煎至五分，去滓，不拘時温服。

按此即仲景《金匱》防己茯苓湯治皮水之方，而加桑白皮也。然皮水者，鬱其營衛，手太陰肺氣不宣，治法金鬱者泄之，桑白皮固可加，然不可過泄肺氣；桂心固能行水，然不如桂枝之發越營衛。大凡變易仲景之方，必須深心體會。假如營衛通行，水道不利，又當以桂心易桂枝矣，此活法也。

導水茯苓湯

治水腫，頭面手足遍身腫如爛瓜之狀，手按而塌陷，手起隨手而高突，喘滿倚息，不能轉側，不得着牀而睡，飲食不下，小便秘澀，溺出如割而絶少，雖有而如黑豆汁者，服嘔嗽氣逆諸藥不效，用此即愈。亦嘗驗其病重之人，煎此藥時，要如熬阿刺吉酒相似，約水一斗，止取藥一盞，服後小水必行，時即漸添多，直至小便變青白色爲愈。

赤茯苓　麥門冬去心　澤瀉　白朮各三兩　桑白皮　紫蘇　檳榔　木瓜各一兩　大腹皮　陳皮　砂仁　木香各七錢半

右吹咀，每服半兩，水二盞，燈草二十五根，煎至八分，空心服。如病重者，可用藥五兩，再加麥門冬二兩、燈草半兩，以水一斗，於砂鍋内熬至一大碗，再下小銚内煎至一大盞，五更空心服，滓再煎服，連進此三服，自然利小水，一日添如一日。

按此方藥味甚平，而其煎法則甚奇。蓋得仲景百勞水之意而自出手眼者，可喜可喜。

已上治水病方，後附治脹病方九道。

脹病諸方

人參芎歸湯《直指》

治煩躁喘急〔一〕，虚汗厥逆，小便赤，大便黑，名血脹。

人參　辣桂去粗皮　五靈脂炒，各二錢五分　烏藥　蓬朮煨　木香　砂仁　炙甘草各半兩　川芎　當歸　半夏湯炮，各七錢五分

右㕮咀，每服一兩五錢，生薑五片，紅棗二枚，紫蘇四葉煎，空心服。

按此方治血脹初成者，服之必效。

化滯調中湯

白朮一錢五分　人參　白茯苓　陳皮　厚朴薑製　山查肉　半夏各一錢　神麯炒　麥芽炒，各八分　砂仁七分

水二鍾，薑三片，煎八分，食前服。

按此方即參朮健脾湯加神麯、麥芽。脹甚者加蘿蔔子炒一錢，麵食傷尤宜用，乃助脾之健運，以消其

〔一〕躁　原作「燥」，据三味書局本改。

氣分之脹也。

人參丸

治經脈不利化爲水，流走四肢，悉皆腫滿，名曰血分，其候與水相類，若作水治之非也，宜用此。

人參　當歸　大黄濕紙裹，飯上蒸熟，去紙，切，炒　桂心　瞿麥穗　赤芍藥　白茯苓各半兩

葶藶炒，另研，一錢

右爲末，煉蜜丸，如桐子大，每服十五丸，加至二三十丸，空心飲湯下。

按此方治血分之水，少用葶藶爲使，不至耗氣散氣，殊可取用。

見晛丸〔一〕《寶鑑》

治寒氣客於下焦，血氣閉塞而成瘕聚，腹中堅大，久不消者。

附子炮，去皮臍，四錢　鬼箭羽　紫石英各三錢　澤瀉　肉桂　玄胡索　木香各二錢

檳榔二錢半　血竭一錢半，另研　水蛭一錢，炒煙盡　京三稜五錢，剉　桃仁三十粒，湯浸去皮尖，麩炒，研

大黄二錢，剉，用酒同三稜浸一宿，焙

右十三味，除血竭、桃仁外，同爲末，入另研二味和勾，用元浸藥酒打糊，丸如桐子大，每服三十丸，淡醋湯送下，食煎温酒亦得。

按此方消瘀之力頗大，用得其宜，亦不爲峻。

〔一〕見晛丸　三味書局本「晛」作「晛」。

小温中丸丹溪

治脹是脾虚不能運化〔一〕，不可下之。

陳皮　半夏湯炮，去皮臍　神麯炒　茯苓各一兩　白朮二兩　香附子不要烘晒　針砂各一兩半，醋炒紅

苦參炒　黄連炒，各半兩　甘草三錢

右爲末，醋水各一盞，打糊爲丸，如桐子大，每服七八十丸，白朮六錢，陳皮一錢，生薑一片煎湯吞下。虚甚加人參一錢，各用本方去黄連加厚朴半兩，忌口。病輕者，服此丸六七兩，小便長；病甚服一斤，小便始長。

按脾虚作脹，最不宜用大黄之藥，散其脾氣。丹溪此方，亦可取用。

禹餘粮丸三田

治十腫水氣〔二〕，腳膝腫，上氣喘急，小便不利，但是水氣，悉皆主之。許學士及丹溪皆云此方治膨脹之要藥〔三〕

蛇含石大者三兩，以新鐵銚盛入炭火中燒，蛇黄與銚子一般紅，用鉗取蛇黄傾入醋中，候冷取出，研極細

禹餘粮石三兩　真針砂五兩，先以水淘净，炒乾，入餘粮一處，用米醋二升，就銚内煮醋乾爲度，後用銚並藥入炭中，燒紅鉗出，傾藥净磚地上候冷，研細

〔一〕是　三味書局本作「屬」。
〔二〕十腫　三味書局本作「十種」。
〔三〕膨脹　三味書局本作「腫脹」。

以三物爲主，其次量人虛實，入下項：治水多是取轉〔一〕，推此方三物〔二〕，既非大戟、甘遂、芫花之比，又有下項藥扶持，故虛人老人亦可服

羌活　木香　茯苓　川芎　牛膝酒浸　桂心　白豆蔻炮　大茴香炒　蓬朮　附子炮　乾薑炮

青皮　京三稜炮　白蒺藜　當歸酒浸一宿，各半兩〔三〕

右爲末，入前藥拌勻，以湯浸蒸餅，捩去水，和藥再杵極勻，丸如桐子大，食前温酒白湯送下三十丸至五十丸。最忌鹽，一毫不可入口，否則發疾愈甚，但試服藥，即於小便內旋去，不動臟腑，病去日日三服，兼以温和調補氣血藥助之，真神方也。

按此方昔人用之屢效，以其大能暖水臟也。服此丸，更以調補氣血藥助之，不爲峻也。

導氣丸

治諸痞塞關格不通，腹脹如鼓，大便結秘，小腸腎氣等疾，功效尤速。

青皮用水蛭等分同炒赤，去水蛭　莪朮用虻蟲等分同炒赤，去虻蟲　胡椒茴香炒，去茴香　三稜乾漆炒，去乾漆

檳榔斑貓炒，去斑貓　赤芍川椒炒，去川椒　乾薑硇砂炒，去硇砂　附子青鹽炒，去青鹽　茱萸牽牛炒，去牽牛

石菖蒲桃仁炒，去桃仁

〔一〕轉　三味書局本作「輕」。

〔二〕推　三味書局本作「按」。

〔三〕各半兩　原無「兩」字，據三味書局本補。

右各等分剉碎，與所製藥炒熱，去水蛭等不用，祇以青皮等十味爲細末，酒糊爲丸，如梧桐子大，每服五十丸，加至七十丸，空心用紫蘇湯送下。

按此方各味俱用峻藥同炒，取其氣而不取其質，消堅破結，亦能斬關而入。然病久憊甚，用之必不能勝，病勢已成，元氣可耐，蚤用可以建功。

温胃湯

治憂思聚結，脾肺氣凝，陽不能正，大腸與胃氣不平，脹滿上衝，飲食不下〔一〕，脈虚而緊澀。

附子炮，去皮臍　厚朴去皮，生用　當歸　白芍藥　人參　甘草炙　橘皮各一錢半　乾薑一錢一分

川椒去閉口，炒出汗，三分

右作一服，水二鍾，薑三片，煎至一鍾，食前服。

按此方變附子理中之意，而加血分藥兼理其下，亦可取用。

强中湯

治食啖生冷，過飲寒漿，有傷脾胃，遂成脹滿，有妨飲食，甚則腹痛。

人參　青皮去白　陳皮去白　丁香各二錢　白朮一錢半　附子炮，去皮臍　草果仁　乾薑炮，各一錢

厚朴薑製　甘草炙，各五分

嘔加半夏，傷麵加萊服子。

〔一〕飲食　「飲」原作「欬」，據三味書局本改。

水二鍾，薑三片，紅棗二枚，煎一鍾，不拘時服。

按此方即用附子理中湯，更加香燥之藥，以强其胃。胃氣虚寒者，亦可暫用一二劑也。

黄癉門 法十五條，律三條

《經》言溺黄赤安卧者癉病。溺黄赤者，熱之徵也；安静嗜卧者，濕之徵也。所以有開鬼門、潔净府之法。開鬼門者，從汗而泄其熱於肌表也；潔净府者，從下而泄其濕於小便也。此特辨名定治之大端，而精微要渺，惟《金匱》有獨昭焉。要知外感發黄一證，《傷寒陽明篇》中已悉，《金匱》雖舉外感内傷諸黄，一一發其底藴，其所重尤在内傷，兹特詳加表章，爲後學法程焉。

《金匱》論外熱鬱於内而發黄之證，云寸口脈浮而緩，浮而爲風，緩則爲痹。痹非中風，四肢苦煩，皮色必黄，瘀熱以行。其義取傷寒風濕相摶之變證爲言，見風性雖善行，纔與濕相合，其風即痹而不行，但鬱爲瘀熱而已。及鬱之之極，風性乃發，風發遂挾其瘀熱以行於四肢，而四肢爲之苦煩，顯其風淫末疾之象；挾其瘀熱以行於肌膚，而肌膚爲之色黄，顯其濕淫外漬之象。其脈以因風生熱故浮，因濕成痹，故緩此而行《内經》開鬼門、潔净府之法，俾風挾之熱從肌表出，濕蒸之黄從小便出，而表裏分消爲有據也。

《金匱》重出「《傷寒》陽明病不解後成穀癉」一證，云：「陽明病，脈遲者，食難用飽，飽則發煩頭眩，小便必難，此欲作穀癉。雖下之，腹滿如故，所以然者，脈遲故也。」此因外感陽明，胃中之餘熱未除，故食難用飽；飽則食復生熱，兩熱相合，而發煩頭眩，小便難，腹滿，勢所必至。在陽明證本當下，陽明而至腹滿，尤當急下。獨此一證，下之腹滿必如故，非但無益，反增困耳。以其脈遲，而胃氣空虚，津液不充，其滿不過虚熱内壅，非結熱當下之比。《金匱》重出此條，原有深意，見脈遲胃虚，下之即無益，而開鬼門、潔净府之法，用之無益不待言矣。嘗憶一友問：仲景云下之腹滿如故，何不立一治法？余曰：仲景必用和法，先和其中，後乃下之。友曰：何以知之？余曰：仲景云：脈遲尚未可攻，味一「尚」字，其當攻之旨躍然。《金匱》又云：諸黄腹痛而嘔者，用小柴胡湯。觀此仍是治傷寒邪高痛下，故使嘔也，小柴胡湯主之之法，是以知之耳。陳無擇治穀癉，用穀芽、枳實、小柴胡湯，差識此意。但半消、半和、半下三法並用，漫無先後，較諸仲景之絲絲必貫，相去遠矣。

《金匱》又云：趺陽脈緊而數，數則爲熱，熱即消穀，緊則爲寒，食即爲滿。尺脈浮爲傷腎，趺陽脈緊爲傷脾。風寒相搏，食穀則眩，穀氣不消，胃中苦濁，濁氣下流，小便不通，陰被其寒，熱流膀胱，身體盡黄，名曰穀癉。此論内傷發黄，直是開天闢地未有之奇。東垣《脾胃論》仿佛什一，後世樂宗，《金匱》奥義，置之不講，殊可慨也。請細陳之：人身脾胃居於中土。脾之土，體陰而用則陽；胃之土，體陽而用則陰。兩者和同，則不剛不柔，胃納穀食，脾行穀氣，通調水道，灌注百脈，相得益彰，其用大矣。惟七情、飢飽、房勞過於内傷，致令脾胃之陰陽不相協和。胃偏於陽，無脾陰以和之，如造化之有夏無冬，獨聚其熱而消穀，脾偏於陰，無胃陽以和之，如造化之有冬無夏，獨聚其寒而腹滿。其人趺陽之脈緊寒數熱，必有明徵。診其或緊或數，而知脾胃分主其病；診其緊而且數，而知脾胃合受其病，法云精矣。然更有精焉，診其兩尺脈浮，又知並傷其腎。夫腎脈本沉也，胡以反浮？蓋腎藏精者也，而精生於穀，脾不運胃中穀氣入腎，則精無俾而腎傷，故沉脈反浮也。知尺脈浮爲傷腎，則知趺陽脈緊即爲傷脾。然緊乃肝脈，正仲景所謂緊乃弦，狀若弓弦之義。脾脈舒緩，受肝木之尅賊則變緊。肝之風氣，乘脾聚之寒氣，兩相搏激，食穀即眩。是穀入不能長氣於胃陽，而反動風於脾陰，即胃之聚其熱而消穀者，亦不過蒸爲腐敗之濁氣，而非精華之清氣矣。濁氣谿胃熱而下流入膀胱，則膀胱受其熱，氣化不行，小便不通，一身盡黄。濁氣谿脾寒而下流入腎，則腎被其寒，而尅賊之餘，其腹必滿矣。究竟穀癉由胃熱傷其膀胱者多，由脾寒傷其腎者，十中二三耳。若飲食傷脾，加以房勞傷腎，其證必腹滿而難治矣。仲景於女勞癉下，重申其義，曰「腹如水狀不治」，豈不深切著明乎？

女勞癉額上黑，謂身黄加以額黑也。黑爲北方陰晦之色，乃加於南方離明之位，此必先有胃熱脾寒之濁氣，下流入腎，益以女勞無度，而後成之，其謬來自非一日。《肘後》謂因交接入水所致，或有所驗。然火炎薪燼，額色轉黑，雖不入水，其能免乎？故脾中之濁氣下趨入腎，水土互顯之色，但於黄中見黑滯耳。若相火從水中上炎，而合於心之君火，其勢燎原，煙焰之色，先透於額，乃至微汗亦隨火而出於額，心之液且外亡矣。手足心熱，内傷皆然。日暮陽明用事，陽明主闔，收斂一身之濕熱，疾趨而下，膀胱因而告急。其小便自利，大便黑、時溏，又是膀胱蓄血之驗。腹如水狀，實非水也，正指蓄血而言也，故不治。

酒癉，心中懊憹而熱，不能食，時欲吐。酒爲濕熱之最，氣歸於心肺，味歸於脾胃。久積之熱，不下行而上觸，則生懊憹；痞塞中焦，則不能食。其濕熱之氣，不下行而上觸，則爲嘔，嘔則勢轉横逆，遍漬周身也。《傷寒論》謂陽明病，無汗，小便不利，心中懊憹者，身必發黄。是知熱甚於内者，皆足致此，非獨酒矣。《金匱》治酒癉，用或吐或下之法。云酒黄癉，必小便不利，其候心中熱，足下熱，是其證也。又云或酒無熱，清言了了，腹滿欲吐，鼻燥，其脈浮者先吐之，沉弦者先下之。又云心中熱，欲嘔者，吐之愈。

又云心中懊憹或熱痛，梔子大黄湯主之。又云下之久久爲黑癉。言雖錯出，義實一貫。蓋酒之積熱入膀胱，則氣化不行，必小便不利，積於上焦則心中熱，積於下焦則足下熱。其無心中、足下熱者，則清言了了而神不昏，但見腹滿、欲吐、鼻燥三證。可知其膈上與腹中陰陽交病，須分先後治之。當辨脈之浮沉，以定吐下之先後。脈浮病在膈上，陽分居多，先吐上焦，而後治其中滿；脈沉弦病在腹中，陰分居多，先下其中滿，而後治其上焦。若但心中熱，欲嘔，則病全在上焦，吐之即愈，何取下爲哉？其酒熱内結，心神昏亂而作懊憹及痛楚者，則不可不下。但下法乃劫病之法，不可久用，久久下之，必脾肺之陽氣盡傷，不能統領其陰血，其血有日趨於敗而變黑耳。曾謂下法可瀆用乎？仲景於一酒癉，臚列先後次第，以盡其精而且詳若此。

酒癉之黑，與女勞癉之黑，殊不相同。女勞癉之黑，爲腎氣所發；酒癉之黑，乃榮血腐敗之色。榮者水穀之精氣，爲濕熱所瘀而不行，其光華之色，轉爲晦暗；心胸嘈雜，如噉蒜虀狀，其芳甘之味，變爲酸辣。乃至肌膚抓之不仁，大便正黑，脈見浮弱，皆肺金節治之氣不行而血瘀也。必復肺中清肅之氣，乃可驅榮中瘀濁之血，較女勞癉之難治，特一間耳。方書但用白朮湯理脾氣、解酒熱以言治，抑何庸陋之甚耶？

黄癉繇於火土之熱濕。若合於手陽明之燥金，則熱濕燥三氣，相搏成黄，其人必渴而飲水。有此則去濕熱藥中，必加潤燥，乃得三焦氣化行、津液通，渴解而黄退。渴不解者，燥有未除耳。然非死候也，何又云「癉而渴者難治」？則更慮其下泉之竭，不獨云在中之津液矣。

合論《金匱》桂枝黄芪湯、小柴胡湯、麻黄醇酒湯三方

仲景治傷寒方，首用麻黄湯爲表法。今觀《金匱》治黄癉之用，表主之以桂枝黄芪湯、小柴胡湯，附之以《千金》麻黄醇酒湯，明示不欲發表之意。故其方首云：諸病黄家，但利小便。假令脈浮，當以汗解之，宜桂枝加黄芪湯。可見大法當利小便，必脈浮始可言表。然癉證之脈，多有營衛氣虚，濕熱乘之而浮。故用桂枝黄芪湯，和其營衛；用小柴胡湯，和其表裏。但取和法爲表法，乃仲景之微旨也。而表實發黄

當汗之證，豈曰無之？再取《千金》麻黄醇酒湯一方附入，必不自出麻黄峻表之方，背立法之本意，又仲景之苦心也。讀此而治病之機，宛然心目矣。

桂枝黄芪湯

表虚者必自汗，汗雖出而邪不出，故用桂枝、黄芪以實表，然後可得驅邪之正汗，此義不可不知。

小柴胡湯

邪正相擊，在下則痛，在上則嘔，即《傷寒論》邪高痛下之旨也。故取用和表裏之法，和其上下。

千金麻黄醇酒湯

表有水寒，入於榮血，閉而不散，熱結爲黄。故賴麻黄顓力開結散邪，加醇酒以行之也。

合論《金匱》大黄硝石湯、梔子大黄湯、茵陳蒿湯三方

濕熱鬱蒸而發黄，其當從下奪，亦須仿治傷寒之法，裏熱者始可用之。重則用大黄硝石湯，蕩滌其濕熱，如大承氣湯之例；稍輕則用梔子大黄湯，清解而兼下奪，如三黄湯之例；更輕則用茵陳蒿湯，清解爲君，微加大黄爲使，如梔豉湯中加「大黄如博棋子大」之例。是則汗法固不敢輕用，下法亦在所慎施，以癉證多夾内傷，不得不回護之耳。

大黄硝石湯

熱邪内結，而成腹滿，與傷寒當急攻下之證無異。故以大黄、硝石二物，蕩邪開結。然小便赤，則膀

胱之氣化亦熱，又藉柏皮、梔子寒下之力，以清解其熱也。

梔子大黄湯

此治酒熱内結，昏惑懊憹之劑。然《傷寒證》中有云：陽明病，無汗，小便不利，心中懊憹者，身必發黄。是則諸凡熱甚於内者，皆足致此，非獨酒也。

茵陳蒿湯

此治穀癉寒熱不能食之方。然此繇脾胃内鬱之熱，外達肌膚，與外感之寒熱少異。熱壅於胃，故不能食。方中但治裏熱，不解表邪，從可識矣。

論瓜蒂湯方

瓜蒂湯，吐藥也。邪在膈上淺而易及，用此湯以吐去其黄水，正《内經》因其高而越之之旨也。然此亦仲景治傷寒之正方，曷爲治癉證但附於後？是亦不欲輕用之意矣。

合論《金匱》小建中湯、小半夏湯二方

黄癉病，爲濕熱之所釀矣。然有濕多熱少者，有濕少熱多者，有濕熱全無者，不可不察也。仲景慮癉病多夾内傷，故爾慎用汗、吐、下之法。其用小建中湯，則因男子發黄，而小便自利，是其裏無濕熱，惟以入房數擾其陽，致虚陽上泛爲黄耳。故不治其黄，但和營衛，以收拾其陽，聽其黄之自去，即取傷寒邪少虚多，心悸而煩，合用建中之法以治之，此其一端也。又有小便本赤黄，治之其色微減，即當識其蘊熱原

少；或大便欲自利，腹滿，上氣喘急，即當識其脾濕原盛；或兼寒藥過當，宜亟用小半夏湯，温胃燥濕，儻更除其熱，則無熱可除，胃寒起而呃逆矣，此又一端也。凡治濕熱，而不顧其人之虚寒者，睹此二義，能無悚惕耶？

小建中湯

即桂枝湯倍芍藥加膠飴也。男子數擾其陽，致虚陽上泛爲黄，用此湯固護其衛，則陽不能外越，而芍藥之酸，收其上泛之陽，以下歸於陰，甘草、膠飴培其中土，土厚則所收之陽不能復出，此天然絶妙之方也。然必小便自利，證非濕熱者，乃可用之。不然，寧不犯酒家用桂枝，嘔家用建中之大禁乎？

小半夏湯

小便色小變而欲自利，濕雖積而熱則微。若其脾濕不行而滿，脾濕動肺而喘，此但當除濕，不可除熱，熱除則胃寒氣逆而噦矣。凡遇濕多熱少之證，俟其熱小除，即用此以温胃燥濕，其治熱多濕少，當反此推之。

合論《金匱》猪膏髮煎、茵陳五苓散二方

此治濕熱中重加燥證之方也。燥者秋令也。夏月火炎土燥，無俟入秋，濕土轉燥之證已多，不可不察。况乎鬱蒸之濕熱，必先傷乎肺金，肺金一燥，則周身之皺揭禁，固有不可勝言者。所以仲景於癉證中，出此二方。後人罔解其意，按劍相盼，不敢取用，詎不深可惜乎？然燥有氣血之分，猪膏煎藉血餘之力，引入血分而潤其血之燥，並藉其力開膀胱瘀血，利其小水，小水一利，將濕與熱且俱除矣。其五苓散，原

有燥濕、滋乾二用，今人頗能用之。《本草》言茵陳能除熱結黄癉，小便不利，用之合五苓以潤氣分之燥，亦並其濕與熱而俱除矣。製方之妙，夫豈思議之可幾哉？

猪膏髮煎

《肘後方》云：女勞癉，身目盡黄，發熱，惡瘡，少腹滿，小便難，以大熱大勞，交接入水所致者，用此方。又云：五癉，身體四肢微腫，胸滿，不得汗，汗出如黄柏汁，由大汗出入水所致者，猪脂一味服。其意以身内黄水，因受外水遏抑而生，與仲景治血燥之意相遠。惟《傷寒類要》云：男子女人黄癉，食飲不消，胃脹，熱生黄，食在胃中〔一〕，有乾屎使然，猪脂煎服下乃愈。是則明指血燥言矣。蓋女勞癉，血瘀膀胱，非直入血分之藥，必不能開，仲景取用虻蟲、水蛭、礬石，無非此義。然虻、蛭過峻，不可以治女勞；礬石過燥，又不可以治女勞之燥。故更立此方以濟之，世之入多寶山而空手歸者，可勝道哉？

茵陳五苓散

濕熱鬱蒸於内，必先燥其肺金。以故小水不行，五苓散開腠理，致津液，通血氣，且有潤燥之功。而合茵陳之辛凉，清理肺燥，肺金一潤，其氣清肅下行，膀胱之壅熱立通，小便利而黄去矣。

論《金匱》硝石礬石散方

此治女勞癉之要方也。原文云：黄家日晡所發熱，而反惡寒，此爲女勞得之。膀胱急，小腹滿，身盡黄，額上黑，足下熱，因作黑癉。其腹脹如水狀，大便必黑，時溏，此女勞之病，非水也。腹滿者難治，硝石

〔一〕食　原作「衣」，據三味書局本改。

礬石散主之。從來不解用硝石之義，方書俱改爲滑石礬石散。方下謬云：以小便出黄水爲度。且並改大黄硝石湯爲大黄滑石湯，醫學之陋，一至此乎？夫男子血化爲精，精動則一身之血俱動，以女勞而傾其精，血必繼之。故因女勞而尿血者，其血尚行，猶易治也；因女勞而成癉者，血瘀不行，爲難治矣。甚者血瘀之久，大腹盡滿而成血蠱，尤爲極重而難治矣。味仲景之文及製方之意，女勞癉非亟去其膀胱少腹之瘀血，萬無生路。在傷寒熱瘀膀胱之證，其人下血乃愈；血不下者，用抵當湯下之，亦因其血之暫結，可峻攻也。此女勞癉蓄積之血，必匪朝夕，峻攻無益，但取石藥之悍，得以疾趨而下達病所。硝石鹹寒走血，可消逐其熱瘀之血，故以爲君。礬石，《本草》謂其能除錮熱在骨髓，用以清腎及膀胱臟腑之熱，並建消瘀除濁之功，此方之極妙極妙者也。以陳無擇之賢，模棱兩可其説，謂無發熱惡寒，脈滑者，用此湯。若發熱惡寒，其脈浮緊，則以滑石石膏治之。青天白日，夢語喃喃，况其他乎？世豈有血蓄下焦，反見浮滑且緊之脈者乎？妄矣，妄矣！

夏月天氣之熱，與地氣之濕交蒸，人受二氣，内鬱不散，發爲黄癉，與龠醬無異。必從外感汗、下、吐之法，去其濕熱。然夏月陽外陰内，非如冬月傷寒，人氣伏藏難動之比，仲景慎用三法之意，昌明之矣。其穀癉、酒癉、女勞癉，則人自内傷，與外感無涉，仲景補《内經》之闕，曲盡其微，昌並明之矣。至於陰癉一證，仲景之方論已亡，千古之下，惟羅謙甫茵陳附子乾薑甘草湯一方，治用寒凉藥過當，陽癉變陰之證，有合往轍，此外無有也。今人但云陽癉色明，陰癉色晦，此不過氣血之分，辨之不清，轉足誤人。如酒癉變黑，女勞癉額上黑，豈以其黑，遂謂陰癉，可用附子乾薑乎？夫女勞癉者，真陽爲血所壅閉，尚未大損，瘀血一行，陽氣即通矣。陰癉則真陽衰微不振，一任濕熱與濁氣敗血團結不散，必復其陽，錮結始開，儻非離照當空，幽隱胡繇畢達耶？學者試於前卷方論中究心焉，思過半矣。

律三條

黄癉病，得之外感者，誤用補法，是謂實實，醫之罪也。

黄癉病，得之内傷者，誤用攻法，是謂虚虚，醫之罪也。

陰癉病，誤從陽治，襲用苦寒，倒行逆施，以致極重不返者，醫殺之也。陰癉無熱惡寒，小便自利，脈遲而微，誤開鬼門，則肌膚冷鞕，自汗不止；誤潔净府，則膀胱不約，小便如奔，死期且在旦暮，况於吐下之大謬乎？即以平善之藥遷延，亦爲待斃之術耳。在半陰半陽之證，其始必先退陰復陽，陰退乃從陽治。若以附子、黄連合用，必且有害，奈何純陰無陽，輒用苦寒耶？

黄癉門諸方

《金匱》桂枝黄芪湯方見《水腫門》

《金匱》小柴胡湯方見《嘔吐門》

《金匱》瓜蒂散方見《三氣門》

《金匱》小建中湯方見《虚勞門》

《金匱》小半夏湯方見《消渴門》，方論俱見前

《金匱》大黄硝石湯

大黄　黄蘗　硝石各四兩　梔子十五枚

右四味，以水六升，煮取二升，去滓，内硝石〔一〕，更煮取一升頓服。

《金匱》梔子大黄湯

梔子十四枚　大黄一兩　枳實五枚　豉一升

四味〔二〕，以水六升，煮取二升，分温三服。

《金匱》茵陳蒿湯

三方合論見前

茵陳蒿六兩　梔子十四枚　大黄二兩

右三味，以水一斗，先煮茵陳，減六升，内二味，煮取三升，去滓，分温三服。小便當利，尿如皂角汁狀，色正赤，一宿腹減，黄從小便去也。

按黄癉宜下之證頗多，如酒癉腹滿鼻煤〔三〕，脈沉弦者，宜先下之。如病癉以火劫其汗，兩熱合蒸其濕，一身盡發熱，面黄肚熱，熱在裏，當下之。前一方大黄硝石湯，治癉病邪熱内結，並膀胱俱結之重劑；

〔一〕硝石　「石」字原脱，據三味書局本補。

〔二〕四味　此上三味書局本有「右」字。

〔三〕鼻煤　三味書局本作「鼻燥」。

中一方治酒熱内結，且並肌表俱受熱結之下劑；末一方治穀癉瘀熱在裏，似表實非表熱之下劑。學者比而參之，其用下之權宜，始得了然胸中也。

《金匱》茵陳五苓散

潤氣分燥熱。

茵陳蒿末十分　五苓散五分，方見痰飲

右二味和匀，先食飲方寸匕，日三服。

《金匱》猪膏髮煎

潤血分燥熱。

猪膏半斤　亂髮如鷄子大三枚

右二味，和膏中煎之，髮消藥成，分再服，病從小便出。

按二方一治氣分之燥，一治血分之燥，方論見前。

硝石礬石散

治女勞癉。

硝石　礬石燒，等分

麻黄醇酒湯

治黄癉表實。

麻黄三兩

右一味，以美清酒五升，煮取二升半，頓服盡。冬月用酒，春月用水煮之。

茵陳附子乾薑甘草湯

治陰黄，一名茵陳四逆湯。治發黄脈沉細遲[一]，肢體逆冷，腰以上自汗。

茵陳二兩　乾薑炮，一兩半　附子一枚，切八片，炮　甘草炙，一兩

右爲粗末，分作四貼，水煎服。

小茵陳湯

治發黄脈沉細遲，四肢及遍身冷。

茵陳二兩　附子一枚，切八片，炮　甘草炙，一兩

右爲粗末，用水二升，煮一升，温分三服[二]。

茵陳附子湯

治服四逆湯，身冷汗不止者。

茵陳一兩半　附子二枚，各切八片，炮　乾薑炮，二兩半

右爲粗末，水煎，分三服。

〔一〕治　此上三味書局本有「又」字。

〔二〕温分　三味書局本作「分温」。

茵陳茱萸湯

治服茵陳附子湯，證未退及脈伏者。

吴茱萸一兩　當歸三分　附子二枚，各切八片，炮　木通一兩　乾薑炮　茵陳各一兩半

右爲粗末，分作二服，水煎。

韓氏茵陳橘皮湯

治身黄脈沉細數，身熱而手足寒，喘嘔煩躁不渴者。

茵陳　橘皮　生薑各一兩　白朮一分　半夏　茯苓各半兩

右爲末，水四升，煮取二升，放温，分作四服。

按此係足太陰證，少兼足陽明耳。

韓氏茵陳茯苓湯

治發黄脈沉細數，四肢冷，小便澀，煩燥而渴〔一〕。

茯苓　桂枝　猪苓各一兩　滑石一兩半　茵陳一兩

右爲末，每服半兩，水煎服。如脈未出，加當歸。

〔一〕躁　原作「燥」，據三味書局本改。

麻黄連翹赤小豆湯

治身熱不去，瘀熱在裏，發黄，小便微利。

麻黄　連翹各一兩　赤小豆一合

右㕮咀，作一服，水煎。

抵當湯

治太陽傷寒，頭痛身熱，法當汗解，反利小便，熱瘀膀胱，則身黄脈沉，少腹硬，小便自利，其人如狂者，下焦有血也，宜此湯主之。

水蛭　虻蟲各十個　大黄一兩　桃仁十二個

右剉作一服，水煎，食前服。輕者用桃仁承氣湯。

按麻黄連翹赤小豆方，乃仲景治傷寒發黄，熱瘀在表之方也。此方乃仲景治傷寒發黄，熱瘀在裏，血蓄下焦之方也。採而録之者，見雜證當比類而思治，儻因同脈同證同，則用當而通神矣。

半夏湯

治酒癉身黄無熱，清言了了，腹滿欲嘔，心煩足熱，或癥瘕，心中懊憹，其脈沉弦或緊細

半夏　茯苓　白朮各三兩　前胡　枳殻炒　甘草　大戟炒，各三兩　黄芩　茵陳　當歸各一兩

右㕮咀，每服四錢，水煎，入薑三片，空心服。

按《金匱》云：酒黄癉者，或酒無熱，清言了了，腹滿欲吐，鼻燥，其脈浮者先吐之，沉弦者先下之。誨人察脈辨證，而用治得其先務，其指已明，不必出方也。後人模仿，爲此一方，揉入他證他脈，真同説夢。

藿脾飲戴氏

治酒癉。

藿香葉　枇杷葉去毛　桑白皮　陳橘皮　乾葛　白茯苓　雞距子各等分

右水煎，下酒煮黄連丸。

梔子大黄湯

治酒癉，心中懊憹或熱痛。

山梔十四枚　大黄一兩　枳實五枚　豆豉一升

右四味〔一〕，以水六升，煎取二升，分温三服。

白朮湯《三因》

治酒癉因下後變爲黑癉，目青面黑，心中如啖蒜虀狀，大便黑，皮膚不仁，脈微而數。

白朮　桂心各一錢　枳實麩炒　豆豉　甘葛　杏仁　甘草炙，各五分

水一鍾，煎至七分，食前服。

按陳無擇仿《金匱》「酒癉下之」，久久爲黑癉全文，而製此方。祗從酒熱起見，漫不識其來意，詎知營衛之氣，以久下而陷，不易升布，乃至索然不運於周身，而周身之血亦瘀黯而變黑色，是必先復其營衛之氣，隨聽營衛運退其瘀黯，然後爲可。無擇賢者，且不深究厥旨，他何望耶？

〔一〕四味　原作「四位」，據三味書局本改。

酒煮黄連丸

治酒癉。見《三氣門》

加味四君子湯

治色癉。

人參　白朮　白茯苓　白芍藥　黄芪炙　白扁豆炒，各三錢　甘草炙，一錢

水二鍾，生薑五片，紅棗二枚，煎一鍾，服無時。

腎癉湯

治腎癉目黄，渾身金色，小便赤澀。

升麻根半兩　蒼朮　防風根　獨活根　白朮　柴胡根　羌活根　葛根各五分　白茯苓　猪苓　澤瀉　甘草根各三分　黄柏二分　人參　神麯各六分

分作二貼，水煎，食前稍熱服。

按東垣之製此方，無非欲解散腎臟之瘀熱，傳出膀胱之腑，俾得表裏分消耳。究竟所用表藥之根，終是體輕無力，不能深入，更不能透瘀熱堅壘，雖有深心，亦不過無可奈何之方而已。醫而不從事仲景，能免面牆而立乎？

小兔絲子丸

治女勞癉。治腎氣虚損，五勞七傷，少腹拘急，四肢酸疼，面色黧黑，唇口乾燥，目暗耳鳴，心忪氣短，

夜夢驚恐，精神困倦，喜怒無常，悲憂不樂，飲食無味，舉動乏力，心腹脹滿，腳膝痿緩，小便滑數，房室不舉，股内濕癢，水道澀痛，小便出血，時有遺瀝，並宜服之。久服填骨髓，續絶傷，補五臟，去萬病，明視聽，益顔色，輕身延年，聰耳明目。

石蓮肉二兩　白茯苓蒸，一兩　兔絲子酒浸，研，五兩　淮山藥二兩，小半打糊

右爲細末，用山藥糊搜和爲丸，如梧子大，每服五十丸，温酒或鹽湯下，空心服。如腳膝無力，木瓜湯下，晚食前再服。

按後人製方，方下必誇大其辭，令用者欣然樂從，似此一方，立於無過之地，洋洋盈耳，何不可耶？

崔氏八味丸

治女勞癉。方見二卷《中寒門》

滑石散

治女勞癉。詳辨其訛，宜合前論細閲

滑石一兩半　白礬一兩，枯

右爲細末，每服二錢，用大麥粥清食前調服，以小便出黄水爲度。

按此方即《金匱》硝石礬石散也。後人不解用硝石之意，狂瞽輕變其藥，並變方名，前有顓論論之矣。兹再托出《金匱》製方奥義，相與明之。蓋少陰主内，一身精血，悉屬主管。血雖化於脾，生於心，藏於肝，苟少陰腎之主内者病，則脾莫得而化血，心莫得而生血，肝莫得而藏血，營衛之運行稽遲，充身之血液敗結，乃至爲乾血勞，爲女勞癉，向非亟去其敗結，新血不生，將其人亦不生矣。原方取用硝石鹹寒，壯水之

主，以驅滌腸胃瘀壅之濕熱，推陳致新。合之礬石，能除固熱之在骨髓者，並建消瘀除濁之偉績。以大麥粥爲使，引入腸胃，俾瘀血分從二陰之竅而出，大便屬陰其色黑，小便屬陽其色黄，可互驗也。後之無識者，更硝石爲滑石，但取小便色黄爲驗，並不問大便之色黑，疏陋極矣。陳無擇從諛其説，擬議於二方之間，門外之漢不足責也。古今之以小成自狃者，獨一無擇乎哉！

茯苓滲濕湯

治黄癉寒熱嘔吐，渴欲飲水，身體面目俱黄，小便不利，全不食，不得卧。

茵陳七分　白茯苓六分　木猪苓　澤瀉　白朮　陳皮　蒼朮米泔浸一宿，咀炒〔一〕　黄連各五分

山梔炒　秦艽　防己　葛根各四分

水二鍾，煎七分，食前服。

按方下諸證，俱係邪熱壅盛於胃，雖全不食似虚，實非虚也，故可用之散邪解熱。

參朮健脾湯

治發黄日久，脾胃虚弱，飲食少思。

人參　白朮各一錢半　白茯苓　陳皮　白芍藥煨　當歸各一錢　炙甘草七分

水二鍾，棗二枚，煎八分，食前服。色癉加炙黄芪、白扁豆各一錢。

〔一〕咀炒　三味書局本無「咀」字。

按此一方，爲中氣虚弱而設，故不治其癉，但補其中，較前一方天淵〔一〕，故兩備酌用。

當歸秦艽散

治五癉口淡咽乾，倦怠發熱微寒。

白朮　茯苓　秦艽　當歸　川芎　芍藥　熟地黄酒蒸　陳皮各一錢　半夏麯　炙甘草各五分

水二鍾，薑三片，煎八分，食前服。《濟生》有肉桂、小草，名秦艽飲子。

按此一方，血虚熱入血分，又非前中虚可用補氣之比，並録以備酌用。其虚勞證，人參養榮湯用之。

黄連散

治黄癉大小便秘澀壅熱，累效。

黄連二兩　大黄二兩，醋炒　黄芩　甘草各一兩，炙

右爲極細末，食後温水調下二錢，日三服。先用瓜蒂散搐鼻，取下黄水，卻服此藥。

按田野粗蠻之人，多有實證，可用此藥。若膏粱輩，縱有實熱，此方亦未可用，當以爲戒。

茵陳附子乾薑湯

治陰黄。

附子炮，去皮，三錢　乾薑炮，二錢　茵陳一錢二分　草豆蔻煨，一錢　白朮四分　枳實麩炒　半夏製

〔一〕天淵　此下三味書局本有「之隔」二字。

澤瀉各五分　白茯苓　橘紅各三分　生薑五片

水煎去滓，涼服。

按此方治服寒涼藥過多變陰黄者。

秦艽湯

治陰黄不欲聞人言，小便不利。

秦艽一兩　旋覆花　赤茯苓　炙甘草各五錢

右㕮咀，每服四錢匕，以牛乳汁一盞，煎至六分，去滓，不拘時温服。

按此一方，治胃中津虚亡陽而發陰黄者。其證較前方所主之證迥别，故兩録之以備酌用。然此證其脈必微弱伏結，亡陽者，亡津液也。

治陰黄汗染衣涕唾黄

用蔓菁子搗末，平旦以井華水服一匙，日再加至兩匙，以知爲度。每夜小便中浸少許帛子，各書記日，色漸退白則瘥，不過五升而愈。

按此方退陰黄之不涉虚者，平中之奇。

一清飲

治癉證發熱。

柴胡三錢　赤茯苓二錢　桑白皮炒　川芎各一錢半　甘草炙，一錢水二鍾，薑三片，紅棗一枚，煎一鍾，食前服。

按此一方，治肝血肺氣交熱之證，輕劑可退熱也。

青龍散

治風氣傳化，腹内瘀結而目黄，風氣不得泄爲熱中，煩渴引飲。

地黄　仙靈脾　防風各二錢半　荆芥穗一兩　何首烏去黑皮，米泔浸一宿，竹刀切，二錢半

右爲末，每日三服，食後沸湯調下一錢。

按風氣發黄，病在營衛之間者，方宜彷此。

小柴胡加梔子湯

治邪熱留半表半裏而發黄者，仍以和其表裏爲法，雖雜證不能外也。

柴胡半斤　黄芩三兩　人參三兩　甘草三兩　半夏半斤　生薑三兩　大棗十二枚　梔子三十枚

右八味，以水一斗二升，煮取六升，去滓，再煎取三升，温服一升，日三服。

肺癰肺痿門論一首，法十三條，律四條

論曰：肺癰肺痿之證，誰秉内照，曠然洞悉，請以一得之愚僭爲敷陳。人身之氣，稟命於肺，肺氣清肅，則周身之氣莫不服從而順行；肺氣壅濁，則周身之氣易致横逆而犯上。故肺癰者，肺氣壅而不通也；肺痿者，肺氣委而不振也。纔見久咳上氣，先須防此兩證。肺癰由五臟藴崇之火，與胃中停蓄之熱，上乘乎肺，肺受火熱熏灼，即血爲之凝，血凝即痰爲之裹，遂成小癰。所結之形日長，則肺日脹而脅骨日昂，乃

至咳聲頻並，濁痰如膠，發熱畏寒，日晡尤甚，面紅鼻燥，胸生甲錯。始先即能辨其脈證，屬表屬裏，極力開提攻下，無不愈者。奈何醫學無傳，爾我形骸，視等隔垣。但知見咳治咳，或用牛黄犀角，冀以解熱，或用膏子油粘，冀以潤燥，或朝進補陰丸，或夜服清胃散，千蹊萬徑，無往非殺人之算。病者亦自以爲虚勞尸瘵，莫可奈何，迨至血化爲膿，肺葉朽壞，傾囊吐出，始識其證，十死不救，嗟無及矣。間有癰小氣壯，胃强善食，其膿不從口出，或順趨肛門，或旁穿脅肋，仍可得生，然不過十中二三耳。《金匱》治法最精，用力全在未成膿之先；今人施於既成膿之後，其有濟乎？肺痿者，其積漸已非一日，其寒熱不止一端，總由胃中津液不輸於肺，肺失所養，轉枯轉燥，然後成之。蓋肺金之生水，精華四布者，全藉胃土津液之富，上供罔缺。但胃中津液暗傷之竇最多，醫者粗豪，不知愛護：或腠理素疏，無故而大發其汗；或中氣素餒，頻吐以倒傾其囊；或癉成消中，飲水而渴不解，泉竭自中；或腸枯便秘，强利以求其快，漏卮難繼，袛此上供之津液，坐耗歧途。於是肺火日熾，肺熱日深，肺中小管日窒，咳聲以漸不揚，胸中脂膜日乾，咳痰難於上出，行動數武，氣即喘鳴，衝擊連聲，痰始一應。《金匱》治法，非不彰明，然混在肺癰一門，况難解其精意。大要緩而圖之，生胃津，潤肺燥，下逆氣，開積痰，止濁唾，補真氣以通肺之小管，散火熱以復肺之清肅。如半身痿廢及手足痿軟，治之得法，亦能復起，雖云肺病近在胸中，呼吸所關，可不置力乎？肺癰屬在有形之血，血結宜驟攻；肺痿屬在無形之氣，氣傷宜徐理。肺癰爲實，誤以肺痿治之，是爲實實；肺痿爲虚，誤以肺癰治之，是爲虚虚。此辨證用藥之大略也。

《金匱》論肺癰肺痿之脈云：寸口脈數，其人咳，口中反有濁唾涎沫者，爲肺痿之病。若口中辟辟燥，咳即胸中隱隱痛，脈反滑數，此爲肺癰，咳唾膿血。脈數虚者爲肺痿，數實者爲肺癰。

兩手寸口之脈，原爲手太陰肺脈，此云寸口脈數，云滑數，云數虚、數實，皆指左右三部統言，非如氣口獨主右關之上也。其人咳，口中反有濁唾涎沫，頃之遍地者，爲肺痿，言咳而口中不乾燥也。若咳而口中辟辟燥，則是肺已結癰，火熱之毒，出現於口，咳聲上下，觸動其癰，胸中即隱隱而痛，其脈必見滑數有力，正邪氣方盛之徵也。數虚、數實之脈，以之分别肺痿、肺癰。是則肺痿當補，肺癰當瀉，隱然言表。

《金匱》論肺癰，又云寸口脈微而數。微則爲風，數則爲熱；微則汗出，數則畏寒。風中於衛，呼氣不入；熱過於榮，吸而不出。風傷皮毛，熱傷血脈。風舍於肺，其人則咳，口乾喘滿，燥不渴〔一〕，時唾濁沫，時時振寒。熱之所過，血爲之凝滯，畜結癰膿，吐如米粥。始萌可救，膿成則死。

肺癰之脈，既云滑數，此復云微數者，非脈之有不同也。滑數者，已成之脈；微數者，初起之因也。初起以左右三部脈微，知其衛中於風而自汗；左右三部脈數，知爲營吸其熱而畏寒。然風初入衛，尚隨呼氣而出，不能深入，所傷者，不過在於皮毛，皮毛者肺之合也，風由所合，以漸舍肺俞，而咳唾振寒，兹時從外入者，從外出之易易也。若夫熱過於營，即隨吸氣深入不出，而傷其血脈矣。衛中之風，得營中之熱，留戀固結於肺葉之間，乃致血爲凝滯，以漸結爲癰膿，是則有形之敗濁，必從瀉肺之法而下驅之。若得其毒，隨驅下移入胃、入腹、入腸，再一驅即盡去不留矣。安在始萌不救，聽其膿成而致肺葉腐敗耶？

《金匱》於二證，用徹土綢繆之法，治之於蚤。然先從脈辨其數虚、數實，次從口辨其吐沫、乾燥。然更出一捷要之法，謂咳嗽之初，即見上氣喘急者，乃外受風寒所致，其脈必浮，宜從越婢加半夏之法，及小

〔一〕燥　此上《金匱要略·肺痿肺癰咳嗽上氣病脈證治第七》有「咽」字。

青龍加石膏之法，亟爲表散。不爾，即是肺癰、肺痿之始基。故以咳嗽上氣病證，同叙於肺癰肺痿之下，而另立痰飲咳嗽本門，原有深意。見咳而至於上氣，即是肺中壅塞，逼迫難安，尚何等待，不急散邪下氣，以清其肺乎？然亦分表裏虚實爲治，不當誤施轉增其困矣。

《金匱》云：上氣面浮腫，有息〔一〕，其脈浮大，不治，又加利尤甚。又云上氣喘而燥者〔二〕，屬肺脹，欲作風水，發汗則愈。

上氣之候，至於面目浮腫，鼻有息音，是其肺氣壅逼，上而不下，加以其脈浮大，氣方外出，無法可令内還而下趨，故云不治也。加利則上下交争，更何以堪之？肺脹而發其汗者，即《内經》開鬼門之法，一汗而令風邪先泄於肌表，水無風戰，自順趨而從下出也。若夫面目浮腫，鼻有息音，其痿全在氣逆，氣可外泄乎？况乎逆上者未已，可盡泄乎？外不可泄，而内又不能返，故云不治。良工苦心，以漸收攝其氣，順從膀胱之化，尚可得生。故知不治二字原活，初非以死限之矣。

論《金匱》甘草乾薑湯

法云：肺痿吐涎沫而不咳者，其人不渴，必遺尿，小便數，所以然者，以上虚不能製下故也。此爲肺中冷，必眩，多涎唾，用甘草乾薑湯以温之。若服湯已渴者，屬消渴。

肺熱則膀胱氣化亦熱，小便必赤澀而不能多。若肺痿之候，但吐涎沫而不咳，復不渴，反遺尿而小便

〔一〕有息　《金匱要略·肺痿肺癰咳嗽上氣病脈證治第七》作「肩息」。

〔二〕燥　三味書局本作「躁」。

數者，何其與本病相反耶？必其人上虚不能製下，以故小便無所收攝耳。此爲肺中冷，陰氣上巔，侮其陽氣，故必眩。陰寒之氣，凝滯津液，故多涎唾。若始先不渴，服温藥即轉渴者，明是消渴飲一溲二之證，消渴又與癰疽同類，更當消息之矣。

論《金匱》射干麻黄湯厚朴麻黄湯二方

法云：咳而上氣，喉中水雞聲，射干麻黄湯主之。咳而脈浮者，厚朴麻黄湯主之。

上氣而作水雞聲，乃是痰礙其氣，氣觸其痰，風寒入肺之一驗耳。發表、下氣、潤燥、開痰，四法萃於一方，用以分解其邪，不使之合，此因證定藥之一法也。若咳而其脈亦浮，則外邪居多，全以外散爲主，用法即於小青龍湯中去桂枝、芍藥、甘草，加厚朴、石膏、小麥，仍從肺病起見。以故桂枝之熱，芍藥之收，甘草之緩，概示不用，而加厚朴以下氣，石膏以清熱，小麥引入胃中助其升發之氣，一舉而表解脈和，於以置力於本病，然後破竹之勢可成耳。一經裁酌，直若使小青龍載肺病騰空而去，神哉快哉！

論《金匱》澤漆湯

法云：咳而脈沉者，澤漆湯主之。

脈浮爲在表，脈沉爲在裏，表裏二字，與傷寒之表裏大殊。表者，邪在衛即肺之表也；裏者，邪在榮即肺之裏也。熱過於營，吸而不出，其血必結，血結則痰氣必爲外裏。故用澤漆之破血爲君，加入開痰下氣，清熱和營諸藥，俾堅壘一空，元氣不損，製方之意若此。

論《金匱》皂莢丸

法云：欬逆上氣，時時唾濁，坐不得眠，皂莢丸主之。

火熱之毒，結聚於肺，表之、裏之[一]、清之、温之，曾不少應，堅而不可攻者，又用此丸豆大三粒，朝三服，暮一服，吞適病所，如棘針徧刺，四面環攻，如是多日，庶幾無堅不入，聿成蕩洗之功，不可以藥之微賤而少之也。胸中手不可及，即謂爲代鍼丸可矣。

論《金匱》麥門冬湯

法云：火逆上氣，咽喉不利，止逆下氣者，麥門冬湯主之。

此胃中津液乾枯，虚火上炎之證，治本之良法也。夫用降火之藥而火反升，用寒凉之藥而熱轉熾者，徒知與火熱相争，未思及必不可得之數，不惟無益，而反害之。凡肺病有胃氣則生，無胃氣則死。胃氣者，肺之母氣也。《本草》有知母之名者，謂肺藉其清凉，知清凉爲肺之母也；有貝母之名者，謂肺藉其豁痰，實豁痰爲肺之母也。然屢施於火逆上氣，咽喉不利之證，而屢不應，名不稱矣。孰知仲景有此妙法，於麥冬、人參、甘草、粳米、大棗大補中氣、大生津液隊中，增入半夏之辛温一味，其利咽下氣，非半夏之功，實善用半夏之功，擅古今未有之奇矣。

[一] 結聚於肺，表之、裏之　三味書局本作「結聚於肺之表裏」。

論《金匱》桔梗湯

法云：咳而胸滿，振寒[一]，咽乾不渴，時出濁唾腥臭，久久吐膿如米粥者，爲肺癰，桔梗湯主之。

此上提之法也。癰結肺中，乘其新造未固，提而出之，所提之敗血，或從唾出，或從便出而可愈，與滋蔓難圖膿成自潰之死證迥殊。膿未成時，多服此種，亦足以殺其毒勢，而堅者漸瑕，壅者漸通也。然用藥必須有因，此因胸滿振寒不渴，病不在裏而在表，用此開提其肺氣，適爲恰當。如其勢已入裏，又當引之從胃入腸，此法殊不中用矣。

論《金匱》葶藶大棗瀉肺湯

法云：肺癰不得臥，葶藶大棗瀉肺湯主之。附方云：肺癰胸滿脹，一身面目浮腫，鼻塞清涕出，不聞香臭酸辛，咳逆上氣，喘鳴迫塞，葶藶大棗瀉肺湯主之。三日一服，可服至三四劑，先服小青龍湯一劑乃進。

此治肺癰吃緊之方也。肺中生癰，不瀉其肺，更欲何待？然日久癰膿已成，瀉之無益；日久肺氣已索，瀉之轉傷。惟血結而膿未成，當亟以瀉肺之法奪之，亦必其人表證盡入於裏，因勢利導，乃可爲功。所附之方項下，純是表證，何其甘悖仲景而不辭？然亦具有高識遠意，必因其裏證不能少待，不得不用之耳。其云先服小青龍湯一劑乃進，情可識矣。論其常，則當升散開提者，且未可下奪；論其急，則當下奪

[一] 振寒　此下《金匱要略·肺痿肺癰咳嗽上氣病脈證治第七》有「脈數」二字。

者，徒牽製於其外，反味膿成則死之大戒，安得以彼易此哉？

論《金匱》越婢加半夏湯、小青龍加石膏湯二方

法云：欬而上氣，此爲肺脹，其人喘，目如脱狀，脈浮大者，越婢加半夏湯主之。又云：肺脹，咳而上氣，煩躁而喘，脈浮者，心下有水，小青龍加石膏主之。

前一方，麻黄湯中以杏仁易石膏而加薑、棗，則發散之力微而且緩。後一方中，以證兼煩燥，宜發其汗，麻桂藥中加入石膏，其力轉猛，然監以芍藥、五味子、乾薑，其勢下趨水道，亦不至過汗也。越婢方中，有石膏無半夏；小青龍方中，有半夏無石膏。觀二方所加之意，全重石膏、半夏二物，協力建功。石膏清熱，藉辛温亦能豁痰；半夏豁痰，藉辛凉亦能清熱。不然，石膏可無慮，半夏在所禁矣。前麥門冬方中，下氣止逆，全藉半夏入生津藥中；此二方，又藉半夏入清熱藥中。仲景加減成方，無非生心化裁，後學所當神往矣。

再論肺痿、肺癰之病，皆燥病也。肺稟清肅之令，乃金寒水冷之臟，火熱熏灼，久久失其清肅而變爲燥。肺中生癰，其津液全裹其癰，不溢於口，故口中辟辟然乾燥。肺熱成痿，則津液之上供者，悉從燥熱化爲涎沫濁唾，證多不渴，較胃中津液盡傷，母病累子之痿，又大不同，衹是津液之上輸者，變爲唾沫，肺不霑其惠澤耳。若夫痿病津液不能滅火，反從火化，累年積歲，肺葉之間，釀成一大火聚，以清凉投之，扞格不入矣。然雖扞格，固無害也。設以燥熱投之，以火濟火，其人有不坐斃者乎？半夏燥藥也，投入肺中，轉增其患，自不待言。但清凉既不能入，惟燥與燥相得，乃能入之，故用半夏之燥，入清凉生津藥中，則不但不燥，轉足開燥，其濁沫隨逆氣下趨，久久津液之上輸者，不結爲涎沫，而肺得霑其漬潤，痿斯起矣。人

但知半夏能燥津液，孰知善用之即能驅所燥之津液乎？此精藴也。

附方

六方，係孫奇輩採附《金匱》者。論具本方之下。

《外臺》炙甘草湯

治肺痿涎唾多，心中温温液液者。

《千金》甘草湯

《千金》生薑甘草湯

治肺痿咳涎沫不止，咽燥而渴。

《千金》桂枝去芍藥加皂莢湯

治肺痿吐涎沫。

《外臺》桔梗白散

治咳而胸滿，振寒脈數，咽乾不渴，時出濁唾腥臭，久久吐膿如米粥者，爲肺癰。

《千金》葦莖湯

治咳有微熱，煩滿，胸中甲錯，爲肺癰。

律四條

凡肺痿病，多不渴。以其不渴，漫然不用生津之藥，任其肺日枯燥，醫之罪也。以其不渴，恣胆用燥熱之藥，勢必熇熇不救，罪加等也。

凡治肺痿病，淹淹不振，如魯哀朝，雖孔聖不討三家僭竊，但扶天常，植人紀，嘿維宗社耳。故行峻法，大驅涎沫，圖速效，反速斃，醫之罪也。

凡治肺癰病，須與肺痿分頭異治。肺癰爲實，肺痿爲虚；肺癰爲陽實，肺痿爲陰虚。陽實始宜散邪，次宜下氣；陰虚宜補胃津，兼潤肺燥。若不分辨而誤治，醫殺之也。

凡治肺癰病，以清肺熱，救肺氣，俾其肺葉不致焦腐，其生乃全。故清一分肺熱，即存一分肺氣。而清熱必須滌其壅塞，分殺其勢於大腸，令濁穢膿血，日漸下移爲妙。若但清解其上，不引之下出，醫之罪也。甚有惡其下利奔迫，而急止之，罪加等也。

肺癰肺痿門諸方

《金匱》甘草乾薑湯

甘草四兩，炙　乾薑二兩，炮

右㕮咀，以水三升，煮取一升五合，去滓，分温再服。

《金匱》射干麻黄湯

射干十三枚，一云三兩　麻黄四兩　生薑四兩　細辛三兩　紫菀三兩　款冬花三兩　五味子半升

大棗七枚　半夏大者八枚，洗，一法半升

右九味，以水一斗二升，先煮麻黄兩沸，去上沫，内諸藥，煮取三升，分温三服。

《金匱》皂莢丸

皂莢八兩，刮去皮用，酥炙

右一味末之，蜜丸梧子大，以棗膏和湯服三丸，日三夜一服。

《金匱》厚朴麻黄湯

厚朴五兩　麻黄四兩　石膏如鷄子大　杏仁半升　半夏半升　乾薑二兩　細辛二兩　小麥一升　五味子半斤

右九味，以水一斗二升，先煮小麥熟，去滓，内諸藥，煮取三升，温服一升，日三服。

《金匱》澤漆湯

半夏半升　紫參五兩，一作紫菀　澤漆三斤，以東流水五斗，煮取一斗五升　生薑五兩　白前五兩　甘草

黄芩　人參　桂枝各三兩

右九味㕮咀，内澤漆汁中，煮取五升，温服五合，至夜盡。

《金匱》麥門冬湯

麥門冬七升　半夏一升　人參二兩　甘草二兩　粳米三合　大棗十二枚

右六味，以水一斗二升，煮取六升，温服一升，日三夜一服。

《金匱》葶藶大棗瀉肺湯

葶藶熬令黄色，搗丸如彈子大　大棗十二枚

右先以水三升，煮棗取二升，去棗内葶藶，煮取一升，頓服。

《金匱》桔梗湯亦治

桔梗一兩　甘草二兩

右二味，以水三升，煮取一升，分温再服，則吐膿血也。

《金匱》越婢加半夏湯

麻黄六兩　石膏半斤　生薑三兩　大棗十五枚　甘草二兩　半夏半斤

右六味，以水六升，先煮痲黄，去上沫，内諸藥，煮取三升，分温三服。

《金匱》小青龍加石膏湯

麻黄　芍藥　桂枝　細辛　甘草　乾薑各三兩　五味子　半夏各半升　石膏二兩

右九味，以水一斗，先煮麻黄，去沫，内諸藥，煮取三升，强人服一升，羸者减之，日三服。小兒服四合。

《外臺》炙甘草湯

治肺痿咳唾多，心中温温液液者。

甘草四兩，炙　桂枝　生薑各三兩　麥門冬半斤　麻仁半斤　人參　阿膠各二兩　大棗三十枚　生地黄一斤右九味，以酒七升，水八升，先煮八味，取三升，去滓，内膠消盡，温取一升〔一〕，日三服。

按炙甘草湯，仲景傷寒門治邪少虚多、脈結代之聖方也，一名復脈湯。《千金翼》用之以治虚勞，即名爲《千金翼》炙甘草湯。《外臺》用之以治肺痿，即名爲《外臺》炙甘草湯。蓋以傷寒方中，無治虚勞，無治肺痿之條，而二書有之耳。究竟本方所治，亦何止於二病哉？昌每用仲景諸方，即爲生心之化裁，亦若是而已矣。《外臺》所取，在於益肺氣之虚，潤肺金之燥，無出是方。至於桂枝辛熱，似有不宜，而不知桂枝能通營衛，致津液，營衛通，津液致，則肺氣轉輸濁沫，以漸而下，尤爲要藥。所以云治心中温温液液者。

《千金》甘草湯

甘草

右一味，以水三升，煮減半，分温三服。

按本方用甘草一味，乃從長桑君以後相傳之神方也。歷代内府御院，莫不珍之。蓋和其偏，緩其急，化其毒，卓然奉之爲先務，然後以他藥匡輔其不逮，可得收功敏捷耳。今之用是方，徒見諸家方中，競誇神功，及服之，不過少殺其勢於三四日之間，究不收其實效，遂以爲未必然耳。因並傳其次第，以爲學者用方時，重加細繹耳。

〔一〕温取　三味書局本作「温服」。

《千金》生薑甘草湯

治肺痿咳涎沫不止，咽燥而悶。

生薑五兩　人參三兩　甘草四兩　大棗十五枚

右四味，以水七升，煮取三升，分温三服。

按此方，即從前甘草一味方中，而廣其法，以治肺痿，胃中津液上竭，肺燥已極，胸咽之間，乾槁無耐之證。以生薑之辛潤上行爲君，合之人參、大棗、甘草，入胃而大生其津液，於以回枯澤槁，潤咽快膈，真神方也。

《千金》桂枝去芍藥加皂莢湯

治肺痿吐涎沫。

桂枝三兩　生薑三兩　甘草二兩　大棗十枚　皂莢二枚，去皮、子，炙黑

右五味，以水七升，微微火煮取三升，分温三服。

按此方，即桂枝湯本方去芍藥加皂莢也。芍藥收陰酸斂，非此證所宜，故去之。皂莢入藥，胸中如棘鍼四射，不令涎沫壅遏，故加之。此大治其營衛之上着也，營衛通行，則肺氣不壅矣。

《外臺》桔梗白散

治咳而胸滿，振寒脈數，咽乾不渴，時出濁唾腥臭，久久吐膿如米粥者，爲肺癰。

桔梗　貝母各三分　巴豆一分，去皮，熬，研如脂

右三味爲散，强人飲服半錢匕，羸者減之。病在膈上者吐膿血，膈下者瀉出，若下多不止，飲冷水一

杯則定。

按咳而胸滿七證，乃肺癰之明徵。用此方深入其阻，開通其壅遏，或上或下，因勢利導，誠先著也。雖有葶藶大棗瀉肺湯一方，但在氣分不能深入，故用此方，於其將成膿未成膿之時，蚤爲置力，庶不犯膿成則死之遲誤，豈不超乎？

《千金》葦莖湯

治咳有微熱煩滿，胸中甲錯，是爲肺癰。

葦莖二升　薏苡仁半斤　桃仁五十枚　瓜瓣半升

右四味，以水一斗，先煮葦莖得五升，去滓，内諸藥，煮取二升，服一升，再服當吐如膿。

按此方不用巴豆，其力差緩。然以桃仁亟行其血不令成膿，其意甚善，合之葦莖、薏苡仁、瓜瓣，清熱排膿，行濁消瘀，潤燥開痰，收功於必勝，亦堂堂正正，有製之師也。

總按肺爲嬌臟，肺氣素爲形寒飲冷而受傷，久久出汗過多而不瘥，氣餒不振，即爲肺痿。其風傷皮毛，熱傷血脈，風熱相搏，氣血稽留，遂爲肺癰。肺痿多涎沫，乃至便下濁沫；肺癰多膿血，乃至便下膿積。凡胃强能食而下傳者，皆不死也。夫血熱爲肉敗，營衛不行，必將爲膿，是以《金匱》以通行營衛爲第一義。欲治其子，先建其母，胃中津液，尤貴足以上供，而無絶乏。後世諸方，錯出不一，不明大意，今一概不録，祇此《金匱》十五方而已用之不盡矣。

校勘記

卷四三氣門濕病法濕温之證條前，原闕十四行，別本不闕。前雖標明法二十五條，惟此門論法分劃既不截然，又雜以方論，不能定爲是論是法，於所標二十五條皆不能適合，仍闕從原本。

律十一條置諸方末，別本均沿其誤，今移前與諸門一例。

原本極精，間有如狐惑之狐誤孤，不過數字。惟搏執之搏均作摶，平常之常均作嘗，猶曾之嘗均作常，並改正。復每門每類分記頁數，致裝訂時編次凌亂，概依別本以方目列前，諸方分門列法律後，其中仍有末一例者如卷六諸方，均標目一條，卷五則否，未悉更定。

南昌魏元曠校並識

附録

讀《尚論》《法律》二書敬賦

神農繼天立人極，毒藥親嘗療民疾。上下中分三品圖，歷代推崇廣其帙。《黄帝内經》窮神化，稽古開蒙功莫大。君臣拜起一間堂，問難更端日不暇。堯舜禹湯中允執，道統相承醫統失。耕莘伊尹湯液傳，但明本草無他述。《周禮》重醫官寢革，秖供醫事弗謀國。神工非不顯當時，後代宗之無可核。《難經》九九卓無倫，闡發經言頌越人。又以禁方刓弗載，遺其實用體空存。仲景《傷寒》五百十，合之雜證多篇什。聖法神方兩擅奇，斯文炳若中天日。廟堂金匱珍明作，民間賢士傳心學。何期漢晋兵火久，弟子流亡書散錯。叔和門外緝遺編，次序淆訛宗旨愆。百二重關參莫透，空閲英賢億萬千。假饒仲景俎豆陳，堂上配享虚無人。衛沈龐朱分兩廡，叔和無己非其倫。杲由陰霾道魔障，天心未啟斯文喪。先生勵志論其書，逃禪先剖光明藏。晝夜俯躬如執笏，凝神辨解微細惑。有時事理不相融，前淵後虎心神迫。一禪坐徹筆花墜，頑石迸裂泥團碎。軒岐奉手傳符節，仲景怡顔托精粹。接笋開山手眼具，抽絲引緒經綸著。罔象探獲滄海珠，閬風吹燦寒崖樹。仲景重光補天日，狂瀾忽砥千尋石。從兹醫聖後先起，萬火傳薪光不熄。先生難老存天相，德盛自應福無量。徹骨清癯淡世緣，轉向醫門作榜樣。先生大智行無事，曲士牽常問奚自。不二天工物自榮，東風生面人難似。古聖傳經成醫德，先生鑄古昭醫式。定爲法律擬三乘，普渡群工登樂國。重錦爲韜什襲藏，薰沐開緘讀幾行。精心一洗前聞陋，竿頭縱步躡虚皇。

吾師捨榮名而逃禪，著書聿成千秋大業。敬賦變韻古風五百四言，用引其端，明夫「擔荷聖神，一脈淵源」云爾，無溢辭也。

古暻門人陳彦超、朱履謙聯句拜賦

（日本寬文五年翻刻葵錦堂本《醫門法律》）

跋一

古今醫書充棟，求其以立德爲立言者，《靈樞》《素問》而外，不少概見。今觀先生之鴻著，殆與仙經釋典同，其玄奥非復人世所有之書矣。大約推廣軒岐仲景之學，步步引醫者出火宅而登峰造極。讀之如入多寶山、栴檀林，恣其所取。又如陟大自在天，隨心所欲，當前畢具，豈劉張李朱各擅一長之書，所得彷佛者耶？

先生斂康濟之才，避跡三吴，與范蠡醫越之暇爲五湖遊，易地皆保身之哲，而同患之仁不啻過之。今而後醫者知擇術，任醫者知擇醫，仁之所被寧有窮乎？先生自詠之詩有云：「道脈相沿久若淪，垂絲萬丈探驪鱗。污衣裹病渾忘老，白飯酬年不計貧。」惟先生溘然塵世之外，以靜褆躬，以恬繕性。夫是以空谷傳鳴鳳之音，虚室生皓月之白，而出聖入神也。昔揚子雲著《法言》，弟子侯芭以爲其書勝《周易》，予雖不及侯芭而中心誠服之，私要亦不能已於言矣。

婁水門人錢佃謹跋

（日本寬文五年翻刻葵錦堂本《醫門法律》）

跋二

出言爲萬世法者，必不向一二人叨叨切切作胡道人野禪授受也。允達從游老師之門者久，向有疑問，樵置不答，每舉著述一十三則相示，漠然不會，竊常疑之。兹錦屏集成，刊示《醫門法律》，廣大精微，罔不具備，始知老師之教有大於言也，並不欲教一二人而欲教天下萬世也。傳云：「大言皇皇，小言唧唧。」雷霆日月，亘古不異，豈一燈一薪之繼乎？夫子學琴於師襄，一彈三歎，如見文王焉。讀《法律》而精心體會，則洞陰徹陽，仁慈惠育之道貌，儼然在目矣。嗟乎！有筆有舌疇則無言，非其人雖書成充棟，言滿天下，猶寒號之在堦下也，又奚當哉！《法律》一書，不啻歸嬉鳴而萬籟絶矣。

海隅門人王允達拜跋

（日本寬文五年翻刻葵錦堂本《醫門法律》）

痘瘮生民切要

蔣力生　葉明花　點校

目録

痘疹生民切要下卷

辨多眠……一〇〇八
辨不眠……一〇〇九
辨收不過關……一〇〇九
辨收後顛狂不眠……一〇一〇
咽喉腫痛舌疔瘖鵝……一〇一一
孕婦用藥次第……一〇一二
辨收後餘毒……一〇一五
辨咽喉腫痛……一〇一八
服藥不過關……一〇一九
辨兩目瘴翳……一〇二〇
辨火攻法……一〇二三
辨收後浮腫……一〇二三

痘疹三不治症……一〇二五
小兒麻疹俗名疔子……一〇二六
麻疹死症……一〇二八
增述附後……一〇三〇
痘疹虚症禁用藥性……一〇三〇
麻疹辨疑賦……一〇三一
麻疹輕重要訣……一〇三三
麻疹附餘……一〇三三
辨痘夾丹疹與麻疹不同……一〇三五
痘毒辨……一〇三六
餘毒不止於癰腫……一〇三六
水痘……一〇四三

點校説明

《痘疹生民切要》二卷圖説一卷，清喻昌原撰，陸師鑒增輯。

此爲喻氏兒科著作，據陸師鑒序稱：「生人之害，痘疹最酷，而又爲盡人之所不能免。諺語目痘爲關，固非惟暴之云，直欲判人鬼耳。蓋不獲生，入玉門者多矣。傷哉！江右喻嘉言先生，擅和緩之能，而於痘科尤加意無已，經其治者，業莫不生死而肉骨。又著爲此書，以昭示來兹，誠保赤之金丹，壽千百世而無窮也。其書流傳至吴下，得之者均私爲枕中秘匿，不以示人，此大非先生濟世之本心矣。」説明此書世所罕見。書凡上下二卷，書前另有圖説一卷。圖説卷有面部吉凶圖、臟腑所屬圖各一幅，圖説則有「面部吉凶圖引」「臟腑所屬部分」及「頭面形色主病」共三篇，解説頭面部位分屬及形色主病。上卷主要闡述痘疹原委、預防調理、輕重症條例，痘疹表裡虚實的辨别要領，及三陰症、三陽症的臨床處理原則，偏於理論闡釋。下篇主要闡述痘疹臨床各種變症的診斷治療方法，偏於方藥應用。上下卷末均有「增述部分」，系陸師鑒增輯。

年壬辰（一七七二）。另一本爲清順治十六年己亥（一六五九）文盛堂刻本，惜未見。此次點校，以清乾隆三十一年壬辰刻本爲底本，並參校有關文獻。

《痘疹生民切要》，撰成及首刊時間均不詳。今存兩個版本，一爲陸師鑒題識本，刊於清乾隆三十一

蔣力生　葉明花

陸序

生人之害，痘疹最酷，而又爲盡人之所不能免。諺語目痘爲關，固非惟暴之云，直欲判人鬼耳。蓋不獲生，入玉門者多矣。傷哉！江右喻嘉言先生，擅和緩之能，而於痘科尤加意無已，經其治者，業莫不生死而肉骨。又著爲此書，以昭示來兹，誠保赤之金丹，壽千百世而無窮也。其書流傳至吴下，得之者均私爲枕中秘，匿不以示人，此大非先生濟世之本心矣。今春坊友用重值購得，將付剞劂，丐序於余。余甚善其能成先生之志，並竭駑鈍，附入數則而歸之。

時乾隆壬辰夏日古瀛陸師鑒聖蒼氏題

痘疹生民切要圖說

面部吉凶圖

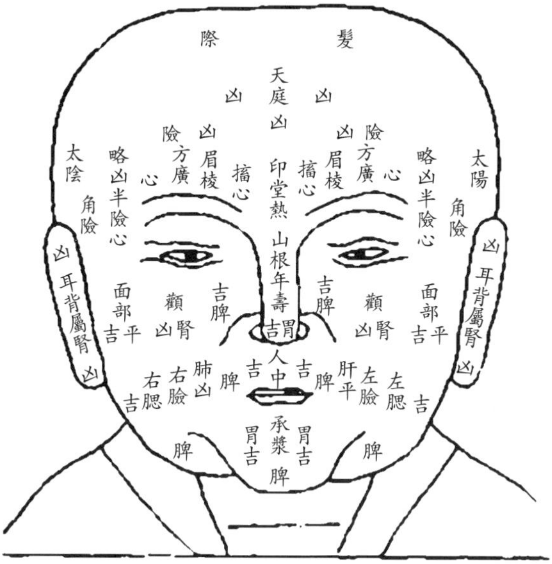

面部吉凶圖引

痘疹原於五臟，所屬何經，是分症之輕重。故其達乎面部，耳、目、口、鼻、顴、腮各部位，既皆分配交隸乎心、肝、脾、肺、骨，則見點之處，孰吉孰凶，昭然若揭，不有可披圖而指數者乎！

臟腑所屬圖

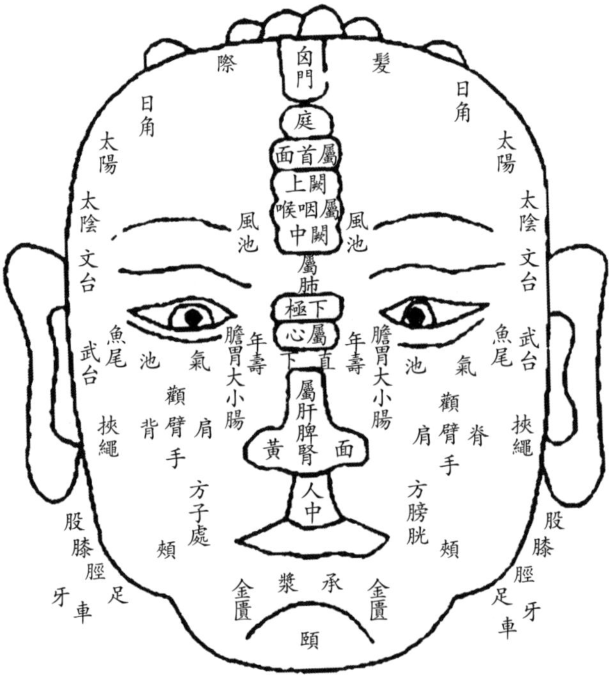

臟腑所屬部分

額中爲庭，兩眉之間曰「闕」，直鼻而下曰「直下」，兩目之間曰「下極」，鼻隧曰「方」，鼻柱之端曰「面黄」。自額而下闕上，屬首面咽喉之部分；自闕中循鼻而下鼻端，屬肺心肝脾腎之部分；自目眥挾鼻而下承漿，膽胃大小腸膀胱之部分；自額而下頰，屬肩背手臂之部分；牙車斜下頤，屬股膝脛足之部分。經曰：五臟次於中央，六腑夾其面側，首面上於闕庭，王宮在於下極，正謂此也。

五臟爲人身之主，故位在中央。膽、胃、大小腸、膀胱，爲五臟之府，故夾其兩側。由臟腑以及於四肢，故循至頔及頰，以屬肩、背、臂、手、股、膝、脛、足也。上以閲上，下以閲下。上下之分，然亦臟腑之定位故也。

錢氏曰：囟門，屬腎。發際，屬膀胱。左風池，屬肝。右風池，屬命門。左太陽，屬膀胱。右太陰，屬腎。印堂，屬心。風池至山根，屬肺、心與肝。山根至鼻端，屬肝、脾、腎。人中至承漿，屬脾。耳前與承漿，屬腎。左腮，屬肝。右腮，屬肺。額上，屬心。鼻屬脾，頤屬腎。

頭面形色主病

左腮，青爲順，白爲逆；赤主肝經風熱，發熱拘急；青黑主驚風腹痛；淡赤主潮熱痰嗽。

右腮，白爲順，赤爲逆；赤甚，主喘急、悶亂、飲水、小便赤澀、淋閉。

額色，赤爲順，黑爲逆；青黑，主驚風、腹痛、瘛瘲、啼哭；微黄，主盜汗、毛焦、驚疳、背熱。

鼻色，黄爲順，青爲逆；青主脾經虚熱，飲食少思；深黄主小便秘，鼻燥衄血。

頦色，黑爲順，黄爲逆；色赤主腎與膀胱有熱，小便秘塞。

唇四圍，白黄色者，脾弱也；青者，肝勝也；青黄不澤，木克土也；青黑相兼，木火風熱也；黑者，寒水侮土也；白者，氣虚也。

囟門紅，主胎中受熱受驚，不時驚跳，啾唧夜啼。紅而腫起，由風熱上衝，主心胸有熱痰，主驚。

囟陷，主胃氣下陷，泄瀉，虚弱，久病。

囟門紅，印堂青，此心之微邪侮水也。囟印皆紅，亦然。

囟門青，印堂紅，此水克火，危。囟印皆青，亦然。

額上紅脈至眉心，主風熱搐搦發熱，小便赤色。

印堂紅，主心經積熱；眉心連印堂紅，主心肺上焦有熱痰，夜啼，嘔吐，生驚。

闕中青紫，主傷風，咳嗽痰涎。

印堂紅脈至山根，是心與小腸俱熱，主小便赤色，驚悸咬牙。

山根下青紫，主飲食傷脾，肚痛。

印堂至準頭紅，主五臟内熱。

印堂青，主風熱，主驚；黑，主腹痛，啼哭。

山根至鼻柱紅，是心、脾、胃有熱，主大小便赤澀。山根青，主驚。山根紫，傷乳食。山根赤黑，主吐瀉。

年壽紅黑，主痢，痰黄赤，並吐瀉。

左太陽並日角紅，主傷風寒，壯熱，煩躁，啼叫。太陽紅脈至太陰，主内外有熱；連文臺，則熱極不解；至武臺，則漸生變。

左太陽青主變蒸。太陰紅脈見，主壯熱，鼻塞，傷風。

左太陰紫，傷寒有感。左太陰紅至太陽，因吃母熱病乳，主痰。左太陰青，生驚。

日角紅至眉中，主内熱生驚。文臺紅，傷寒内熱頭痛。左文臺紫，久熱不退；青，主熱傳經不解。

左眉頭紅，主肝熱；近眉頭左下突起，主伏驚，不時驚跳。兩眉頭紅，主夜啼。風池紅，主夜啼，驚悸，不得安臥；黄，主吐逆。

眼胞腫，主濕痰咳嗽。黑睛黄，傷寒。白輪黄，傷積；青，肝熱；赤，心黑；淡紅，心虚。

氣池紅，三焦有熱；紫，主夜啼，睡臥不寧；黑，主中焦有痰。風池、氣池俱紅，主煩躁、啼叫。

武臺紅，吐泄生驚。年壽至氣池青紫，主風熱、顛癇。

耳後高骨起青筋，主瘈瘲。

人中黄，傷食吐瀉；黑，腹痛，或蟲，或痢。承漿黄，吐；青，驚。

《明醫雜著》云：小兒之疾，惟肝與脾爲病最多，以肝素有餘，脾素不足也。診視之法，唇黄多積，唇白多虚，唇燥多熱，唇紫積熱。唇四圍青，主木克土，驚氣入腹。耳輪紅紫，主麻痘。毛髮乾焦，主疳積。睛黄，傷寒。睛青，肝經風熱。白睛黄，脾經濕熱。睛藍，胎氣不足。淡紅色，心經虚熱。無睛光者，腎虚。通身皆熱，是傷寒。肚熱脚冷，是傷食。内熱手足心必熱，内寒於足心必寒。叫呼冷汗出者，蟲所齧也。唇青不欲食者，木克土也。怕明者，心經熱甚。昏睡者，食熱在脾。停耳者，腎有風毒。噫氣者，胃虚積　聚。耳出膿水者，心之疳。涎流唇紫者，蛔之積。解顱者，腎氣不足。滯頤，脾胃虚寒。心氣大驚，則生顛疾。心氣虚乏，　因少精神。龜背者，風客脊髓。龜胸者，　熱蓄肺經。鵝口口瘡，胃中濕熱。重舌木舌，熱藴心脾。臍風撮口，濕熱風痰，胎熱。黄病由濕熱。身熱，攢眉，頭目必痛。不食，攢眉，下痢腹疼。哭而不啼，必有所痛；啼而不哭，或因於驚。天釣〔一〕，心肺積熱，内釣〔二〕，脾胃虚寒。夜啼有寒熱

〔一〕天釣　病證名。以高熱驚厥，頭目仰視爲特徵，多由心肺積熱所致。

〔二〕内釣　病證名。以内臟抽掣，腹痛多啼爲特徵，多由内傷寒冷所致。

之分，驚症有急慢之别。渴則唇紅餂舌，熱則眼澀朦朧。細心詳察，百證自明。凡小兒臍帶短者多難養。臍帶上多壘塊者，多兄弟。無壘塊者，無兄弟。

痘疹生民切要圖説終

痘疹生民切要上卷

西江喻昌嘉言甫著
古瀛後學陸師鑒聖蒼氏增輯

痘疹原委

夫小兒痘疹，乃五臟六腑，胎養穢液之毒，留於命門之內，發於肌肉之間，人生無不種者。痘未出之時，證類傷寒，憎寒壯熱，身體疼痛，唇臉俱紅，耳尻骨指尖俱冷〔一〕，或腹痛頭疼，眼澀鼻塞，唇焦氣促，口生粘痰，大便黄稠，是其證也。但治法與傷寒不同，傷寒由表入裏，痘疹從裏出表，歸重脾肺二經。《内經》曰：脾主肌肉，肺生皮毛。滋養氣血，使脾不虚，肺不寒，表裏中和，其痘易出，自然靨也。痘證最爲酷證，不日之間，生死反掌。逢歲火毒流行，一發則遍身爲之斑爛，惟火降水盛而不焦者吉。痘初起腰疼，點見焦黑者死。蓋緣毒氣留於腎間，熱壯水枯而不發越故耳。錢氏雖有百祥丸下之，十無一生。其丸太峻，故不敢用。愚用透肌解毒、化毒解肌等湯代之，全活者甚衆。凡痘宜發越，不宜菀滯〔二〕，宜紅活凸綻，不宜紫黑陷伏。治法無多，朮在察色觀證辨的，表裏寒熱虚實而已。

凡治痘之法，當於三日已未見紅點之時，宜升麻湯、參蘇飲之類以和其表，微汗爲度；若未汗而表未

〔一〕尻　同「居」。《説文・几部》「尻，処也」，下文同此。
〔二〕菀　同「鬱」

解，略見紅點隱約於肌肉之間，則四物十神湯透肌之劑，便當施治。凡見出遲發慢，根窩欠紅活，便當用心調理，切勿袖手待斃。況古人用藥，如陳文中之木香異攻散，用丁桂、香附峻熱之藥，與《内經》病機不合，丹溪曾發揮其誤。亦有用當者，屢獲奇效。若劉河間、張子和用大黄、芩連寒凉之劑，丹溪曰：酒炒黄連，能解痘毒。依憑用之，而獲效者不少。今之依陳氏而治者，多用熱藥；宗張劉而治者，多用凉劑，是故不偏於熱，而偏於寒，此刻舟求劍之道也。

按《内經》曰：寒者温之，熱者清之，甚者從之，微者逆之。又曰：逆者正治，從者反治。陳氏用從治之法，權也；劉、張用正治之法，常也。皆不外於參芪歸朮，補氣血等藥爲主。學者當看時令、寒熱、緩急而治，不可執一見也。

凡痘初起之時，有因傷寒而得，有因時氣傳染而得，有因傷食發熱嘔吐而得，有因跌僕驚恐畜血而得，是以一人受病，傳及其餘。或爲目竄驚搐，如風之狀，或口舌咽喉腹痛，或煩躁狂悶昏睡，或自汗，或下利，或發熱，或不發熱，證候多端。即以耳居指尖俱冷爲驗，亦未盡信。苟一二日外，腎之部位俱熱，從何稽考？不若驗其兩目畏燈，唇帶黑暈，舌生白胎者爲真。

預防調理

痘疹一事，人生未有或免，調理亦宜預防。一遇鄉鄰有種痘，而值天時不正，即宜避風寒，節飲食，戒嗜欲，倘一失調，爲患非小。古人所以調於未種之先，幼幼之心，爲至切矣。古方用油飲子、稀痘散、三豆散、不換正氣散、辟穢丹及瑣瑣葡萄，皆能獲效，然未盡美。愚立一方，名曰預防湯，獲效頗多，録示同志。

油飲子治痘未種之先。

用麻油一斤，將鐵鍋熬成膏，瓷罐盛貯。每早用百沸湯一盞，化一匙，温服。

稀痘散治痘欲出未出之時。

用經霜老絲瓜，近蒂三寸連皮子，燒灰存性，陳蜜爲丸，如桐子大，朱砂爲衣。蜜湯送下三十丸，多者減少，少者益稀。

三豆散治同上。

赤豆　黄豆　大黑豆各一升，淘淨

用水八升，同甘草三兩，煮豆成膏爲度。每日任意隨時服之，甚妙。

不換正氣散治天時不正。

厚朴　藿香　甘草　半夏　蒼朮　陳皮　川芎　白芷　防風各等分

薑三片，棗一枚，水煎服。

醉穢丹

蒼朮　細辛　川芎　甘松　乳香　没藥　真降香

共爲細末。痘未種之時備之，既種之時焚之。

瑣項葡萄出安南國，及雲南夷方，其色紅紫，狀如甘枸杞而小，難得真。

預防湯 治痘未出時，痘疫多裏盛行。宜一日一服，神效。山楂、生地爲君，歸、通、蒡、苓爲佐。

防風　芥穗　連翹　白芷　陳皮　甘草各三分　當歸　木通　茯苓各八分　白芍五分　白朮　川芎　升麻各三分　山楂　牛蒡各七分　生地一錢　銀花五分

加燈心，水煎服。

一凡痘症防火症，初起或半日、一二日內，太陽無汗，熱壯點見者，毒氣乘熱侵於陽位，急宜取汗退火，以清肌膚，庶幾減少。緩則血隨熱旺，紅侵清膚內，密如蠶種，爲鬱苗。若投以保元太和雞湯、異攻、參、芪、生脈之類，則熱益盛，而火愈熾。至五日內，束手待斃，未有能生者。噫！非痘殃人也，醫殃人也！特揭篇端以濟世云。

諸儒論

王氏《指迷論》云：痘疹乃時氣之一端，一人受症，傳及其餘。又曰：痘疹有熱，則易出，一出則遍身爲之斑爛。張氏煥曰：痘子氣均則出快。蓋血隨氣行，氣逆則血滯。

王氏惟一曰：痘者，脾土所生。肝木旺則能勝土，熱動心神而生驚。

錢氏聞《禮》曰：肝風心火，二臟交争，而發搐。又曰：痘未形而先發搐，大忌涼心。蓋瘡屬心，心生血，心涼則血不能行，痘欲出而不能得也。切宜慎之。大抵治驚，當平肝、利小便、均氣，最妙。

仁齋楊氏曰：大熱當利小便，宜五苓散、導赤散；小熱宜消毒飲、四聖散之類。

丹溪先生曰：諸痛屬熱爲實，宜酒炒芩、連、荆、防解毒藥，加升麻、芷、葛之類；諸癢屬寒爲虚，宜歸、地、芎、芍、參、芪養血氣藥，加升、葛之類。愚謂便表裏虚實[一]，是觀症也；凉血解毒，安表和中，是善治也。捨此，治法雖多，反爲逆途。

又曰：丹溪爲活血調氣，安來和中。此爲虚實而言，不若凉血解毒、安表和中爲當。活血調氣，則又先以補助之法，遇虚寒則可，遇熱症則危。

又曰：善治痘者，辨其寒熱，泄其毒自内出，治於已然者也；禁其寒自内出，治於未然者也。治於未然者易爲力，治於已然者難爲功。夫熱盛則毒多，苟不和解以泄其熱，則血熱妄行，不居原位，是猶溪水横行，氾濫彌漫，宜决壅塞以行疏利之法，毒氣有所自出矣。若誤而投以熱藥，與塞水何異？

辨五臟死症

經曰：足厥陰肝屬木。賴腎水以爲生，腎水竭則肝絶。心乃肝之子，舌乃心之苗，外症舌青黑而卷，目無精光，淚出不止而交流，逢庚辛日死。

經曰：手少陰心屬火。賴肝木以爲生，肝木枯則心絶。肝乃心之母，子絶則母孤。外症面黑目直，狂言妄語，心身悶熱，心火離散，逢壬癸日死。

經曰：足太陰脾屬土。賴心火以爲生，腎水克心火，火滅則脾絶。肺爲脾之子，脾絶則氣不行，外症面浮黄，洞泄不自知。脾主肌肉，肺主皮毛。肌肉消瘦，皮毛枯焦，唇反不收，逢甲乙日死。

經曰：手太陰肺屬金。賴脾土以爲生，脾土倒則肺絶。肺主氣，行氣温於皮毛。鼻乃肺之竅，而氣

[一]便　熟习

出入焉。外症皮枯毛脱，氣粗脣反，金無土養。肝藏魂，肺藏魄，肺孤而魄散，逢丙丁日死。

經曰：足少陰腎屬水[一]。賴肺金以爲生，肺金燥則腎水涸，腎水枯，不生肝木。外症目無光彩，不與心火相濟，自汗如水。腎經衰，脾土欲克而不能克，真氣自傷，故面黑内結，齒黑焦枯，逢戊己日死。

治法二十八條

一痘初起，疑似未定。丹溪驗耳居、手足指尖俱冷，及耳後紅筋赤縷，未可盡信。不若於一二日内，看舌上半白，上下脣起赤黑暈，兩目畏燈者爲真。

一初起目光脣紫，略帶焦枯，舌起白胎，兩臉紅光者屬熱，不宜熱藥，宜四聖散、十神湯，加骨皮，汗透爲度。汗後壯熱不除，光腫不散，服透肌散一、二服，一日夜連服三、五、六服，面白熱退而止。如熱不退，人事不明，亂言亂語，用犀角地黄湯；不效，用水調六一散一兩，作三次服；又不效，用解肌化毒湯，一二服，熱退水生，乃可治。如至二三日，大熱不除，痘已見苗，並熱難退，即復投以保元湯、人參、黄芪之劑，未有不潰爛而猶生者。

一初起太陽有汗而熱熾，唇不焦，地角肥潤，生氣光澤，三日點不見，至四日而苗出，漸漸如水灌子，此屬凉。痘縱密而無危，宜少服八物湯、十全大補湯，加山楂等藥，以保元氣。氣盛而依期長泛者，不必藥。

一痘光澤者不必藥，若紫黑小而實，在皮下不出者，急服四物十神湯，取大汗，後用透肌散，身凉爲度，延至四五日，大熱不退，毒侵皮膚，則爲不治矣。

〔一〕足少陰腎属水　原作「足少陰腎属小」，按上文句式改。

一凡初起面灰色不光澤，壯熱唇焦，點色紫黑者，作熱看。解衣則生，緩則不治。

一初起疑似未定，症類傷寒，宜服升麻葛根湯。有汗不宜服葛根，用過恐大虛其表，難於灌漿。蓋汗即是血，血即是漿。

一初起肝風心火交爭而發搐，宜王氏惺惺散；甚至顛狂，宜六一散。

一初起一二日内，太陽無汗，宜四聖散、十神湯，加丹皮、骨皮，取大汗如洗，則毒散而痘稀。若熱不除，用透肌散，身凉熱退，多者減少，少者竟無。

一初起一日，或半日内，紅點見而少者，急服四物十神湯取汗，務令熱退。不然，則乾紅症，出五六日而死。

一初起一二日内，面紅腫而淚不流者，取大汗，身凉後宜服八物湯，加升麻、白芷、麥冬收功。

一初起一二日，點見而復没，乃影痘也。至七八日，熱退而出，最防鬱苗。

一初起一二日，泄瀉臭而不止者，不宜止，穢盡自止，因夾宿食而瀉，故無妨。

一初起之時，男犯房勞，十全大補湯、保元湯救之。

一痘當長泛，七八日内泄者，宜四君子湯送下七味豆蔻丸；如不放，用粟殼去膜，陳皮留白爲末，砂糖調服。此症有二：初起熱未除，至七八日泄者，清氣下陷爲不治；若身凉色白陷多，作虚寒者，宜依方調治，恐内虚不食而死。

一六七日痘出齊，紅紫不光澤，長泛壯熱未除，但地角人中有水光者，急服透肌散。除熱可治，或乍寒乍熱，水生而復枯者不治。

一凡痘出七八日，長泛肥滿光澤者，不必藥，色紅紫屬熱，宜透肌散，加四物湯清肌，防黑陷。

一凡痘出六七日，長泛法光澤，色白欠肥潤，或嘔吐瀉利者，屬寒，宜十全大補湯，加升麻、白芷、麥冬，以防虛癢倒靨。

一凡七八日，黑陷多，内無火泡，不煩渴，兩顴光澤者，服解毒湯，以下結糞；次服十宣散收功。

一凡七八日，色轉黄，瘡頂略皺，表虛而作癢者，宜大補藥，將收作癢，宜仔細看守，恐不覺抓破二三十粒者，不一時，百症俱作，乾紅而死。既收而爬破者，宜二白散酒調服。七日以前爬破者，氣血交會，宜敗草散敷之，投參芪實表裏；八九日，氣難血散，爬破者，服二白散而生者幸耳。

二白散

白朮土炒　白芍酒炒

等分爲末，酒調，時温服之。

一凡八九日將收，色宜竭，若色紅，甚惞腫者，此毒氣太盛，宜梔子麥冬湯，加甘桔服之。

一凡十二三日，收完結痂，目清靨厚，飲食日進，不必藥；若煩渴而泄瀉者，四君子湯送下豆蔻丸。

一凡十三四日收完，目起紅瘴，用穀精散、四物龍膽湯，時時服之。兔糞煎湯，代茶服，亦效。

一凡十四五日，至十八九日，兩足浮虛，面出黄水，宜消毒宣風散，或黄連解毒湯。

一凡孕婦將燒，一二日宜服罩胎散。餘症見後。

一凡孕婦不宜服葛升湯、牡丹皮，宜人參紫蘇飲，倍用羌活以解表毒。

一凡孕婦初產，必生虛熱，痘不出矣，宜十全大補湯、生熟四物湯，時時服。

一凡初起一二日内，身大熱，太陽汗出而點未見，至三四日熱退，八九日復熱，延至半月，或一月者，名曰煉地，宜避風寒，若爲風寒所折，必一齊並出，甚者七孔流血而死。慎之，慎之！

一起一二日，遍身紅斑在皮下不出，不長泛者．乃傷寒發斑也。丹溪治法三十條，其中十四條，最宜詳味，故謹述之。

一痘疹春夏爲順，秋冬爲逆。

一痘分人氣清濁，上取勇怯。

一燒三日不退，防鬱苗，急宜解汗以清其地。汗不可太急，急則拈地。

一燒三日略見紅點，如酒刺不長泛者，非是，要查看。

一燒三日出完，六日漸長如粟米光澤者，不必藥。在皮下者凶。

一初起自汗不妨，是濕熱薰蒸故也。汗多者，用人參、黄芪實表，以防難收。

一初起以惡實子爲末，蜜調敷鹵門，可免眼患。此法甚妙。

一初起煩躁狂言渴飲，若飲水多者，難治，急宜凉藥解燥，如六一散之類。

一凡痘瘡壞者，一日内虚泄瀉，二日外感風寒，三日變黑歸腎。

一凡痘出稠密者，用人參敗毒散、犀角地黄湯。稀則毒少，稠則毒多，宜以清凉之劑解之，酒妙芩連，多服亦不妨也。

一凡痘乾者宜退火，用清凉之劑，薄荷、荆芥、升麻、乾葛之類；濕者，肌表之間有濕氣，宜白芍、防風、白芷之類，蓋風藥亦能勝濕也。

一凡痘癢塌者，於形色脈上分虚實。實則脈有力，氣壯；虚則脈無力，氣怯；癢則用實表之藥；如大便不通，以大黄等寒凉之劑，少少與之，下其結糞；輕則用淡蜜水調滑石末，以鵝翎刷上潤之。

一凡痘當分虚實，氣虚者，用人參、白朮加解毒藥；血虚者，用四物湯加酒炒芩連，名解痘毒是也。

一凡痘分氣血虚實，大抵於氣血藥中分輕重爲用，以平爲期，有犯外邪而實者，加防風表藥，治法當活血調氣，安表和中，輕清温凉之劑，兼而治之。温以當歸、黄芪、白朮、木香；凉以前胡、升麻、乾葛，佐以川芎、白芷、白芍、枳殼、桔梗、羌活、木通、紫蘇、忍冬、甘草之類，可以調適矣。

輕症條例

一凡初起壯熱，太陽流汗，不煩渴、泄瀉、嘔逆，三日點見不密者，佳。

一凡初起熱微，嘔吐、泄瀉、汗出，點見紅者，輕。

一凡初起壯熱有汗，狂顛，人事不清，三日熱自退，四日點見者，輕。

一凡三四日内，面色紅潤，目清唇紅，熱不壯，飲食如常，不煩渴者，輕。

一凡一日内壯熱吐瀉，點見紅者，必取大汗，汗透者，輕。

一凡三日熱退，點出血泡，大而轉小，六七日轉淡黄色者，輕。

一凡痘出齊，六七日滿面光潤者，輕。

一凡孕婦胎落，目清不煩，痘脚稀者，輕。

一凡十一二日如揭色，或花收，或濕收，或乾收，面部收完，日開一線，黑白分明者，輕。

重症條例

一面色灰白無汗，痘出點，腹痛唇焦，及内有宿食者，死。

一初起熱三日退，出點色白，面色灰白者，乃内攻之症，用重治法。
一初起而紅舌者，無汗煩躁，點見小而實者，危。
一初起面白目青，流淚無汗，天庭點見小而實，浮起不汗者，危。
一初起兩足痛不能忍，面色皎白，點見小而白，身不煩渴者，危。
一初起壯熱無汗，二三日，痘乘熱而出，又服保元湯、太和雞湯，至七八日，譫語皮爛者，危。
一凡初起，女犯房勞者，死。
一孕婦胎落，熱盛皮紅，煩渴一齊並出，咽喉痛者，死。
一凡未出之先，飲食過多，内有宿食，以致胃爛成斑，黑色者，五日死。
一凡痘出齊，壯熱遍身通紅，唇齒焦枯，乃血不居位，四日死。
一痘出齊，紅紫不光彩，苗焦地枯，淚流煩渴，舌全白乾枯者，危。
一痘一齊並出，壯熱色白，不渴泄，煩躁不止者，三日危。
一痘一齊並出生水，身無大汗，飲食不減，面生疔毒過關，身不起者，危。
一痘起泛，舌轉淡紅，略帶白色，如爛猪肝者，死。
一痘起泛，身上凉，七八日内泄瀉，火燒如燎者，死。
一凡痘齊出，至七日熱退，面部胸前皆起，項後不起，焦枯滿面而空，起油膩者，危。
一痘七八日長泛，不肥滿，煩渴，黑陷，兩頭發火泡，四肢起，胸背上不起者，危。
一痘八九日收不過關，不結痂者，危。
一痘起十二三日，將收完，口幵眼閉，煩渴譫語，色皎白，臭氣粗者，危。

一痘起十一二日，將收完，氣臭充入腦頂者，危。

一痘將收未收，作律爬破者，危。

一痘收後，飲食過多，作泄者，危。

一痘收後癰毒潰爛，久不生膿者，危。

一痘收完，下利多食，目睛陷，穀食不化者，危。

一痘後完，痂落無疤跡，遍身色白如鼓皮，不思飲食者，危。

相格論

嘗觀小兒痘疹，雖原胎毒以成，然其發越，實本歲運而至。欲知治法，當辨生死。初起決其生死，須觀主痘何如。初發熱而痘點先見者，爲主痘。主痘見於太陽司空之地，光澤者輕生，紫黑者垂危。欲知治法，必於死中求生。

紫黑者，内毒已成，升提以泄其壯熱；光澤者，内養完固，善調以保其太和。升提則升麻、葛根爲宗，調養則以川芎、當歸爲要。密如蠶種，須防提起必死；形如鼓皮，最怕流淚定死；點如蚊錐，汗後不起者不治。已上三症，當用四物十神湯取汗，透肌散清地。

唇下人中，漸漸生水，若水生復乾，大熱如前者不治；形似糠粃，太陽汗乾者，莫醫；渾身壯熱，汗枯必然並出，死症無疑。少婦房勞色白，亦能並出，妙手何用？

脾虚則淚灌瞳神，譫言多水；腎虚則鬼祟其體，狂言多妖。腎屬陰而藏鬼，患者多見鬼，知其腎空虚，非真鬼也。

舌不出唇心已喪，耳居反熱腎將枯，用梔子麥冬湯滋腎水，加黄柏、知母服之。唇裂齒乾莫治，面仰頭直休醫。舌上疔如枯樹，舌下黄如牛奶柿形，此乃熱毒生心經，不必良方。

生肘後，男子原於心熱，婦人乃是産虚，用玉鎖匙點舌，四神湯加梔子、麥冬、連翹、黄芩以治之。

若舌上黑瘤，不一時如龍眼大，紫黑血泡塞口，潰爛莫治。

天堂先起者否，地角先見者泰。手足未見而頭面獨起〔一〕，號曰四體不均。此熱蒸於面，手足屬腎，腎之所部獨冷，面受熱蒸而苗已枯，是以腎部未受熱蒸而起，水枯火盛，乾紅之症，能無危乎？

腰背密而胸前獨無，實爲一心之主，胭脂色地，不作膿，水灌於形易長泛。凡觀表裏之間，必察經緯之内。心經本乎胸前，肺緯原乎背後；心經實而心窩疏，肺緯虚而背後密。心混心家熱，咳嗽肺生痰，咬牙脾土弱，恍惚腎水拈。虚乃脾土發生，無腎水則枯，無肝木不茂，無肺金不生。腎水枯而心火熾，是以肺金受傷。肺金傷，梔子麥冬湯加二陳主之。而痘苗枯，實本脾土熱，金不能生水，苗如枯，脾土乾燥而熱。痘將出而唇上破裂者，脾土大熱，乾紅之症不無，急用解肌化毒湯，連進不效，加軟石膏救之。唇白不收者，脾土大寒，泄白之痢必有，十全大補湯，倍人參、黄芪救之，急用參湯，調飯匙膠主之。

初起脚疼者血少，腰痛者營虚。胸背乃受虚之地，緊要之關，不宜痘密；手足乃堅硬之所，輔佐之鄉，縱密無妨。面不起而天堂有膿，陽氣散而死期將至；面已起而頸項無水，關節隔而生意必無。

胸前黑陷心家熱，下其結糞可醫，解毒湯可治，通聖散亦妙。背後焦枯肺作痰，鼻起烏煤不吉，腰纏羅帶腎水枯，脅表赤紋脾土無。羅帶纏身，應有陰陽之論。帶如灰白，定爲虚弱之凶。色似灰白，喘咳何安，

〔一〕手足　此下原衍「手足」兩字，按文理删。

八珍散去朮，而加參芪爲當。

腹似鼓皮，煩渴不已，解毒湯倍歸而投枳殼爲宜。欲出不出，煩躁無微汗者，大凶。或燒不燒，泡爛有赤斑者，愈險。三四日内，因有宿食，以致胃爛成斑，治法當用解毒湯加大黄下之。但人惑於汗下説，執不肯下，是以就手待斃。予於此揭示後人，與其袖手待斃，不若幸而成功。吾見世之出斑未齊，下而好者，十有八九。人何寧忍死而不肯下乎？

五體密而胸背疏，縱重何妨？四肢多而頭面少，雖險可醫。虚處多而實處少，獨防虚弱難收；虚處少而實處多，善加調養易好。面腫脹而身不腫者，毒上凝而不散；面起泛而身不起者，症已敗而命終。

凡看小兒痘疹，先觀五臟何如？舌全白者心喪，齒全黑者腎亡，肝絶則目赤淚流，脾倒則唇焦掀露，肌肉消白者肺絶，痘脚紫黑者血枯。虚處多，毒積於五内；實處少，毒散於四肢。初燒壯熱不除，定知鬱苗而死。汗透身清熱退，苗隨汗出必生。先服透肌散，次用解肌化毒湯，急服以救苗也。此乃痘家之秘訣，實爲後學之良方。瘙癢蓋緣痘嫩，參、芪、桂、朮可投；食挫定是痰多，甘桔二陳莫緩。黑陷火炎水竭，解毒湯投之甚宜；咬牙土濕脾寒，異攻散服之允當。煩渴無膿痰氣盛，終爲陰府之人；泄瀉失被飲食少，難作陽間之客。肥滿光澤，膿窠泡者，尤佳；平塌焦枯，脚下黑者，不吉。舌上染霜心内熱，十神湯内麥門冬；眼中流淚脾家虚，八物湯間芪朮等。睡中驚跳莫疑邪，未出狂言休爲重。熱吐痰多，毒反攻於内，心先受證，所以生狂，宜解毒湯，加梔子、麥冬、黄芩主之。重變輕而易好，遇乎濟世之醫；輕變重而難調，遭乎風寒之閉。先用透肌散以實表，次用四物湯與解肌化毒湯以和中，所爲安表和中，可以無危。黑斑幾點，發在實地也堪醫；紫血數團，發在腎經難得解。紅斑成片，發於腰背達臍者，不可治。肺經不起，任扶上岸也生痰。肺麗於背，自頸後至背不起泛者，必生痰喘，宜補肺散，加四物湯與穿山甲，以升提主之。面生輕薄，得到頭來適作怪；肺經不絶，必生痰而作氣。面色灰白，定瘙癢而不清。小兒多有水光，因而作癢；婦人豈無孃體，眼硬流漿。痘灌漿而表虛，宜大補湯、保元湯，倍芪桂以實表。緩則皮破血水流，謂倒靨，用敗草散敷之。若少婦肌肉孃薄，被席堅硬磨破，不可以倒靨看。若加實表之藥，反增潰而死。男子老來最怕實光而不灌，後生壯者應嫌房事以傷神。男受症而與女交爲陽易，十全大補可生；女受症而與男交爲陰易，百無一治必死。睡則被驚而醒，蓋緣心火之未治；食則作嘔而還，是因胃氣之不足。困足聲乾，如敝車不吉之形；灌裏流漿，乃枯木不凋之象。鼻枯唇裂本凶，氣促目翻不吉。眼失瞳神，終歸陰府；眼無光彩，定棄人間。神昏不定被驚，梔子麥冬湯以瀉心火；胃氣不和致嘔，薰香正氣飲以調胃寒。雲肩垂而生痰氣，頸鎖重而隔咽喉。雲肩者，頸後白陷而焦枯。頸鎖者，咽喉垂陷而無空。二者皆火盛而毒上凝，透肌散、四物湯、穿山甲去雲肩，牛蒡子、甘桔治頸鎖。雲頭花滿身不吉；霞色叚遍體何安。紫黑焦枯，應有板牙之論；齒唇掀露，還詢往日之因。煩渴不定心受熱，瘙癢不已體遭魔。硬舌言語不清，色如爛猪肝者，必死。咽喉吞水不下，痰如死狐臭者，不宜。噦噫者，胃氣不和，嚼赤豆立止。疼痛者，脾胃卻絶，想人世難留。燒出蛔蟲，非積氣多者不治。經云：蛔蟲而胃絶。平日積氣生蟲，遇胃火盛，蟲乘熱而上行，雖多無妨。苟非積氣，必胃絶也，宜白虎湯治之，泄盡死血。若成塊少者莫醫，應嫌瘡癬不分明，更怕癰疽而洩氣。痘將半足，若生腫毒得長生；腫毒已成，爛肉黑沉還不美。痘毒已成，宜發愀腫，則新血盛而敗血成眩，此生新去舊之義也，宜八物或托裏散。苟非服凉藥太過，氣血衰弱，肌肉沉黑而死。

孕婦防燒極以臨盆，產婦怕血氣而汙體。正治偶遇月經，猶防汙穢天花，若非大補良劑，未可全稱福果。正當長泛時候，且看膿色何如？清漿則易靨難收，實漿則易收緩愈。足跟知痛，身上漿收，痘已出盡；身熱不退亦擔憂。痘已長完，窩内無膿還不美。長完漿灌，須察是水是膿；灌足漿收，須見有痂有靨。長泛是水，皮薄者難收；濯滿是膿，皮厚者易斂。不結痂，如疔靨貼肉不美，謂之假塌陽收。靨邊赤色，如死血染皮甚凶，謂之乾紅火泡。睛清則臟腑無毒，皮赤則表裏有傷。面部收完，目開一線，黑白分明，則知内毒已盡。白珠紅者内熱，宜四物龍膽湯主之。皮赤者，毒未盡也，與再三參看，宜解毒湯主之。靨邊白色易好，瘡邊紅色再翻。兩足浮虛，氣未除而有毒，荊防敗毒散主之。五心燥熱，熱未退而要凉。收時氣促腹脹，必生結症，此爲不治之候，宜蘇子降氣湯主之。完則口開眼閉，恐喪心家，此亦不治之症，此症有毒。若參陽位，蒙頭蓋面，身上稀少，則毒氣易除。面部凝而不散，是以口開眼閉，或爬破復灌者，宜解毒湯加生地、赤芍、銀花、芩、連行下之藥急救之。好則依期而愈，未臨半月收還；否者過日而延，卻過四旬不足美。幼兒氣衝皮薄，十日收完，不爲太急；老人氣衰皮厚，十日而長，豈是遲延。面赤眼紅，心經多受熱；咳嗽咽痛，肺上定生痰。既收而出黄水，乃是餘毒未除；若收而生水泡，亦是熱氣未散，宜與倒靨條參看。半漿水泡起於胸背，青黑水泡發於四肢，人事清爽，飲食加進者，不必藥，此氣有餘而血不足，宜少與四物湯和之。眼眶露出紅筋，必生翳膜，靨遲現出赤色，定有餘災。魚口蛇腹定知亡，虎斑蛇皮俱不吉，亦有巧中藏拙，絶處逢生。人生分乎貴賤，命難定乎短長。貴人體厚，難禁勞碌之形；童子體孃，怎受非常之熱？貴人八分折十，賤者四分減三。初起不避風寒，必生壯熱；不節飲食，必致胃傷；不戒嗜欲，必損元氣，惟有内生外死，猶可詳觀。譬如根好葉枯，終當發達。凡用藥俱用炒研，入煎方得出味。

辨痘疹與傷寒相似治法與傷寒不同者何

相似不同者，丹溪之心法也。痘疹無全書，亦天地之一缺也。此二句，參天地之化，致中和之氣，成位育之功，補天地之一缺，發聖賢之未備，包括多少意義。所謂相似者何？初起之時，憎寒壯熱，頭疼腦痛，身熱脊强不眠，舌乾口燥，寒熱嘔而口爲之苦，此其所以相似也。何爲不同？傷寒從表入裏，一二日宜發表而散，三四日宜和解而痊，五六日便實，方可議下，故傷寒先治表而後治裏。痘疹從裏出表，一二日毒氣内壅，宜托裏以解表；二三日内有宿食，以致胃爛成斑，宜急下以和中，故痘疹先治裏而後治表，此其所以不同也，且症類傷寒者多矣。予見十二三日，飲食多者反死，不進飲食者反生，與除中何異？大熱未除，咽喉舌爛，齒牙脱落，與狐惑同條。煩極而渴，熱熾成斑，譫語鄭聲，虚實相等，多眠不眠，轉重可知，舉此以示後學，所以發丹溪之未發也。且傷寒明表裏，毒入於内，以致發狂，方可議下，下之早者結胸，傷寒下之宜遲。痘疹明虚實，毒壅於内而不發越，便宜速下，下之遲者胃爛成斑，是以下之宜早。表裏明，則傷寒無不治；虚實辨，則痍疹無不調，治痘疹端在此。古人云：胸中有全馬，然後可以畫馬。予亦曰：心中有全痘，然後可以治痘。

正治從治者何

夫痘疹雖原於胎毒所成，實藉氣血以爲主。榮衛和調，脈絡循軌，一有偏勝，其害立見。燒三日身清而出，自然之理。或半日，或一二日，熱未除而點見太陽司空之地，色白而空殼者何？夫司空之地，心實主焉，毒不能出而反入，是毒氣攻心而臣欺君。心無主宰，火盛克金，而血不華體，名爲内攻之症。夫心火不可驟遏，宜行從治之法。蓋以寒治熱，以熱治寒，此正治之常法也。以熱治熱，名曰從治。内攻之症，非從治行權，則莫治焉。痘見空殼，血不蔭根，面白唇黑，臍下紫斑，此内攻之症也，宜四物湯加升提藥以從治之，令毒侵皮膚，痘脚紅活，徐進以透肌散，正治以解之。從之太過，恐毒盛肌膚，固結而不可解。一從一正，至再至三，候其見點大淡紅，地肥苗秀，略見光輝，人事平静，則從治之藥斯止，此法甚效。人所不曉必點初見於司空之地，而詳審焉。否則五臟潰爛，五六日而危，不可救矣。學者宜盡心焉。

辨今人不用異攻散

陳文中用木香異攻散，乃寒水司天之時，屢獲捷效。自宋歷元至明，率皆用之。遇歲火毒流行，概投以異攻散，而時藥不旋踵而死，畏不敢用。夫山野農人，多受山嵐瘴氣，毒鬱於内，以致陷伏倒靨，寒戰咬牙，灰白頂陷，泄瀉昏睡，苟不用辛燥之藥刼而出之，將何成功？予故挈而辨之，以語後學。

辨今人輒用保元湯

夫痘疹先辨寒熱爲主，一二日熱壯點見，此症屬熱，用凉血解毒、安表和中、輕清之劑，以身凉而止，此古人正治之法也。至四五日後，血熱妄行，毒侵皮膚，投以清凉之劑，尚未可收成功，而况與之保元湯者乎？今醫不問身熱未除，一二日内，概與之保元湯，不效而以太和雞湯，至於煩悶又進以獨參湯，是以熱而助熱，血妄行而痘密，火愈盛而水愈枯，陷伏不起，未有不顛狂，焦枯唇齒，舌爛而死。哀哉！夫異攻散，既爲陳文中之病，保元湯與異攻散，又何異乎？今醫常云：某用保元湯而生，某用保元湯而效。殊不知遇於寒凉，發之當而成功易；遇於火毒，此與異攻之害，可勝言哉！今之時火毒流行，熱症十常八九；寒凉亦有一二。熱甚點見爲熱症，急用清凉之劑。三四日熱退見者，爲寒凉，宜用保元湯。後之醫者，當辨寒熱，幸無執滯，以失人爲身後累，其謹鑒之。

辨汗下二説

按，丹溪云：始終不可妄爲汗下。其言妄爲者何？蓋言未嘗不汗下，但不可妄耳，於此不可不辨。昔人借喻云：如庖人籠蒸之法，但欲其松耳，治法宜涼血解毒，安表和中。其或氣盛煩躁，熱熾盛，眼赤，皮紅光腫，此毒侵膚，肌表受症。若不急汗以解表，則熱愈盛而毒愈熾，血熱妄行，毒侵皮膚一齊並出，則不治矣，宜先服四物十神湯以蘇利之，汗透爲度。略用升、葛以解表，則毒氣有所滲而出。毒從汗散，痘從汗出，自然開脚生水，此所當汗也。苟熱不爲汗，則壯熱不除，大便不通，煩躁胸高，内有宿食，點見紫斑，急用承氣湯，或通聖散、白虎湯下之，則内無壅滯，氣血順軌而清涼。苟不急下，則毒蒸臟結，臭爛而死，此始當下也。汗後自利，苗下泄也，此爲重症變輕，穢盡而利自止，不必止也，宜以八物湯、保元湯、十全大補湯，徐徐飲之，以助成功。如八、九日火熾壯熱，水枯黑陷，大便閉結，毒壅於裏，而五心煩熱，急當下。苟不急下，則毒鬱於内，無由發洩，内外固結，火熾水枯，黑陷而死，宜解毒湯，少與芒硝以軟堅，當歸以潤腸，枳殼以導滯，而結自下，則毒氣流行，表裏俱解，火降水生。此終當下也。學者宜盡心焉，不可惑於時論，袖手待斃也。

四物十神湯治一二日内點見熱壯，無汗或自汗者，並宜服之，取汗透爲度。

當歸　生地　蘇葉各一錢　川芎　白芍　升麻　乾葛　白芷各五分　香附　陳皮　甘草各三分

熱甚，加赤芍、麻黄；皮紅熱壯，則加丹皮、骨皮、薑。

石膏湯治三四日熱壯，大便閉，胸高而躁。

生石膏七錢　桔梗二錢　東參一錢，水煎温服。

承氣湯治同上。

枳殼　厚朴各二錢　朴硝　大黄各七錢　薑三片，水煎服。

防風通聖散治壯熱不除，又大便閉塞，胸中煩躁飽滿。

防風　白芍　薄荷　當歸　川芎　甘草　厚朴　梔子　連翹　黄芩　桔梗　白朮　麻黄

荆芥　滑石　石膏　大黄　芒硝

共十八味，薑三片，水煎温服。

解毒湯治八九日熱甚，水枯黑陷者。

陳皮　甘草各三分　白芍　連翹　梔子　黄連各五分　當歸炒　生地炒　黄柏炒，各八分　防風

荆芥　枳殼　黄芩　朴硝　牛蒡各一錢

陷多，加大黄二錢，薑三片，水煎服。

辨初起腰疼

凡初起之時，頭痛腦疼，及肚腹疼痛者，乃爲順症；甚至腰痛不可忍者，或有脚疼而至於腰者，世以爲毒藏於腎而不能發越，率爲難治．而又見可治者多矣。予參考諸書，惟丹溪語及此，是知其腰之痛也。

蓋由鳩尾骨者，太陽所過於此，榮虛不能導衛，陰血爲之停留，新血相觸而作疼，是以鳩尾骨痛，而達及於腰。世人誤爲腰痛，治法活血調氣，用四物湯，加酒炒黄柏、酒炒知母，以桂心爲引，甚者加乳没；或痰盛而作疼者，用二陳湯，加炒黄柏、酒炒知母，以廣木香爲引；陰虛痰盛，合二方而用之。治未出而腰疼脚痛者，則升提發散之藥亦可，用四物十神湯。學者所宜盡心焉。

師鑒按，《證治大還》云：鳩尾骨痛，　痛甚屬痰，二陳加木香、前胡、黄柏、知母；至陰分作痛，屬陰虛濕熱，六味丸加當歸、牛膝、防己、黄柏、知母、肉桂、　紅花。

加味四物湯治痘未出而腰痛。

當歸　黄柏炒　知母　升麻各一錢　熟地半錢　川芎八分　白芷三分　桂心五分

痛甚，加乳香、没藥各五分，水煎服。

加味二陳湯治痘未出而痰盛腰痛。

黄柏炒　知母　茯苓　升麻各一錢　木香　甘草　陳皮　半夏各三分

痛甚加乳没各五分，薑三片，水煎服。

辨影痘

凡初起一二日，熱未壯而皮略見紅點者，有見而復没者，爲影痘。不必驚疑，必俟熱壯而出。痘出輕鬆淡紅，此毒侵皮膚順症，不必藥；點出而浮小，色白而無血者，屬熱，毒氣留於命門，遇相火合起則發，以通聖散寒凉之劑解之。

防風通聖散治點出而浮小，色白而無血者。

防風　薄荷　赤芍　歸尾　梔子　連翹　黄芩　白朮　川芎　荆芥穗　甘草　青黛　滑石　石膏

共十四味，水煎服。

辨發斑

夫斑者，有色點而無頭粒者是也。蓋緣飲食過多，傷於足太陰之脾土，熱積於手太陽之心火，入於手太陰之肺金，故放點而斑生，出於腰腎皮毛之間，從胸背絡頸而入腹者死。先賢曰：胃爛成斑。又曰：内傷外斑。一身之火，遊行於外，色紅而小者，用通聖散以散之，或玄參升麻湯、猪心龍腦膏治之。宿食未消，壯熱不除，四順清凉飲子下之。若斑紫黑，身壯熱，斑出自下而上，及臍者不治，至領者死。丹溪曰：斑紫紅，十有九死；紫黑者，十無一生。良有以也。予見斑少痘多，開脚生水，身無大汗者，亦當治之，不可執一端也。

通聖散治痘發斑。

麻黄　大黄五分　朴硝一合，水煎服。

玄參升麻湯治内傷外斑，一身之火，遊行於外，色紅而小者。

大青　玄參　升麻　乾葛　羌活　獨活　歸尾　黄芩　茵陳　石斛各等分

水煎温服。

猪心龍腦膏治同上。

梅花冰片一分

宰豶猪心血一個爲丸，如桐子大。每服一丸，紫草湯下。

四順清凉飲子治宿食未消，壯熱不除成斑。

當歸　白芍各一錢　甘草五分　生大黄錢半

胸高滿，加厚朴一錢，枳殼一錢，薑五片，水煎服。

辨用雞先後

夫雞之爲言稽也。易稱翰音，乃火德之精。其性興陽，其功同參，性味甘温無毒。多食則火動生風，世俗見痘出者，食雞而成功。不論先後虚實寒熱，但見出遲發慢概與食之。食後咽喉腫痛，壯熱皮紅，風動生痰，目赤淚流，斑爛而死，予深哀之。夫雞何害於食？但始發之時，熱未除，不分寒熱，切不可食。至八九日，轉漿而色淡黄，光澤而不肥滿，氣虚白陷不起，身凉多睡，咽喉爽快，痛少便清，此屬虚寒之症，宜與食之。用筍爲引，白水熬成膏，如常食之，少加鹽而略和其味。藉火氣以行血，於是白陷者，紅活突綻而起。惟虚寒之症可食，若熱未除而多食，未有不敗乃事者。

辨誤服熱藥成斑

夫小兒難任非常之熱，亦難任非常之寒，宜温和通用。如初起一二日内，壯熱未除而誤服熱藥，並冒風暑成斑，宜服陽毒升麻湯；若氣血兩虚發熱，誤服凉藥，下之太早，以致斑爛，宜龐氏石膏湯；若有宿食成斑，治見前。

陽春升麻湯治誤服熱藥成斑。

升麻　人參各一錢　射干　黄芩各二錢　犀角磨三分

水煎食前服。

龐氏石膏湯治誤服凉藥成斑，氣血兩虚而發斑。

朴硝五分　香豉一合　葱白一枝　大青　升麻各一錢　石膏五分　生薑五錢

水煎服。

辨黑白二陷

凡痘初起，燒三日未見紅點，熱退身凉，至六日出齊，頂尖光澤不必藥。至七日頂復平，名曰開脚。八日内四邊高起而中陷者，名曰生水，色轉淡白，漸漸轉黄，至九日成膿。中陷高起者，名曰圓頂。四邊色紅收近者，名曰圈脚。至十日褐色，如灰白者正收，不必藥。八九日而陷不起者何？夫陷有二種：白者爲白陷，黑者爲黑陷。諸書所載黑陷而未及白陷，乃先賢之所未備。夫二陷係寒熱，後人但知黑陷爲實熱，能殺人，又謂之返黑歸腎，先儒謂十無一生。殊不知白陷爲虚寒，亦能殺人。黑陷多用百祥丸，予以爲傷其脾土不用，以解毒湯代之，活者甚衆。惟白陷者無治法，是爲缺典。予知氣虚不能導血，過食以傷脾土，或服寒凉太過，耗散精華，故有是症，宜異攻散、補中湯、上奇散，詳症施治。

解毒湯治火盛水枯黑陷。方見後。

補中湯治氣虚白陷。

人參　黄芪各一錢　白朮　當歸　麥冬　熟地各五分　川芎　升麻　白芷　白芍　甘草各三分

桂心　陳皮各二分

胸前陷，加銀花；背上陷，加山甲；面起身不起，加黄芩五分；餘熱不清，加骨皮三分；泄多，加赤茯三分；有宿食，加山楂肉三分；泄多，再加鹽梅一枚，燒，用薑棗引，酒煎熱服。

上奇散治同上。

人參　黄芪　當歸各三錢　厚朴　桔梗各五錢　桂心二分　川芎　防風　白芷　甘草

熱和升麻爲末，酒調服。

辨反黑歸腎爲黑陷

予觀諸書《洪範·五行》：水潤下，火炎上。心腎二經所屬之地，水火不容並立。水枯則火盛，自然之理也，况無治腎之法，但有解毒散火之理。予知火盛則苗枯，黑陷非歸腎也。治法當用黄連以瀉肝，木爲心之母；麥冬以清心也；升麻升陽氣於陰之下，行肺氣以平肝，兼能散火；白芷、當歸生新血以助心；生地黄、炒黄柏以補腎；枳殼佐歸以寬腸而導滯；朴硝少許以軟堅；梔子下屈曲之火；黄芩引血以歸位；連翹開鬱而降火；白芍均氣以補陷；荆芥以退火毒。名曰解毒湯。如此則火降水行，黑陷自然轉漿而愈。

辨火論

人具五行，各一其性。心爲君火，又有相火，現寄於肝腎之間。相火易起，煎熬真陰，陰虚則病，陰絶則死。夫痘疹一症繫於心肝脾肺四臟之火〔一〕，《内經》所謂五火相煽是也。一發則爲之斑爛，世以傷寒一類治之，惟丹溪主寒熱表裏虚實之論。予知氣盛血壯者屬火，出而斑爛；氣衰血少者爲寒，出而稀少，此寒食輕重之分也。

夫輕者不藥而愈，重者豈可束手待斃？予此辨而極言之。近歲火毒流行，熱症十常八九，寒凉間有一二，必當升陽散火以清肌膚，此扶陰抑陽之義。蓋火不可豁遏，必輕清和解，是以用四物十神湯取汗，以行疏利之法，則用升麻升陽散火解肌，而毒出首。汗後火不熄，仍前壯熱，兼以面色皎白，痘小而空殼，此火鬱於内，毒不能出而反入。其爲症也，人事不清，口多譫語，而生粘痰，此乃熱火成毒攻心，舌必全黑，復用四物十神湯，加丹皮、骨皮以升提之，俟其火發而有微汗，遂用透肌散以清之。一晝夜連進二三服。如顛狂不止，蓋緣真火之未降也，進以井水一碗，調一元散一兩飲之〔二〕。必口吐痰涎，人事輒省，此真水能降真火也。如不效，用解肌化毒湯，必一二服，熱退身凉而止。此無他，火盛則血妄行，毒侵皮膚故耳。若非猛進藥餌，則不治也。然凉後火毒者何也？名曰乍凉，非誠凉也。夫瀉火者，耗其真陰，陰虚火動，自然之理，先實後虚也，宜以保元湯大補元氣〔三〕，氣盛則火自降。非深知其道者，烏足以語此。

〔一〕脾　原作「脾」，按文义改。
〔二〕一　疑作「益」。
〔三〕保　原作「保」，按方名、文義改。

透肌散治一二日毒氣凝結，面紅煩悶。

牛蒡子二錢，炒　荊芥穗　木通各一錢　山楂　白芍各八分　陳皮　甘草各三分

燈心一撮，薑三片，水煎服。

解肌化毒湯治一二日痘見點，癲狂不省人事，面色紅腫。

防風　荊芥　梔子　連翹　柴胡　前胡　羌活　獨活　升麻　丹皮　乾葛　白芷　麥冬　赤芍　黄芩　骨皮

心煩，加犀角、黄連。凉後用八物湯〔一〕。將前藥各等分，燈心爲引，水煎不拘時服，身凉而止。

益元散治同上。二便利者不宜服。

滑石六錢　甘草一錢

共爲末，水調服。加朱砂三分，名曰辰砂六一散。

四川文宗高受所媳，乃西田庠生林體乾女，年十六種痘，起自初八，至十二不能言語，卧不安席，起卧之時，循序不亂。楊橘泉治之不效，問紫姑仙，質以藥方。仙曰：操舟者不知把舵之方，焉能令舟就岸，以卸其貨？今喻子在此，何不用之？延予看痘，立方與仙合。知其火盛痰生以迷心，是以不能言；熱毒攻心，是以坐卧不安。用解肌化毒湯，倍梔子、苓、連，加牛黄一分，三服後，痰吐盈盆而能言，舌黑如茨，痛飲茶五碗，方睡而愈。姑仙吕純陽贈詩一首，詩曰：

〔一〕後　此下原衍一「後」字，按文理删。

蓬島仙人久慕名，塵凡醫類笑無明。金聲一振聲難敵，玉液金調果有靈。大手挽回春氣盎，妙劑推轉病元寧。先生總合神仙意，莫大陰功海島平。

辨表實

表者，外也。痘瘮從内出外，寒在表，熱在裏。紅活凸綻爲表實，不必藥。初起之時，外感風寒，内受鬱熱，毒氣不能發散，由是凝結於皮膚，無汗而光，睡卧不寧，此表實而熱也，宜四物十神湯；汗透以肌表，用透肌散以和氣。不然黑陷水枯，乾紅之症，不治矣。

辨表虚

夫虚者，氣血不足之謂。如不起，面白唇紅，舌黑汗透毛端，此氣血不足，且看其熱微壯何如？微者葱白湯少許，亦能壯氣而痘自出。至五六日出不快，六七日開脚生水不作膿，此虚症而寒也，宜人參養榮湯，倍加參、芪以實表，自然靨也。不然，白陷塞戰，倒靨泄瀉之症出，則不治矣。白陷甚者，宜異攻散。

人參養榮湯治六七日表虚色白，食少寒戰，陷頂泄瀉。

人參二錢　黄芪　當歸　白芍　白朮各一錢　熟地五分　川芎　茯苓各五分　桂心　陳皮　遠志　五味九粒　甘草炙，各三分

泄瀉，加枯礬三分，加山甲二分；食少，加山楂五分；痰，加川貝母五分。薑棗爲引，水煎服。

辨裏實

凡出痘，犯壯熱煩渴之症多，虛寒之症少。裏，内也。痘乃從内出外，能食不瀉吐爲裏實，不必藥。初起乳食不節，外感風寒，内受鬱熱，舌黑唇焦，目翻氣促，言語不清，人事不省，壯熱煩渴，此裏實而熱，急宜服四物十神湯，大汗以泄其熱；解肌化毒湯以解其毒；水調六一散 以通其滯。如有宿食，用石膏湯以下其滯。内毒已解，熱退身涼，自然出快。不然内敗口臭，眼合氣粗，狀如風疹，甚如糠粃，不旋踵而死矣。

辨裏虛

凡痘初起，腹痛，嘔逆，泄瀉，不食，煩躁不渴，此裏虛而寒也，宜藿香正氣飲，和中安胃，自然長泛。不然則寒戰咬牙，灰白倒靨，爲不治。若多宿食吐瀉者，未可以内虛看，當以泄瀉相參看治之。

藿香正氣散治嘔逆不食。

藿香　紫蘇　腹皮　陳皮　茯苓　桔梗　甘草　厚朴　半夏　白芷

嘔甚，加砂仁、人參、乾薑各等分，　薑棗爲引，水煎服。

辨表裏俱實

凡痘初起，能食而不嘔瀉，微渴而汗，面色紅活，此表裏俱實，不必藥。亦有過於實者，舌黑唇焦，心煩目閉，語亂昏沉，此裏實之過也，宜四物十神湯一服，取汗解表；又透肌散連進二、三服，以解毒，面白熱退，身心清爲度。如不效，解肌化毒湯連進三五服，緩則不治。醫者所當用心也。

辨表裏俱虛

凡度初起，人事清，不甚熱，舌不白，唇不裂，飲食少進，不煩渴，面色白，微利而嘔，此表裏俱虛也，宜用八物湯，加升麻、乾葛、白芷、黄芪、人參以助其裏。又有虛之過者，乳食不進，自利不渴，多睡心清，爲裏虛之過也。不大熱，面皎白，目清不閉，皮不腫而多汗，唇微焦，舌微白，此表虛之過，宜四君子湯、保元湯，多服必全紅活突綻而止。

八物湯治一二日表裏俱虛。

人參　當歸　熟地　川芎　茯苓　白朮珏〔一〕　白芍各□錢　甘草　升麻　白芷各三分

棗圓爲引，水煎服。

保元湯治表虛之過。

人參一錢　黄芪錢半　陳皮　甘草各五分

圓肉爲引，水煎服。

〔一〕珏　白玉一双。疑衍。

六君子湯治虚而嘔者。

人參　焦朮　茯苓各二錢　甘草　陳皮　砂仁各一錢

嘔，加薑香〔一〕。薑棗爲引，水煎服。

辨外症順逆

初起血泡，次爲水泡，又爲膿泡，又爲褐色，又頂起血蔭盤子爲順。

初起密錐，次如胭脂，又色白灰，又如鳩眼，又如繭殼者爲逆。

身體温暖，能食，便結爲順。

寒凉太過，不能食，下利爲逆。

辨外症輕重

輕者，三次出，其中無大小不一，根窩紅活，頭面少，光澤肥滿。

重者，一齊並出，泄瀉、煩渴，密如蠶種，身温腹脹，而色灰白，頭温足冷。

辨五臟形色

心屬火，時發驚悸，其色赤，發而爲血泡，其色赤；

〔一〕薑香　疑为「薑夏」。

肝屬木，呵欠煩悶，其色青，發而爲火泡，其形小；

脾屬土，能食多睡，其色黄，發而爲膿泡，其形大而班；

肺屬金，面白噴嚔，其色白，發而爲疹，其形大；

腎屬水，居下，獨不受穢，故無症，耳居鼻尖俱冷，毒氣留於命門。或時氣傳染，如得傳於心、肝、脾、肺四臟，腎無留邪者吉。一、二、三日不能發，而腎之所屬俱熱，爲逆症。

體格餘相

色黄有膿好，色白有漿治。色紅作膿，急退火則生，緩則不治。色略黑而明亮治，赤班治，頂白陷有膿漿治。死血不治。狀如鳩眼，中黑陷，四邊高起不治。赤如小豆，有膿不治。虛白無膿，不治；黑陷多，不治。下結糞，善飲食，不治。軟殼吐漿，不治。灰白陷頂，不治。收後多睡。痘小者爲珍珠痘。正痘顆粒圓淨。

辨不治

寒戰，咬牙不止；紫黑色，喘渴不寧；灰白色；陷頂腹脹；陰陽交易；頭温足冷，悶亂飲水；氣促，泄瀉，煩渴。

辨不藥而愈

痘脚稀少，根窩紅活，不泄不渴，飲食不減，唇舌尖紅，身無大熱，苗下有泄，地位明白，太陽有汗，四肢温和。以上十條不必藥，善加調養。房室温盎，屏諸温氣。忌外人，房室、體穢、婦人月水，皆不可近。應燒大黄、蒼朮、黄芩、紅棗以解之，不宜檀、沉、乳、麝，宜用芫荽煎酒，噴其床帳。夫氣聞香則順，聞臭則逆，世俗所謂厲也。若信巫覡召外鬼，反致不祥之禍。

辨外因

凡痘初起，欲出而未出，因而發搐者，是外感寒邪，因而發心熱也。蓋緣心火交争而致之，宜王氏惺惺散，或升麻葛根湯、木香參蘇飲之類。

惺惺散治痘未出，發搐者。是外感寒邪，因而發熱。

人參　白朮　茯苓　甘草　桔梗　川芎　薄荷　花粉各等分

薑三片，水煎服。

升麻葛根湯治同上。外感風邪而發心熱。

升麻　葛根　白芍　甘草

薑棗爲引，水煎服。

木香參蘇飲治同上。

人參　蘇葉　桔梗　乾葛　半夏各七分　前胡四分　陳皮　枳殼各三分　雲苓八分

薑引，水煎服。

辨内因

凡痘欲出而未出，因而吐利者，是中焦停痰，或有宿食也，宜四君子湯，加砂仁、陳皮，或和中散。若有宿食，用紫霜丸。

四君子湯治痘出而嘔利者。加砂仁、陳皮，名曰六君子湯。

甘草　人參　白朮　茯苓各錢半

嘔，加藿香、乾薑、厚朴、半夏各五分。薑三片，水煎服。宜熱服。

和中散治痘欲出而未出，吐者。

藿香　厚朴各二錢　焦朮錢半　乾薑一錢　甘草五分

薑三片，水煎服。

紫霜丸治有宿食下利者。

赤石脂　代赭石各一兩，醋淬　巴霜　杏仁五分

各爲末。湯浸蒸餅爲丸，如黍米丸。三歲米湯送下三丸，八歲以上十丸，米飲食前服。

辨春冬寒盛用藥準繩

凡痘出不快者，有五症，天時嚴寒爲所折，不能起發，宜發汗温表：寒甚者，紅點出見，宜五積散、正氣散、調解散治之。

五積散治痘出不快爲寒所折。

白芷　川芎　白芍　甘草　當歸　半夏　肉桂　枳殼　陳皮　麻黄　乾薑　厚朴

上藥將桂、殼研爲末，先將諸藥水煎令冷，再入二味，用薑三片，再煎一沸熱服。當長泛，去枳殼、麻黄、乾薑。

正氣散治同上。

陳皮五分　藿香　厚朴　白朮各二錢　半夏　甘草各三分

薑引，水煎服。

調解散治同上。

青皮　陳皮　枳殼　桔梗　人參　半夏　川芎　木通　蘇葉　甘草

薑棗引，水煎服。

辨夏秋熱盛用藥規矩

夫夏秋熱盛，煩渴昏迷，痘出不快，宜辰砂五苓散，加山梔、麥冬。熱甚者，小柴胡湯加生地，或人參白虎湯倍加人參。熱者，人參竹葉湯加生地。

辰砂五苓散治嘔逆不清，並陰陽不分，煩渴昏迷，痘出不快者。

辰砂　猪苓　茯苓　澤瀉　焦朮　肉桂各等分

爲末，淡薑湯調下。

小柴胡湯治六七日當泛不泛，血不居位，身熱盛者。

柴胡　人參　半夏　黄芩　甘草　生地

薑棗引，水煎服。

人參白虎湯治同上。

石膏　知母　人參

加糯米一撮，水煎服。

人參竹葉湯熱盛用此湯，加生地。

人參一錢　麥冬二錢　半夏　甘草各五分　石膏七分

淡竹葉十片，薑三片，糯米一撮，水煎服。

辨形氣病

凡痘已出而聲不變者，形病也，不必藥。痘未出而聲變者，氣病也，宜補肺散。痘出無聲，身壯熱，大便澀，形氣俱病也，宜當歸丸、解毒防風湯、十奇湯。

補肺散治痘未出聲變者。

阿膠一錢，蛤粉炒　牛蒡子五分　馬兜鈴五分　杏仁五粒糯米一撮，水煎服。

當歸丸治痘出無聲，身熱大便閉。

當歸五錢　黄連一錢半　大黄二錢半　甘草五分

先用當歸煎成膏，以後三味爲末，用膏和成丸，如桐子大。一歲以上，服三十丸，米飲下。

解毒防風湯治痘出而聲不出，形氣俱病之症。

防風　荆芥穗　生黄芪　地骨皮　赤芍　牛蒡子各等分

燈心，水煎服。

十奇湯治同上。

當歸　人參各二錢　黄芪　桔梗　厚朴各一錢　桂心三分　防風　甘草　白芷　蘇葉各等分

熱，加升麻。共爲末，温酒下。

辨三陰症

夫三陰者，厥陰肝經、心包絡也。主面腫黑，舌卷青，泣不止。若不急治，六七日而死，宜十香散、保元湯，加升提藥，則升陽散火而膿足。少陰心腎二經，主肉黑，目直視，舌乾燥，狂言亂語，身汗悶熱，若誤爲熱，則虚煩黑陷而死，宜四物湯以保血，加麥冬以清心，升提藥以安表，此所謂安表和中也；太陰脾肺二經，主滿面浮腫，洞泄不止，唇反如煤，肌不光澤，四肢厥冷。若不急治，十二三四日而死，宜理中湯治之，使脾不虛，肺不寒。

十香散 治厥陰舌卷囊縮，當長泛養血生膿。熱去丁桂。

木香三分　人參一錢　桂心五口　青皮　赤苓　前胡　半夏　甘草　訶肉　丁香　陳皮各五分

薑三片，水煎服。

保元湯 方見前。

加味四物湯 治少陰黑陷，口乾舌燥。

紫蘇　麥冬　紅花　升麻　乾葛

用蓮肉、薑汁引，水煎服。

理中湯 治太陰舌卷，陰縮發厥，二便自利，四肢厥冷。

人參一錢　焦朮一錢半　附子　乾薑各八分　甘草五分

薑引，水煎服。

辨三陽症

夫三陽者，太陽小腸、膀胱之病，胎毒流於命門，去膀胱爲不遠，主腰疼、身熱，小便出澀，宜防風湯升提之，令腎無留邪者吉；少陽三焦、膽經，主寒熱往來，時或驚悸而發搐，宜連翹防風湯；陽明胃與大腸受病，若火太盛，毒氣壅結，不能傳送而秘結，宜升葛湯散火導滯爲主。

防風湯治太陽病身熱，小便澀，出不快，小腸膀胱之病。

荆芥穗　升麻　乾葛　薄荷　大力子　防風一錢〔一〕　甘草三分

水煎服。

連翹防風湯治少陽病，乍寒乍熱，出不快，三焦膽經之症。

連翹　防風　瞿麥　荆芥　木通　車前　當歸　柴胡　赤芍　黄芩　紫蘇　滑石　蟬退　甘草各等分

若大小便利，不可服。

葛根湯治陽明病，身熱目赤，大便閉，出不快，胃與大腸之病。

升麻　乾葛　白芍　當歸　枳殼　紫草　陳皮

水煎服。

辨三陰症治

足脛冷，腹虚脹，尿清色，面皎白，乳食嘔，目睛青〔二〕，脈微沉。

以上七症，不宜服凉藥。

〔一〕一錢　當作「各一錢」。

〔二〕目　原作「自」，按文義改。

巽攻散治痘出四肢厥冷，寒戰咬牙，大便自利，虛白陷頂，大陰脾經受病也〔一〕。

人參　焦朮　木香　白芍　桂心　赤苓　前胡　當歸　丁香　厚朴　陳皮　半夏　乾葛

桔梗　青皮　附子　肉豆蔻各等分

薑引，水煎服。

調中湯

人參　焦朮　甘草各五分

爲末，蜜丸。每服十丸至二十丸，温湯食前下。

人參白朮散治心不清，腹膨脹，痘不長泛。

人參一錢　焦朮一錢半　桔梗八分　甘草五分　木香三分　蓮肉十五粒

薑引，水煎服。

辨三陽症治

足脛熱，兩腮紅，大便閉，小便澀，渴不止，氣上促，脈洪散。

以上七症，不宜服熱藥。若如蠶種，如糠粃，地枯赤，火熱不退，宜解表取汗。此係三陽受病，方列於後。

〔一〕大　通「太」。

連翹升麻飲即升麻葛根湯加黄連、連翹。

解毒丸治痘未出而先發搐，狂言亂語，四肢痛，因外感風寒，内發心熱。

寒水石　石膏各一兩　青黛五錢

共爲末，用湯浸，蒸餅爲丸，如桐子大。每服一丸，三歲者半丸，看大小加減。食後新汲水化下。

犀角地黄湯治同上。或七孔流血，衄血不止。

犀角磨，三分　地黄浸取汁　丹皮二錢〔一〕　赤芍一錢

二味水先煎，入前二味。

宣花散治痘青乾黑陷，身不大熱，便澀，此熱蓄於内，宜大黄湯下。

檳榔三枚　陳皮　甘草各五分　黑醜四錢，炒

共爲末，百沸湯調下。若表大熱者不宜服，宜解肌化毒湯；黑陷甚者，解毒湯。

地黄膏治痘稠密，喘渴飲食，宜散下之。

生地四兩　淡豆豉八兩　大黄一錢〔二〕

麝香爲末，以猪膏一斤和匀，露煎五六沸，令三分去一，後入雄、麝二味調匀，緩緩飲之，令毒從皮膚

〔一〕二錢　當作「各二錢」。

〔二〕大　原作「天」，按藥名改。

出而愈。

黄柏膏治同上。

黄柏　緑豆各一兩　甘草四兩

爲末，用生芝麻油調，敷耳前後，至目眶，並厚塗之。一日二次。

猪心龍腦膏方見前。

玉露散治夏月火熾，痘大發熱，煩躁渴，大便結。非胃熱相火盛者，不宜服。

生地　熟地　天冬　麥冬　枳殼　黄芩　石斛　甘草　枇杷葉各等分

燈心引，水煎服。

梔子麥冬湯治八九日唇枯焦心熱。

人參　麥冬　乾薑　升麻　甘草　梔子

水煎服。

紫草湯治初起痘出不快，色不活，大便不通。

紫草　木香　焦朮　甘草　雲苓

糯米一撮，水煎食前服。

清脾散治三四日痘出，而地不清，毒侵陽位者。

乾葛　升麻　黄芩　厚朴　桔梗　半夏　蒼朮　甘草　梔子　陳皮各等分

薑三片，葱一枝。無汗加麻黄，壯熱加地骨皮。

犀角湯治心煩熱，衄血不止。

犀角　升麻　生地　梔子　丹皮　赤芍　麥冬

燈心爲引，水煎温服。

以上俱係火症，屬三陽，宜詳症施治。若人事不清，呻吟苦楚，睡卧不安，外多黑陷，此其症也。

增述附後

時熱四臓形症聖菴氏增述

夫痘之發也，藏於内者，有各臓所屬不同；彰於外者，有時熱形症之異，何以見之？夫寅卯辰時，潮熱，呵欠，煩悶者屬肝，肝之液爲淚，淚出於水，其瘡之色青而小；巳午未時，潮熱時作，驚悸者屬心，心主血，其瘡多斑，色赤而小；申酉戌時，潮熱，面赤，咳嗽、噴嚏者屬肺，肺之液爲涕，涕濁而淡，其瘡色微白而大；亥子丑時，潮熱，乍凉乍熱，手足冷，多睡者屬脾，脾統血，所發爲疹，其瘡色多黄而淺。獨腎在腑下，不受穢濁，故無症耳。然骫冷耳冷，腎之平正也，故以上五臓之症，獨見多者，即於其臓之毒特甚，治之，醫者要識此意。

五臓屬陰，然痘瘡出五臓，面部先見稀少者爲佳；六腑屬陽，然麻疹出六腑，頭面成粒淡多者爲妙。

辨順症

凡痘順者，始出必自口、鼻、腮、耳、年壽之間，先見幾點淡紅，潤澤如珠，三日内陸續而出，大小不等，頭面稀疏，胸背或少或無，四肢温暖，神氣清爽，乳食如常，二便通利，不吐不瀉，睡卧安穩，身凉脈静，痘與肉色紅白分明，依期長貫，肥滿光澤，皮厚堅硬，摸之礙手，根有紅暈，雜症俱無，此爲氣血依附，表裏和平之順症也。不治自愈，但宜適其寒温，節其乳食而已。

逆症

凡痘逆者，多起於天庭、司空、太陽、印堂、方廣之處。齊湧掀發，密如蠶種，中有黑點如針孔，黑紫乾枯，色如赭石，形如蚊咬，青點如痣，紅斑如錦，面腫唇焦，聲音預變，痘與肉色不分，壯熱煩躁，喘渴悶亂，乳食不進，上下失血，肚腹脹滿，腰腿酸疼，此實熱極重之症。細如痦子，形若水珠，皮膚軟薄，灰白陷頂，慘暗不明，平塌不起，色如紙白，吐瀉不寧，乳食不下，四肢逆冷，神思昏沉，此爲虚寒極重之症。是二症，雖有虚實之殊，而要皆凶逆之候也。

險症

夫順症不必治，逆症則難治，其可治者，在介於順逆之間，而爲險症也。發熱之時，或鼻塞聲重，或身痛頭疼，或吐瀉作渴，或手足俱冷，或驚悸不寧，或痰涎壅盛，此發熱之險也。或熱未透而即見苗，或痘出齊而熱不退，或出而不快，或快而不紅，紅而太赤，赤而微紫，此則見苗之險也。或當長不長，或方長忽定，或痘長而肉不腫，或肉腫而痘不長，或雖長而頂不尖，或頂尖而色不順，此則長髮之險也。或當貫而不貫，或貫而不滿，或滿而漿清，或漿清而皮薄，或將成就而色白，或將成就而色紫，此則貫漿之險也。或當靨不靨，或自頭以下先靨，而頭面不靨，或自頭面先靨，而遍身不靨，或爲外剥而膿血不乾，或爲内攻而臟腑不調，或形如豆殼而膿□爲倒靨，或身如火熱，而誤以爲蒸疤，此又收靨之險也。危急存亡之際，顧轉移挽回之者，何如耳！

死症

初出紅紫兼發斑，五日死。初出滿頂，連肉俱紅者，八九日死。班如錦紋，及頭面一片，如胭脂者，六日死。痘初如痱，摸不礙手，如湯泡火燒者，十日後癢塌而死。痘出腰痛不止者，死。煩躁紫黑，口臭者，死。肉面腫而痘不腫者，死。未出而聲先啞者，死。聲啞氣急者，死。舌卷囊縮，目無魂者，死。吐瀉不止，蛔蟲出者，死。痘出三四日，根窠全不起者，死。痘未見而肌肉中有紅腫如瓜者，死。頂陷有眼如針孔，紫黑者，死。陷伏腹脹，神氣昏迷者，死。皮薄漿清，八九日抓破者，死。痘與皮肉一般紅者，死。腹脹滿，肌肉黑者，死。乾枯癢塌空瘡者，死。泄瀉便血，乳食不進，痘爛者，死。二便通，目閉聲啞者，死。痘後驚者，死。當靨不靨，癢塌無膿，皮如血殼者，死。寒戰咬牙，噤口，手足戰掉者，死。手足厥冷，上過肘膝者，死。痘雖起脹，根窠毫無紅色者，死。

痘疹生民切要上卷終

痘疹生民切要下卷

西江喻昌嘉言甫著
古瀛後學陸師鑒聖蒼氏增輯

辨血不足而有餘

凡痘以氣血爲主，先血泡而後水泡，水泡而後膿泡，次第而來。血爲痘之根本，心主血，清心養血爲主。若痘初發，外爲風邪所折，遂致熱毒内攻，血熱妄行，面色光腫，名曰毒侵陽位，臣欺君也。甚則妄行，七孔皆流，鼻衄不止，此謂有餘，宜透肌散以清表，解肌化毒湯以清熱，則血居原位，而痘自出矣。心煩口燥，宜犀角地黄湯以主之。若面色皎白，根窠欠紅活，光澤搔癢者，爲血不足也，宜芩歸湯、生熟四物湯、活血散之類主之。

透肌散

解肌化毒湯

犀角地黄湯

以上三方，並見上卷。

芎歸湯治色茄白，根窩欠紅活，爲血不足。

川芎　當歸各錢半　紫草　白芍　紅花各五分

半水半酒煎服。

生熟四物湯治同上。

當歸　地黄　川芎　白芍各二錢五分

半生半熟，用酒拌勻，煎温服。

活血散治血不足，色白，五六日出不快，不紅活。

四物湯加紅花、紫草。水煎温服。

又方

白芍不拘多少，妙研細末。每服一錢，温酒送下。出不宜，用防風煎酒送下。

又方

陳皮　甘草　木通　山楂　白芍各等分

水煎服。

辨氣不足而有餘

凡痘初起泛，賴氣以行血，血無氣不行，肺主皮毛而氣出焉。《内經》所謂調養脾肺，滋生氣血，是爲權度。若自汗身不起，痘頂陷不紅活者，氣不足也，宜十奇散、四君子湯主之。若目陷高起而空虛，痘未轉漿而先起喘喝，咆哮脝脹，口吐粗沫者，此有餘之氣也。蓋熱太盛，毒菀而不發越故耳，宜清地散、蘇子降氣湯、喝起丹、蝦鵝四聖散、理中湯之類主之。緩則煩顛而死。

十奇散

四君子湯

清地散

以上三方見上卷。

喝起丹 治痘七八日不起，而中陷者。

山慈菇　水柘根　蘆都梗即山茱萸　百鳥不踏根

水酒各半煎服。

蝦鵝四聖散

先將鮮蝦一碗煮水二升，去蝦以水煮鵝肉，熟去鵝，用汁锺半，下四物湯，煎至八分服。

蘇子降氣湯 治氣喘。

蘇子　半夏　甘草　前胡　肉桂　當歸　厚朴　陳皮各等分

薑棗引，水煎將蘇子入藥内服。

辨氣血兩虚

凡痘六七日，不起泛，不紅活，不醒漿，皮薄，甚至心下不清，飲食少思，二便或利，蓋肺金寒，脾土濕，宜十全大補湯主之。當長泛不紅活，氣血兩虚，宜導赤散。大熱不作膿，或發搔，宜流血飲。虚煩心不清，宜清心蓮子飲主之。

十全大補湯治六七日不長泛，痘發不起，無漿，肺寒脾濕。

秦歸　熟地　人參　川芎　黄芪　焦朮　茯苓　白芍　甘草　肉桂

水煎服。

導赤散治當長泛不紅活。

人參　木香　甘草　白茯各一錢　焦朮八分　毒香五分　乾葛五分

加糯米一撮，水煎温服。

流血飲治無汗大熱不作膿，或發搔。

當歸　生地　人參　乾薑　桔梗　前胡　青皮　厚朴　黄芩　梔子　半夏　川芎

陳皮　甘草　腹皮

咽痛，加山豆根；泄，加金櫻子；水乾，加桑白皮。薑引，水煎，温服。

清心蓮子飲 治痘不起泛，心不清，下虚上盛。

石蓮子　骨皮　麥冬　茯苓　人參　黄芪　黄芩

燈心引，水煎服。

辨誤服熱藥

凡痘起於三陽，或少陽三焦、膽經受病，而寒熱往來，宜四物十神湯，加升提藥以治之。若醫者誤爲寒症，投以保元湯、木香異攻散、理中、十全之類，加之以風暑成斑者，急服陽毒升麻湯治之。若誤服熱藥過多，則心煩唇裂，不起發，不光澤，急服玄參升麻湯。倘腦後頸背出斑多者不治，此胃爛肺絶而心血死也。此症必於二三日内，急退火則生，至五六日斑成水枯，作泄則死。

陽毒升麻湯 治熱症誤服熱藥成斑。

方見前。加防風、白芷。

玄參升麻湯 治温毒發斑。

玄參　升麻　甘草　荆芥　青黛各等分

水煎服。

荆芥敗毒散 治同上。

人參　柴胡　甘草　桔梗　川芎　赤苓　枳殼　前胡　薄荷　連翹　羌活　獨活　荆芥各等分

水煎温服。

辨誤服凉藥

凡痘起於三陽，而三陰未嘗不受症也。少陰心腎二經受病，腎水枯而心火熾，是以狂言亂語，自汗煩悶而黑陷，以爲虚煩，宜八物湯、四物湯，加麥冬、防風升提之藥主之，則火熄血行而陷起。倘誤投以防風通聖散，及黄連解毒湯、升化毒等湯，寒凉之劑則陷伏倒靨而死，急服十全大補湯，倍加參芪；或理中湯、保元湯、異攻散等藥以救之。

八物、四物、理中、保元等湯，異攻散方見前。

大全大補湯治誤服寒凉過多，倒靨虚陷。

方見前。加升麻、白芷、麥冬，用糯米一撮，薑棗引，水煎服。

辨熱泄

脾胃者，水穀之海，而變化出焉。大便如常者，不必藥。或一失調而泄出矣。夫泄有寒熱，不可不辨，脾爲心之子，心火熾，則母病及於子，脾受病則不能製水，大便因之而泄，其色黄黑，其氣臭穢，是爲熱症，宜升陽散火，用四物十神湯、活血散、胃苓湯主之，火退而泄自止。若痘初起而泄，一日或四五次，至八九次，色臭如前，此乃有宿食，不必藥，止苗下泄也。若用附子、木香、丁香、肉桂、豆蔻峻燥之藥，性急亦能速下。全穀不變，宜温清和解之劑治之爲當。夫泄屬氣虚，有火、有痰、有食積、穀食不化者，氣虚也；腹痛腸鳴一陣痛，一陣泄者，火也；　或瀉或不瀉，或多或少者，痰也；腹痛而泄，泄後痛止者，食積也，宜分别焉。

四物十神湯活血散加炒白芍。治熱泄。

胃苓湯治痘長泛，熱泄不止，加柴胡，名柴苓湯。

厚朴　蒼朮　陳皮　赤苓　猪苓　澤瀉　焦朮各五分　砂仁　桂心　藿香各三分

身熱，加黄芩、柴胡。薑引，水煎服。若後重，加檳榔。

又方

焦朮　黄芩　甘草　烏梅各等分

水煎服。

辨寒泄

夫寒泄者，脾土受症故也。脾爲肺之母，土愛暖惡濕。脾土一寒，肺金受病，水泛妄行，寒泄作矣。或爲飲食所傷而泄，其色白而青，其氣甚而不臭，是爲寒泄，宜止泄丸。誤服寒凉，損傷脾胃，吐利不止，宜八味豆蔻丸以和中。七八日當起而泄，宜訶子飲。飲食太過，水泄不止，陰陽不分，壯熱煩悶，心脾不調，氣不升降，宜六和湯主之，益黄散、海上方，並宜服。至十一、二日，痘將收而大便通，一日一次宜也。或利不止，痘後無實，宜四君子湯，送下八味豆蔻丸、均氣散、香砂平胃散、十全大補湯，多與飯匙膏、茯苓膏，時時服之。洞泄不止，宜鵶片丸。臟出不收，用馬齒莧爲餅敷之，加升麻、砂仁以升正氣。甚者，面目青陷，哭無淚出，身體大熱，乳食反多，穀食不變，名曰除中，不治。

止瀉丸治痘當起，寒泄不止。

赤苓一兩　枯礬五錢　肉豆蔻　烏梅　鹽梅各三枚

各燒存性爲末，蒸餅丸，如桐子大。每服三十丸，梅湯送下。或作末，服二錢，亦可。

八味豆蔻丸〔一〕治寒泄，穀食不化者。首尾俱可用。

肉豆蔻一各面〔二〕　木香　砂仁　枯礬　訶子肉　大腹子　白龍骨　赤石脂煅，七次

共爲末。醋丸如黍米大。四君子湯送下三十丸。

訶子飲治七八日當起泛，泄不止。

訶子肉、肉果各等分爲末，鹽梅湯送下一錢。

六和湯治同益黄散。

砂仁　杏仁　人參　半夏　甘草　木瓜　白扁豆　赤苓　厚朴　藿香　香茹

龍眼肉五枚，薑三片，水煎服。

〔一〕丸　原缺，據前文补。

〔二〕一各面　疑有誤，待考。

益黄散治七八日飲食過多，或水泄不止，脾土不調，氣不升降。

陳皮　訶子肉各錢半　丁香三分　肉果一枚

糯米一撮，薑三片，棗三枚，水煎服。

海上方

鹽梅不拘多少，燒灰存性爲末。好酒送下三錢。

均氣散治收後泄不止。

焦朮、白芍酒炒、陳皮、甘草，等分爲末。好酒送下三錢。

香砂平胃散治收後水穀不分，水瀉不止，腹痛腸鳴。

藿香　陳皮各五分　砂仁　蒼朮　蓮肉各二錢　甘草三分

水煎温服。

十全大補湯治收後清氣下陷，水泄不止。

方見前。加砂仁、訶子肉、肉豆蔻、桂心各等分，糯米一撮，水煎服。

飯匙糕

即焦鍋巴。炒米末可代。加蓬肉末拌勻，甘草、人參煎湯調。時時代飲。或加山藥末一兩，每服入白糖二匙。以椒末少許，百沸湯調服，大有益。

茯苓糕 治水泄不止，兼治休息利。

鴉片丸 治痢泄。

鴉片一分　兒茶三厘　蘆薈五厘

共爲末。將飲丸，朱砂爲衣，如桐子大。每服一丸至十丸。紅痢黄連湯，白痢薑湯，宿食青黛湯下。

師鑒按，《證治大還》載：王氏胃靈丹，治泄瀉自汗，用蓮肉一兩去心，鴉片二錢。每服五分，白湯下。宋氏加橡閅子、五倍、枯礬、龍骨、訶子肉、豆蔻、茯苓，名駐公車。一方用炒元米、赤石脂、枯礬、龍骨、訶子肉、豆蔻、五倍、乾薑、木香、砂仁、粟殼，蜜子炮。

北司馬西溪公一孫，年甫四歲，痘出作泄，臟出二寸，命懸一線，諸醫莫治。延予視，予問諸醫，咸曰痘痢。予對司馬公曰：治症不難，辨症爲難，公子水泄，非痢也。公曰：何以知之？予曰：泄白者，乳直出，非傷氣也。將飯匙糕一合，蓮粉二兩，加山藥五錢，白糖五錢，令乳母嚼而食之。自晨至食，大便已成糞矣。司馬公喜甚，詢其成功何以如是之速。予曰：脾土惡濕，土宜稼穡而喜甘，飯匙得火氣以温脾，是以成功易易耳。

辨嘔逆不食

大胃爲中州，飲食出納，而元氣具焉。胃氣一暢，則無陷伏、倒靨之患。苟不順規，而嘔逆作矣。嘔者，寒熱虚煩，發熱而嘔也。嘔而無物是胃熱，宜小柴胡湯、益元、梔子、麥冬之類；嘔而有物，飲水即吐，涎沫不止，頭痛身熱，膈上有寒痰者，是胃寒，宜正元平胃等湯主之。遽欲嘔食，作停上膈，痰氣壅盛而嘔，先用鹽湯以吐之。此所謂上者越之也，後宜平胃散、人參養胃湯。或爲水穀所傷，霍亂嘔逆，宜藿香正氣散、小異攻散主之。或爲風寒所折而嘔，可用橘皮湯。或停痰　嘔逆不食，用二陳湯。或嘔不止，胃火盛也，益元散、梔子麥冬湯主之。夫嘔吐有二，嘔而有食，謂吐屬寒；嘔而無食，爲逆屬熱，所當詳辨。

小柴胡湯治胃熱而嘔。此方似誤，用者審之。

柴胡　藿香　草果　半夏　乾薑　木香　赤苓

薑三片，水煎服。

人參養胃湯治同上。

人參　藿香　草果　半夏　白朮　厚朴　蒼朮　陳皮　甘草各等分

用糯米一撮，薑三片，棗二枚，水煎服。

藿香正氣散治水穀傷胃而嘔逆。

藿香　蘇葉　白芷　厚朴　半夏　赤苓　桔梗　陳皮　甘草　腹皮

壯熱，加人參、砂仁。薑三片，棗二枚，水煎服。

小異攻散治水穀傷胃而嘔逆，導壅滯之逆氣。

人參一錢　茯苓　陳皮各八分　木香　甘草各三分

龍眼肉二個，水煎服。

二陳湯治胃寒停痰而嘔。

陳皮　甘草　半夏　茯苓　砂仁

寒甚，加乾薑。薑三片，水煎服。

益元散治胃火盛，乾嘔無物。

方見前。

辨痰咳喘逆

凡痘疹初起之時，或爲風寒所折而生痰咳，心火動肺故也，宜參蘇飲輕清和解。或原有積虚損元氣，痘發而生痰咳者，宜人參養胃湯。或用藥太過，藥性不和而咳喘者，宜清心蓮子飲。或精元耗散，腰疼氣促而喘者，宜三子養親湯。或肺氣不足，痘出而聲不出，作痰咳者，宜五味子湯，或華苗木香湯。或不咳而痰多者，二陳湯加貝母，詳症治之。若寒客於中，氣不得伸而喘，則當温之，宜陳皮、乾葛、半夏、薑湯主之。熱客於中，氣不得伸而喘，則當逐熱以清之，甘草瀉心湯主之。

參蘇飲治痘初出，爲風寒所折而痰咳喘逆。

人參　紫蘇　廣皮　半夏　枳殼　乾薑　茯苓　前胡　乾葛

咳甚，加連翹、麥冬，用薑引，水煎服。

清心蓮子飲治用藥太過，性不平和而作喘痰。

蓮心八錢　甘草二錢

燈心爲引，水煎熟，食蓮心，湯少飲之妙。

三子養親湯治精元耗散，腰疼氣促而喘咳。

菟絲子一錢，酒炒。九蒸，搗如泥　茯苓　當歸　人參各一錢　焦朮　黄芪　車前子各五分　甘草三分

猪腰於一副爲引，水煎温服。用公猪腰子，火焙乾，徐徐食之。此方得之甚難，非惟可以治症，凡下元虚弱痰咳者。　加黄芩、麥冬可服。

五味子湯治肺氣不足，痘出而聲不出，喘咳者。

人參　五味　麥冬　杏仁　廣皮各等分

水煎服。

葶藶木香湯治心火盛，脾土燥結，二便不利，喘咳嘔逆。

木香　焦朮　茯苓　葶藶　猪苓　澤瀉　桂心　滑石　甘草各等分

燈心引，水煎服。

甘草瀉心湯治熱火上行，肺氣不伸。

甘草　人參各三分　黄連　半夏各五分　乾薑　黄芩各二錢

棗頭十枚，水煎服。

白朮五味子湯治同上。

焦朮五分　半夏　廣皮　甘草各三分　五味子九粒　雲苓一錢

薑三片，水煎服。

四逆生薑湯治寒客於中。

當歸一錢　白芍八分　通草五分　桂枝三分　吴萸一分

薑三片，水煎服。

辨諸痛

《内經》曰：諸痛瘡瘍，皆屬心火。是以諸痛爲實，屬熱初起之時，腠理不密，必爲風寒所折，宜分而治之。凡紅點出見，中寒邪而熱，頭腦遍身作痛，起於湧泉，遂及兩膝，宜四物十神湯，解表以驅風則痛止，輕者消毒飲。若腠理不密，腹脹疼痛，氣虚不能導血，鳩尾骨痛，而連及於腰，宜加味四物湯，加以升提之藥，活血均氣等散主之。若痘初泛，而皮膚痛及腹痛者，不必藥。若渾身如被杖，不可轉側，此中濕之痛，宜黄芪建中湯主之。

四物十神湯

方見前。

消毒飲治初起渾身及腦俱痛者。

牛蒡　荆芥各一錢　防風　甘草各五分

水煎服。

加味四物湯

活血飲

方並見前。

黄芪建中湯治中濕渾身疼痛。

黄芪錢半　白芍二錢　桂枝　甘草各三分

加薑棗，水煎服。

均氣散治同上。

烏藥　人參　甘草　焦朮　茯苓　青皮　木香　白芷　陳皮各等分

水煎温服。

辨諸癢

諸癢屬寒爲虚。惟起三、四日，遍身癢如蟲延。此毒發於肌肉間，症之至順，不必藥。至七八日，灰白色，陷頂而癢者表虚也，宜十全大補湯，百花膏塗其面。喝起丹、蝦鵝四聖湯，宜並服。如爬破，用二白散。若將收作癢，肌肉自生，不必藥。爬破出水，敗草散敷。若面收完而身不收，因而作癢者，此毒氣上凝，而腫不散，是以面收而身不收。面上癢甚不可忍者，宜解肌化毒湯，連進以消其毒。苟誤認爲虚癢而峻補，則小便出血，呻吟而死。

十全大補湯治七八日虚寒作癢。

方見前。癢甚，加穿山甲，半酒半水煎服，

三物湯治同上。

炙甘草一兩　蟬退薑汁泡，去泥　百花膏　石蜜不拘多少

同湯化之，時時抹上。

喝起丹

蝦鵝四聖湯

二白散

方並見前。

敗草散治收後出水。

蓋牆頭多年爛草，去塵土，炒爲末敷之。

解肌化毒湯治面收身不收，癢不可忍者。

方見前。

辨癰疽毒痰

凡初起之毒氣，太盛而不發越，流於三陽之經，則腮項結塊腫痛，宜防風敗毒散。流於三陰，腫發四肢，手腕膝腫，宜十六味流氣飲。氣血兩虚，灌漿不起，半收者，必腫毒焮發，宜八物湯大補氣血。收急則生熱毒，荆防敗毒散，必勝膏塗腫處，或經驗秘方。初起咽喉腫甚，名爲痘母，宜防風通聖散下之，反得輕者多矣。

荆芥敗毒散治三陽症，毒生腮項，收急生熱毒。

荆芥　防風　人參　柴胡　甘草　桔梗　川芎　赤苓　枳殻　前胡　薄荷　連翹　羌活　獨活

痛，加燈心、乾薑。燈心引，水煎服。

十六味流氣飲治毒入三陰，手足二腕腫毒。

人參　川芎　當歸　白芍　防風　木香　桂心　黄芪　白芷　桔梗　檳榔　厚朴　烏藥

甘草　枳殻　紫蘇各等分

水煎温服。大便自利，加附子三分；大便實，加大黄二錢。

防風通聖散治痘生於咽喉。

方見前。

經驗秘方

將黑豆、緑豆，用醋浸水研。初起時時刷抹，隨手而退。

痘後腫毒經驗餘論

予觀痘毒，蓋緣膿血不足，半漿而收，毒氣未盡，生於四肢，初發紅腫者爲陽，易愈。若光腫白色而頭頂不見，骨裏疼痛轉側曲直，甚難屬陰，難愈，宜人參養榮湯，俟其氣血充足，自然全愈。若用寒凉之劑，或用針灸敷貼，則氣血易虚，必致肌肉漆黑，不旋踵而死矣。

予於武寧一少女，痘半漿而收，右膝光腫，不能曲直。諸醫欲行針灸，予執以爲不可。其父疑信相半，女因畏針，勉從吾説。日服養榮湯一貼，漸覺症輕，至十日方出膿少許，二十日外復舊，始知予言不妄，不然殆矣。

憲副李淵弟洲，四十外生一子，甫十歲，痘出收完，耳後生一毒，見不甚腫，爛肉沉黑，知因服寒凉過多所致。予憫之，謂必得焮腫，方成膿而愈，若延日久，定生痰喘。人將予言對醫言之，不信予言，反謂向已腫矣，尚欲其何如腫耶？予聞而歎曰：死期至矣。一日後果喘作，請予，至半途而返。《内經》曰：脾主肌肉，肺主皮毛。服寒凉過多，肺寒脾濕，安得不痰喘而亡哉？

薑學士思藝一孫，種痘方見點，痘母生於咽喉，頸大於面，倉皇無措，延予視。予曰：非下不能散，恐加痰喘不治矣。學士堅執不可。至晚，痰喘作，公子慌甚，謂曰：事當從權，以行下藥私與之可乎？予曰：可。果以通聖散，倍硝黄下之。次早，腫毒已消，反爲輕症。以告學士，學士歎曰：幸公行權，若執不可下，幾誤大事。

辨汗後不解

凡痘初起，始於太陽經，頭疼腦痛，肢體骨節皆痛者，以發汗爲要法。汗之體松地清，痘乘汗出，其痘乃順。倘汗後不解者，蓋緣表邪未盡，或邪勢在内，或汗之太過。邪氣乘虚而克，所以反惡寒者，虚也，宜芍藥附子湯主之。不惡寒而惡熱，面赤皮紅者，實也，宜透肌散、調胃承氣湯主之。汗後飲食不進者，少與水飲之，令胃氣和而愈也。

芍藥附子湯治汗後體虚惡寒。

芍藥　當婦各二錢　熟地一錢　川芎　甘草各五分

虚甚惡寒，加附子五分。水煎服。

調胃承氣湯治汗後，體實惡熱。

枳殼　厚朴　甘草　大黄各三錢　芒硝一合

薑五片，水煎服。

辨下後不解

夫痘疹不可妄下。若夾宿食以致胃爛，或水泄不止，此名臟結，予立汗、吐、下三法。病熱危惡，於此不可不下，下後邪氣乘虚而未散，或壅塞而未盡，則當審其虚實以治之。下後水泄不止，内有結糞壅滯，是以糓不來而水泄者，泄有水而無糞，宜大承氣湯再下之。身熱不退，心中結痛，梔子豉湯主之。胸滿心煩，梔子厚朴湯主之。若汗吐下之，不若識寒熱虚實之允當，斯可收萬全之功矣。

大承氣湯 治臟結。

梔子豆豉湯 治下後心中結痛。

梔子九枚　香豉一合　甘草五分　知母一錢

水煎服。

梔子厚朴湯 治下後心煩胸滿。

梔子九枚　厚朴二錢　枳實一錢

水煎温服。

建昌懸桂堂李前峰，年三十六種痘，八日内水泄不止，一日夜三十餘次，有水無渣，心中懊憹，痘將黑陷，目赤皮紅。延予視，予曰：此謂臟結，毒壅不通，非大承氣湯不足以濟事。衆曰：果有此定力乎？予曰：泄有水而無渣，非結而何？乃以承氣湯一服，下結糞如拳，三五塊，堅硬如石，下後思食，痘轉黄而泄止。

辨乍寒乍熱

夫痘以氣血相等爲正，倘邪氣分争，則爲寒熱往來。邪與陽争，反發寒；邪與陰争，反發熱。此表邪未盡，而内毒壅滯。痘脚輕鬆，調其乳食。倘色淡膿清，而寒熱往來，宜十全大補湯、解肌化毒湯。

辨痘汗

夫痘以汗爲主，太陽無汗，渾身乾燥，此爲惡候。倘遍身汗出，謂之發越，熱氣越於四肢也。毒壅於内，瘀血在裏不能發越，遂至火毒内攻。鬱於陽經，頭乃諸陽之首，是以頭汗出而身焦枯，痘乘熱出，則蒙頭，蓋而知其熱毒瘀血於内所致也，宜黄連解毒湯，倍芩、連、枳、殼，令熱火降下。甚者，梔子麥冬湯主之，庶可保全。

黄連解毒湯治頭汗身乾。

黄連一錢　黄柏一錢半　黄芩三錢　枳殼半個

水煎温服。

梔子麥冬湯治同上。

梔子九枚　連翹　甘草各三分　薄荷　竹葉各五分　黄芩錢半

熱加大黄三錢。薑五片，水煎服。

辨失血

夫人一身氣血爲主，氣血行一身，猶水行於地中。水循故道，則無崩潰氾濫之患；氣血流斯，無壅滯瘀蓄之憂。若爲邪熱火毒所攻而不行，始爲蓄血，終爲瘀血，甚則妄行而七孔皆出。痘未出而先吐血者，三物湯主之，或犀角地黄湯救之。俟其血止，恐元氣傷而痘不出，以生熟四物湯救之。倘血從下行，大便血出而成黑塊者不治。相格論曰：泄盡死血，若成塊少者莫醫，此之謂也。痘出生水，大便血不止，色紅活而無塊者，解毒湯倍用芩、連，歸尾導之，去其瘀滯，其大便血止，然後徐徐養之爲當。

三物湯治痘未出而先吐血者。

黄連　黄柏　黄芩　梔子各等分

燈心引，水煎温服。

犀角地黄湯治同上。

犀角磨汁〔一〕　生地五錢，搗汁　白芍三錢　丹皮二錢　升麻一錢

血甚，加茜根五錢，蒲黄三分。

先用諸藥煎湯，次將地黄汁入内，同服。

〔一〕原本「汁」下缺藥號。

生熟四物湯

解毒湯

方並見前。

武寧三山王氏一子，痘將齊，七日内大便混血而無糞，一下有半碗許，晝夜十餘次。初視予以爲不治，及詢其苗下泄，醫者誤以峻補之藥補之，以致血下盈盆。予曰：可救矣！此謂邪熱内攻，血故妄行，流入大腸經，非通利莫救也。隨以黄連解毒湯，加歸尾、大黄通導，一服而愈。

辨發渴

痘疹從裏出表，熱毒蒸，未有不發渴者，然渴亦有二焉：一則熱甚於内，銷爍津液；一則汗泄過多，耗奪精液。治法不過損有餘，補不足。火毒發狂，煩躁引飲，壯熱喉痛，辰砂五苓散、人參白虎湯主之。渴欲得水者，可少與之，但勿令其過也。收後太渴，引飲便多，隨飲隨尿，虚火所致，宜大補湯主之。夫渴有真渴假渴。引飲不止者，爲真渴，胃火熏炙，宜梔子麥冬湯、五苓散主之；呷一二口，停而復飲者，爲假渴，是内無熱而虚煩之渴也，宜生脈散主之。於此不可不辨。

辰砂五苓散治大毒内蒸發渴。

方見前。如渴甚加天花粉。

白虎湯治同上。

方見前。糯米引，水煎服。

生脈散治假虚渴。

人參一錢　麥冬二錢　五味子九粒

水煎服。

一少年種痘，收完發渴，將天花粉入大鍋，煎數十碗，飲不能止，自投水缸而飲，小便長出，如竹筒建瓴之狀，上入下出，莫有能治者。予視而歎曰：虚宜實，宜大補主之，以十全大補湯服而愈。

辨多眠

語云：病人思睡，如魚得水，然多眠亦有二焉：痘起泛，毒氣發於皮膚間，内臟無病，及將收半，神清氣定，多眠不必藥；若痘已起泛，醒漿灰白，及將完多睡，此神昏氣弱，或精神恍惚，或服寒凉太過，故爾多睡，宜四逆湯、小建中湯、大補湯，並宜主之，治法當以外症爲治焉。

四逆湯治痘起泛，灰白色，多眠並下利。

方見前。

小建中湯治收後多睡，神昏氣弱，精神恍惚，服凉藥太過。

人參一錢　白芍一錢　大附子　生薑　肉桂各三分　龍眼肉　大棗各五分

水煎服。

辨不眠

痘疹宜睡多醒少者爲正，而煎熬者亦有之。蓋緣汗爲心之液，汗多亡陽，心血不足，故不眠，宜四物湯以養之。心血盛而神不清，亦不眠，宜解肌化毒湯以主之。胃中大熱，火鬱於咽，錯言妄語，呻吟不眠，宜黄連解毒湯主之。收後精神虚耗，魂氣不定，亦不眠，宜黄芪建中湯主之。收後宜眠不眠者何也？毒氣與諸陽相並，陰氣未復故也。身有餘熱，補中益氣湯常服之。

四物湯

解肌化毒湯

黄連解毒湯

方並見前。

黄芪建中湯治收後不眠。

黄芪一錢　人參八分　肉桂　甘草各五分　白芍七分　龍眼肉五枚

水煎服。

辨收不過關

凡痘十日而收，至十二日而已收完，至頸不收者，其故有二焉：一則毒氣太盛，上凝不散，遍身漿滿，滿面收完，作癢不能忍者，宜急服解肌化毒湯，或敗毒散連進，遇毒不行，則癢止痘收；一則服寒涼太過，面部漿滿，身上漿清者，宜先服十全大補湯，加麥冬、山楂、牛蒡子急救之，否則面收身不收，渾身作癢，必喘渴氣粗而死，悔無及矣！

辨收後顛狂不眠

凡痘收完，精神日足，心清氣定，常如平日者吉。若顛狂不眠，狂言亂語，如見鬼狀，甚則持刀傷人，逾垣上屋，日夜不止者，此火毒留蓄心經，以致痰迷心竅，正氣初復，陽氣重盛，陰血虧虛，陰陽交剥，故多言不眠，宜陽毒升麻湯主之，倍加滋補以助陰，此扶陰抑陽之意。　痘生於五臟屬陰而然也。

陽毒升麻湯治火毒留於心經，以致痰迷心竅，顛狂不眠。

升麻　犀角　人參　射干　黄芩　甘草各等分

燈心引，水煎服。

滋陰降火湯治收後癲狂不眠。

當歸　熟地　麥冬各一錢　人參　焦朮　茯苓　白芍各八分　黄芩　牛蒡各五分　川芎　連翹　甘草各三分　牛黄一分

圓肉五枚，糯米一撮，水煎温服。

張方伯二侄種痘，各半月後，一者雙目不能開，一者顛狂雙目不能閉。予視之曰：開閉之權在我矣。今不能開者，未通大便，名爲臟結，是以毒凝不散。以潤腸湯一碗許飲之，不半日即大便，熟睡一覺，醒即目開。其不閉者，毒注心經，陰陽交剥，以致癲狂，飲以滋陰降火湯，連進二服，則睡而目閉。方伯笑謂予曰：藥用合宜，肉湯亦靈矣。

咽喉腫痛舌疔㾦䳾

夫咽喉之症，太陰脾肺之氣，邪熱乘之以薫膈，故生腫痛。又因熱毒藴蓄於胃中，飲食少進，腸胃空虚，三蟲求食，蝕人五臟，名爲狐惑。上食其喉爲惑，其聲啞嘎，傳及舌齒爲㾦䳾；下食其肛爲狐，甚者内食其臟而死。治法宜泄其胃火，以黄連犀角湯主之，玉鎖匙時時吹入其口内以治標〔一〕，恐舌爛而死，水火既濟丹爲甚妙。若痘起泛，八九日内服補熱之藥太過，遂致牙齦脱落，可不慎與。

黄連犀角湯治咽喉口舌生㾦。

犀角三分　黄連錢半　石膏五分　木香一分　烏梅七分

熱甚，加黄芩、梔子炒、蘆薈五分，水煎服。

玉鎖匙

冰片　硼砂一錢　朱砂　文蛤　雄黄五分　兒茶三分

共爲細末，吹入口内，徐徐以煎藥湯送下。

〔一〕入　原作「八」，據文義改。

水火既濟丹治疳熱。

黄連、乾薑等分爲末，吹入口内，流涎即愈。

海上方治同上。

烏梅煅，存性　枯礬　黄連各等分

研爲細末，吹入口内。

又方

夏月取糞蛆置水内，蛆自浮於水面，洗淨，攤新瓦上，火焙微焦，如芝麻色，研成細末聽用。吹入口内，連吹三次，疳自消矣。

孕婦用藥次第

夫孕婦賴氣血以爲主，血熱妄行，而胎於是乎動矣。天一生水，地二生火，孕婦身熱脈亂，汗出不食，嘔逆惡阻，是水火交争也。三月得木氣，精血結聚，氣和榮子，子氣潤母。四月得金，五月得土。痘初起值二七月，乃水火交争，胎動必不能安，主舌黑而青。夫心乃舌之主，舌乃心之苗。黑而青者，腎水克心火也，宜先服罩胎散以固孕，令熱氣不侵損胎元；身熱甚者，木香參蘇飲；胎將動，惡露未來，宜安胎散；氣血兩虚，獨聖散；胎已下，氣血虚甚，保元湯、十全大補湯、十奇散。若陽虚則外熱，陰虚則外寒。

寒熱時作，宜大補氣血。若面赤唇口俱青，口吐沫者，子母俱死。夫面赤者〔一〕，心火勝而血乾，主子死。唇口青而吐沫，乃肝木克脾土，胃絶而子母俱死。

罩胎散治孕婦初起，服此以保胎。忌丹皮、乾葛。

當歸　生地　白芍各二錢　黄芩　麥冬　陳皮　甘草　川芎　白朮　前胡　砂仁各五分　阿膠二錢　糯米一撮，水煎服。大熱加郁金、蘇葉、荆芥穗。水鍾半，煎一鍾服。

又方

乾柿蒂七個　野苧根七個　甜瓜蒂一枚

用銀器煎，以荷葉蓋定，煎八分，去渣，仍用荷葉蓋定，空心温服。

木香參蘇飲治孕婦一一日身熱甚〔二〕。

人參　蘇葉　桔梗　前胡各二錢　廣皮　茯苓　枳殼　木香各五分

水煎服。

獨聖散治身熱胎動。

砂仁　蓮殼不拘多少

〔一〕面　原作「而」，據文義改。

〔二〕一一日　疑有誤，待考。

研爲細末，酒調服一錢。復覺腹内熱加黄芩、紫蘇、大腹皮，煎湯送下三錢。此方多服亦好。

海上方

婦人油發燒灰，温水調服立安。惡露來亦可服。

安胎散又名十聖散　治身熱胎動。

人參　腹皮各八分，酒炒　白芍　蘇葉　黄芩各一錢　焦朮　茯苓　川芎　香附　續斷　當歸　陳皮　甘草　砂仁各三分，炒，研

燈心薑引，水煎服。

十全大補湯

十奇散

方並見前。二方穩當，兼下保元湯用。

保元湯治胎已下，氣血兩虚。

人參　白芍　熟地　歸身各一錢　黄芪　川芎　厚朴各五分　甘草　廣皮各三分

薑引，水煎服。産後虚熱，加炮薑；血少，加生地；血來多，加炒黄芩。

凡痘胎下於未痘之先，血乾氣促，渾身壯熱，一齊並出，不治。下於出齊之後，痘脚輕和，稀少明亮，保元湯時常服之。若氣急衝心，小便溺血不止，痘出赤黑，壯熱不除，嘔逆心煩，腰背僵直，唇舌青黑，口吐涎沫，或四肢逆冷，遍身不起，如此數症，恐仙亦無救。予願同志者，用心詳玩焉。

辨收後餘毒

痘疹初起，症候多端，收後餘毒，亦是不少。或瘡痂漸落，延至二十日，或一月，或四五十日而死者，不無予於此詳症立方，以便後學。凡十日當漸結痂靨，眼開目精，唇舌轉紅，痂邊白黑，精神日固，飲食日加，二便如常，身無大熱者，不必藥。若收至咽喉，收不過關，多眠易醒，精神倦怠，飲食不思者死。收後兩脚虛浮，而出黃水，乃毒氣未除，宜消毒宣風散。大熱，日乾心煩[一]，宜柴苓湯。收後身熱，二便不利，口開眼閉，宜升麻正氣散。餘毒大作，大熱不除，四肢浮腫，宜防風通聖散。餘毒不除，煩渴吐瀉，宜人參麥冬湯主之。毒流四肢，而生疽毒，宜柴胡門冬湯、荆芥敗毒散。大便秘結，腹脹咳逆，宜前胡枳殼湯。毒氣不除，咽喉腫痛，宜玄參升麻湯。虛煩盜汗，宜四順散。大便不利，宜解毒湯。大熱心混，顛狂不清，咳嗽吐血，宜益元散。痘將收，毒氣不散，宜滅斑湯、四聖散。收後失聲，天花散。過用寒凉，脾土倒弱，水泄不上，日面君子湯送下豆蔻丸[二]。又當於寒泄條參看。收後，若毒上凝，面腫不散，兩目不閉，潤腸湯。收後顛狂不眠，別有條例。

消毒宣風散 治收後兩足虛浮而出黃水。

升麻　乾葛　人參　麥冬　甘草　防風　茯苓　石膏　荆芥　白芷　牛膝　防己　漢忍冬藤　大腹皮

[一] 日　據文義當作「口」。

[二] 日面　據上下文當作「宜四」。

咽喉痛加牛蒡子，大便秘加枳殼，咳嗽加款冬花，氣喘加烏梅、香附，腹痛加青皮、蘇梗。糯米一撮，加燈心水煎服。

柴苓湯治收後口乾，心煩大熱。

柴胡　猪苓　人參　焦朮　澤瀉　茯苓　肉桂　半夏　甘草　黄芩　滑石

薑引，水煎服。若泄，去滑石。

防風通聖散治收後餘毒不除，四肢浮腫。

防風　荆芥　當歸　桔梗　梔子　連翹　甘草　赤芍　黄芩　薄荷　牛膝　半夏　人參　焦朮　石膏

咽喉痛加牛蒡子，大便秘加大黄，四肢浮加木瓜。水煎服。

人參麥冬湯治收後餘毒不除，煩渴水泄。

人參　麥冬　甘草　陳皮　焦朮　厚杓〔一〕　牛蒡各等分。

水煎服。

荆芥敗毒散

方見前。

〔一〕杓　據文理，當作「朴」。

前胡枳殼湯治收後餘毒，大便秘，腹脹咳逆。

前胡　枳殼　赤芍　大黄　甘草

薑引，水煎服。

玄參升麻湯治餘毒咽喉痛。

玄參　升麻　黄芩　熟地　甘草

燈心引，水煎服。

益元散治收後大熱吐血，心煩顛狂。

方見前。

滅斑丹治收時毒氣凝結於面，其色黯然。

輕粉　龍粉

爲末，新猪油調成膏。搽上愈。

四聖散治收後火毒痘疔。

珍珠七粒　豌豆五粒，燒存性

油發燒爲末，以胭脂水調，用針挑破搽上。

師鑒按，《證治大還》載一方：治痘疔，名三仙散，用地丁、番白草、歸尾三味，水一碗，酒二盞煎服。

宋杏莊加天黄八分，紫草茸二錢五分用。

又按，周慎齋治痘毒，用牛黄一錢二分，朱砂八分，珍珠三分，共爲末，口嚼胭脂汁調搽。

天花散治收後失聲。

天花粉　桔梗　焦朮　訶肉　菖蒲　甘草

共爲末，水調一錢服。

豆蔻丸治收後過寒凉，脾土倒，水穀不化，泄瀉不止。

潤腸湯治收後毒上凝，面腫目不開。

辨咽喉腫痛

咽喉痛而腫者，胃火薫蒸故也。面赤唇焦，色青黑舌苦而痛者，不治。舌尖如火，宜牛蒡子湯，輕則甘桔湯。痰盛胸高，咽喉不利，宜芩連枳殼二陳湯，甚則玉鎖匙點舌以救之。若毒氣流於三陽經，腮項腫痛，宜荆防敗毒散。面仰頸直而痛，毒氣凝結爲害，不治。

荆防敗毒散治毒氣流於三陽，咽喉作痛。

方見前。

鼠粘子湯治咽喉痛甚。

牛蒡子二錢　炒射干一錢　甘草五分　山豆根三分，磨汁燈心引，水雙服。

甘桔湯治同上。

甘草　桔梗　防風　麥冬各等分

水煎服。

芩連枳壳二陳湯治咽喉下氣。

黄芩八分　枳殻一錢　黄連　赤苓　連翹　桔梗各五分　貝母八分　陳皮　甘草各三分

痛甚，加山豆根。水煎服。

玉鎖匙治咽喉水穀不通。

方見前。

服藥不過關

夫胃爲水穀之海，出納司焉。一爲痰氣凝結，脾氣不能運化，老痰流於胃脘中，飲食爲痰所阻，不入胃中，頃刻間即吐，束手無策者多矣。予製一方，品味極少，其效甚速，其功甚大，特録之以示後學者。不惟痘中藥不過關可用，凡服藥不過關者俱宜用，名曰透關敏。

透關散治服藥下咽即吐，並飲食不能入者。

多年銹鐵去泥洗淨，刮下鐵銹，不拘多少，研爲細末聽用。用時將好醋大半盞調銹五分服，一呷，隨將湯藥飲之。即納。

辨兩目瘴翳

兩目者，一身之精，借日火以爲明，如日月之麗於天也。苟失所養，如日月薄蝕，萬古皆長夜。丹溪云：痘未出之先，以牛蒡子爲末，砂糖調敷囟門，預防眼患，良有以也。夫目有内外，内皆屬腎，得黄中之正色；外皆屬膀胱，得玄黄之正色。及脾胃之生氣，是知無患矣。雖有五輪八廓，惟中外屬臟。外則應於五輪，白珠屬肺，應氣輪；黑珠屬肝，應風輪；上下眼皮屬脾胃，應肉輪；大小眥屬心，應血輪；瞳人屬腎，應水輪。若眼胞陷没，是五臟皆絶。凡痘起泛之時，七八日内，目必腫閉。上皮高起，四圍眼皮陷入，無淚者，不必藥。若痘已收，眼開黑白分明，淚不流者，亦不必藥。若痘起泛，或二日，或一日，淚流眼皮紅腫，及焮於外者，熱毒侵睛，必隨其藥内用荆芥、白蒺藜治之，外用洗方洗之。俟痘收後，隨症施治。如氣血兩虚，熱毒上攻，宜四物龍膽湯。餘毒入眼，翳膜遮睛，用穀精散。面腫不消，兩目光腫不開，宜吹耳法，服荆防敗毒散、磨翳膏。若兩目腫，宜消毒散。其瘼堅厚爲難治。弩肉侵睛，爲翳遮睛，亦不治。

洗眼方治痘當起泛，兩目流淚，紅腫疼痛。

蛤粉一錢　輕粉三分

爲末，百沸湯調，將筆蘸水，周圍搽洗。

四物龍膽湯治氣血兩虚，熱毒上攻，目生翳瘴，紅腫淚流。

龍膽草　當歸各三錢　生地　白芍　防己　蒺藜各一錢，炒去刺　川芎五分腫甚，加荆芥、白芷。燈心引，水煎服。

穀精散治毒八日生瘴。

谷精草　生蛤粉　生黑豆各二兩，爲大

用宰猪肝半斤，竹刀切片相連，將藥入片内紮固，入瓷罐内，文武火煮熟。去藥水，取肝食之。又用

兔丸煎湯，代茶亦可。

吹耳法治收後面不消腫，兩目生膜。

輕粉一錢　黄丹二錢

爲細末，患左目吹右耳，患右目吹左耳

荆防敗毒散治收後面不消腫，兩目生膜

荆芥　防風　連翹　白芷　歸尾　蒺藜　川芎　羌活　生地　赤芍　木賊　梔子　枳殼

草決明　青葙子　大力子　龍膽草

甚，加青皮、大黄、穀精草。水煎服。

磨翳膏治白翳遮睛。

蘆甘石用薄荷、甘草煎濃湯。鍛石七次，用田螺、硼砂、水蜘蛛絲製。珍珠五錢，用豆腐包飯上蒸　蕤仁　硼砂

麝香各等分　冰片　螵蛸鍛　白丁香各三分

熱甚，加黄連末六分；癢，加膽礬一分，鍛。

上藥如法製爲極細末，切勿造次。

眼藥膏一名卷翳膏

蘆甘石三錢，製過　硼砂一錢　冰片　朱砂　白丁香各二分

爲極細末，入瓷罐内聽用。

點翳方治收後目生熱瘴，内有白翳如米粒大者，隨手而退。

蜘蛛一個，取腹内絲　象牙末　奶乳　食鹽

上方先將大燈心一根，蘸蜘蛛絲於燈心頭上，次蘸鹽，再蘸乳，又蘸牙末，點眼白膜上。隨手放燈心於眼内，令患者眼皮含住燈心，痛止方幵，取出燈心，其眼能開。次日如前再點一次，則膜去矣，妙不容言。又名風卷雲。

又方治不拘遠年近日，翳膜瘴睛。

製硇砂如法，用活田螺三五個，養去泥沙洗淨，俟其吐肉，將硇砂入於螺内。仰安於盆内，即化成水，傾螺水於碗内，將蘆甘石升打過者，再燒再淬，以螺水盡爲度。如前製過，取大蜘蛛數枚，用腹内絲，同蘆甘石五錢，蕤仁五錢，去油，爲極細末。點目内，去白膜入卷翳膏内同用。神妙不可言傳。

瓊玉膏

龍腦五分，爲末　蕤仁去油　硇砂爲末　熊膽一錢　牛黄一錢　黄連一兩　蜂蜜一兩

上用熊、牛、蕤、連四味，取長流水二大碗於瓷罐内熬至半碗，將重綿濾去渣，入蜜，再用文武火煎至

紫色，點起牽絲爲度。切勿太過不及，取出入硇砂、龍腦末和匀，貯瓷罐内，封固聽用。不拘遠年近日，點療眼疾如神。

辨火攻法

治痘自古無火攻，惟吾獨用之。臥龍先生云：利於水著，必不利火。吾故曰：傷於水者，惟火可以救之。一少年牧鵝於田阪，痘疹及身，初不自覺，值風雨大至，臥田阪中不能行，雨過負歸，口吐白沫，兩目直視，四肢僵直。予以紙燭照之，痘已見苗矣。予曰：痘苗尚活，豈可置而不救耶？用藥不能入，法已窮矣。予思武侯之言，用火攻之。於是將燈火自湧泉、承山、鳩尾、脊骨，自下而上，逐節燒之。燒至背心，能作聲；至肩井，大汗自出，目睛轉而出沫止。隨進四物十神湯，一服而愈，後得轉輕。

辨收後浮腫

夫水土者，人身所賴以爲生也。脾土一虧，水無所製，則氾濫妄行，而腫脹之患生矣。凡痘收後，四肢瘦減，二便如常，飲食日加，瘡痂漸落，肌肉紅活者，無他症。或爲飲食所傷，精神倦怠，飲食少思，痂落無紅，與肌肉相似，鄭聲不止，此脾土受病。熱蓄於内，積滯不通，遂成土不製水，大便稀而小便短，水泛妄行，四肢浮腫，眼生臥蠶，陰囊光大，故標本論云：少陰爲標，相火爲本。瘡瘍癢痛，暴注下迫，水液渾濁之疾生，宜先以胃苓湯，分理以發其源；次以五皮二朮散，開導以通其流；又以禹功神授丸，疏利以決其壅；俟其水涸，用木香流氣飲以固其本。大痊後，用香砂平胃丸以實其脾，令無潰溢重復之患。此治土不製水之大法也。

若臥蠶不見，陰囊不腫，而腹大胸高，面目四肢浮者，此係胃有積滯，脾氣不行，榮衛不通，是以橋痂落而無紅，四肢虚浮，宜四物湯，加麥芽、山楂、枳殼消導之，未可作水濕妄行而治。夫進藥之方，自有次第。先一日進胃苓散一服，二日進禹功神授丸，三日進湯藥，四日進丸，如是不可造次。一日腫消，衹服湯藥，丸不可進。若大便泄，腹内疼，二者兼全，不可治矣。若有泄無疼，有疼無泄，皆可治也。

胃苓散一日先服，分理以發其源。

猪苓　澤瀉　肉桂　焦朮　厚朴　茯苓　蒼朮　廣皮　甘草

水煎温服。

五皮二朮散二日服，開導以通其流。

赤苓皮　大腹皮　丁皮　五加皮　薑皮　焦朮　蒼朮炒　甘草　猪苓　澤瀉　木通　青皮

香附　木香

各等分，燈心引，水煎服。

禹功神授丸三日服，疏利以決其壅。

廣木香　黑醜　大戟用皮　甘遂二錢

半生半熟各等分，各將一半草紙包，火内煨熟曬乾。一半生用爲細末，飯爲丸，如桐子大，燈心湯送下。三歲五分，十歲八分，十五以上二錢，人盛者三錢。一服則中焦消，二服則面消，三服腰脚俱消，連進湯藥共七服，遍身俱消，不忌鹽，服香砂平胃丸，一年方止，無重患之憂。此方味少而功極大，妙不可言。

木香流氣飲消後服一二劑，以固其本。

木香　厚朴　青皮　甘草　蘇梗　香附　廣皮　肉桂　檳榔　丁香　蓬朮　藿香　木通

草果　木瓜　當歸　白芷　麥冬　焦朮　人參　赤苓　腹皮

各等分，燈心引，水煎服。

香砂平胃丸痊後服此，以實其脾，一年方止，每日吞二次。

藿香　砂仁　蒼朮　厚朴　陳皮　甘草

上藥不拘多少，製爲細末，醋打糊爲丸，如桐子大。每服百丸，日進二次。或沸湯，或酒，或米湯，俱可送下。

痘疹三不治症

一症少婦痘初起一二時，不自覺而與夫交，爲陰易，名曰房勞症。色白不起泛，咽喉痰閉，或一齊湧出，無治法。

一症痘初起時，胃火動而欲食，自不覺而寥食，不久而食未化，大傷脾胃，胃氣不行，以致脾不流血，胃爛成斑。甚者三四日而死。予思食已化者可下，食未化者可吐。惟欲化未化，不吐不下而術窮矣，是以不治。

一症初至六七日，熱蒸皮薄，毒注臉面，不能發越，爬破之。在氣血交會之時，將敗草散散其破處，用刃提補氣血之藥，助其不足，令痘翻灌，庶或保全。十二三日破者，氣離血散，毒盡而痂成，敷之亦可。至於九十日内，將收未收，因而爬破者，泄其真元，痰癢俱作，百症齊生，欲提而無毒能提，欲補而氣血不能驟補，衹得袖手待斃，亦爲不治。

小兒麻疹俗名疔子

凡小兒麻疹，原於六腑藴積熱毒所成。有甫生半月而種，號曰胎麻。人生無不種者，症與痘症、傷寒相似。或爲時氣傳染，發於皮膚之間。有再種而至三種，與痘症終身一種爲少異。一發則遍身爲之紅活，其色紫赤者吉，紫黑者凶。初起憎寒壯熱，吐瀉咳嗽交作，不思飲食，面赤眼光，噴嚏痰涎，或五六日而出，或七八日而出，本無定期，治法亦與痘症不同。痘症原於五臟屬陰，麻疹原於六腑屬陽，陰宜補而陽宜泄，切忌丁香、肉桂、豆蔻、附子辛燥之劑。痘宜汗以行疏利之法，四物十神湯之類；麻宜輕清和解，升麻、乾葛、白芷之類，務宜斟酌。初起用升麻葛根湯，麻見亦可用。咳嚔甚者，用參蘇飲，或防風通聖散主之，麻略具苗而泄者，五苓散加薄荷葉治之。熱甚者，去桂用四苓散，調六一散同服。麻不見出，身熱腹膨，用白虎湯加人參最當。煩渴不止，壯熱不除，化斑湯宜速進數服，熱退渴止爲度。熱壯譫語煩躁，宜黄連解毒湯，加大黄、枳殼、甘草、花粉主之。夫麻疹非寒，爲熱所協，以致穀食不化，宜用消毒湯。熱火熏膈，咽喉腫痛，宜甘桔湯加玄參、大力子以治之。或聲啞發喘，宜小陷胸湯。若無他症，但餘熱不除，宜黄連解毒湯，調六一散以調攝之。治麻之要，大率先解表而後清肌，萬無一失。其症未愈，不宜樸，恐熱積於内，以成狐惑。收後虚弱，方滋養氣血，温補脾土爲當。

一麻症發熱之時，憎寒壯熱，鼻流清涕，身體疼痛，咳嗽泄瀉，疑似未定，服葛根湯，去砂仁、陳皮，取微汗。輕清和解，則皮膚通暢，腠理開豁，而麻易出。不可重汗，恐致亡陽，必以葱白湯時時飲之，而無發搐之患。

一麻發之後，避風寒，忌生冷。苟一犯之，則皮毛閉塞，毒氣壅遏，變紫黑而死矣。渴甚欲水，以葱白湯飲之，以疏孔竅。

一麻初出，乾燥暗晦，色紅紫，乃火盛毒熾，宜六一散解之，或四物湯去地黄，加紅花、炒黄芩、黄連治之。

一麻症隨出隨没，乃爲順症。或出二三日不没者，内有虚熱，宜四物湯主之。如失血，用犀角汁解之。

一麻症壯熱不除，飲食不進，並屬血虚血熱，宜四物湯主之。隨症加減，渴加麥冬、犀角汁，嗽加瓜蔞仁，痰加貝母，陳皮去白。切忌人參、焦朮、半夏，一或誤用，爲害不小。蓋麻疹爲陽，血多虚耗，宜滋補明血，其熱自除，所謂扶陰抑陽之義。

一麻收後，牙根腐爛，鼻血横行，並爲失血，急用四物湯，加茵陳、木通、生犀角之類，以利小便，使熱氣有所滲而出。如疳瘡色白，爲胃爛不可治矣。

一麻症泄瀉，當分寒熱新久。新瀉熱瀉者，宜四苓散加木通；寒泄，百中一二，宜理中湯一服而止；久泄用豆蔻丸，或訶子、粟殼灰，酒調服澀之。

一麻收後，不避風寒，終身有咳嗽之患。

一麻疹前後，大忌猪肉、魚、酒、雞子。恐惹終身之咳，祇用老雞、精火，肉煮爛而食，以助其滋味可也。

一孕婦種麻，以四物湯服之，倍加白朮、條芩、艾葉，安胎清熱爲主。如胎氣上衝，急用芝麻根、艾葉煎湯，磨檳榔服之，宜四物湯大進以救之。

一麻已出，不思飲食者，蓋緣内蘊積熱，胃氣不行，宜四物湯加山楂、神麯、砂仁一二服，則脾動而思食。

一麻疹初起，嘔吐者，胃有停痰；下泄者，内無積滯；咳嗽者，毒傳於肺，皮毛受症。三者全爲順症。三者缺一，則色紫皮紅，目赤淚流，喘急腹脹，爲不治，急以凉膈散速進利，庶可保全。

一麻症出見一日，而又没者，是爲風寒所衝，麻毒内攻。若不急治，瘡爛而死，宜用清毒散一服，熱退睡安。如見三日退，後有被風寒之症，消毒飲亦妙。

麻疹死症

訣曰：已没渾身熱不退，昏沉恍惚語乖張，飲食不進舌胎白，失智尋衣與摸床，元氣精神魂懶散，一魂尚爾去飄揚，逢斯强發求全藥，任是神仙莫主張。

予治麻症始出，類傷風寒熱，頭痛咳嗽，熱甚目赤頰紅，一二日内出者輕。必須解表，忌見風寒、葷腥、厚味、鮮物。或一犯之，恐生痰咳，變成驚搐，不可治矣。初起吐瀉，變成者順，霍亂者逆。欲出不出，危亡立至。

升麻葛根湯治疹子初起發熱。

方見前痘疹。

參蘇飲治疹出而嗽不止。

人參　紫蘇　廣皮　枳殼　茯苓　前胡　乾葛　連翹　麥冬　貝母　黄芩

燈心引，水煎服。

五苓散

四苓散

六一散

方並見痘疹。

防風通聖散治同上。

方見痘疹。臨症加減，燈心引，水煎服。

化斑湯治大渴不止，乾嘔。

知母一錢　甘草三分　人參　石膏　淡竹葉各二分

嘔甚加竹茹。水煎温服。

黄連解毒湯治水穀不化，大熱泄瀉。

黄連　黄柏　黄芩　梔子　枳殼

燈心引，水煎服。

凉膈散治同上。兼腹脹滿，胸高。

黄芩　連翹　梔子　薄荷　大黄　朴硝　淡竹葉　甘草

薑一片，水煎温服。

夫治麻疹與治痘不同，痘症辨寒熱，熱症固宜清，寒症用補藥，不外參、茸、丁、桂峻熱之品。麻症多熱，專用石膏、升麻、葛根、黄芩、黄連、梔子、桔梗之類，且補藥止於四物湯用之耳，桂、朮、參、芪，百無一二。咳爲本症，咳甚者，參蘇飲；不咳者，難治。吐瀉兼全，不藥而自愈；吐瀉甚者，專用五苓解毒湯主之，庶可無危矣。

夫吐咳瀉，三者缺一，宜輕清和解。若三者俱無，必目赤皮紅，腹脹氣促，急宜凉膈散主之，以通利。否則束手待斃而已。治麻者，宜盡心於凉藥中求也。

增述附後

痘疹虚症禁用藥性

抄《證治大還》

聖蒼氏增述

蟬蜕能開通肌竅，恐成表虚，耗泄元氣。鼠粘子通肌滑竅，外致表虚，内動中氣，恐成泄脱。入牙性烈，發表太過，内動中氣，外增潰爛。紫草性寒，誤用溏便。白朮多用，恐能燥濕，使潤下之氣不行，則痘難成漿。茯苓、猪苓，燥濕滲泄，能令水氣下行，小便。多用衹恐津液耗散，外不行漿，内防發渴。訶子、龍骨、枯礬，皆能阻塞肌竅，氣虚之症用此，毒愈不能進前，雖能澀泄，甚不可施治，虚症之泄瀉，衹以補益爲善。車前，滑石性猛，利水極速，易傷脾胃，脾土一傷，則中氣必敗，而塌陷繼之，内攻外剥，百變俱生。山梔性寒降火，虚症便赤，必非實熱。大黄蕩滌污穢，耗削胃氣，性寒潤下，雖熱渴便實，皆不可用。生地性寒凉血，亦能潤腸。枳殼下氣寬腸，多用則瀉。乾葛療表熱，性凉，外防表虚，内恐傷胃，況太凉則痘不長。烏梅酸收。砂仁散氣。山楂散血解結，多用則内虚。半夏性悍，多用則消渴。麻黄開竅走泄，恐成表虚氣脱。

麻疹辨疑賦

見《證治大還·幼幼近編》

麻雖胎毒，多帶時行。氣候暄熱，傳染而成。其發也，與痘相類；其變也，比痘匪輕。先起於陽，後歸於陰，毒盛於脾，熱流於心。臟腑之傷，肺則尤甚。始終之變，腎則無症。初則發熱，有類傷寒。眼胞困倦而難起，鼻流清涕而不乾。夾鼻脈紫，烏輪火搏，遍身俱熱，惟耳獨寒。咳嗽少食，煩渴難安，邪目視之，隱隱皮膚之下。以手摸之，磊磊肌肉之間。其形若疥，其色若丹。出見三日，漸没爲安。隨出隨没，喘急須防。根窠若腫兮，疹而兼癮。皮膚如赤兮，疹尤夾斑。似錦而明兮，不藥而愈。如煤而黑兮，百無一痊。麻疹既出，調理甚難。坐卧欲暖，飲食宜淡，咳嗽涎沫，不禁酸鹹。忽生喘急，肺受風寒。心脾火灼，口舌生瘡。肺胃蘊熱，津液常乾。有此變症，治法不同。微汗毒解，熱勢少凶，二便清調，氣行無滯。腠理拂鬱兮，即當發散。腸胃秘結兮，急與疏通。鼻衄者不必憂治，邪從衄解。自利者不必遽止，毒以利松。麻後多痢兮，熱毒移於大腸。咳嗽喉痛兮，痰熱滯於心胸。口渴心煩，法在生津養血。飲食減少，治宜調胃和中。餘症無常，臨期變通。此則麻之大旨，妙在乎神通。

麻疹輕重要訣

或熱或退，五六日而後出者，輕；淡紅滋潤，頭面匀淨而多者，輕；發透三日而漸没者，輕。頭面不出者重；紫紅暗燥者重；咽喉腫痛不食者重；冒風没早者重；移熱大腸，變痢者重。黑暗乾枯，一出即没者，不治；鼻扇口張，目無神者，不治；鼻青糞黑者，不治；氣喘心前喘者，不治；麻後牙疳臭爛者，不治。

按，西河□泡湯，砂糖調服，兼可治疹後痢。

麻疹附餘

夫麻即疹也。以疹出如麻成朵，痘出如豆成粒，皆象其形而名之也。麻疹之與痘瘡，始似而終殊，形同而症異。痘瘡發於五臟，麻疹發於六腑。臟屬陰，陰主血，故痘有形而有汁；腑屬陽，陽主氣，故疹有形而無漿。然陽熱太盛，則陰分受其煎熬，故血多虚耗，所以治法先發散行氣，而後滋陰補血。凡動氣燥悍之藥，皆不可下也。

凡看麻疹之法，多於耳後項上腰眼先見。其頂尖而不長，其形小而匀淨，其色紅亮者，吉。若色紫紅，乾燥暗晦，乃火盛毒熾，宜六一散解之，後以四物换生地，加柴胡、黄芩、乾葛、紅花、牛蒡、連翹之類，滋陰凉血，而熱自除，所謂養陰退陽之義也。色黑者，熱毒尤甚，乃十死一生之症也，用解毒湯合梔子仁湯。

一疹屬陽，乃六腑之毒，惟重於脾肺二經，以肺主皮毛，脾主肌肉，故發熱時，即見咳嗽聲重鼻涕者，肺之毒散也；泄瀉者，脾經之毒去也。如無上症者重。

一發熱之初，憎寒壯熱，鼻流清涕，身體疼痛，嘔吐泄瀉，咳嗽氣急，腮紅眼倦，眼胞與面俱腫，其淚汪汪，烏輪紅色，夾鼻六腑部分，色見紅紫，即是麻候，宜避風寒，用升麻葛根湯，加紫蘇表汗之。得汗則皮膚通暢，腠理開豁，而麻疹易出也。於發散藥中，加葱白、生薑，使孔竅中微汗潤澤，庶免熱閉發搐之症。

一疹用藥，必先明其歲氣。如時令温暖，以辛涼之藥發之；暄熱，以辛寒之藥發之；大寒，以辛熱發之；時寒時熱，以辛平發之。

一發熱咳嗽之時，既明麻疹，有出不快者，用麻黄湯、羌活湯、消毒飲，發散解毒之劑外，芫荽、酒糟蒸熱擦之。自頭上至足爲齊，頭面愈多者爲佳。若遲延日久不能出，則腹脹氣喘，悶亂煩躁而死矣。

一凡麻疹出後，見風没早，未清爽者，宜消毒飲合升麻湯熱服。雖不復出，亦尋愈矣。有麻出三日不没者，乃内有實熱，宜四物湯，加清利之藥，則熱自解，而麻自消矣。風寒外湊，疹停肌腠，宜荆芥、葛根、防風、蘇葉、牛蒡、連翹、蟬蜕、玄參、全蠍、生薑。

一發熱之時，遍身汗出者，此毒從汗解，且玄府開而疹易出也；有鼻中血出者，此毒從血解，俱不宜遽止。若汗出太多，血出不止，此又火逼太過，致血液妄行也。恐氣血頓虚，宜消毒飲加黄芩、連翹、生地、丹皮、玄參、麥冬。血出不止，用當歸、生地、茅花、丹皮、黄芩、梔子、犀角。

一發熱之時，或吐或瀉，此皆火邪内逼，毒氣上行則吐，下行則瀉也。不可遽止，所謂解從吐解，毒以利松也。吐甚者，二陳湯加石膏、竹茹；瀉甚，升麻葛根湯加茯苓，滑石。

一麻疹出時，咽喉腫痛，不能飲食，此毒火拂鬱，上熏咽喉也，宜甘桔湯加連翹、牛蒡子、玄參、荆芥。

一疹已出反没，由外感風寒，内傷生冷，抑鬱毒氣，變爲渾身青紫，煩躁悶亂，喘急腹痛，毒成内攻，急用加減麻黄湯，遲則不救。

一麻疹一日三潮，隨出隨没者，以麻疹屬陽，遇三陽則發，遇三陰則隱也。

一疹正出，肚疼泄瀉。若氣喘腹脹，此毒未盡而傳於三陰也，宜升麻葛根湯加荆芥、滑石、木通。或發熱時，過飲寒凉，多食冷物而致者，宜平胃散加砂仁、焦朮。

一疹初見，欲發不發，隱隱欲伏，熱盛煩躁，疹色乾紅焦紫，此因邪抑，鬱毒將内攻也，急用升麻葛根湯加荆芥、蟬退、蘇葉、防風、粘子、木通。

一疹遍身既出，而猶怫怫煩熱，頻作嘔吐者，此毒熱未盡，留連於肺胃間也，宜消毒飲加連翹、升麻、地骨皮、知母、石膏。大便秘，微加大黄。

一疹已收，反渾身發熱，晝夜不止，此毒未盡解，而陰血傷也，消毒飲合四物湯，加玄參、連翹、知母、丹皮、滑石、甘草。

一疹發熱咳嗽，三五日不出者，用化毒湯，外以胡荽子炒熱，以薄綿包熨之。

一疹熱盛譫語，小便赤澀者，導赤散，用生、通、甘等藥。煩躁多渴者，犀角化斑湯，用荆、防、甘、玄、桔、翹、石、知等味。

一疹狀如蟻蚤所咬，色黑者，此毒盛也，宜山梔子湯。

一疹毒氣入胃變黑，眼赤喉痛，口舌生瘡，泄瀉，宜黄連杏湯，用陳、麻、黄、殼、葛等品。

一疹出後，聲啞不出，或喘或咳，或身熱不退，致日久不愈者，此熱毒未盡解，肺金受傷也，宜清金降火，用知母、貝母、天冬、麥冬、骨皮、丹皮、生地、芍藥、當歸、玄參、連翹、片芩、瓜蔞仁。

一疹收後，餘毒未盡，日夜煩躁，狂亂譫妄者，乃餘毒蓄心包也，辰砂益元散，燈心黄連湯下。

一麻後瀉痢者，乃積熱移於大腸，宜益元散加生地、木通、芩、連、白芍，或香連丸之類。

一麻後牙疳紅腫者，清胃湯合甘桔湯，加大力、荆芥、玄參。胃爛者，不治之症也。

一麻後痰嗽不止，乃痰熱留於心胸，四物合二陳，加瓜蔞、桔梗、五味子。渴加麥冬、枳殼，喘加蘇子、桑皮。

一孕婦出麻，以四物湯加白朮、條芩、艾葉、砂仁，以安胎清熱爲主，則胎不動，而麻疹自愈矣。若正出之時，不進飲食者，但得麻色淡紅潤澤，亦無害也，乃熱毒未解，内藴實熱，故不食耳。麻退不食者，用四物湯加神麯、砂仁一二劑，自能食矣。

一凡出麻疹之時，大忌葷腥生冷，宜避風寒水濕。苟有不謹，最爲深患，戒之，慎之！

辨痘夾丹疹與麻疹不同

抄《證治大還》

夫痘毒、麻毒，各有不同。蓋痘毒出於臟，麻出於腑。臟屬陰，陰主血，故痘有形而有汁；腑屬陽，陽主氣，故疹有形而無汁。此皆中於有生之淫火，本非尋常，並發者，惟痘出之時，或風寒閉塞腠理，或熱毒壅遏不得發越，熱氣擊動臟腑，故並出耳，此亦不順之症也。錢氏云：痘祗出一般者善。凡痘已見形，其間碎密若瘡子者，夾疹也，此由火毒薰灼於中，故使疹夾出於外也。痘當從外解，疹當從内解。如痘内夾出丹疹，不必治之，　當以托痘爲主，痘出而疹自淡矣。若疹重者，亦急宜解毒，使疹子消散，痘亦早得單成，宜消毒飲加升麻、玄參、酒芩，並粘、荆、甘、防。若疹不退者凶。

周慎齋云：痘夾斑疹，是表實，風熱鬱於血分，宜蘇葛湯，倍前胡、桔梗，加羌活、防風、荆芥、蟬蜕、紅花、連翹、牛蒡子，使邪從表散。若過用寒凉，則血凝氣滯，陰無陽生而變黑矣。

邵公云：痘夾斑，宜麻黄葛根湯解之，而疹自退。

痘毒辨

痘毒者，因痘瘡毒盛之時，失於解利，毒氣壅遏肌肉，外不得以泄於肌膚，内無由入於臟腑。滯於肌肉，故發癰腫也。貫漿時發者，名痘毒。靨後發者，名餘毒。痘自唇四圍靨起，循序而下，必無餘毒。若間斷而靨，或靨時痘根尚有一絲紅暈，此毒化漿未盡，必發餘毒。毒發則氣得以外泄肌表，故得保全。然須分虚實調治，若精神倦怠，飲食不貪，宜參、芪、白朮、甘草、銀花、白芷内托之。若面赤便秘，燥渴壯熱驚叫，宜大連翹飲，用歸、芍、防、滑、柴、連、通、芩、防、梔、車、蒡、蛻、草等品，人參解毒湯解之，用參、防、羌、獨、柴、前、荆、銀花、芎、茯、殼、桔、草、薑，外用羊脂膏敷之。若毒遊走不定，此元氣虚竭，不能拘製其毒，急宜内托，亦當留一處出膿，以泄其毒，他處以藥敷之。

若發熱之時即見毒，此名報毒，切忌敷治，痘胖而毒自消。若誤用敷貼之藥，　毒必復入而痘反重矣。又毒發骨節間，須用移毒神丹，移下一、二寸，不在骨節間出膿，即免殘疾之患矣。

邵公云：痘後發癰，皆當發不發，不當補過補，致毒壅滯，宜分虚實用藥。虚者精神倦怠，食少微熱，腫處不疼，宜内托散加白芷、銀花、木香。膿流清水，潰瘍不斂，大補湯加白芷、銀花，外敷生肌散。實者壯，便燥，煩渴叫痛，大連翹飲，外敷必勝膏。

餘毒不止於癰腫

痘有遲延日久，而起不圓胖，靨既平之際，或發癰腫，人固知爲餘毒，而用大連翹敗毒散歸、陳、芷、芎、甲、乳、没、銀花、貝、防、角針、天花、人參敗毒湯，以解利之矣。不知氣高而喘息作聲，掀胸抬肚者，餘毒之在肺也；痰涎稠粘，咬牙戛齒，泄瀉不止，口臭者，餘毒之在脾胃也；盜汗熱不退，渴者，餘毒之在心也；夢中多驚，餘毒之在肝也；耳骫尚熱，餘毒之在腎也。眼合不開，身腫不消，壯熱不清，鬱鬱不樂，諸經皆有餘毒也。豈可獨以焮發於外爲餘毒，而於此反慢，不加省哉！

周慎齋云：痘癰宜補氣血。若面上温疤，遍體發毒，宜保元四物加銀花、連翹之類。

陳三農云：七日前生毒者，凡瘡未痊，或初發疤處，肌肉虛毒，受氣血相搏，故從虛處發出也。其毒濕潤者，爲氣血俱盛。枯燥乾紅，氣血俱弱也。

王氏移毒神丹 治痘毒發於節骱，用此截搽半截，毒即移下。

白及一兩六錢　紅藥子一兩，如無，以紫花地丁代，按《濟世全書》云，即紅花子也　朱砂　雄黄　輕粉各一錢

烏骨雞骨煅灰，一錢　大黄　五倍各二錢　牙皂七分

共爲末，醋調敷之。

羊脂骨《秘傳》 治痘毒。

陳羊油一錢　巴豆三錢

同熬至豆黑，去豆入香油二三滴，塗腫上。濕爛處用三棱、白果肉搗敷。

又方

葱白搗爛，入蜜和匀，作薄餅，縛腫處，名必勝膏。

糯草灰散　治痘後餘毒，神效。

糯草灰不拘多少，將滚湯淋去鹹水，以淡灰掩患處。

生肌散　治疳蝕不斂，並痘後膿血雜流，不收等瘡。

骨皮　黄連　黄柏　五倍　甘草

共爲細末，乾摻。一方加大貝二錢，白芷、赤石脂、白及各一錢，龍骨五分，猪骨髓調貼。亦名生肌散。

趙氏生肌散　治癰潰成坑見骨。

赤石脂　伏龍肝　輕粉　杭粉炒　黄柏　血竭各一錢　陀僧二錢　黄丹八分　乳香　没藥各三分

發灰五分　冰片三厘

共爲細末，敷摻。

解毒透斑湯《保赤》　治麻痘初熱，如時令不寒不熱，以此辛平之藥發之。

升麻　葛根　羌活　防風　荆芥　柴胡　前胡　人參　桔梗　連翹　大力　赤芍　甘草

蟬退　淡竹葉

時令温暖，加石膏、知母、木通，去羌活、人參。時令暄熱，加石膏、知母、玄參、山梔、黄芩，去羌活、升麻、人參。時令大寒，加桂枝、麻黄，去人參、葛根、升麻、前胡、柴胡、連翹。用前藥發不出，升麻、麻黄俱用酒洗，加人中黄、牛蒡子、蟬蜕。水煎服。

玄參解毒湯 治麻痘紫赤，乾燥暗晦。

玄參　升麻　葛根　焦梔仁　石膏　知母　荆芥　甘草　桔梗　生地　木通

黑暗，加人中黄；便秘，加大黄；腹脹，加滑石。

化毒湯 治疹一齊湧出，色似錦紋。

玄參　知母　石膏　連翹　葶藶子　荆芥　升麻　廣皮　甘草　淡竹葉

麻疹不出方

麻黄一兩，去節　全蠍二錢　人中黄二兩

大人用三錢，小兒錢半，葱頭湯送下。

又方 治痧疹没，能令即出。

牛黄　冰片各一分　麝香分半　朱砂　天黄各五分　天竺黄五分　僵蠶　薄荷各三分

薄荷湯下五分。

化斑解毒湯 治痧毒未盡，怫怫煩熱，頻頻嘔吐，連綿不收。

玄參　知母　石膏　人中黄　升麻　大青　大力　淡竹葉

煎服。

加減麻黄湯治感冒風寒，毒返内攻，喘急悶亂，腹痛，渾身青紫。

麻黄　升麻俱酒洗　荆芥　大力　蟬退　人中黄

疹發不出效方

櫻桃核打碎，煎湯飲之。

升麻解肌湯《保赤》治疹欲出不出，壯熱煩躁，或乾紅隱伏不起，或爲風寒所襲早没。

升麻　葛根　赤芍　蘇葉　桔梗　荆芥　蟬退　甘草　木通

天氣嚴寒，加麻黄；見風没早，肚腹膨脹，加大力、滑石、犀角。

解毒養榮湯　治疹退大熱不止。

當歸　白芍　生地　川芎　玄參　荆芥　丹皮　黄芩

芩連解毒湯　治疹後下血

黄芩　黄連　地榆　犀角　生地　芍藥　當歸　荆芥　木通

水煎服

解毒湯　治疹後熱毒未盡，留鬱於心脾，口疳腐爛

升麻　芍藥　生地　木通　黄芩　連翹　玄參　甘草　桔梗　荆芥　大力　薄荷

消斑飲
治熱退疹不退，此内熱未平也。

升麻　玄參　荆芥　鼠粘　芍藥　甘草

梔子仁湯
治疹狀如蚊咬，色黑者，此毒盛也。

梔子　蘚皮　赤芍　升麻　寒水石　甘草　紫草　薄荷

黄連杏仁湯
治疹毒氣入胃變黑，眼赤喉痛，口舌生瘡，泄瀉。

黄連　杏仁　陳皮　麻黄　枳殼　葛根

加減升麻湯
治水痘、赤痘、麻痘疹。

升麻　葛根　芍藥　甘草　防風　桔梗　紫蘇　蒼朮　廣皮　枳殼　柴胡

薑棗煎服。水痘、赤痘即此一服。本方不用加減。見疹熱不退加玄參；嘔吐加藿香；瀉甚者，去蒼朮，加訶子、肉果。

又方
治痘後餘毒。

人參　茯苓　銀花　犀角各三錢　甘草錢半　羚羊角一錢　珍珠八分

共爲末，蜜丸。每服一錢，日二服。

又方
出《證治大還》　治痧後下積滯

川連一兩，酒炒　升麻七分　乾葛八錢　甘草四錢　黄芩八錢　白芍八錢，酒炒　滑石一兩共爲末，山藥粉和丸。白湯下三四錢。

又方 治痧後口瘡。

天黄　牛糞尖一個，煅　明礬五分　冰片分半　皮硝一錢　硼砂三錢　銅青三分

共研末，以鵝毛管吹患上。

又方 治痧後瘧。

鱉甲煅　楂肉各二錢　橘紅　川貝各三錢　竹葉十五片　炙甘一分　麥冬三錢，去心　知母錢二分

茯苓二錢　葛根錢半　柴胡一錢

如不渴，去知母；渴甚，加石膏五錢。

蘇葛散 痘疹見，點用。

紫蘇　葛根　桔梗　前胡各二錢　甘草五分

疏表加荆芥、防風；便秘加枳殼、當歸；見標，蘇、葛減半；熱盛，加連翹；小便不利，加木通；大便不利，加玄明粉，或酒蒸大黄，去一二次不妨；渴加石膏；瀉加升麻；吐不用升麻，恐防咽喉痛；吐加廣皮；心煩加連翹；喉痛加牛蒡、玄參；血熱加紅花、當歸；微紫便燥，加生地、紫草；身痛加羌活；頭痛加川芎；腹痛加山楂、前胡，有起發之功，前不可缺；渴甚加六一散，燈心湯下。

水痘

《景嶽全書·麻疹門》後

凡出水痘先十數點，一日後其頂尖上有水泡，二日三日又出漸多，四日渾身作癢，瘡頭皆破，微加壯熱即收矣。但有此疾，須忌發物，七八日乃痊。

一水痘亦有類傷寒之狀，身熱二三日而出者。或咳嗽面赤，眼光如水，或噴嚏，或流涕，但與正痘不同，易出亦易靨，治以清熱解毒爲主。

痘疹生民切要下卷終

附录

目録

《喻嘉言先生醫書全集》序

［清］陳瑚

天地之大德曰生。聖人之道，體天地之意，以贍人之生者，莫如農。扶掖回互於既生之後，以不戕其生者，次莫如醫。二者神農氏之所兼也，而其後乃分而爲二。言農者祖后稷，言醫者師黄帝。神農，吾不得而知已，《詩》之稱后稷曰：「誕實匍匐，克岐克嶷。」《史》之稱黄帝曰：「幼而徇齊，長而敦敏。」則知此二者，一本之於天性，而非庸愚固陋者之所能精其理也。

雖然，苗之有疾也，去其螟螣及其蟊賊而已，目能見之，手能爬搔之也。爲醫者，豈能裂肝碎腦、出人之心腹腎腸而棄其疾乎！則醫之由於心悟，而不可以妄求也，更甚矣！

吾師嘉言喻先生，以江右名儒，不應徵辟，究心於五運六元之學，其意以古人所謂：「道濟天下，不爲良相則爲良醫者，吾不難以身任之。」於是研極性命，探賾索隱，久之而恍然見其所以然，蓋不待三折肱而始喻也。未幾，挾其所得，角巾芒鞋，客游於三吴兩淮之間。其治療人也，多奇而中。人或抱異疾，庸醫之所不能識、方書之所不具載者，先生至則了了，曰：「若者名何證，主何臟，宜何藥」。不一二劑立起矣！

先生又以爲吾之有身，天下之所視以爲標的也。吾舊有痰疾，吾身不精強，則雖欲治療人，而人不信，不信則無功。乃以《參同》《悟真》自養其身，守一而處，和魚遊而蟲蟄，謹蓋藏，修昆侖，通三關，集五采，晝夜不寐者二十年，天下乃益信爲真人，得長桑君指授，飲上池水，見人五臟者也。

古今之爲名醫者亦多矣！河間長於熱病，東垣長於内傷，丹溪長於雜證，或守其一偏，不能以相兼。

先生則無所不可，大約原本《内經》，直接仲景之學。嘗以書語瑚曰：「醫之爲道，悟則明，明則靈通無礙；不悟則闇，闇則顛躓難行。黄岐以降，求大悟者，仲景而已！其無知妄作充棟之書，皆窒塞性靈之具，後人争相倚傍，詖淫邪遁，生心害事，漫無底止，致令業醫之家，如蠅背天光，徒鑽窗紙，再四引之，略不舍置，可慨也已！」其辭反復數千言，皆發前人未盡之意，而總以明悟爲本，且謬以其責屬之瑚。惜乎瑚之逡巡怠忽，而不能盡其學也。

先生又見天下醫學之敗壞也，慨然曰：「吾執方以療人，功在一時；吾著書以教人，功在萬世。」迷閉户不出，譔述以自見。瑚嘗受而讀之，爲《尚論篇》，爲《寓意草》，爲《醫門法律》。《尚論篇》者，所以羽翼仲景，直究其精微之底藴者也。《寓意草》者，其已然之明效，見之施行者也。《法律》一書，巨無不該，細無不貫，呼寐使醒，引盲使覺，不得已折衷群言於淆亂之日，先生其有憂患乎？

學者誦先生之書，明乎《尚論》之指，則合乎《寓意》之用，而可以爲法。不明乎《尚論》之指，則入乎醫律之條，而可以爲戒。蓋先生救世利物之心，至是而始極也。醫雖小道，豈曰小補而已哉！莊渠魏先生曰：「通乎方伎者，可以爲醫工，不可以爲醫師。醫師，通乎道者也。」當今之世，宜一仿《周官》法，擇良醫數人，掌醫之教，令分教天下之醫者，誠如是也，舍先生其誰歟？

嗟乎！自天下無農師，而水利不修，耘耔無法，其爲飢寒惰窳者，不知凡幾矣！自天下無醫師，而虚實不辨，損益混施，其爲夭劄横枉者，不知凡幾矣！《語》云：「模不模，範不範，」豈不深可歎哉！

今先生年七十矣，而著書立言之志，老而不倦也！敢述其大略而序之。世有知先生者，其必不以瑚言爲阿私所好也！

（清陳瑚《確庵先生文鈔》卷三）

《尚論全書》序

［清］徐彬

上古論病，七情六氣，雖有分名，無傷寒專書，謂人感異氣而病作寒，止異氣之一也。然諸病遷延引日，惟傷寒殺人最速，則病氣之行於經絡臟腑，或緩而可久，或急不能延，此有故矣。於是《内經》就風、寒、暑、濕、燥、火分列而言者，仲景獨挈寒而專言之。若傷寒之病機，不惟異於七情内傷，並異於六氣中之暑、濕、燥、火、風，而雜證與傷寒，天下始曉然别爲兩途，則仲景之功，寔軒岐後一人而已。然仲景之書文義簡奥，後人編次未免錯亂，於是注釋家隨文敷衍，不能深入，有志者循經辨證，龐雜難求。自喻師《尚論》屬詞比類，通體會悟，爲之正其編次，接剔隱微，後學研幾，庶有端緒，不致望洋而退，則仲景功臣，寔喻師一人而已。

惜仲景原文當時不另刊一目，而積習之聞見，翻繹維艱，且何以使明敏之士因其詮次而玩其白文，別出手眼也，予是以有原文補刊。又就證論方，不及隨方析義，則有數證而合一方，或一方而治數證，猝難體認，且何以使學者因方而悟出入增減之機，以通之於雜證，予是以有《一百十三方發明》。其間疑義，愈駁愈明，不嫌煩複，予是以簡笥中所存喻師《十五問答》附刻《發明》後。至於傷寒傳經、雜證不傳經、傷寒逆傳而行速、雜證不傳經而變氣，種種微奥，平時不能指掌而譚，臨證焉能斷斷無惑。予是以祖華元化《運氣圖》，而詳傷寒傳經、雜證不傳經之故，俾學者一望了然，因明補瀉之理。然其説似剏，難於曉暢，幸升庵兄留心最切，相爲辨難，使從來未及之論，如居恒日用之譚，今另作《或問》，合而梓之。

學者於此按圖論，而經絡相傳，昭悉如鏡；詳原文，知編次苦心；讀《尚論》，仲景之心傳悦然在目；讀《發明》，知方藥之斟酌別有圓機；而《十五問答》更見圓通，豈不成全書乎？此予之幸，亦後學之幸也。特爲之序，以誌快云。

康熙戊申嘉平月，檇李徐彬忠可甫題

（清康熙七年戊申李秀芝、朱誠甫刻《喻嘉言先生傷寒尚論篇全書》）

《喻氏三書》合刻序

［清］趙寧静

西昌喻嘉言先生本長沙太守張仲景傷寒及雜症方論，著爲《醫門法律》《寓意草》《尚論篇》三書，成若干卷，分晰疏洞，曉暢精義，高超元黄之表，脱略籠絏之中，意古不晦於深，言今不墜於淺，真不啻聖人作經、賢者緯之也。

人身五臟六腑、左右手足十二經，相生相長，老死循至於盡。若無所事者卒遇氣化隔其通，陰陽錯其度，造化輟施送之權，惟知道者能原其本而持救之。上世軒岐既啟其槖籥，中古書缺有間，東漢張氏之論出，始爲衆法之宗、群方之祖，今人讀之可以因象求義，因義求神，旨趣錯落，妙諦無窮，蔑以加諸。惜乎國門之書不再世，百年寖就湮汶。沿注釋之譌謬者，數典忘祖，張氏之書大壞；守禁忌之迂拘者，因噎廢食，張氏之書又大壞；持調停之猥瑣者，塞門由竇，張氏之書又大壞而莫救矣。此理既晦，千秋長夜，一二發揮方書、抽揚脈理者，各各名家，僅比之爝火微明而已。

先生痛心疾首，隱居高尚，起承墜緒，不迷門徑，簡閲前修，獨標正旨，雷驚雷吼，辯而闢之，弗恤也。然而至道嶷嶷，從俗靡靡，少見多怪，舉世疑之。三書序例久見賞於虞山，惟孤行江介間，善用者業著奇效，或亦窮而思返者機耶？

茲浙東觀察黎川陳公重梓是書，採舒刻《尚論篇後卷》校定補入，合爲全璧，具大醫王手眼者，當自今古同揆。或謂後卷不無襲取遺文錯簡，焉得起先生一一而質究之？倘所稱蓄鋭，以將取居謙以自牧者，無解於古人，宜亦無辭於後人也。

時乾隆二十八年歲次癸未王春，南豐古青山人趙寧静

（清乾隆二十八年陈守诚刻《喻氏三书》）

《清史稿》喻昌傳

喻昌，字嘉言，江西新建人。幼能文，不羈，與陳際泰游。明崇禎中，以副榜貢生入都，上書言事。尋詔徵，不就，往來靖安間，披鬀爲僧，復蓄髮游江南。順治中，僑居常熟，以醫名，治療多奇中。才辯縱橫，不可一世。著《傷寒尚論篇》，謂林億、成無己過於尊信王叔和，惟方有執作條辨，削去叔和序例，得尊經之旨，而猶有未達者，重爲編訂。其淵源雖出方氏，要多自抒所見。惟《温症論》中以温藥治温病，後尤怡、陸懋修並著論非之。又著《醫門法律》，取風、寒、暑、濕、燥、火六氣及諸雜證，分門著論，次法，次律。法者，治療之術，運用之機；律者，明著醫之所以失，而判定其罪，如折獄然。昌此書專爲庸醫誤人而作，分别疑似，使臨診者不敢輕嘗，有功醫術。後附《寓意草》，皆其所治醫案。凡診病，先議病，後用藥。又與門人定議病之式，至詳審，反復推論，務闡審證用藥之所以然，異於諸家醫案但泛言某病用某藥愈者，並爲世所取法。昌通禪理，其醫往往出於妙悟。《尚論後篇》及《醫門法律》，年七十後始成。昌既久居江南，

從學者甚多。

清史館喻昌傳二篇

（《清史稿》卷五〇二）

一、喻昌列傳

喻昌，字嘉言，江西新建人。明副貢生，國變遁於禪。時工具曰予聖，毫釐千里，動顛躓，方脈難憑，身命爲嘗試。嘉言擬律正醫罪，出獨見，補闡微言。望色、聞聲、辨息、問證、切脈，立專篇，先案後方，必推極原本。

五行附地起，水中有火，火中有風，人假合成身，身相因致病。地氣小動爲災眚，大動爲刦厄。病者陰邪横發，必上幹清道。《經》曰：陰盛生内寒。厥氣上逆，寒氣積於胸中而不泄，不泄則温氣去寒獨留，留則血凝，脈不通。又曰：人身陽氣若天之與日，失其所則折壽而不彰。嘉言以爲陰病之機，宛然可識，立附薑白通湯、附薑湯、附薑歸桂湯、附薑歸桂參甘湯、辛温平補湯、甘寒補氣湯，六方爲中寒門定軌。

《經》言：春傷於風，夏傷於暑，冬傷於寒，均本令主氣，惟秋獨傷濕，非本令之氣。嘉言以爲濕即燥誤。燥勝則乾，於外膚皺乾，於内精血涸乾，於津液營衛氣衰。燥摧肝木，甚則戕肺金。秋傷於燥，上逆而咳，發爲痿厥。燥病之要，一言而終。諸氣膹鬱，諸痿喘嘔，皆屬燥。於是立清燥救肺湯。天冬雖保肺，知母能滋腎。清金均以味苦，恐斲陰氣，大法胃氣爲主，胃爲肺母也。

風暑燥寒爲時氣病，疫厲爲傳染病。春夏常見，饑饉兵凶之歲尤盛行。蓋温暑熱濕毒穢乖戾之氣，交結互蒸，益以出戶。尸蟲載道，腐墐燔棘掩蓆，上溷蒼天清淨之氣，下敗水土物産之氣。人受之者，親上親下，病從其類。嘉言引仲景《平脈篇》曰：寸口脈陰陽俱緊者，法當清邪中於上焦，濁邪中於下焦。清邪中上名曰潔也，濁邪中下名渾也。陰中於邪名曰慄也。凡二百六十九字，乃論疫邪從入之門。傷寒之邪行身之背，次身前，次身側，由外廓而入。疫邪則直行中道，流布三焦。上焦爲清陽，故清邪上入；下焦爲濁陰，故濁邪下入。中焦爲陰陽之界域，清濁區分。甚者上行極而下，下行極而上，三焦相溷。未病之前，服芳香正氣藥，此其上也。邪入以逐穢爲要，上焦如霧，升而逐之；中焦如漚，疏而逐之；下焦如瀆，決而逐之。營衛既通，乘勢追拔，兼以解毒，毋使潛滋。其論刊於順治戊子，較吴又可《疫論》稍後數年，固足並重。

著有《醫門法律》六卷，《寓意草》一卷，《傷寒上論篇》八卷。本《江西通志》《醫門法律》《尚論篇》（清史館傳稿）

二、喻昌　徐彬

喻昌，字嘉言，江西新建人。幼能文不羈，與陳際泰遊。明崇禎中，以副榜貢生入都，上書言事，尋詔徵，不就。往來靖安間，披鬀爲僧，復蓄髮。遊江南。順治中，僑居常熟，以醫名，治療多奇中。《江西通志》，參《常昭合志》才辨縱横，不可一世。

著《傷寒尚論篇》，謂林億、成無己過於尊信王叔和，惟方有執作《條辨》，削去叔和《序例》，得尊經之旨，而猶有未達者。重爲編訂，以冬傷寒、春傷温、夏秋傷暑濕，爲主病之大綱。四序中以冬傷寒爲大綱。六經中以太陽爲大綱，太陽中又以風傷衛、寒傷營、風寒兩傷營衛爲大綱，始變前人之例。於本論原文六經各自爲篇，而以合病、併病、壞病、痰病四類附三經末，以過經不解、差後勞復、陰陽易，三類附三陰經末。其後四卷，首論温證，次合論，次真中，次小兒，又附會講問答及六經諸方，其淵源雖出方氏，要多

自抒所見。《四庫提要》惟温證論中，以温藥治温病，後尤怡、陸懋修並著論非之。尤怡《讀書記》、陸懋修《文集》

又著《醫門法律》，取風寒暑濕燥火六氣及諸雜證，分門著論，次法，次律。法者，治療之術，運用之機；律者，明著醫之所以失，而判定其罪，如折獄然。昌此書專爲庸醫誤人而作，分别疑似，使臨診者不敢輕嘗，且使苟且依違者無所遁其情狀，有功醫術。後附《寓意草》，皆其所治醫案。凡診病先議病後用藥，又與門人定議病之式，至詳審。所載治驗六十餘條，反覆推論，務闡審證用藥之所以然，異於諸家醫案但泛言某病用某藥愈者，並爲世所取法。《四庫提要》

昌遇異人，授内養法，遂終身不卧。通禪理，《常昭合志》其醫往往出於妙悟。《尚論後篇》及《醫門法律》年七十後始成。錢謙益序其書，謂發揮軒岐仲景之秘，推本道術，比於通天地人之儒。又謂古方新病，有不相能，察傳變，判生死，在乎三指之間，一息之内，非如學古兵法，按圖列陣而後從事。曹洞宗論禪：動成窠臼，著落顧佇，背觸俱非，如大火聚。昌之論醫，深得其意云。錢謙益《醫門法律序》昌既久居江南，從學者甚多。

徐彬，字忠可，浙江嘉興人。昌之弟子。著《傷寒一百十三方發明》及《金匱要略論注》，其説皆本於昌。《四庫》著録《金匱要略》，初用彬《論注》本。《四庫總目提要》凡疏釋正義見於注或賸義，及總括諸證，不可專屬者，見於論。彬謂他方書出於湊集，就採一條時亦獲驗。若《金匱》之妙，統觀一卷，全體方具，不獨察其所用，並須察其所不用。《金匱要略論注凡例》世以爲篤論。

（清史館傳稿）

《江西通志》喻昌傳

喻昌，字嘉言，新建人。自幼讀書，多詭異之跡。中崇禎庚午副榜，尋詔徵，力辭不就，披鬀爲僧，復蓄髮，遊三吴，僑居常熟。以醫名於世，治療多奇中。所著有《醫門法律》《尚論篇》《寓意草》，虞山錢謙益序之。年八十，預知時至，論坐而化。昌無後，其甥負遺骸歸，過左蠡，舟遭風浪，首尾盡毁折，獨骸龕一艙無恙，屹然湖中。後寄於靖安蕭寺，有盜其旁銅環者，立中風斃。今遺骸尚不壞，郡人募立祠祀之，布政使李蘭有題辭。

（清雍正十年《江西通志》卷四十三《方技》）

《南昌府志》喻昌傳

喻昌，字嘉言，新建人。自幼讀書，多詭異之跡。中崇禎庚午副榜，尋詔徵，力辭不就。游三吴，僑居常熟，以醫名，治療多奇中。所著有《醫門法律》《尚論篇》《寓意草》。年八十，預知時至，坐論而化。遺骸歸，過左蠡，舟毁，獨骸龕一艙，屹然湖中。郡人立祠祀之。

（清乾隆《南昌府志》卷六十八《方伎傳》）

《新建縣志》喻昌傳

喻昌字嘉言，選貢生，與臨川陳際泰友善，中崇禎庚午副榜。入京以書生上書，憤欲有爲，卒無所就。順治初，尋詔徵，力辭不就，佯狂披鬀。複蓄髮，游三吴，僑居常熟。錢謙益贈詩，以漢高獲爲比。借醫名於世，治療多奇中。所著有《醫門法律》《尚論篇》《寓意草》等書行世（引《常熟志》《江西通志》）。

按《常熟志》：昌好弈，弈品居二、三手，達旦不倦。年八十余，與國手李元兆對弈三晝夜，斂子而卒。《省志》云：昌無後，其甥負遺骸歸，過左蠡，舟遭風浪，首尾盡毁折，獨骸龕一艙無恙，屹然湖中。後寄靖安蕭寺，有盜其旁銅環者，立中風斃。今遺骸尚不壞。《繹堂雜識》云：「諸生曹必聘，與衆醫舁昌遺骸，瘞於城南百福寺傍，塑像寺中。《省志》以昌列入《方伎》。然觀上書辟徵，立志不俗，使展其所藴，必不僅爲良醫也。夫敬置之《高士傳》，聞風如見其人。」

（清同治《新建縣志》卷四十九《高士》）

《靖安縣志》喻昌傳

喻昌，字嘉言，新建人。明季副貢，學博才宏，隱於醫。其女兄嫁邑之舒氏，故居靖安最久。治療多奇中，户外之屨常滿焉。後僑寓吴中，卒，無嗣。其甥負遺骸歸，舟過左蠡，遭風浪，首尾盡折，獨骸龕一艙無恙。厝於邑中一蕭寺，有盜其旁銅環者，立斃。法身久而不壞，郡人迎歸祠之。所著醫書遺稿多藏於其甥家。甥族人斯景補刻其《傷寒後論》，熊進士銓爲序而行之。

（清道光《靖安縣志》卷十六《雜志》）

《常熟縣志》喻昌傳

喻昌，字嘉言，選貢生。本江西人，與陳際泰爲友。崇禎中入京，以書生上書，慣欲有爲，卒無所就。

順治初，錢宗伯謙益重其術，邀至邑中，贈詩以漢高獲爲比。少得疾，遇異人授内養法而愈，遂終身不臥，倦則倚蒲團小憩而已。明禪理，精醫藥，所至活人。又好弈，弈品居二、三手，達旦不倦、年八十余，與國手李元兆對弈三晝夜，斂子而卒。所著有《尚論篇》《醫門法律》《寓意草》等書行世。

（清康熙《常熟縣志》卷二十二《流寓傳》）

贈新建喻嘉言

［清］錢謙益

公車不就幅巾徵，有道通儒梵行僧。
習觀湛如盈室水，煉身枯比一枝藤。
嘗來草别君臣藥，拈出花傳佛祖燈。
莫謂石城難遯迹，千秋高獲是良朋。

（清錢謙益《牧齋有學集》卷四）

《牧齋遺事》記喻昌

［清］高士奇

牧齋一日赴親朋家晏，肩輿歸，過迎恩橋。輿夫嗟跌，致主人亦受倒仆之驚，忽得奇疾，立則目欲上視，頭欲翻於地，臥則否。屢延醫者診治，不效。時邑有良醫喻嘉言，適往他郡治疾，亟遣僕往邀，越數日，俞始至。問致疾之由，遽曰：疾易治，無恐。因向掌家曰：府中輿夫強有力善走者，命數人來。於是呼至數人。俞命飫以酒飯，謂數人曰：汝輩需儘量飽飡，且可嬉戲爲樂也。乃令分列於庭之四角，先用兩人夾持其主，並力疾趨，自東則疾趨之西，自南則疾趨之北，互相更换，無一息停。主人殊苦顛播。俞不顧，益促之驟。少頃，令息，則病已霍然矣。時他醫在旁，未曉其故。俞曰：是因下橋倒仆，左邊第幾葉肝搖摺而然。今扶掖之疾走，抖擻經絡則肝葉可舒，既複其位，則木氣敷暢，而頭目安適矣。此非藥餌之所能爲也。牧翁益神其術，稱爲聖醫。

嘉言本姓朱，江西人，明之宗室也。鼎革後，諱其姓，加「朱」以捺爲「余」，後又易「木」以「刖」爲「俞」。向往來牧齋之門，結廬城北之麓。少遇異人，授以秘方，兼善黄白之術。弟子有祈其術者，輒語曰：「我誓以濟世不以私，先師强授我，然尚不免大譴二：一夭殛，一無後。汝願夭殛乎？無後乎？二者必於設誓時願受其一乃可。」弟子聞而懼，不復請。人或疑其託詞以拒，然嘉言實無後。

嘉言治疾，尤加意窮人，藥籠中預貯白金，或三星，或四五星，有貧人來就醫者，則量其病之輕重爲多寡，雜白金於藥中予之。臨去，則語之曰：歸須自檢點，乃可煮也。其人如其言得金，喜若天賜，藥未進而病已釋其半。其金即黄白之術成之。聞其煉時，掌火者皆隔以壁，於穴中運扇，不令一人見。然亦不常煉也，煉亦不過十金，多則廿金而止。

嘉言往鄉，舟過一村落，見一少女子沙際搗衣。注視久之，忽呼停棹，命一壯僕曰：「汝登岸潛近此女身，亟從後抱住，非我命無釋手。」僕如其言，女怒且罵，大呼。其父母出，欲毆之。嘉言徐諭曰：「我俞某，適見此女，將攖危症，故明救，非惡意也。」女父母素聞俞名，乃止。俞問曰：「汝女未痘乎？」曰：「然。」俞曰：「數日將發悶痘，萬無可救，吾所以令僕激其怒者，乘其未發，先泄其肝火，使勢少衰，後日藥力可施也。至期，可於北城外某處來取藥，無遲。」

越數日，忽有夜叩俞門者，則向所遇村中少女之父也。言女得熱疾煩躁不寧之狀。俞問：「膚間有痘影否？」曰：「不但現影，且現形。」喻慰之曰：「汝女得生矣。」乃畀以托裏之劑，其痘發透。此女得無恙。

北城外多敗屋，居民多停棺其中。嘉言偶見一棺似新厝者，而底縫中流血若滴。驚問旁鄰，則曰：「頃某鄰婦死，厝棺於此。」

嘉言急覓其人，爲語之曰：「汝婦未死！凡人死者血黝，生者血鮮。吾見汝婦棺底血流甚鮮，可啓棺速救也。」蓋婦實以臨產昏迷一日夜，夫以爲死，故殯焉。聞俞此言，遂啓棺。診婦之脈未絶，於心胸間針之。針未起，而下已呱呱作聲，兒產，婦亦起矣。夫乃負婦抱兒而歸。

邑有大老某，致仕家居。其夫人年已五十，忽嘔吐不欲食。諸醫群集，投劑俱不效。邀嘉言視脈，側首沉思，遲久而出，拍大老肩曰：「高年人猶有童心耶？是娠非病。吾所以沉思者，欲一辨男女耳。以脈決之，其象爲陽裹陰，定是男也。」已而果驗。

嘉言以醫名世，其奇效甚多，兹不俱載。

（清高士奇《牧齋遺事》）

《吟次偶记》記喻嘉言

［清］罗安

吾鄉高士喻嘉言，名昌，當明季以諸生上書，欲有爲，世莫能用，遂隱於醫，著《寓意草》《尚論篇》《醫門法律》諸書。往往義病用藥，比諸剿寇，以諷當世任事者之失。如所云：兵者毒天下之物，而善用之則民從，不善用之則民叛。今討寇之師監製太過，強悍之氣，化爲軟戾，不得不與冠爲和同。又云：今之大病，在於以兵護監督，不以監督護兵，所以迄無成功。皆曉暢兵機之言。其書盛行於世，然非懸壺市肆之醫所能讀也。

國初徵辟不就，晚遊常熟，與客對奕，畢局而卒。門下生奉其遺骸歸，莊嚴於城南百福寺，後數十年衆醫士瘞於近山純陽觀側，今惟塑像存。一龕香火，禱祀者歲時猶不絶焉。予有詩弔之曰：醫國藏高手，牀頭寓意編。成名寧在藝，委蜕或疑仙。真像留荒寺，遺骸表古阡。行人識徵士，瞻拜禮加虔。

（清罗安《吟次偶记》卷一）

喻嘉言先生改葬告詞

［清］蔣士銓

嗚呼！先生學足以達三才，智足以周萬物。躬丁末造，蜚聲傳鄉貢之文；運際興朝，祝髮卻徵車之聘。爰放情於江海，甘取逸於邱樊。豈同樵者在山，不媿達人養素。吴門變姓，鴟夷子即陶朱；茂苑懸壺，秦越人原扁鵲。合誠神幾乃爲聖，通天地人之謂醫。得拯者各遂其生，飲藥者皆神其術。名高和緩，何辭居伯仲之間；世統軒岐，不當在弟子之列。寓我意而行舊法，論尚友而師古人。示生死之平反，本蕭曹之法律。書成不朽，數盡則仙。金身入彌勒之龕，含貞體固，素旐壓彭蠡之浪，藏壑舟完。既歸常熟，遺骸暫寄靖安蕭寺。盜環者斃，請禱者生。既而移祀會城，棲神淨域。寺名百福，靈庇千人。昔逢饑疫之年，尤感痌瘝之切。鬚撚夜月，如聞歎息之聲；手畫爐灰，遂活衆生之命。嗚呼！仁人不死，此心耿耿於蒼黎；大德好生，其力昭昭於化育。曩者，聚徒卜葬，瘞公於孺子墳邊；累土成坵，樹表在純陽觀側。雖藏身之固，豈有憾於烏鳶，而相塚之疏，恐轉親乎螻蟻。骨肉復歸於土，坎深或及於泉。神仙固委其形，蟬蜕當存其宅。某昔萌改葬之志，曾輸負土之誠。忽忽十年，硜硜此念。但荒郊渺渺，翁仲無靈；廣野茫茫，山川不語。心傷一誤，奚堪錯鑄十州；日斷九原，竊比丹成八轉。但神燈貯漆，佳城留待沈彬；芳草眠牛，美穴原歸陶侃。公靈不泯，自知一定之區；愚意無憑，莫辨四方之向。伏乞顯提撕於夢寐，切指示其方隅。周益公三斗珍珠，勿施隱語；徐夫人一林柏樹，可應天讒。惟著則明，既安且吉。清明改火，便堪捨舊以圖新；紫柏招魂，應許長歌而當哭。從此墓門草長，盡變靈蓍；碣畔芝生，都成上藥。嗟乎！人之葬聖，同兹北面之心；公鑒其忱，乞賜南車之指。惟期無隱，幸宥不文。謹告。

（清蔣士銓《忠雅堂文集》卷一）

喻嘉言遺骸歸葬

新建喻嘉言歿於錢牧齋家，牧齋以爲坐化龕奉之。康熙間，其甥某迎歸靖安。雍正中，南昌醫士僉曰：先生明處士，隱於醫，奈何辱遺骸而佛法祀之？因迎至南昌徐孺子墓側葬焉。龕初至，寄城南百福寺，先生形見，僧怖，請祀之。今百福寺有喻先生祠。

（清乾隆十六年《南昌縣志》卷五十二《軼事》引《耻夫紀聞》）